U0200058

中医文献与中医文化研究

钱超尘　杨东方　主编

学苑出版社

图书在版编目（CIP）数据

中医文献与中医文化研究／钱超尘，杨东方主编. —北京：学苑出版社，2022.12

ISBN 978-7-5077-6574-8

Ⅰ.①中⋯　Ⅱ.①钱⋯②杨⋯　Ⅲ.①中国医药学-古籍-汇编②中国医药学-文化研究　Ⅳ.①R2-5

中国版本图书馆 CIP 数据核字（2022）第 237542 号

责任编辑：付国英

出版发行：学苑出版社

社　　址：北京市丰台区南方庄 2 号院 1 号楼

邮政编码：100079

网　　址：www.book001.com

电子信箱：xueyuanpress@163.com

电　　话：010-67603091（总编室）、010-67601101（销售部）

印　刷　厂：廊坊市都印印刷有限公司

开本尺寸：787×1092　1/16

印　　张：31.25

字　　数：450 千字

版　　次：2022 年 12 月第 1 版

印　　次：2022 年 12 月第 1 次印刷

定　　价：198.00 元

编　委　会

序

清末民初有一位著名思想家、学者、朴学大师，其研究范围涉及小学、经学、史学、子学、哲学、政治、文学、佛学、中医等领域，著作等身，他原名章炳麟，因仰慕明末清初著名爱国学者顾炎武，改名"太炎"，世人遂尊称其为"太炎先生"。太炎先生的弟子有黄侃，黄侃弟子有陆宗达，陆宗达先生为中医界培养了中医文献研究人才，他们赓续章太炎—黄侃—陆宗达学脉，在中医文献界产生较大影响。

在当今岐黄学府就有这样一位先生，既蒙钱氏家族之德教庇佑，又传承章—黄—陆学脉，数十年如一日，以小学为治学根基，倾力《黄帝内经》、仲景著作、《本草》典籍，在中医文献版本学、音韵学、训诂学、校勘学等学术领域坚守师承，躬耕创作，带徒授教，他就是北京中医药大学国学院医古文教研室教授，著名中医文献学家，中医音韵学、训诂学专家，年过八旬的饱学名师钱超尘先生。

钱先生崇德尚学，学贯古今。他是陆宗达先生 20 世纪 60 年代初培养出来的研究生，始终坚守章太炎—黄侃—陆宗达学脉，严谨治学，笔耕不辍，诲人不倦。钱老治学拙朴谨严，遵循乾嘉学风，每每五更即起，开始著述。他秉承乾嘉考据治学方法，厘清并阐明《黄帝内经》《伤寒论》《金匮要略》等经典著作传承脉络、版本演变，对其中篇章字句在历史流传过程中产生的讹衍倒夺，多有校订，使千年经典，更臻原貌。"路漫漫其修远兮"，钱老几十年如一日，这种孜孜以求、锲而不舍、聚沙成塔的坚韧治学精神，是一种学术担当，更是一种对中医文献与中医文化的深深热爱与自觉传承的情怀。《中医文献与中医文化研究》就是这样一部由钱先生带领多位中医文献领域弟子，共同完成、应运而生的佳作。

钱先生首重治学，同时关心人才培养。2019年，北京中医药大学成立教学名师工作坊，钱先生深感时不我待，以83岁之高龄担任工作坊导师，以便带教我校青年教师。钱先生说：建设名师工作坊是重要的中医文化传承举措，将为中医师资队伍与人才培养搭建平台。为带好后学，钱先生亲自制定授课大纲，厘定学习重点，明确学习任务。每次授课，钱老都亲自撰写讲稿，字斟句酌，既传递学术思想，更洋溢着家国情怀。名师工作坊成立不久，钱老即进行工作坊第一次面授。在讲到北宋末年，成无己被劫持到金国首府临潢，多年后他将客死临潢之际，冒死将《注解伤寒论》全部手稿秘密转交给宋人，嘱托《注解伤寒论》一定要在大宋刻板刊行，听者无不为成无己这种光耀千古的爱国情怀而动容！钱老把培养中医文献人才作为核心任务、重中之重。此后，无论是线下还是线上，无论是集体授课还是耳提面命，钱先生都用心用情，一丝不苟进行解惑答疑。钱先生在美探亲期间，适逢新冠疫情爆发，当时无法回国，又遭电脑被窃，他想尽办法，终于克服困难，实现云端授课传道。听者云集，除名师工作坊的学员，我校青年教师、学生以及社会贤达、有识之士多闻之参加，受其教诲。课后部分老师反馈，受益良多。

回国后，钱老进一步细化教学计划，继续授课，因长期操劳，导致身体不适住院治疗；住院期间，仍对名师工作坊的教学工作惦念有加。出院后，先生旋即创新教学方式，通过微信授课，无私提供多年写作成果作为讲稿（其中部分文章尚未发表），同时每次都摘录先贤治学修身箴言警语，如孟子、顾炎武、傅山、曾国藩、章太炎、黄侃等先哲修身治学格言，督导工作坊学员学习业务同时，加强道德修养，以臻德艺双馨。钱先生的学生杨东方、张戬、宁静、杨明明、周晓菲、李蕊、常佩雨、刘靓、谢元华、邱浩等均在钱老指引下，加强道德自律，注重言行为学生模范，潜心中医文献与中医文化研究，选定各自研究方向，研究出诸多成果。

十年树木，百年树人。钱先生深感中医学术之传承、文献研究之发展，只有形成强有力人才梯队才有保障。他多次发愿，一定要带好名师工作坊青年教师，为北京中医药大学乃至中医文献界培养可担当重任的德才兼备的人才。

钱先生学宗章—黄—陆乾嘉考据学脉，复得我校任应秋、刘渡舟、王玉川等中医名宿之教诲与指导，矢志中医文献学研究。半个世纪以来，钱老著作等身，学术声誉蜚声海内外，但他从不自满，一直勤勉低调。他认为，传承中国古代"小学"学术，沿着章—黄—陆所传承的乾嘉朴学治学方法，考据中医文献，研究中医文化，需要耐得住寂寞，守得住清贫。习近平总书记多次提到要"让书写在古籍里的文字活起来"，而考据学、文献研究，正是达到这个目标的重要手段。中医古代经典浩如烟海，是中医学术传承、不断完善与发展的基础，中医文献学是起到返本开新、守正传承重要作用的基础学科。1962年7月，当时北京中医学院著名的"五老上书"开启了中医教育改革的先河，秦伯未、于道济、陈慎吾、任应秋、李重人等五位中医名家，在《对修订中医学院教学计划的几点意见》中明确提出中医学习必须"突破文字关""加强医古文学习能力""增强学生阅读古代文献的能力，给他们今后钻研文献的一把开门钥匙"。这种学习、研究、挖掘中医文献的能力，在中国古代称"小学""朴学""考据学"，现当代称"文献学"，中医文献学不仅是中医文献学家应该具备的能力，也是中医学人夯实基础、守正创新的重要能力。培养一支文献整理能力强劲、年龄梯队合理的教学、科研队伍，理应放在中医传承发展的战略高度加以考虑。

钱先生主编的《中医文献与中医文化研究》正是出于这一战略眼光而汇编的文集。该书所呈现的关于中医典籍目录、版本、校勘、文字、音韵、训诂等中医文献学方面的研究成果，展示了钱先生带领的学术团队各个成员的研究实力，使我们看到通过钱老无私奉献、辛勤带教，北京中医药大学中医文献学青年教师、科研人员人才济济、各具所长，中医文献学术未来发展定会欣欣向荣、蒸蒸日上。

中医文献学是优秀中医文化的核心与支撑，是沟通古今的桥梁，是联系世界的纽带。我作为北京中医药大学教师工作部部长、教师发展中心主任，也是钱先生的学生之一，深深感受到钱先生的渊博学识、崇高境界、炽热情怀与宏大心愿，受先生鼓励，不揣浅陋，勉为之序：

冀望仁者亲之、来者鉴之、求者得之、涩者易之。

祝福钱老及工作坊学员弟子们，将此书为径路、为引领，开辟中医学术发展之新篇章。

是为序。

侯中伟

壬寅年立春于京华

目　录

宋本《伤寒论》访书记

《伤寒论》十卷，东汉末张仲景撰。皇甫谧《甲乙经·序》云："仲景论广《汤液》为十数卷，用之多验。"《汤液》指《汉书·艺文志》著录的《汤液经法》。是《伤寒论》据《汤液经法》成书。《伤寒论》是理法方药融汇于一的中医经典与临证圭臬，是超越时代、跨越国度、富有永恒魅力、具有时代精神、最为贴近民生的中华民族文化瑰宝和优秀的生命科学。仲景卒后该书散乱，幸赖魏晋间太医令王叔和整理而流传。六朝医师视为枕中鸿秘，不轻示人，流传日稀。北宋校正医书局以荆南国末帝高继冲（942～973）于北宋开宝年间进献之《伤寒论》十卷为底本校勘，结束传本歧出局面，故称"定本"，于治平二年（1065）刊刻为大字本，以纸墨价高，携带不便，北宋元祐三年（1088）刊刻为小字本。大小字本皆为白文本，不便医家习读，逐渐为金成无己《注解伤寒论》取代。大小字本南宋及元未翻刻，明代大字本无人一见，小字本若存若亡，一部单传。藏书家赵开美（1563～1624）费尽移山心力，得仅存元祐小字本《伤寒论》一部，请优秀刻工赵应期翻刻于《仲景全书》中，谓之"宋本《伤寒论》"，底本旋即亡佚。今称之"宋本《伤寒论》"实明赵开美翻宋本也，为翻刻精品。

翻宋本刻讫于明万历二十七年（1599），至清修《四库全书》时，遍求不得，时称已亡，将成无己《注解伤寒论》收于四库。

1983年国家中医药管理局将校注宋本《伤寒论》任务交给北京中医学院（现北京中医药大学），任命《伤寒论》大家刘渡舟教授为主编，笔者为副主编。从此，笔者以三十余年时间寻访"宋本《伤寒论》"收藏处并加考证，可述者有六事。

一、找到翻宋本收藏处。中国中医科学院、上海图书馆、上海中医药大学、沈阳中国医科大学、台北故宫博物院各藏一部，基本考清各本传承脉络。

二、发现翻宋本有初刻本和修刻本之别。中国中医科学院、上海图书馆、上海中医药大学藏本是初刻本，有十余个讹字；沈阳中国医科大学、台北故宫藏本是修刻本，在原版木上剜掉讹字，补以正字。

三、发现国家图书馆所藏翻宋本不是原书而是缩微胶卷的沉重历史原因。王重民教授（1903～1975，字有三）为拍摄翻宋本做出重大贡献。他的夫人刘修业在王重民《中国善本书提要》后记中说："抗日战争期间，北京图书馆为了保证古籍善本的安全，曾选出馆中所藏珍贵书籍二千七百二十余种，先运存上海，后又秘密运往美国，寄存于国会图书馆远东部。有三不仅为这批书籍全部照了显微胶卷，而且撰写了提要。"

北图翻宋本在此次运美图书中，今藏缩微胶卷。原书1965年回归台湾，今藏台北故宫博物院文献大楼。

四、上述四部翻宋本，笔者皆手抚之，目击之，笔录之，拍摄之（书影），唯未睹台北故宫本深愧人意。2009年4月到台北观光，趁便饱览赵开美翻宋本，缩微胶卷上看不清的内容，视此焕然冰释。清代收藏此书者是姜问岐（字秋农），他在每卷首页皆钤盖"姜问岐印""秋农"朱章，缩微胶卷模糊难辨。看清赵开美两枚"东海仙蠹室藏"朱章，证明此书是赵开美亲阅之工作本。书虫又名"脉望"，赵开美喻己如书蠹，名其书室曰"脉望"，所著书目曰《脉望馆书目》，今存。

五、发现徐坊藏有北宋大字本《伤寒论》。卷一首页有如下墨笔题记：

《伤寒论》世无善本，余所藏治平官刊大字景写本而外，唯此赵清常本耳。亡友宗室伯兮祭酒曾悬重金购此本不可得，仅得日本安政丙辰覆刻本（近蜀中又有刻本，亦从日本本出）。今夏从厂贾魏子敏得此本，完好无缺，惜伯兮不及见矣。 坊记。时戊申中秋日戊辰。

北宋人官刻经注皆大字，单疏皆小字，所以别尊卑也。

治平官本《伤寒论》乃大字，经也；《千金方》《外台秘要》皆小字，疏也。林亿诸人深于医矣。南宋已后，乌足知此？矩庵又记。

徐坊（1864～1916），山东临清人，字士言，号矩庵，又号梧生，清末著名藏书家。北京师范大学中文系刘乃和教授是徐坊外孙女，在《北京图书馆馆刊》发表《藏书最好的归宿——陈垣书的捐献与徐坊书的散失》一文中说，缪荃孙把徐梧生与潘祖荫、翁同和、张之洞、盛意园相提并论，可见徐坊藏书何其雄富。傅增湘《双鉴楼善本书目序》说："历观近代胜流，若盛意园、徐梧生诸公，当其盛时，家富万签，名声显赫，与南瞿北杨，齐驱方驾。"盛意园号伯兮。以如此文化底蕴之家藏有大字本《伤寒论》不足疑也。此题记其余四部翻宋本无。徐坊很少写题记，只有珍品之尤珍者，才偶题数字。刘乃和说："他考证出的内容很少在书上题跋。"徐坊这则题记写于清光绪三十四年戊申（1908），中华文献之秘珍也。

徐坊卒后，夫人守护其书，某夜此书被盗。此贼锁定目标盗窃，或曾珍藏，不知躲过"文革"劫难否。

六、笔者据中国所藏五部翻宋本校读日本安政三年（1856）翻刻宋本《伤寒论》，确证安政本以日本红叶山房所藏坊刻翻宋本为底本翻刻。底本有大量讹字、墨丁，无卷末牌记，无张仲景序，无《伤寒论后序》，无《医林列传》，与中国所藏五部相异甚多。笔者已撰文发表说明之。在刘渡舟《伤寒论校注》1991年出版前国人所读白文本《伤寒论》为日本安政本，章太炎精研《伤寒论》，终其一生，未见翻宋本，所读者为日本安政本。安政本对底本讹误多予改正，惜改误未尽，安政本虽据盗版本翻刻，但在《伤寒论》流传史上，有重要贡献。

（钱超尘）

3

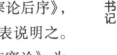

宋本《伤寒论》访书记

张仲景事迹及《伤寒论》版本史

一、张仲景事迹考

（一）张仲景生年与卒年考

仲景《三国志》《后汉书》无传。唐初史学家刘知几深感遗憾，于《史通·人物篇》卷八云："夫人之生也，有贤不肖焉。若乃其恶可以诫世，其善可以示后，而死之日，名无得而闻焉，是谁之过欤？盖史官之过也。"接下来又说："当三国异朝，两晋殊宅，若元化、仲景，时才重于许、洛，何桢、许询，文雅高于扬、豫，而陈寿《国志》、王隐《晋史》，广列诸传，而遗此不编。此亦网漏吞舟，过为迂阔者。"清浦起龙《史通通释》云："仲景，遍检《三国》裴注，绝无其人。刘意岂谓张仲景邪？皇甫谧《释劝》：华佗存精于独识，仲景垂妙于定方。盖仲景医圣，与佗齐名。《隋志》方书，亦二人连载，并注汉人，汉末魏初也。而陈寿只传华佗，不及仲景。知几特举出之，理或然邪？《读书志》：《名医录》云：仲景，南阳人，名机，举孝廉，官长沙太守。著《伤寒论》二十二篇，证外合三百九十七法，一百一十二方。《书录解题》：仲景文词简古奥雅，古今治伤寒未有能出其外者。按，《史通》云：才重许洛，地亦合。"由于史书无传，为考证仲景生卒时间、撰书时地、是否举孝廉、官太守等，带来重重困难。史志之所以不为立传，谢立恒有说（见 1936 年《国医文献·张仲景特辑》）云："陈、范二史，皆不为仲景立传，论者多疑之。余谓此无足异也。古之视医，不过执技之流，越人、元化，盖亦后世草泽铃医之类耳。仲景尝为太守，则史家不复厕之方技之列矣。"理或然也。今综合古今史料、古今贤达论作，综考如下。

略载仲景事迹者，见唐甘伯宗《名医录》，已佚。此书始著录于《新唐书·艺文志·医术部》："甘伯宗《名医传》七卷。"《名医传》即《名医录》。此后北宋《崇文总目》卷三医书类亦著录："《名医传》一卷。"（按，《崇文总目》久佚，清钱侗有辑佚本，名《崇文总目辑释》，于《名医录》卷数辩证如下："侗按，《玉海》云：《历代名医录》书目七卷，唐志作《名医传》，《崇文总目》同，今考《唐志》亦七卷。"依钱侗所考，《崇文总目》作一卷非，当作七卷）。南宋《秘书省续编到四库阙书目》云："《名医传》七卷，唐甘伯宗撰。"南宋郑樵《通志·艺文略》："《名医传》七卷，唐甘伯宗撰。"《宋史艺文志》卷二："甘伯宗《名医传》七卷。"皆云甘伯宗《名医传》七卷。《名医传》书目又著录为《历代名医录》，实为一书。《中兴馆阁书目辑考》卷四医家云："《历代名医录》七卷。"王应麟《玉海》卷六十三《艺文艺术部》："唐《历代名医录》，书目七卷，唐甘伯宗撰。自伏羲至唐一百二十人。"《宋史艺文志》："甘伯宗《历代名医录》七卷。"此书两宋犹存，疑亡于宋元之际。北宋林亿于《伤寒论序》云："张仲景《汉书》无传，见《名医录》云：南阳人，名机，仲景乃其字也。举孝廉，官至长沙太守。始受术于同郡张伯祖。时人言，识用精微过其师。"《金匮玉函经》林亿序云："国家诏儒臣校正医书，臣先校定《伤寒论》，次校成此经——治平三年正月十八日。"则《伤寒论》校定于治平二年（1065）也。先是，北宋太宗朝普编类书。《宋稗类钞》卷一《君范·第十一则》云："太平兴国中，诸降王薨，其群或宣怨言。太宗尽收置之馆阁，使修群书，如《册府元龟》《文苑英华》《太平御览》《太平广记》之类。卷帙既浩博，并丰其廪膳赡给，以役其心。后多老死于文字之间。"《太平御览》经始于太平兴国二年（977）三月十七日，清稿完成于太平兴国八年（984）十二月十九日，共用六年九个多月。下距《伤寒论》大字本刊行时间凡

张仲景事迹及《伤寒论》版本史

八十年。《太平御览》内亦有仲景事迹简约文字。《御览》卷444《人事部·知人·下》云："《何颙别传》曰：颙字伯求，有人伦鉴。同郡张仲景总角造颙，颙谓曰：君用思精而韵不高，将为良医。卒如其言。"《御览》卷722《方术部·医·二》亦载"同郡张仲景总角造颙"之事，文繁不引。考《后汉书》卷97《党锢传》云："何颙，字伯求，南阳襄乡人也。"则仲景与何颙为同郡人，然皆未言仲景生卒之年。

河南中医药大学梁华龙教授《伤寒论讲义》（河南科学技术出版社，1994年）综合报刊杂志有关文章对仲景生平及著作有考，上海何时希《中国历代医家传录》（人民卫生出版社，1991年9月）第二册"张仲景"条列举古今有关资料进行汇编，以备选用。1936年春上海中国医学院编《国医文献》杂志之第一卷第一期为《张仲景特辑》（今藏北京图书馆），收录考据论文40余篇，颇多精见。今综考诸书，时加己见，对仲景事迹略加考证。

仲景生卒之年难于确指，只能得其相近年代。卒年较生年易考。近时多指仲景卒于建安二十四年（219）。此近似之卒年也。人皆知仲景东汉末人。《隋书·经籍志》著录："《张仲景方》十五卷。仲景后汉人。"刘完素《素问玄机原病式序》："汉末之魏，有南阳太守张机仲景。"吴澄《活人书辨序》："汉末张仲景著《伤寒论》。"日本山田正珍《伤寒论集成序》："特以汉末张仲景《伤寒论》一书，实为千载医家之模范。"清末孙鼎宜《仲景传略》："仲景者，东汉时。"自注云："近人补仲景传者，皆不著时代，今创补东汉时三字。""东汉末"乃指建安朝。所有《中国历史年表》皆著录建安凡二十五年，然据《后汉书·献帝纪》："建安二十五年三月，改元延康。冬十月乙卯，皇帝逊位，魏王丕称天子。"则称仲景卒于建安二十四年，乃约略之时。故《张仲景特辑》载洪贯之《张仲景郡望生卒之推测》一文云："今推定其卒年，大约在诊仲宣至建安十七年中，如果不误，则其卒年，实未尝满六十也。"亦未确指卒年。其他考据之文，大率如此。

考证仲景生年颇为复杂。考其生年首先在于考证仲景造访何颙之年与当时何颙所交接者。《太平御览·何颙别传》："同郡张仲景总角造颙，谓曰：君用思精而韵不高，后将为良医。""总角"一词始见《诗经》之《氓》与《甫田》。《氓》云："总角之宴，言笑宴宴。"毛传："总角，结发也。"《甫田》："婉兮娈兮，总角丱兮。"毛传："总角，聚两髦也。丱，幼稚也。"孔颖达疏："《内则》云：男女未冠笄者总角，所以覆发。故知总角聚两髦，言总聚其髦以为两角也。"则"总角"者，乃幼年或少年之称。《新华词典》"幼年：三岁左右到十岁左右的时期"，"少年：十岁左右到十五六岁的阶段"。幼年与少年皆为"总角"时期。仲景当以少年时期造访何颙。《张仲景特辑》载洪贯之《张仲景郡望生卒之推测》一文云："考何颙之卒，在初平元年三月，即董卓迁都之后，惜其生年，未能考得。"《张仲景特辑》所载章太炎《张仲景事状考》以下一段文字于考证仲景基本生活时代最具启发："颙于郭泰、贾彪为后进，而能先识曹操、荀彧，仲景与操、彧殆行辈相若者也。"

　　《后汉书》卷九十七《何颙传》："初，颙见曹操，叹曰：汉家将亡，安天下者，必此人也。操以是嘉之。尝称颍川荀彧王佐之器。"考操生于155年，卒于220年；荀彧生于163年，卒于212年。以何颙嘉许操、彧，而仲景晚于颙，则仲景生于桓帝时，必无大误。总之，仲景生于桓帝时期，中经灵帝、献帝，而卒于建安之末，则为事实。章次公《张仲景在医学上的成就》一文指出："仲景一生处于后汉末年政治黑暗、兵戈扰攘的桓帝（147）、灵帝（168）、献帝（190）三朝，正是著名的党锢和黄巾起义、董卓迁都等天下大乱、民弃农业、诸军并起的时代。"虽未明言生卒之年，但符合事实程度较高。宋向元《张仲景生平问题的探讨》（《新中医药》1953年10月号）一文考证，仲景生于公元150年（汉桓帝和平元年），卒于公元211年（汉献帝建安十六年）。中国中医研究院医史文献研究所陈邦贤先生认为仲景生于公元150年，卒于219年（建安二十四年）；有人认为仲景生年为公元142年至145年之间，卒于210年左右。总之，指实其生卒之年，实为难事。诸家指实生卒之年，仅可备参，不可以为确论。

（二）张仲景"名"与"字"考

甘伯宗《名医录》："南阳人，名机，仲景乃其字也。"清及其后一些考据学家以张羡曾为长沙太守，张羡南阳人，而"羡"与"景"同训，仲景为长沙太守于史无征，故发仲景之名为张羡之论。

清末孙鼎宜《仲景传略》云："意者，机字，为羡之讹。张羡其字仲景，与名字相应。"（自注云："《周礼·典瑞》璧羡。司农注：羡，长也。《考工记·玉人》璧羡注：羡，犹延。《尔雅·释诂》：延，长也；景，大也。长、大，古训相通。《吕览·本味》注：长泽，大泽。《知度》注：长犹盛也。《观世》注：长，多也。皆大之意。此一说也。《文选·思玄赋》：羡上都之赫戏兮。旧注：羡，慕也。《独断》：下致志大图曰景。《后汉书·刘恺传》注：景，犹慕也。此又一说也。再按羡字，今皆读去声。别有羡字，从次第之次。《汉书·地理志》：江夏郡沙羡。晋灼曰：音夷。《佩觿》：羡，以脂切，则字当入脂韵。但今韵书不收。《广韵》脂、微本通。羡、羡二字又极易混淆，疑唐时误羡为羡，遂声转误机耳。"）其时与地皆同，而官阶与所宦之地与一时同为汉室之官，又无不同一（自注云："王粲《汉末英雄记》：'张羡，南阳人，建安初，官至长沙太守。'粲书亡，今据范、陈二史注引，仅此。"）孙鼎宜氏从景、羡同训，羡与羡形音俱异，羡与机音近互讹三端考之，谓张羡即张机。此处当申述者有：《康熙字典》"羡"与"羡"为两字两音。而《辞源》《汉语大字典》仅收"羡"字，不收"羡"字。此二字字形极近，极易混淆。"羡"字下部形体为"次"，左侧两点水，《康熙字典》引《佩觿》云："羡以脂切。江夏地。与羡异。""羡"音 yí，在《广韵》脂韵。而"羡"字下部形体之左侧为三点水。三点水者音 xiàn。在《广韵》属线韵。而"机"字在《广韵》属微韵，古代脂韵字与微韵字作诗通押，不算出韵；由于脂韵与微韵这两个韵类之字的韵母相近，所以脂韵的字与微韵的字有时也有互讹者。孙氏以为两点水的"羡"（yí）与三点水的"羡"（xiàn）字互混，而"羡"（yí）字古音与"机"字音近，故讹为"机"。这是孙鼎宜的主要观点。孙氏又说，古人之"名"与"字"皆字义相近，若作"机"字，则与"仲景"不谐。

清光绪年间平江粹文阁刊行《书带草堂丛书》，收入清末郑文焯（1856～1918）《医贯》两卷，章太炎阅后写《医术平议》四篇文章，后又撰《医贯眉批七则》，均见《章太炎全集》第八集《医论集》（上海人民出版社，1994年），太炎先生对《医贯》评价不高。在《眉批》中指出："裴松之引王粲《英雄记》曰：'张羡，南阳人，先作零陵、桂阳长，甚得江湘间心。'似张羡即仲景，岂一名机，一名羡欤？《后汉书》所以无传，殆以隔在江州，未入中夏，故姓名不彰欤？又仲景名机，亦无确证，张羡之为仲景，盖无疑义！"

20世纪有名郭象升者，撰《张仲景姓名事迹考》一文，收《张仲景特辑》，详证张羡即张机，此文发表于近百年前，不仅难于一睹，且所考亦颇有开悟人处。郭象升以为张羡（yí）乃仲景之别名，张羡之叛刘表乃忠于汉室之表现。谨摘引郭象文章如下：

> "以余论之，则张羡者，实即仲景也。范书刘表传李注、陈志刘表传裴注，皆引《英雄记》曰：张羡，南阳人。先作零陵、桂阳长，甚得江湘间心。然性倔强不顺，表薄其为人，不甚礼也。羡由是怀恨，遂畔表。籍则长沙，官则长沙太守，年则建安，其为仲景何疑？仲景名机，而史以为羡者，羡非仲景本名，则必为别名也。汉末人士，有别名者多矣。裴松之注《三国志》，援证历历。余尝悉心钩稽，计得三十余人。如曹操一名吉利，荀爽一名谞，韩遂一名约，边章一名元（按，下面举例甚多，本文从略）。仲景有机、羡二名，又何足疑？华佗与仲景并为汉末名医，佗固别名旉矣。夫羡之为言慕也（《文选·思玄赋》：羡上都之赫戏兮。旧注：羡，慕也。）而景亦训慕（《后汉书·刘恺传》：景化前修，有伯夷之节。注：景犹慕也。），字仲景而名羡，于义允协。机则与景，义不相切附。"

張仲景事迹及《伤寒论》版本史

9

又云：

"《伤寒论序》云：建安纪年以来，犹未十稔，确然为张羡之语。羡即机，机即羡。不克建安十年之前，别有一张机者作长沙太守也。刘表虽外貌儒雅，而心多疑忌。新去一南阳人之张羡，又用一南阳人之张机，有是理哉？"

又云：

"使张羡而非仲景，则与刘表本无宿昔，谓之叛何欤？抑张羡之为南阳人也，官长沙太守也，当建安时也，古今读史之人谁不知之？而卒无一人疑其即是仲景者，岂非病羡之叛乱，谓仲景不致此耶？以余论之，羡之叛，特叛表耳，非叛汉也。岂唯不叛汉，又且以叛表忠于汉。《桓阶传》曰：太祖与袁绍相拒于官渡，表举州以应绍。阶说其太守张羡曰：夫举事而不本于义，未有不败者也。故齐桓率诸侯以尊周，晋文逐叔带以纳王。今袁氏反此，而刘牧应之，取祸之道也。明府必欲立功明义，全福远祸，不宜与此同时之同也。羡曰：然则何向而可？阶曰：曹公虽弱，仗义而起，救朝廷之危，奉王命而讨有罪，孰敢不服？今若举四郡，保三江，以待其来，而为之内应，不亦可乎？羡曰：善。乃举长沙及旁三君以据表，遣使诣太祖。太祖大悦。夫曹操虽为汉贼，而建安初年，未有逆迹。叛刘应曹，未为非也。仲景有道之士，何必不出此乎？晋之殷仲文、唐之许敬宗、宋之高若纳，皆奸邪小人，而医术皆精绝，人品与技能，从来固不相掩矣。假使仲景倔强不顺，怀恨不叛，如《英雄记》所言，亦不足为其医学之累。况乎忠心王室，大义昭然哉？"

张羡即张机之说出，唯郭文论证较详。近人多不从"羡""机"同人之说。梁华龙教授云："若张羡与张仲景为同一人，则史书在写张羡时一定会提到他精通医术之事"，而史书无此记载，则张羡乃张机之说存疑可也。

（三）张仲景里籍考

仲景，南阳人，见《何颙别传》《名医录》，引文见前。又见宋陈振孙《直斋书录解题》、宋张杲《医说·张仲景方序论》、元马端临《文献通考》卷122、《医林列传》、明徐春圃《古今医统》、清陈梦雷《古今图书集成·医部全录》卷505等。陈振孙云："伤寒论十卷。汉长沙太守南阳张仲景撰。建安中人。其文辞简古奥雅。又名《伤寒卒病论》。凡一百一十二方。古今治伤寒者，未有能出其外者也。"马端临云："仲景，南阳人，名机，仲景，其字也。"《医林列传》云："张机，字仲景，南阳人也。受业于同郡张伯祖。善于治疗，尤精经方。举孝廉，官至长沙太守。后在京师为名医，于当时为上手。以宗族二百余口，建安纪年以来，未及十稔，死者三之二，而伤寒居其七，乃著论二十二篇，证外合三百九十七法，一百一十二方。其文辞简古奥，古今治伤寒者，未有能出其外者也。其书为诸方之祖，时人以为扁鹊仓公无以加之。故后世称为医圣。"《古今医统》卷一云："张机，字仲景，南阳人，受业张伯祖，医学超群。举孝廉，官至长沙太守。建安年间，病伤寒，死者十居其七。机按《内经》伤寒治法，存活甚众。著论二十二篇，合三百九十七法，一百一十三方，为方书之祖。凡医治诸证如神，后人赖之为医。又有《今匮方论》，亦其遗意。"陈梦雷引湖北《襄阳府志》云："按，《襄阳府志》：张机，字仲景，南阳棘阳人，学医于同郡张伯祖，尽得其传。灵帝时，举孝廉，官至长沙太守。少时与同郡何颙客游洛阳。颙谓人曰：仲景之术，精于伯祖。仲景宗族二百余口，自建安以来，未及十稔，死者三之二，而伤寒居其七，乃著伤寒论十卷行于世。华佗读而喜曰：此真活人书也。又著《金匮玉函要略》三卷。汉魏迄今，家肄户习，论者推为医中亚圣，而范蔚宗《后汉书》不为仲景立传，君子有遗憾焉。"

光绪三十年《南阳县志》卷十一《人物》篇亦云："张机，字仲景，南阳涅阳人也。灵帝时，举孝廉，官至长沙太守。少学医于同郡张伯祖，尽得其传。奇方异治，施世者多，不能尽记其本末。见侍中王仲宣，时年二十余，谓曰：君有病，四十当眉落，眉落半年而死。令服五石汤。仲宣嫌其言忤，许受汤，勿服。居三月，见仲宣，谓曰：服汤否？仲宣曰：已服。仲景曰：色候固非服汤之诊，君何轻命耶？仲宣犹不信。后二十年，果眉落，后一百八十七日而死。仲景论广《伊尹》为十数卷，用之多验。仲景宗族二百余口，自建安以来，未及十稔，死者三之二，而伤寒居七。乃著《伤寒论》十卷。华佗见而喜曰：此真活人书也。又著《金匮玉函要略》三卷。汉魏迄今，家肄户习，论处者推为医中亚圣。初，仲景总角，造同郡何颙，谓曰：君用思精，而韵不高，后将为良医。卒如其言。国朝顺治初叶，县训导冯应鳌得仲景墓于县东郭门外仁济桥西，乃为祠祀焉。"观上所述，仲景为南阳郡人无异辞。

然自陆九芝撰《仲景传》后，仲景之里藉乃有南郡之说。郡辖县，自明以后，竟有南阳、涅阳、棘阳、枣阳四县之说。考辨如下。

南郡之说大误。陆九芝《张仲景传》："张机，字仲景，南郡涅阳人也。"考《后汉书·郡国志》卷32，荆州刺史部郡七：南阳、南郡、江夏、零陵、桂阳、武陵、长沙七郡，凡三十七城，528551户，2439618口。是南郡与南阳郡划然有别，不可混而同之也。考《中国历史地图集》第二册《东汉荆州刺史部》（中国地图出版社，1975年），南阳郡郡治在宛城，涅阳县在宛城南面偏西，东临棘阳。南郡在南阳郡南，两郡毗邻，地跨今湖北省北部东部及今四川省东部，郡治在江陵，南郡无涅阳县。是"南郡涅阳人也"之"南郡"二字误也，当云"南阳郡"。清末孙鼎宜《仲景传略》云："林亿《伤寒序》引唐甘伯宗《名医录》，但言南阳，书郡不书县也。据《明清一统志》载，仲景为涅阳人。陆懋修云：《河南通志》亦云涅阳，故冠南阳于涅阳之上。又按《襄阳府志》称仲景为枣阳人。枣阳秦置，分割南阳地。仲景医名大噪，故州、县、府志，各争载之，实则涅阳是也。懋修补《传》，意存为文，摭拾范史陈言，以相聊属，其考证多疏。如仿《左雄传》称南郡涅阳，不检《地理志》。南郡无涅阳，涅阳自属南阳郡，《左雄传》郡当作阳字之误也。何颙，襄乡人，范史称南阳襄乡。张衡，西鄂人，范史称南阳西鄂，不曾云南郡，可据。"

陆九芝《仲景传》影响甚大。中国中医研究院中国医史文献研究所研究员陈邦贤《中国医学史》依陆九芝之说云："张仲景，东汉南郡涅阳人。"日本冈西为人《宋以前医籍考》收录陆氏之文，1936 年《国医文献·张仲景特辑》亦收录之，近世撰写中医文献及医史者参考之，故仍有沿用"南郡涅阳人"之说者。如《中医大辞典·医史文献分册》张仲景条："张机（二世纪中至三世纪），东汉时期杰出医学家。字仲景，南郡涅阳（今河南南阳）人"（人民卫生出版社，1981 年），全国高等中医院校统编第四版《中国医学史》亦云："张仲景，名机，南郡涅阳人。"凡称涅阳属南郡者皆误，其误肇始九芝。

汉末南阳当今何地，《仲景特辑》载洪贯之《张仲景郡望生卒之推测》一文有考。其文曰：

今考历史上南阳凡四，分列于后：
（一）地名。
甲、春秋晋地——即今河南沁阳县。
乙、战国齐地，本春秋平阳邑。汉置南平阳县。
（二）郡名。秦置。河南旧南阳府，湖北襄阳府之地。
（三）府名。元置，明清皆属河南。今废。——今河南县旧治也。
（四）今县名。周申国。春秋楚宛邑，秦置宛县。为南阳郡治。隋改南阳县。明清皆为河南南阳府治。

除上第一条地名之（乙）为山东邹县治与本文无关外，综合其余各条，则南阳郡盖为今河南湖北两省之地，余者亦均属今河南省。再考《何颙别传》称同郡张仲景，范氏《后汉书》亦有"张氏为南阳族姓"之语，则仲景之为南阳郡人，殆无疑义。今《湖北襄阳府志》《河南通志》均载有仲景事略，而

《襄阳府志》称其为南阳枣阳人。考枣阳县系隋置，清属湖北襄阳府，是仲景之时，尚无枣阳之名。此或为后世误传，未可知耳。至《河南通志》所载南郡，亦秦置，非南阳郡。凡湖北旧荆州、安陆、汉阳、武昌、黄州、德安、施南诸府，及襄阳府之南境，皆其地。治郢，故楚都也（隋亦置南郡于此）。而涅阳县，河南镇平县之西北，汉时属南阳郡，非南郡。故《通志》所言南郡，恐为南阳郡之误耳。唯仲景是否为南阳涅阳之人，则迄今尚未发现确实文献可资证明也。

考东汉末南阳郡之较确切位置，当参阅《中国历史地图集》第二册第60～61页。概括言之，南阳郡郡治在宛县（当今南阳市），淯水纵穿郡治，从北南流；郡治西面较远处为涅水，汇入淯水，经新野南流。涅水之阳置涅阳县。宛县之南偏东处为棘阳，位于淯水之东。遥想当年南阳郡之郡治，必在宛县也。

仲景诞生之地是否在郡治处，后世颇有异说。

概括言之，凡有四说。

1. 生于涅阳

明嘉靖《邓州志》卷十六《人物列传·方技传》："张机，字仲景，涅阳人。"《河南通志》："张机，涅阳人。"陆九芝："张机，字仲景，南郡涅阳人。"孙鼎宜《仲景传略》："仲景者，东汉时南阳涅阳人也。"《辞源》："张机，东汉末名医。南阳郡涅阳人。字仲景。"（商务印书馆，1989年）新《辞海》试行本："张仲景，我国伟大医学家，汉末（约150～219）南阳郡涅阳人。"然东汉末涅阳当今何地，其说不一，有谓当今南阳县者，有谓当今镇平县者，有谓当今邓县者，有谓当今河南南阳以南湖北襄阳以北者。梁华龙教授《伤寒论讲义》引李浩澎考证云："涅阳旧址即今邓县穰东镇张寨村。①清乾隆《邓州志》载：知州刘振世于镇置铺曰涅阳旧馆。涅阳城合在穰东之南。涅水即赵河。②《邓州志》载：今穰东迤南十里有涅阳故址。③光绪末年（1908）穰东城北门上尚刻有古涅阳县铭文碑额。④民国时，穰东镇曾设涅阳中学。由上可知，穰东镇即汉之涅阳城。"

2. 生于棘阳

《襄阳府志》："张机，字仲景，南阳棘阳人。"《湖广通志·方技门》亦有相同记载。《元一统志》："棘阳故城在湖阳、新野间。"《清一统志》："棘阳故城在新野东北。"棘阳亦为南阳郡所领。今人更有确指汉末棘阳与今南阳县黄台岗乡西下河村相当。

3. 生于枣阳

黄竹斋《医圣张仲景传》云："棘阳，今湖北省枣阳县。"洪贯之云："有称其为南阳枣阳人者，考枣阳县系隋置，清属湖北襄阳府，是仲景之时，尚无枣阳之名，此或为后世误传。"

4. 生于南阳

丛春雨《敦煌中医药全书·辅行诀脏腑用药法要》："弘景曰：外感天行，经方之治，有二旦、六神大小等汤。昔南阳张机，依此诸方，撰为《伤寒论》一部，疗治明悉，后学咸尊奉之。"（中医古籍出版社，1994年，第118页）。《何颙别传》、唐甘伯宗《名医录》、《仲景全书·医林列传》等皆称仲景生于南阳。《简明不列颠百科全书》亦云："张仲景，中国东汉医学家，名机，南阳（今属河南省）人。"（第九册，中国大百科全书出版社，1986年，第318页）。章太炎《张仲景事状考》："张机，字仲景，南阳人也。"称仲景为南阳人者甚众，不备举。

综上四说，其称涅阳、棘阳、枣阳者，皆出明清以后，且乏史料佐证，以仲景医名大噪，州县府乡，为荣里籍，故争载之。其称生于涅阳者，载书较多，其中不乏人云亦云者。在缺乏史料支持情况下，以称生于南阳为平实。

（四）张仲景见王粲时地考

王粲（177～217）《三国志·魏书》卷二十一有传："王粲，字仲宣，山阳高平人也。……献帝西迁，粲徙长安。左中郎将蔡邕见而奇之。时邕才学显著，贵重朝廷，常车骑填巷，宾客盈座。闻粲在门，倒屣迎之。粲至，年既幼弱，容状短小，一座尽惊。邕曰：'此王公孙也。有异才，吾不如也。吾家书籍文章，尽当与之。'年十七，司徒辟诏除黄门侍郎，以西京扰乱，皆不就。乃之荆州依刘表。表以粲貌寝而体弱通侻，不甚重也。……建安二十一年从征吴，二十二年春，道病，卒。时年四十一。"粲徙长安之年，乃献帝西迁之年。《后汉书·献帝纪》云："初平元年（190）二月丁亥，迁都长安，董卓趋徙京师百姓悉西入关。三月乙巳，车驾入长安，入未央宫。乙酉，董卓焚洛阳宫庙及人家。"此年粲十四岁。在长安居留三年，于十七岁，南赴荆州，时在193年（初平四年）。《甲乙经序》："仲景见侍中王仲宣，时年二十余。"孙鼎宜《张仲景传》谓"余"字乃语助词，非"多余"之"余"："盖余字古多用以足句。如《日出东南隅》诗：一环五百万，两环千万余。其明证也。"按，孙说是也。则仲景观仲宣色候以验病，仲宣时年二十岁，时当建安元年相见也。

王粲远离长安南赴蛮荆依表，一为长安扰乱已极，民不聊生。《后汉书·献帝纪》："兴平元年（194），是岁谷一斛五十万，豆麦一斛二十万，人相食啖，白骨委积。"是为其时民生写照。二为荆州社会风气较好，独为乱世一片绿州。四方贤杰之士，竞往归之。王粲至荆州后，回忆一路所见步，作《七哀诗》，云："西京乱无象，豺虎方构患。复弃中国去，远身适荆蛮。亲戚对我悲，朋友相追攀。出门无所见，白骨蔽平原。路有饥妇人，抱子弃草间。顾闻号泣声，挥涕独不还。未知身死处，何能两相完。（李善注：此妇人之词也）驱马弃之去，不忍听此言。南登霸陵岸，回首望长安，悟彼下泉人，喟然伤心肝。"此诗载《文选》卷二十三。同卷又有王粲《赠文叔良一首》。李善注："献帝初平中，王粲依荆州刘表。"此注与《三国志》王粲十七岁依刘表合。其时唯荆州社会治安较安定。《后汉书》卷105《刘表传》云："初平元年（190），长沙太守孙坚杀荆州刺使王睿，诏书以表为荆州刺史。"表诛杀地方盗首十五人，州郡稍安。"表遂理兵襄阳，以观时变。"约于初平四年（193）或兴平元年（194），表招募天下贤良豪杰之士，设立学校，博求儒术，四方贤良，竞往归之。表《传》云："荆州人情好扰，加四方骇震，寇贼相扇，处处麋沸。表招诱有方，为威怀兼冶，其奸滑宿贼，更为效用。万里肃清，大小咸悦而服之。关西、兖、豫学士，归者盖有千数。表安慰赈赡，皆得资全。"观"关西、兖、豫学士，归者盖有千数"语，仲景当于此时归荆州依刘表，与王粲归依刘表时间同年或稍后一年，盖在193年或194年也。197年（建安二年）仲景为仲宣诊病，《太平御览》《甲乙经序》皆载之，确有其事，无可置疑。唯预断死于眉落，与史实不合，见下。

仲景为王仲宣诊病之地，孙鼎宜认为在山阳。孙氏《仲景传略》云："为医或在京师（洛阳），或在山阳（今兖州郡。《湖北通志》又谓仲景曾与何颙客游于洛，或者因谓诊王粲病正在洛阳。云山阳者，以粲为山阳王畅之子故也。恐非。）在京师时，多所治疗，尤精经方，人皆称上手（见《医林列传》）。当张绣求附刘表之岁（建安元年），仲景过山阳（见《何颙别传》），尝遇王仲宣。谓仲宣曰：君体有病，宜服五石汤"云云。

章太炎《眉批七则》第四则云"仲景事虽无可征，以王仲宣事参考，则可知也。《王粲传》云：'年十七，司徒辟诏除黄门侍郎，不就，之荆州依刘表。'仲景遇仲宣，正在其十七岁时。盖方长沙太守，长沙为荆州属部，故于是时见之也。"此可备一说。

（五）王粲卒于疠疫考

皇甫谧《甲乙经序》云："仲景见侍中王仲宣，时年二十余。谓曰：君有病，四十当眉落，眉落半年而死。令服五石汤可免。仲宣嫌其言忤，受汤勿服。居三日，见仲宣，谓曰：服汤否？仲宣曰：已服。仲景曰：色候固非服汤之诊，君何轻命耶？仲宣犹不信。后二十年果眉落，后一百八十七日而死，终如其言。"此事《太平御览》卷722《医二》云："王仲宣年十七，尝遇仲景。仲景曰：君有病，宜服五石汤，不治且成门，后年三十当眉落。仲宣以其贯长也远，不治也。后至三十疾果成，竟眉落。其精如此。仲景之方，今传于世。"此事亦载《御览》卷739，文字略异，其事则同，不引。若依《御览》所言，则仲宣卒年为四十七。然考《三国志·魏志》卷二十一，王粲卒于建安二十二年春。《王粲传》："建安二十一年从征吴，二十二年春，道病卒。"征吴之具体时间及王粲逝世之具体时间见《三国志·魏书·武帝纪》："建安二十一年冬十月治兵，遂征孙权。十一月至谯。"（谯当今安徽亳州一带）。《昭明文选》卷二十七载王粲《从军行五首》，第一首记录王粲于建安二十年三月从曹操西征张鲁之事。李善注："魏志曰：建安二十年三月，公西征张鲁，鲁及五子降。十二月至自南郑。是行也，侍中王粲作五言诗，以美其事。"另四首为记录从军征吴之事。四首首句分别为"凉风厉秋节""从军征遐路""朝发邺都桥""悠悠涉荒路"。下录两首，可证建安二十一年年末王粲身体很康健。

从军征遐路

从军征遐路，讨彼东南夷。方舟顺广川，薄暮未安抵。
白日半西山，桑梓有余晖。蟋蟀夹岸鸣，孤鸟翩翩飞。
征夫心多怀，恻怆令吾悲。下船登高防，草露沾我衣。
回身赴床寝，此愁当告谁。身服干戈事，岂得念所私。
即戎有授命，兹理不可违。

朝发邺都桥

朝发邺都桥，暮济白马津。逍遥河堤上，左右望我军。
连舫逾万艘，带甲千万人。率彼东南路，将定一举勋。
筹策运帷幄，一由我圣君。恨我无时谋，譬诸具官臣。
鞠躬中坚内，微划无所陈。许历为完士，一言独败秦。
我有素餐责，诚愧伐檀人。虽无铅刀用，庶几奋薄身。

李善注："建安二十一年，粲从征吴，作此四首。"另外两首从略。"从军征遐路"诗，前人评为军旅在途，决意临战致身。"朝发邺都桥"一首，前人评为全篇有英气，结之以自励。无衰病之态。

考建安二十年十二月王粲随曹军自南郑东进，二十一年十一月曹军至谯。《三国志·魏书·武帝纪》卷之一云："建安二十一年冬十月治兵，遂征孙权。十一月至谯。"在谯王粲作《悠悠涉荒路》等诗。建安二十二年春正月，曹军屯居巢（按，居巢故城在今安徽省巢县西南），本月二十四日王粲卒。是粲卒于居巢也，故《王粲传》称其"道病卒"。此月大疫流行。《三国志·魏书·司马朗传》："建安二十二年与夏侯惇、臧霸等征吴，到居巢，军士大疫。朗躬巡视，致医药，遇疾，卒时年四十七。"注："《魏书》曰：朗临卒，谓将士曰：刺史蒙国恩厚，督师万里，微功未效，而遭此疫疠。"《昭明文选》卷56曹植《王仲宣诔》云："建安二十二年正月二十四日戊申，魏故侍中关内侯王君卒。呜呼哀哉！"考仲宣生于汉末灵帝熹平六年（177），卒于建安二十二年（217）正月二十四日，则终年四十岁，若以传统之虚岁计之，则终年四十一也。

《甲乙经序》称王粲"四十当眉落，眉落半年而死"。后人有指为患麻风而死者（见陈邦贤《中国医学史》、郭霭春《中国医史年表》等）。按，据《三国志·魏志》、曹丕《与吴质书》、曹植《说疫气》《魏书·司马朗传》等史料，王粲非卒于"眉落"之恶疾，而卒于疠疫也。《太平御览》卷742曹植《说疫气》云："建安二十二年，疠气流行，家家有僵尸之痛，户户有号泣之哀。或阖门而殪，或覆族而丧。或以为疫者，鬼神所作。夫离罹此者，悉被褐茹藿之子，荆室蓬户之人耳。若夫殿处鼎食之家，重貂累蓐之门，若是者鲜焉。此乃阴阳失位，寒暑错时，是故生疫。而愚民悬符压之，亦可笑。"《后汉书》卷二十七《五行志》第五"疫"条云："献帝建安二十二年大疫。"注云："魏文帝书与曹质曰：昔年疾疫，亲故多离其灾。魏陈思王说疫气云：家家有强尸之痛，户户有号泣之哀。或阖门而殪，或举族而丧者。"《昭明文选》卷四十二魏文帝《与吴质书一首》（李善注：《典略》曰：初，徐干、刘桢、应玚、阮瑀、陈琳、王粲等与质并见友于太子。二十二年，魏大疫，诸人多死，故太子与质书）："二月三日，丕白：岁月易得，别来行复四年。三年不见，东山犹叹其远，况乃过之，思何可支？虽书疏往返，未足解其劳结。昔年疾疫，亲故多离其灾，徐、陈、应、刘，一时俱逝，痛可言邪？昔日游处，行则连舆，止则接席，何曾须臾相失？每至觞酌流行，丝竹并奏，酒酣耳热，仰而赋诗，当此之时，忽然不自知乐也。谓百年已分，可长共相保，何图数年之间，零落略尽，言之伤心。顷撰其遗文，都为一集，观其姓名，已为鬼录。追思昔游，犹在心目。而此诸子，化为粪壤，可复道哉？"《三国志·魏志·王粲传末附徐干、陈琳、应玚传》，亦云："干、琳、玚、桢，二十二年卒。"《二十五史补编》第二册清姚振宗《汉书艺文志·王粲尚书问二卷》下对王粲生平有如下简介：

中医文献与中医文化研究

> 粲字仲宣，山阳高平人也。曾祖父龚，祖父畅，皆为汉三公。父谦为大将军何进长史。献帝西迁，粲徙长安，年十七，司徒辟诏除黄门侍郎。以西京扰乱，皆不就，乃之荆州依刘表。表以粲貌寝通悦，不甚重也。表卒，粲劝表子琮令归太祖，太祖辟为丞相掾，赐爵关内侯。太祖置酒汉滨，粲奉觞贺曰：方今袁绍起河北，仗大众，志兼天下，然好贤而不能用，故奇士去之。刘表雍容荆楚，坐观时变，自以为西伯可规。士之避乱荆州者，皆海内之俊杰也。表不知所任，故国危而无辅。魏国既建，拜侍中。建安二十一年从征吴，二十二年春，道病卒。年四十一。

姚振宗又云，献帝本记建安二十二年，是岁大疫，王粲、徐干等，大命殒颓。

仲景为王粲诊病并预言死期与病因，当属可信，而考之信史，乃卒于疫，而非卒于眉落之恶疾，史证昭昭，断无疑义。

（六）"建安纪年以来"之"建安"与"建宁"考

《伤寒论序》："余宗族素多，向余二百，建安纪年以来，犹未十稔，其死亡者，三分有二，伤寒十居其七。"有谓"建安"当作"建宁"者。首倡其说者，为日本江户中期著名伤寒学家山田正珍之《伤寒论集成》。

山田正珍（1749～1787），字玄同，号图南。该书初刻于1802年（日本享和二年），收于《皇汉医学丛书》。山田正珍将《伤寒论序》"建安纪年以来"之"安"字改为"宁"字：

"建宁"，后汉灵帝年号。《医史》云："张机，字仲景，汉灵帝时举孝廉，官至长沙太守。"由是观之，旧本作建安者，盖传写之误也。若夫建安，献帝年号，与下文感往昔之文不合也。又考《后汉书·五行志》，自建宁四年（171），至光和二年（179），相去仅九年，大疫三流行，与所谓"未十稔"之文合若符契，可见其称伤寒者，果是天行疠疫无疑矣。否则"未十稔"之间，何以至于病且死，若斯之甚乎？故《千金方》引《小品》云，伤寒是雅士之辞，天行温疫，是田舍间号耳。《外台·天行病门》亦引许仁则云，此病方家呼为伤寒是也。

若谓"建安"为"建宁"之误，当解决三个问题。第一，"伤寒"是否与"温疫"相同。第二，"感往昔之沦丧"之"往昔"指多长时间。第三，"建安"与"建宁"何时流行大疫。山田正珍在文章中，试图回答这三个问题。关于伤寒与温疫之关系，他解释道："或问曰：吾子谓伤寒即疫，疫即伤寒，非为二病，有据乎？"他以较长文字进行论证，其结论是："可见伤寒与疫，其名虽异，实则一病也。"他对"感往昔之沦丧"之"往昔"解释云："是盖在献帝时，追记其往事，否则不可言往昔。"关于大疫之事，见上文所引。

山田正珍《伤寒论集成》于1936年在中国初版发行，收于《皇汉医学丛书》（见《出版者的话》，人民卫生出版社1957年第1版第1次印刷）。初次印行时，在中医界引起很大震动，医家及考据家争相研阅。洪贯之于1936年四月十二日撰文，其题曰《张仲景郡望生卒之推测》。文前小序云："比年以来，国中关于文化专史及名人传记等著述，时有出现，其中独有医药学史及古医家传记，尚付阙如。此稿为余昔年所撰《张机评传》之一页，兹特略加修正，录出发表。只以案头书少，参考资料搜集无多，不能成篇，殊为遗憾，甚望当世博学，匡其不逮，为幸何如?”其文曰：

建安之安字，应据《医史》作"宁"字之误。建宁为灵帝年号。序文有云："余宗族素多，向余二百，建宁纪年以来，犹未十稔，其死亡者，三分有二，伤寒十居其七。感往昔之沦丧，伤横夭之莫救，乃勤求古训，博采众方"，以此观之，盖谓自灵帝纪年以来，未及十稔，而死亡者，三分有二，伤寒十居其七。更观往事之沦丧一语，尤可知其习医之时，上距族人夭亡，已有若干年，故建宁云云，为追述往事。再证以史志，则灵帝时，确系时有大疫。兹录于后，以资考证：建宁四年三月，大疫熹平二年春，大疫

光和二年春，大疫　又，五年二月，大疫

中平二年春正月，大疫

至于献帝之时，史传并无大疫记载，虽或不免遗漏，但其时即使有之，必不若灵帝时流行之烈可知矣。

观洪文文前小序，其时未见山田正珍所考，谓"建安"乃"建宁"之误，乃出于读书心得。洪文收于《宋以前医籍考》，影响乃大。此后，谓"建安"当作"建宁"者，时或有之。

日本执中医文献研究之牛耳者丹波元简《伤寒论辑义·综概》谓仲景之"伤寒"乃广义之伤寒，包括温病在内；"温病"即"瘟病"，即瘟疫之病。丹波元简云：

序称：宗族余二百，建安纪年以来，犹未十稔，其死亡者，三分有二，伤寒十居其七。感往昔之沦丧，伤横夭之莫救，遂作此书。考《论》中，伤寒乃外感中之一证。太阳病，或已发热，或未发热，必恶寒体痛呕逆，脉阴阳俱紧者，名为伤寒。此即麻黄汤之所主。其十分之七，岂尽以麻黄汤一证而死乎?

盖伤寒者，外感之总称也。《难经》：伤寒有几？曰有中风、有伤寒、有湿温、有热病、有温病。《千金方》引《小品》云：伤寒，雅士之辞。云天行温疫，是田舍间号耳。《肘后方》云，贵胜雅言，总呼伤寒，世俗因号为时行。《外台秘要》许仁则论天行病云：此病方家呼为伤寒，而所以为外感之总称者，盖寒为天地杀厉之气，亘于四时，而善上人，非温之行于春、暑之行于夏，各王一时之比也。是以外邪之伤人，尽呼为伤寒。仲景所以名书者，只取于此而已（《后汉·崔实·政论》：夫熊经鸟伸，虽延历之术，非伤寒之理。呼吸吐纳，虽度纪之道，非续骨之膏。按所谓伤寒，乃指天行病，盖用雅士之辞也。张子和《儒门事亲》云：春之温病，夏之暑病，秋之疟及痢，冬之寒气及咳嗽，皆四时不正之气也，总名之曰伤寒。孙应奎《医家类选》云：凡风、寒、暑、湿、热、燥天之六气，自外而中人六腑十二经络者，四时之中，皆得谓之伤寒。程氏《后条辨》云：伤寒有五之寒字，则只当一邪字看。）

　　按，由丹波氏所论观之，他无疑认为，《伤寒论序》"伤寒十居其七"之"伤寒"，乃广义之伤寒，其中包括瘟疫之病在内，则其死亡者，必有因疠疫而死者。

　　山田正珍关于"建安"当作"建宁"之说出现不久，日本中医文献学家森立之明确表示不同意其说。森氏在其名著《伤寒论考注》中指出："《后汉·五行志》之五云：献帝建安二十二年，大疫。注引《魏文帝书》及陈思王《说疫气》，宜并参。又魏文帝《与吴质书》曰：昔年疾疫，亲故多罹其灾，徐、陈、应、刘，一时俱逝。按：正珍以建安改作建宁者，非也。"[1]

　　建安二十二年春一二月间大疫弥漫流行，王粲死于是年正月二十四日，而《伤寒论》序必非成于此年也。则建安二十二年之大疫，与序言

————————
　　[1]　森立之. 伤寒论考注：上册. 北京：学苑出版社，2001：18.

"其死亡者伤寒十居其七"无关。且自建宁四年至灵帝光和二年（171～179）未及十稔大疫五次流行，死亡者巨，张仲景家族"其死亡者三分有二，伤寒十居其七"，似当属此年间事。

笔者以为，"建安"虽不定为"建宁"之误，但山田正珍、洪贯之等诸家所考，力证较多，并非空穴来风。以建安二十二年大疫死亡者众观之，序言所云"建安纪年以来，犹未十稔，其死亡者，三分有二，伤寒十居其七"，似与建宁年间连续大疫流行颇有关系。"建安"是否果为建宁之误，实应进一步加以考证也。

（七）张仲景任长沙太守考

仲景任长沙太守之事见林亿《伤寒论序》所引唐甘伯宗《名医录》："名机，仲景乃其字也。举孝廉，官至长沙太守。"甘据何为说，不详。赵开美翻刻宋版《伤寒论》每卷首页仅有如下字样：

汉　张仲景述
晋　王叔和撰次
宋　林　亿校正
明　赵开美校刻
　　沈　琳仝校

唯《仲景全书》中之《注解伤寒论》首页所刻之著者校者与宋本大异。其式如下：

汉　长沙守　张仲景述
晋　太医令　王叔和撰次
宋　聊摄人　成无己註解
明　虞山人　赵开美校正

所云"长沙守"系据甘伯宗为说，唯因刻于每卷之首，加之宋本无注，南宋以后，北宋刊行的《伤寒论》逐渐为成本代替，读者所见多为成本，故仲景为长沙太守为读《伤寒论》者所深知。南宋目录学家陈振孙《直斋书录解题》沿成氏之说著录云："《伤寒论》十卷，汉长沙太守南阳张机仲景撰。"

仲景是否为长沙太守，诸家所考颇有异说。

称其为长沙太守者多，然著文考据者鲜。史料较详者有陆九芝、孙鼎宜、郭象升、章太炎等。

陆九芝《张仲景传》云："张机，字仲景，南郡涅阳人也。灵帝时举孝廉，以廉能称。建安中，官至长沙太守，在郡亦有治迹。"按，"在郡亦有治迹"一语，系出推想。

孙鼎宜谓长沙太守张羡即为张仲景，时在建安中。孙鼎宜《仲景传略》云："为长沙太守时，会大疫流行，仲景治法杂出，民赖以全活者甚众。"又云："意者，机字为羡之讹。张羡其字仲景，与名字相应，其时与地皆同，而官阶及所宦之地与一时同为汉室之官，又无不出一。长沙太守孙坚，初平二年为刘表兵射死，其子策复继之。建安二年迁策为会稽太守讨袁绍，然则张羡之领长沙，其以是年哉？不然，建安五年，长沙既归于表，十三年八月降于曹，十二月武陵、长沙、桂阳、零陵又降于刘备。二十年，遂分荆州、长沙、江夏、桂阳以东属孙权，南郡、零陵、武陵以西属备，不得复为汉地矣。使仲景非羡，则机又以何年补太守哉？且夫建安之中，长沙亦多事矣。机为太守，卒无一表见何哉？但苦无别佐证及羡有能医之名，又未得羡之字，未敢遽改之。意者，范晔、陈寿之徒，以其术之经常，故仅为华佗立传与？或者王粲素不信其医，故《汉末英雄记》或未言之，而李贤、裴松之之徒亦无从述之也。"观孙氏行文，对张机即张羡虽力主之，然尚不敢最终确定也。

1936年《张仲景特辑》载郭象升《张仲景姓名事迹考》一文，以断然语气肯定张机即张羡，张羡即张机，张羡本名机，别名羡。范晔《后汉书·刘表传》所书之张羡，乃张机之别名也。简录该文有关部分如下：

张仲景事迹及《伤寒论》版本史

医圣张仲景，世传其名曰机，南阳人，建安中，官至长沙太守。而《后汉书》无传，生平事迹无所考，论者憾焉。元和陆懋修博采群书，为之补传。余取而观之，亦未谛也。按范氏《后汉书》、陈氏《三国志》，灵帝中平四年（187）孙坚始为长沙太守。献帝初平三年（192）为袁术攻刘表，战死。袁术以苏代领长沙。苏代守长沙，事无可考，盖术败与之俱去矣。范书《刘表传》，建安三年（198），长沙太守张羡，率零陵、桂阳二郡畔表。陈志《刘表传》云："表攻之，连年不下。羡病死。长沙复立其子怿，表遂攻并怿。"史不言其在何年也。建安十三年，表卒，子琮降曹操。曹辟刘巴为掾，使招纳长沙、零陵、桂阳三郡（蜀志刘巴传）。曹操兵败北归，先主征江南四郡。长沙太守韩玄降（蜀志先主传）。则不知玄为曹操新任钦，抑刘表旧属也。《蜀志·黄忠传》：忠为刘表中郎将，与表从子磐共守长沙攸县。及曹公克荆丹，假行裨将军，仍就故任，统属长沙太守韩玄。然则玄与忠，正刘巴之所招纳者也，其为表之旧属明矣。表克张怿，当以玄继守长沙钦？《廖立传》：先主领荆州牧，擢立为长沙太守。此则继玄者也。时在建安十四年。及建安二十年，吕蒙掩袭南三郡，立脱身走。自此之后，凡六年而汉亡。然六年中，长沙太守皆吴所委任，不复关汉也。由是观之，仲景之守长沙，必在建安十三年，刘表未死之前。而考之于史，孙坚、苏代之后，张羡父子称兵历年，仲景作守，竟在何时耶？以余论之，则张羡者，实即仲景也。范书《刘表传》李贤注，陈志《刘表传裴注》，皆引《英雄记》曰：张羡，南阳人。先作零陵、桂阳长，甚得江湘间心。然性倔强不顺，表薄其为人，不甚礼也。羡由是怀恨，遂畔表。藉则南阳，官则长沙太守，年则建安，其为仲景何疑？仲景名机，而史以为羡者，羡非仲景本名，则必为别名也。汉末人士，有别名者多矣。裴松之注《三国志》，援证历历。

又云：

> 仲景有机、羡二名，又何足疑？华佗与仲景并为汉末名医，佗固别名旉矣，夫羡之为言慕也。而景亦训慕。字仲景而名慕，于义允协，机则与景义不相切附。

综上所述，郭文以为仲景之任长沙太守在建安十三年。张羡若非仲景之本名则为仲景之别名。不管如何，张机即张羡。仲景如汉末士人一样，亦一人而二名，即机、羡也。

章太炎《张仲景事状考》云："仲宣终于建安二十二年，前二十年遇仲景，时建安二年也。《魏志》：粲年十七，以西京扰乱，乃之荆州依刘表。仲景生南阳，仕为长沙太守。南阳、长沙，皆荆州部，故得与仲宣相遇。然据《刘表传》及《英雄记》，长沙太守南阳张羡畔表，表围之，连年不下。羡病死，长沙复立其子怿，表遂攻并怿。《桓阶传》：太祖与袁绍相据于官渡，表举州以应绍。长沙太守张羡举长沙及旁三郡据表，则建安四、五年间事也。羡父子相继据长沙，仲景不得为其太守。意者，先在荆州，与仲宣遇，表既并怿，仲景始以表命官其地，则宜在建安七年后矣。南阳张氏，自廷尉释之以来，世为甲族，故《广韵》列张氏十四望，南阳次于清河。仲景伤寒论自序，亦称宗族素多，其与羡、怿或为一宗，表亦无所忌。观桓阶说羡拒表，城陷自匿，表尚辟为从事祭酒，则于张氏同族，愈无嫌恨可知也。"太炎先生谓仲景与仲宣于建安二年相遇于荆州，表攻并羡、怿后，长沙无太守，表乃命仲景为长沙守。

黄竹斋《医圣张仲景传》谓仲景于建宁年间为长沙太守："时贤丁仲祜《历代名医列传》附论谓：考《后汉书》《三国志》，自孙坚为长沙太守后，灵、献之间无仲景守长沙之日云云。今考《灵帝纪》，孙坚为长沙太守在中平四年，上距建宁纪元一十八年。盖仲景为长沙太守，在建宁年间。值党锢祸起，旋即致仕，故其佚事见于何颙别传也。"

钱超尘《伤寒论文献通考》（学苑出版社，1993 年）第一章第二节

《仲景任长沙太守考》云："仲景任长沙太守，《后汉书》《三国志》无说，最早见于唐甘伯宗《名医录》。明赵开美辑刻之《仲景全书·注解伤寒论》亦称汉长沙太守张仲景。《后汉书》卷105《刘表传》：'建安三年（198），长沙太守张羡率零陵、桂阳三郡畔表，表遣兵攻围破平之。'考张羡所以畔表，盖有二因：（一）刘表不以礼待之。《后汉书·刘表传》李贤注：'《英雄记》曰：张羡，南阳人，先作零陵、桂阳守，甚得江湘间心，然性倔强不顺，表薄其为人，不甚礼也。羡因是怀恨，遂畔表。'按，《英雄记》全名《汉末英雄记》，王粲撰。清代章宗源《隋书经籍志考证》云：'《汉末英雄记》八卷，王粲撰，残缺，梁有十卷。'（二）投靠曹操。《三国志》卷二十二《桓阶传》中一段文字，对于考证张仲景任长沙太守，颇有价值。"其文如下：

> 桓阶，字伯绪，长沙临湘人也。仕郡功曹。太守孙坚举阶孝廉，除尚书郎。父丧还乡里。会坚击刘表，战死，阶冒难诣表。乞坚丧。表义而与之。后太祖与袁绍相据于官渡，表举州以应绍。阶说其太守张羡曰："夫举事而不本于义，未有不败者也。故齐桓率诸侯以尊周，晋文逐叔带以纳王。今袁氏反此，而刘牧应之，取祸之道也。明府必欲立功明义，全福远祸，不宜与之同也。"羡曰："然则何向而可？"阶曰："曹公虽弱，仗义而起，救朝廷之危，奉王命而讨有罪，孰敢不服？今若举四郡，保三江，以待其来，而为之内应，不亦可乎？"羡曰："善。"乃举长沙及旁三郡以拒表，遣使诣太祖。太祖大悦。会绍与太祖连战，军未得南，而表急攻羡，羡病死，城陷。桓遂自匿。

《后汉书·刘表传》及《桓阶传》均未言明表攻羡所用时间。此事始于建安三年，中经曹操袁绍官渡之战（建安五年），平羡事犹未决。《三国志·刘表传》续有如下记载："长沙太守张羡畔表，表围之，连年不下，羡病死。长沙复立其子怿，表遂攻并怿。南收零陵、北据汉川，地方数千里，带甲十余万。"是知平羡事至建安六年乃决。此时长沙无郡守，约于建安七年后表乃任仲景为长沙守。

一些学者对张仲景未曾任长沙太守事亦进行考证。1956年第7卷第10期章次公《张仲景是人民医生》一文指出："旧传他曾守长沙的故事，那是后人对他的附加，天津宋向元同志曾有考证，辨明其非。"宋向元于1953年10月在《新中医药》发表《张仲景生平问题的探讨》一文，对仲景诸多事迹进行考证。关于任长沙太守之事，宋以为不可信。梁华龙在《伤寒论讲义》中，对宋文此观点做如下综述："宋氏认为仲景未做过长沙太守的理由有：①宋本《伤寒论》不论自序之后或《伤寒例》之前，都没有'长沙守'字样，只有古时'汉张仲景述'而已。②古时医者地位低下，此即华佗耻'以医见业'之由。故《史记》载淳于意，大书其太仓公；皇甫谧《甲乙经序》径称'仓公'，而称王叔和则为'近代太医令'；王叔和著《脉经》卷首便属'晋太医令王叔和撰'。若仲景为长沙太守，王叔和编次《伤寒论》时，决不会删去不录，宋本也不会去其官衔。③仲景《伤寒论序》中反映了仲景反对做官求名利，不像做过太守的口吻。④东汉末年，战乱频仍，长沙为军事要冲，非精于武功战略者，不能任太守。正如《后汉书·孙坚传》中所说：'太守无文德，以征伐为功'。⑤《何颙别传》称仲景将为名医，终如其言；皇甫谧《甲乙经序》载仲景为王粲诊病事，足证仲景确为名医。⑥仲景师承张伯祖，传授于卫汛、杜度，可见仲景是一位专业医家。⑦王叔和编次《伤寒论》时，与仲景相去未远，对仲景事应知之较详，若仲景确为长沙太守，王氏绝不会略而不述。由上述推测，仲景未做过长沙太守，亦未做过孝廉。"近人丁仲祜《历代名医列传》云："考《后汉书》《三国志》，自孙坚为长沙太守后，灵、献之间无仲景守长沙之日。"

上海中医药大学裘沛然教授著文，亦谓仲景不曾为长沙太守。并举证云，近世于南阳发现一块据云为东晋咸和三年（328）古墓碑，上书"汉长沙太守医圣张仲景墓"十一字，人以此论证仲景曾任长沙太守。裘氏考证云，此碑系楷书，与晋人书法不类（按，黄竹斋谓此碑书法类晋人书。云："仲景墓前有一小碑高二尺余，文曰：汉长沙太守医圣张仲景墓。字体遒劲，类晋人书。盖即明崇祯五年园丁穿井凿地所获者。"
黄文见《医事丛刊·谒南阳医圣张仲景祠墓记》一文。《医事丛刊》见
1982 年 8 月张仲景医史文献馆重印本）且"医圣"之称，最早始见宋代
许叔微"不读仲景书，犹为儒不知本有孔子六经也"。金代严器之称伊
尹仲景为"先圣后圣"，刘河间则云"仲景者，亚圣也"。清周扬俊称
"仲景，医中之圣人也"。可证"医圣"之说形成甚晚，东晋断无此
说也。

　　综上所述，仲景是否为长沙太守，考据家各执一词。今姑依甘伯宗
"官至长沙太守"之说称之庶几近之。

（八）张仲景游蜀考

　　明代罗贯中《三国演义》第六十回有仲景为蜀名医之语："杨修又
问曰：蜀中人物如何？松曰：文有相如之赋，武有伏波之才，医有仲景
之能，卜有君平之隐。九流三教，出乎其类，拔乎其萃者，不可胜计，
岂能尽数？"此后医家有谓仲景游蜀者。明方有执《伤寒论条辨·引》
云："仲景者，姓张氏，名机。仲景，其字也。南阳人。张松北见曹操，
以其川中医有仲景为诮。以建安言之，则松亦建安时人。"是肯定仲景
曾入川也。今人黄竹斋《医圣张仲景传》对此加以考证云："方中行
《伤寒条辨》：张松北见曹操，以川中有仲景为诮。陆九芝曰：仲景入
川，事无可据，明是稗官家言。考《后汉书·袁术传》，术畏卓之祸，
出奔南阳，会长沙太守孙坚杀南阳太守张咨，引兵从术，表上术为南阳
太守。（见《献帝纪》。事在初平元年）初，术在南阳，户口尚数十百
万，而不修法度，以抄掠为资，奢恣无厌，百姓患之（事在兴平元年）。
《刘焉传》云：初，南阳、三辅民数万流入益州，焉悉收以为众，名曰
川东兵（事在兴平元年）。建安十三年（208），曹操自将征荆州，刘璋
乃遣使致敬，曹加璋振武将军。璋因遣别驾从事张松诣。然则仲景入川，
盖在初平年间袁术据南阳时。其后刘备袭川，旋即归隐，故其事迹无所
表见。《易》称潜龙之德，仲景有焉。陆氏所称稗官家言，盖指《三国

演义》。然所载张松云云，决非杜撰。但书阙有间，无可质证，故附辨于此。"按，南阳三辅之民数万虽流附益州，何证仲景必在流民之中？无证则其说难立，尤不可据《三国演义》为证也。

另有两事亦当辨明。其一，叶县训导冯应鳌于崇祯戊辰（1628）初夏病寒热几殆，夜梦仲景金冠黄衣为之抚体，乃百体通畅，仲景并告语为其寻墓事。冯应鳌撰《张仲景灵应碑记》，康熙中徐忠可《金匮要略论注》节录之。当今著名伤寒学家黄竹斋先生据冯应鳌文改写其事，收录于《医圣张仲景传》中。冯文已难得。1936年5月南阳医学会编《南阳乡贤医圣张仲景祠墓志》一册，1982年8月南阳市张仲景医史文献馆重印，内有《张仲景祠墓之沿革》一文，全载冯文。冯文及黄竹斋改作之文，视为趣事謏闻则可，视为医史文献则不可。冯应鳌《张仲景灵应碑记》云："予自总角业儒以来，初不知仲景为何许人。偶于崇祯元年（1628）四月患伤寒频危，几不知有人间事也。至十二日夜半，忽有神人黄衣金冠，以手抚余，百节俱活。余问生我者为谁，神言我南阳张仲景也，曾守长沙。我之生子，千古奇事，我亦有千古憾事，子曷为我释之。南阳府东四里许有祠，祠后七十七步有塚，岁久湮没，荡为平地，将穿井于其上，封之在子。言毕神乃不见，余亦苏。用是不远千里，跋涉而来，至城东仁济桥西，果有圣祖庙——三皇庙，即神农、伏羲、黄帝也。十大名医中，塑有仲景先生像，衣冠须眉，与余梦魂所睹者宛然。守庙道士言壁上有姓名。挥尘视之，果仲景也。塚则杳然。访之医家者流，或云仲景先生著有伤寒论诸书，称医中亚圣，汉长沙太守，实南阳人。询之父老，亦云传闻庙后原有古塚，碑记为指挥郭云——字升波即石婆神——督修唐府时烧灰焚毁，遂无所考。历时既久，无徵不信，力不能得此一穴，备志厥事，以尽余心。若夫稽其步数，详考而封之，请此邦之善士云。戊辰（1628）九月，鳌之来此土也，果得先生之庙，睹先生之像。若先生之墓，则千载之余，陵谷沧桑，鞠为园蔬矣。问其地主，则为祝姓，以贡士为县丞者。鳌欲求尺寸之地，偿其值而闲之，不封不树，只存其迹。祝怒而叱曰：子稚且狂，何妄诞乃尔。以数百里以外之人，言数百年前之事，欲以无稽之言，坏人四十亩园圃，世有买绫锦而剪其中之尺寸者乎？欲买则全买之，不然知果真，即指其地掘之，果有踪迹，愿捐其地；如无踪迹，子当有以自处。鳌笑而应之曰：鬼神之事，若有若无，危笃之言，如幻如梦。旁观之人，将信将疑。且某之至地，封古人之塚乎？掘之若无，鳌诚妄且诞矣；掘之若有，愈不忍也。知其意之坚，畏其言之厉，不得已乃立卷石记其事而去。去后一二年间，闻有恶其不便而碎其石者，所仅存者，步数耳。又一二年间，果穿井于今墓之西数步内，井方成而旋毁，且压浚井者于其下，掘之终日而出，其人犹无恙也。乃移井于今墓之所。穿之丈余，得石碣，果先生墓也。下若石洞，幽深不测，如闻风吼，且步数悉与鳌言不爽，惧而封之，一时传为异事，始信鳌言非妄且诞也，始信鬼神之德之盛诚之不可掩也。逮癸酉（崇祯六年，1633）场屋中，遇宛南人士，往往为鳌言，鳌即欲复来谒先生庙，拜先生之墓，建祠广地而志之。但惧人微力绵，且妄冀倖拾青紫，或得如其志而上报先生。及癸未（崇祯十六年，1643）丙戌（顺治三年，1646），虽额再加点，终不列名正榜，益自愧不能如其志以上报先生也。且流氛土寇，途路梗塞，如是者又数年。戊子（顺治五年，1648）鳌以序充明经。癸巳训昆阳，人曰：昆阳今在草莽中，不可居。鳌私自度曰：叶为宛南属邑，且兵燹后，田多为石而易求。庶墓田可图如吾志以上报先生也。已而至叶，即来谒先生之庙。庙貌未烬，观先生之像，肖像唯存。及拜先生之墓，墓虽隆然而垒，但仍为洫流浸溃，畦田逼处也。鳌叹曰：有徵者如是，况前之无考者乎？求其故碑，而石已洳，碣已断，倾没于颓垣荆蓁中矣！鳌叹曰：二三十年如是，况千百万世乎？问之土人及住持，已若隔世事已不能言其概矣。鳌叹曰：睹面如是，况所闻所传闻者乎？问其地，而祝而包而杨，已三易其主矣。鳌叹曰：地无常主，果如是乎？即谋补前石，而断驳阙略，几不可考。幸有衲子洪秋者，昔卓锡此地，尝集碎碑而录之，迄今犹能腹笥藏也。后有匠氏王姓者，掘地而得其断石，与僧言相符，噫亦奇矣！乃求宛广文董拜恳之杨，杨也许近墓地及神道若干，既而以暂主业未果。未几而归之原业包矣。包孝廉公及乃弟侄茂才，咸有捐地之志。会汉阳却月张公金坛，亦安王公俱以进士佐是乡，相继莅郡事，政暇来游于此。张公感其事，且伤鳌志之难成，慨为募疏请之上台，谋之同寅，倡诸州邑长，各输金若干，助工役若干，乃表先生之墓，专先生之祠于墓后。包孝廉公及乃弟侄捐其地，南阳卫守司王公豁其租，永为先生祠墓地。整饬夜台，岧岧隆隆，两庑具备，正殿三楹。乃做重门，冠以高亭，救之助之，百堵皆兴。经之营之，不日而成。碑墓神道，树之珍珉。募疏爰载，厥志唯永。鳌亦以二十金襄其功。因借唐藩修庙之碑题曰汉长沙太守医圣张仲景祠墓。志旁曰：先生讳玑，举孝廉，南阳人。以碑在庙前，即旧祠，且明祠墓之相连也。并求先生当年手著活人等书，藏之庙中，以活天下万世之人，庶几先生之志可行，先生之精神浩然行于天地之间，鳌亦可借手以报先生之万一云。抑又近闻东门乡耆陈诚曰，传闻今新祠后高阜处，即先生故宅，迄今仍以张名巷。巷道之西，旧有去世祝先生所，今仍有石额，其门曰张先生祠，其中之神，则为张仙，或传之久而讹耶？抑名医中如抱朴子亦有仙翁之称，而孙思邈、华元化诸人，又有真人之号，或多或少真人与仙乃至人之通称乎？汉阳公初有二仙祠之议，或亦有见于斯而然欤？是二是一，总未可知。俟稽古君子或搜遗书而考，或进父老而问。要先生之故宅，又从此闻矣。因补前石而附记之。其前石不增损一言者，存旧也；并断碣藏于其下者，志实也；更为附名并藏者，虑远也。兼使儿辈各执微劳于片石者，示世世子孙无忘兹土，且以永报也。时顺治十有三载丙申之桂月也。然自丙申（顺治十二年，1656）上遡之戊辰（崇祯元年，1628），草木已三易矣。"黄竹斋先生据此文并参考桑芸《张仲景祠墓记》节缩为短文。词语尤为简洁。其文曰："兰阳诸生冯应鳌，崇祯戊寅初夏，病寒热几殆，夜梦神人金冠黄衣，以手抚其体，百节通畅。问之。曰：我汉长沙太守，南阳张仲景也，今活子。我有憾事，盍为我释之？南阳城东四里有祠，祠后七十七步有墓，岁久湮没，将穿井于其上。封之唯子。觉而病良愈。是秋应鳌即千里走南阳城东，访先生祠墓于仁济桥西，谒三皇庙旁列古名医。内有衣冠须眉宛如梦中见者。拭尘视壁间，果仲景也。因步庙后，求先生墓。已为明经祝丞蔬圃。语之故，惊骇，不听。询之父老云，庙后有古冢碑记，为指挥郭云督修唐府烧灰焚毁。应鳌遂记石庙中而去。后四年，园丁掘井圃中，丈余得石碣，果先生墓，与应鳌所记不爽尺寸。下有石洞幽窈，闻风雷声。惧而封之。应鳌以冠盗充斥，不能行。又十年余，应鳌训叶，叶隶南阳。入都谒先生墓。墓虽封，犹在洫圃畦壤间也。问其主，易祝而包而杨，杨又复归包。包孝廉慨然捐其地。郡丞汉阳张三异闻其事而奇之，为募疏请之监司僚属，输金助工，立专祠重门殿庑，冠以高亭，题曰汉长沙太守张仲景祠墓。乡耆陈诚又云，祠后高阜，相传为先生故宅，迄今以张名巷。巷之西有张真人祠，名额存焉。祀张仙，或传之久而误也。祠墓成于顺治丙申年，距戊辰已三十稔。"

黄竹斋先生将此事采入《医圣张仲景传》，复载《医事丛刊》，1982年六月陕西中医药研究院重印黄竹斋《伤寒杂病论会通》，书首冠以此传，乃流传日广。

其二，《南阳人物志》及《古琴疏》载仲景为桐柏山老猿治病一事，事乃齐谐，与医史文献无涉。《古琴疏》载日本丹波元胤《中国医籍考》、冈西为人《宋以前医籍考》、丁福保周云青《四部总录医药编》等书，此事聊供谈噱可也。

（九）张仲景传

1. 明代李濂《张机传》

张机，字仲景，南阳人也。学医于同郡张伯祖，尽得其传。工于治疗，尤精经方，遂大有时誉。汉灵帝时举孝廉，官至长沙太守。少时与同郡何颙客游洛阳，颙探知其学，谓人曰："仲景之术，精于伯祖，起病之验，虽鬼神莫能知之。真一世之神医也。"尝见侍中王仲宣，仲景曰："君年至四十，当有疾，须眉脱落，脱后半年必死，宜预服五石汤，庶几可免。"仲宣时年二十余，闻其言恶之，虽受方而不饮。居数日后，见仲景乃佯曰："五石汤已饮之矣！"仲景曰"观君气色，非饮药之诊，何轻命欺人如此耶？"仲宣益深恶之。后二十年，果有病，须眉皆脱落，越一百八十七日卒，时人以为扁鹊仓公无以加也。仲景宗族二百余口，自建安以来，未及十稔，死者三之二。维时大疫流行，而伤寒死者居其

中医文献与中医文化研究

七，乃著《伤寒卒病论》十卷行于世，盖推本《素问·热论》之旨，兼演《伊尹汤液》而为之。探赜钩玄，功侔造化。华佗读而善之曰："此真活人书也。"仲景又著《金匮玉函要略方》三卷，上卷论伤寒，中卷论杂病，下卷载其方并疗妇人，实为千古医方之祖。自汉魏迄于今，海内学者，家肆户习，读诵不暇，如士子之于六经然。论者推为医中亚圣，而范晔《后汉书》乃不为仲景立传，是故君子有遗憾焉。嵩渚子（李濂别号）曰："皇甫士安有言，伊尹以元圣之才，本神农之经，为《汤液论》；仲景本黄帝之书，述伊尹之法，广《汤液经》为书数十卷，后医咸尊用之，弗敢变。宋翰林学士王洙在馆阁日，偶于蠹简中得仲景所著《金匮要略》三卷，乃录而传之。秘阁校理林亿等，又校定为二十五篇，删芟重复，合二百六十二方，诚为百世不刊之书。或谓有大人之病而无婴儿之疾，有北方之药，而无南方之疗，则长沙之所阙者，善学者触类而长之可也。"

2. 陆久芝《张仲景传》

张机，字仲景，南郡涅阳人也。灵帝时举孝廉。在家仁孝，以廉能称。建安中，官至长沙太守，在郡亦有治迹。博通群书，潜乐道术，学医于同郡张伯祖，尽得其传。总角时，同郡何永称之，许为良医，果精经方。有寒食散论解。寒食散寒食药者，世莫知焉。或言华佗，或曰仲景。考之于实，陀之精微，方类单省，而仲景有侯氏黑散，紫石英方，皆数种相出入，节度略同，然则寒食草石二方，出自仲景，非陀也。且陀之为治，或刳断肠胃，涤洗五脏，不纯任方也。仲景虽精，不及于陀。至于审方物之候，论草木之宜，亦妙绝众医。昔神农尝草而作本经，为开天明道之圣人。仲景元化，起而述之，故仲景《黄素》元化《绿帙》，并有名称。而仲景论广《伊尹汤液》为数十卷，用之多验。即至京师，为名医，于当时称上手。见侍中王仲宣，时年二十余，曰：君有病，四十当眉落，半年而死，令服五石汤可免。仲宣嫌其言忤，受汤勿服。居三日，见仲宣，谓曰："服汤否？"仲宣曰："已服。"仲景曰："色候固非服汤之诊，何轻命也？"仲宣犹不信。后二十年，果眉落，一百八十七日而死。终如其言。美哉乎，仲景之能候色验眉也。居尝慷慨叹曰：凡欲和汤合药针灸之法，宜应精思，必通十二经脉，知三百六十孔穴，荣卫气行，知病所在，宜治之法，不可不通。古者上医相色，色脉与形，不得相失。黑乘赤者死，赤乘青者生。中医听声，声合五音。火闻水声，烦闷干惊。木闻金声，恐畏相刑。脾者土也。生育万物，回动四傍，太过则四肢不举，不及则九窍不通。六识闭塞，犹如醉人。四季运转，终而复始。下医诊脉，知病原由。流转移动，四时逆顺，相害相生。审知藏府之微，此乃为妙也。又曰：欲疗诸病，当先以汤荡涤五脏六腑，开通诸脉，治道阴阳，破散邪气；润泽枯朽，悦人皮肤，益人气血。水能净万物；故用汤也。若四肢病久，风冷发动，次当用散。散能逐邪，风气湿痹，表里移走，居无常处者，散当平之。次当用丸。丸药者，能逐风冷，破积聚，消诸坚癖，进饮食，调和荣卫。能参合而行之者，可为上工。故曰：医者，意也。又曰：不须汗而 汗之者，出其津液，枯竭而死。须汗而不与汗之者，使诸毛孔闭塞，令人闷绝而死。勿须下而下之者，令人开肠洞泄不禁而死。须下而不与下之者，令人心内懊侬，胀满烦乱，浮肿而死。不须灸而 与灸之者，令人火邪入腹，干错五脏，重加其烦而死。须灸而不与灸之者，令人冷给重凝，久而深固，气上卫心，无地消散，病笃而死。以宗族二百余口，死者三之二，伤寒居其七，乃引阴阳大论云：春气温和，夏气暑热，秋气清凉，冬气凛冽，此则四时正气之序也。冬时严寒。万类深藏，君子固密，则不伤于寒。触之冒者，乃名伤寒耳。其伤于四时之气者，皆能为病。以伤寒为毒者，以其最成杀厉之气也。中而即病者，名曰伤寒。不即病者，寒毒藏于肌肤，至春变为温病，至夏变为暑病。暑病者，热极重于温病也。是以辛苦之人，春夏多温热病，皆由冬时触冒寒冷所致，非时行之气也。凡时行者，春时应 而反大寒，夏时应热而反大凉，秋时应凉而反大热，冬时应寒而反大温，此非其时而有其气，是以一岁之中，长幼之病多相似者，此则时行之气也。又引《素问》黄帝曰：夫热病者，皆伤寒之类。及人之伤于寒也，则为病热，五百余言，为伤寒日数。著论二十二篇，外合三百九十七法，一百一十三方。自序之，其辞曰。（文见前从略）其文辞简古奥雅，凡治伤寒，未有能出其右者。其书推本《素问》之旨，为诸方之祖。华佗读而善之曰：此真活人书也。灵献之间，俗儒末学，醒醉不分，而稽论当世，疑误视听，名贤浚哲，多所防御，至于仲景，特有神功。乡里有忧患者，疾之易而愈之速，虽扁鹊仓公，无以加之。时人为之语曰，医中圣人张仲景。江南诸师，秘仲景要方不传。所传之世者，伤寒杂病论十卷，或称方十五卷，或又称《黄素药方》二十五卷，辨伤寒十卷，评病要方一卷，疗妇人二卷，五脏论一卷，口齿论一卷。弟子卫　有才识。

论曰：凡言成事者，以功著易显。谋几初者，以理晦难昭。汉自中世以下，太官大医，异端纷纭，泥滞旧方，互相谲诡　，张机取诸理化，以别草木之性，高志确然，独拔群俗。言者虽诚，而闻者未譬，其为雷同者所排，固其宜也。岂几虑自有明惑，将期数使之然　。夫利不在身，以之谋事则智，虑不私已，以之断义必厉。诚能释利以循道，使生以理全，死与义合也，不亦君子之致为乎。孔子曰：危而不持；颠而不扶，则将焉用彼相矣。左丘明有曰：仁人之言，其利溥哉。此盖道术所以有补于世，后人皆当取鉴者也。机撰著篇籍，辞甚典美。文多，故不载。原其大略，蠲去重复，亦足以信意而感物矣。传称盛德，必百世祀。语云，活千人者，子孙必封。信哉。

3. 孙鼎宜《仲景传略》

仲景者，东汉时（近人补仲景传者，皆不著时代，今创补"东汉时"三字）南阳郡涅阳人也（林亿《伤寒》序引唐甘伯宗《名医录》，但言南阳，书郡不书县也。据《明清一统志》载，仲景为涅阳人，陆懋修云：《河南通志》亦去涅阳，故冠南阳于涅阳之上。又按《襄阳府志》称仲景为枣阳人，枣阳隋置，分割南阳地。仲景医名大噪，故州县府志各争载之，实则涅阳是也。懋修补传，意存为文，摭拾范史，陈言以相聊属，其考证多疏，如仿《左雄传》，称南郡涅阳，不检《地理志》。南郡无涅阳，涅阳自属南阳郡，《左雄传》"郡"当作"阳"字误也。何颙，襄乡人，范史称南阳襄乡。张衡，西鄂人，范史称南阳西鄂，不曾云南郡，可据）。姓张氏名机（名机，始见《名医录》，唐以前无有称张机者，疑本以字行）别又作玑（《明清一统志》河南省人物，作张机。

湖广省名宦，作张玑。事迹并同，实一人也。又按《隋·经籍志》道家别有张机，著《游玄桂林》二十二卷，则明系陈后主时，张讥之讹，与此别为一人。汲古阁本《隋书》《陈书》字并作讥可据）。在家仁孝，以廉能称。灵帝时，举孝廉（灵帝在位二十二年，先是顺帝时，同县左雄定限年课试，年不满四十，不得举孝廉。有如颜渊子奇者，又不拘。不知仲景举孝廉，究在何年也，其生卒亦无考。今湘潭俗以正月十八日为仲景生日，群然举酒作乐，乐神，不足据）。献帝时，建安初官至长沙太守（《汉书·百官表》郡守，秦官，掌治其郡，秩二千石，景帝更名太守）。同郡襄乡何颙，有人伦鉴先识。独觉言无虚发，仲景总角造颙，颙谓曰："君用思精而韵不高，将为良医（《御览》知人下及医下皆引《何永别传》，永即党锢中何颙，赵宋避讳改也。说见惠栋《后汉书》补注，《太平广记》引字尚作颙)。"时仲景亦博通群书，潜乐道术，后果学医于同郡张伯祖（伯祖无考，亦不知县）。尽得其传，时人言识用精微，过其师云（见《名医录》，《古今医录》《古今医统》同）。为医或在京师（洛阳），或在山阳（今兖州郡，《湖北通志》又谓仲景曾与何颙客游于洛，或者因谓诊王粲病，正在洛阳。云山阳者，以粲为山阳，王畅之子故也，恐非）。在京师时，多所治疗，尤精经方，人皆称上手（见《医林列传》）。当张绣求附刘表之岁（建安元年），仲景过山阳（见《何永别传》），尝遇王仲宣，谓仲宣曰："君体有病，宜服五石汤（《御览》道部服饵，引登真隐诀云服五石者，能一日九食，百关流淳，亦能终岁不饥，还老返婴，遇食则食，不食亦可，真上仙之妙方，断谷之奇灵也。又曰：服五石，镇五脏不坏。不识即此方否。然南北朝人服五石者，辄疽发背，解体自取颠覆，致孙真人思邈有遇方即焚、宁食治葛之叹。《外台》亦详具解五石毒方，盖亦温凉补泻，各有不同。譬之服药治病，亦各有宜耳，仲景岂肯首唱以祸人哉？今无可考见矣），不治且成（成其疢也），四十当眉落（《一统志》作发脱落，与此小异），眉落半年而死。"时仲宣年方二十，嫌其言忤，且以其贳长也（《御览》原注，贳，音赊），远（句绝）不治也。居三日，见仲宣谓曰："服汤否？"曰："已服。"曰："色候固非服汤之诊，君何轻命也？"仲宣犹不信，后二十年，果眉落，落后一百八十七日而卒（恰如半年之数），时建安二十二年正月二十四日也（仲宣卒日，文选卷56曹子建《王仲宣诔》。据《文选·魏文帝祭文》《魏志本传》，亦言粲以建安二十二年卒，年四十一。而《何永别传》则作年十七，晤仲景后三十年，眉落死。初疑其年有四十七也。及按《本传》云，年十七司徒辟诏，除黄门侍郎，粲以西京扰乱不就，乃之荆州依刘表。是粲年十七时的为初平四年，若以中平二年，为粲年十七，以求合三十年之说，则西京尚未扰乱，而刘表亦未领荆州刺史，不得如《本传》云云也。此《何永别传》之误，今据《甲乙》序正。但《甲乙》序云年方二十余，盖余字古多用以足句。如"日出东南隅"诗：一环五百万，两环千万余。其明证也。《太平广记》医一，引小说又作年十七晤仲景，年及三十当眉落，后至三十果觉眉落，则更误）。为长沙太守时，会大疫流行，仲景治法杂出（杂出乃治疫之要法，后世欲以一方通治之。嚣嚣然曰：民皆病也，呜呼难矣），民赖以全活者甚众（《一统志》《湖南通志》《尚友录姓氏谱》《湖南掌故考》并同，俱不著所出，疫之年月亦无考，大约在建安五年以前也）。今长沙城北，有张公祠，民岁以祀焉。居尝以"宗族素多，向余二百，建安纪元以来，犹未十稔，其死亡者，三分有二，伤寒十居其七。感往昔之沦丧，伤横夭之莫救，乃勤求古训，博采众方，撰《伤寒杂病论》十六卷。"其言精而奥，其法简而详（二语出林校《伤寒》序）。至今天下言方药者，由此书也。又尝自辨论之曰：凡欲和汤合药，针灸之法，宜应精思，必通十二经脉，辨三百六十孔穴，营卫气行，知病所在，宜治之法，不可不通古者。上医相色，色脉与形不得相失，黑乘赤者死，赤乘青者生。中医听声，声合五音，火闻水声，烦闷干惊，木闻金声，恐畏相形。脾者土也。生育万物，回动傍善者，不见死则归之，太过则四肢不举，不及则九窍不通，六识闭塞（"识"当作"府"字误），犹如醉人。四季运转，终而复始。下医诊脉，知病源由，流转移运，四时逆顺，相害相生，审知藏府之微，此乃为妙也（见《千金》卷一治病略例第三），又曰：欲治诸病，当先以汤，荡涤五脏六腑，开通诸脉，治道阴阳，破散邪气。润泽枯朽，悦人皮肤，益人气血，水能净万物，故用汤也。若四肢病久，风冷发动，次当用散。散能逐邪，风气湿痹，表里移走，居无常处者，散当平之。次当用丸，丸者能逐风冷，破积聚，消诸坚癖，进饮食，调和营卫，能参合而行之者，可为上工。故曰：医者，意也（见《千金》卷一论诊候第四）。又曰："不须汗而强汗之者，出其津液，枯竭而死。须汗而不与汗之者，使诸毛孔闭塞，令人闷绝而死。不须下而强下之者，令人开肠，洞泄不禁而死。须下而不与下之者，令人心内懊侬，胀满烦乱，浮肿而死。不须灸而强灸之者，令人火气入腹，干错五脏，重加其烦而死。须灸而不与灸之者，令人冷结重凝，久而弥固，气上冲心，无地消散，病笃而死（同上，据《伤寒》成注引《金匮玉函方》，其文具同。今本为后人削，故改名《金匮要略》也。仲景文存者绝少，三篇皆完好可读，故备载之）。"余所撰述最富，《黄素药方》二十五卷，《辨伤寒》十卷，《疗伤寒身验方》一卷（疑即仲景医案，故曰身验，疗当作治，仍唐讳未改），《评病要方》一卷（一作二卷），梁时俱尚存。《治子人方》二卷，《隋志》尚著录。《五脏口齿论》各一卷，《唐志》尚有其书。《脉经五脏营卫论》《疗黄经》各一卷，《宋史》独晚出，大凡十一部，共六十卷。除《伤寒杂病论》外，余皆亡（《宋志》又有张机，《金石制药法》一卷，以未经人道，及遂置之，诸如此类多）。其或称张仲景方十五卷，盖即斥《伤寒杂病论》舍序一卷言之（今仍原数，而序与目录至三卷者，以论文亡逸既多，而且录特为详具以备检）。或称张仲景方十卷，则王熙编次本矣。《神农本草经》有后汉郡县，陶弘景以为仲景、元化所加。《寒食散论》（盖论寒食散也）、《解寒食散》各一卷。亦或言华佗，或言仲景。皇甫谧曰：寒食药者，世莫知焉。考之于实，陀之精微，方类单者省，而仲景有侯氏黑散、紫石英方，皆数种相出入，节度略同，然则寒食、草石二方，出自仲景，非陀也（据谧此言，则紫石英方，乃寒食石散，疑若别有寒食草散者。又案侯氏黑散方下云，常宜冷食，岂即寒食草散，与今俱不能明矣），且陀之为治，或刳断肠胃，涤洗五脏，不纯任方（见《病源》卷六），亦皆系臆说。唯《千金》内有《食治方》一卷，余尝疑其为仲景书。其序论云：仲景曰人体平和，唯须好将养，勿妄服药，药势偏有所助，令人藏气不平，易受外患。夫含气之类，未有不资食以存生，而不知食之有成败，百姓日用，而不知水火至近而难识。余慨其如此，聊因笔墨之暇，撰《五味损益食治篇》，以启童稚。庶勤而行之，有如景响耳（见《千金》卷二十六，《金匮》二十四、五，两篇亦多散见其文，纵明系后人所附，然其源则实出自仲景也。《神农本草经》屡经后人改窜，致不可诘究，则本草家当以此书为最古之本矣）。弟子卫汎为之记，辞甚典雅，附见于彼不载（《五味损益食治篇》，历代《艺文志》无著录者，唯《千金》内载有河东卫汎记一篇，即记其师仲景之书也。若以食治为思邈所撰，则卫汎何由得记于前邪）。《汉志》有《神农黄帝食忌》，盖即此书之类，而《神农本草经》反不著录，岂古人偏重食治之方邪）。卫汎，河东人，好医术，少师仲景，有才识，撰《四逆三部厥经》《妇人胎藏》《小儿颅囟方》各三卷，今皆亡（见《御览》医下引张仲景方序，河东二字据《千金方》九添入。《古今医统》又作卫沉，盖形误。《翼方》十二养老食治论，内有卫汎称扁鹊云云，是泛之文，并《千金》为两见）。曹魏时，有杜度者，亦少师仲景，得其禁方，多所救济，今其书亦亡（杜度本名操，字伯度，以名同魏武，遂以字行复去伯字。世称杜度得机禁方，尚救济，则其人也，见《古今医统》。韩文汉之时有杜度，亦即此人。韩文考异李涪谓杜度，魏人，疑退之误，不知鼎革之际，通称者多。朱晦庵疑为两人，则更误也）。宋孙奇曰：《伤寒杂病论》成，华佗读而善之（陀一作佗，通用字），曰此真活人书也。临刑之日，焚书狱中曰此可以活人，亦即此书也（见林校《金匮》序）。郭雍曰：否，仲景之书出于元化之后也。或曰异哉，仲景汉人，元化魏人，安得书出其后？郭雍曰：仲景、元化，同为汉末人，仲景心乎为汉，故曰汉仲景。元化仕曹操，故世称曰魏陀也（王冰《素问》序，汉有淳于公，魏有张公、华公，意即谓仲景与元化也。以仲景为魏人，冰弗深考，不如郭说为莹）。考之于史，元化死于吕布、陈登之际，计其时在建安之初，陀已百余岁矣（华佗生卒无考，《魏志》本传云时人以陀年且百岁，而貌有壮容，盖以陀晓养性之术，故云尔，非真谓陀有百岁也。广陵陈登有病，陀为之医治，见本传注引《华佗别传》，大约死于建安三年以前也。《中藏经》陀甥有《华佗别传》云，陀年六十，其文浅俗，不足信。郭云："考之于史，未知据"）。且元化治伤寒法，具载《千金》，与仲景之术不类。仲景之术主学识，陀之术主心悟，心悟则变化无穷，自用多奇，而学者鲜能从。必欲溯上圣之精微，为百世之模楷，非仲景其谁哉？故仲景之于医，守其常，而元化则从其变也（郭雍，南宋河南人，与朱晦庵友善，世称白云先生，语出所著《伤寒补亡论》）。晁公武曰：仲景之书，诚为不刊之典矣。然有大人之病而无婴儿之患。有北方之药而无南方之治。此其所阙者，盖陈、蔡以南，不可用柴胡、白虎二汤，以治伤寒（见《文献通考·经籍》，今治妇人篇末，尚有治小儿痔虫蚀齿方一首，谓仲景书残阙可也。谓仲景无婴儿之患，则欠斟酌矣。小儿治法与大人同，但当小其剂，诸方下羸弱者减服，是其证也。晁以河南属北，臆说无南方之治，不知五方异宜，谓针灸导引，各有所尚耳。至于汤药，轻重寒热，虽地气各有所宜，然其理则出一也）。或者又曰：伤寒之方，只宜治冬病（执斯说者，不知伤寒是外感通称，温热即求之阳明，乃胶柱鼓瑟，牢不可破。岂业伤寒者，三季歇业哉）。方勺曰：仲景为汉武治消渴，处八味丸（即肾气丸也。方勺，宋人。语出所著《泊宅编》，明江《名医类案》、赵养葵《医贯》、清汪昂《医方集解》皆载之，之四人者，并不考建安为汉献年号，上距汉武且三百余岁也）。古琴疏曰：仲景入桐柏觅药草，有老猿来求医治（《分类字锦音乐》引古琴疏云："张机，字仲景，精于治疗，一日入桐柏觅药草，遇一病人求诊，仲景曰：子之腕有兽脉何也？其人以实具对，乃峄山穴中老猿也。仲景出囊中丸药，畀之一服辄愈。明日其人肩一巨木至，曰：此万年桐也，聊以相报。仲景　为二琴，一曰古猿，一曰万年"）。晋葛洪曰：仲景穿胸，以内赤饼（此则郭雍所谓不类者也，语见《初学记》引《抱朴子》）。明方有执曰：仲景为医入蜀，张松北见曹操，曾一荐之（语出《伤寒条辨》，按张松见刘璋传，璋荐松于操，操不存录，松以此疵毁之，劝璋自绝，后归西蜀，怀地图献先主以终。夫松有刘璋、杨修之荐，操且不纳，又何能荐仲景？有执据《三国演义》张松北见曹操，言川中医有仲景之一语，以为信史，以夸仲景入蜀，甚误）。凡斯之类，皆不足与辨，今不具载。呜呼！自针灸诸法之亡也，世皆推重方药，而独尊仲景为圣人，其有以夫，其有以夫！

孙鼎宜曰：余读仲景之书，心独向往之，虽未由睹其全，然而吉光片羽，贤于连篇累牍者多矣，为之章句，复欲睹其行事。于是博采载籍，以著于篇。虽然余又考之，方汉之叔末，天下大乱，曹操号为兴义兵，袁绍最为强盛，刘表欲举荆州以应之，深相约结，以助李傕、郭汜之长安，众皆喜从矣，独桓阶说其太守张羡曰："夫举事而不本于义，未有不败者也。曹公虽弱，仗义而起，奉王命以讨有罪。"羡曰："善矣（桓阶，长沙人。语见《御览·游说》下引王沈《魏书》较《范史》及《魏志·桓阶传》，语颇为简要，故特取之。斯时也，曹操叛逆之形未著，故云然耳）。"乃率长沙、零陵、桂阳三郡，以拒表而附于操，表围之（据《后汉书·刘表传》，事当在建安三年，故下文曰连年不下），连年不下，会操又与袁绍相拒于官渡，亦未克来救也。羡于是病死长沙，复立其子怿，表攻怿，遂平之，时建安五年也。于是刘表地方数千里，带甲数十万，遂不修职贡而僭拟天子矣。余读史至此，盖未尝不三叹焉。意者，机字，为羡之讹，张羡其字仲景，与名字相应（《周礼》典瑞璧羡司农注，羡，长也。《考工记玉人》璧羡注，羡，犹延。《尔雅·释诂》延，长也。景，大也。长大古训相通。《吕览》本味注，长泽，大泽。知度注，长，犹盛也。观世注，长，多也。皆大之意，此一说也。《文选·思玄赋》，羡上都之赫戏兮旧注，羡，慕也。独断下致志大图曰景，《后汉书·刘恺传》注，景，犹慕也，此又一说也。再按羡字，今皆读去声，别有羡字，从次第之次。《汉书·地理志》江夏郡沙羡，晋灼曰音夷。羡，以脂切，则字当入支韵，但今韵书不收，《广韵》支微本通，羡羡二字又极易淆混，疑唐时误羡为羡，遂声转误机耳）。其时与地皆同，而官阶及所宦之地，与一时同为汉室之官，又无不出一（王粲《汉末英雄记》，张羡，南阳人，建安初，官至长沙太守。粲书亡，今据范、陈二史注引，仅此）。长沙太守孙坚，初平二年为刘表兵射死，其子策复继之，建安二年迁策为会稽太守，讨袁术，然则羡之领长沙也，其以是年哉？不然，建安五年，长沙既归于表，十三年八月降于操，十二月武陵、长沙、桂阳、零陵又降于刘备（《蜀志·先主传》长沙太守韩玄降，今城南其墓尚在，乃蜀汉时太守也。张羡独无闻焉，殆以城破于怿与）。二十年，遂分荆州、长沙、江夏、桂阳以东属孙权，南郡、零陵、武陵以西属备，不得复为汉地矣。使仲景而非羡，则机又以何年补太守哉？且夫建安之中，长沙亦我事矣，机为太守，卒无一表见何哉？但苦别无左证，及羡有能医之名，又未得羡之字，未敢遽改之意者，范晔、陈寿之徒，以其术之经常，故仅为华佗立传与？或者王粲素不信其医，故汉末《英雄记》或未言之，而李贤、裴松之徒，亦无从述之也。嗟乎！士君子不得志于时，乃窃窃然欲以医自见，而卒以一生之大节，为其所掩，亦可悲矣。其名错误，可胜道哉！元化之名曰旉，而讹为陀。启玄之名曰砅，而讹为冰（元化名旉。《后汉书》本传注已明言之。启玄名砅，宋人据晁公武《读书志》及《杜甫诗集·送重表侄王砅评事使南海》，亦已改正，独张机无有道及者。至林亿谓冰为太仆，则并其官阶亦误矣。疑以传疑，通难骤改），皆医家之彰明较著者也。使机而果羡也，则羡未作长沙太守时，会为零陵、桂阳长，甚得江湘间民心，然性屈强不顺，表薄其为人，皆仲景之逸事。而仲景亦尝曰："怪当今居世之士，但竞逐荣势，企踵权豪，孜孜汲汲，唯名利是务。"又曰："哀夫趋世之士，弛竞浮华，进不能爱人知人，退不能爱身知已。"若皆为表而发焉者，不然忿时嫉俗之言，何为激烈一至于此之极也？王粲曰："表不礼羡，羡怀恨以叛。"粲为表客，何诬邪？羡固加于荀彧一等矣。

4. 章太炎《张仲景事状考》

林亿伤寒论序，引甘伯宗名医录，张仲景，名机，南阳人，举孝廉，官至长沙太守，始受术于同郡张伯祖，时人言识用精微过其师。

太平御览七百二十二引何颙别传：同郡张仲景总角造颙，颙谓曰：君用思精而韵不高，后将为良医，卒如其言。颙先识独觉，言无虚发。王仲宣年十七，常遇仲景，仲景曰：君有病，宜服五石汤，不治且成，后年三十当眉落。仲宣以其贲长也，远不治也。后至三十，病果成，竟眉落，其精如此，仲景之方术，今传于世。

皇甫谧甲乙经序：仲景见侍中王仲宣时，年二十余，谓曰：君有病，四十当眉落，眉落半年而死，令服五石汤可免，仲宣嫌其言忤，受汤勿服。居三日，见仲宣，谓曰：服汤否？仲宣曰：已服。仲景曰：色侯固非服汤之诊，君何轻命也。仲宣尤不言：后二十年，果眉落，后一百八十七日而死，终如其言：此事虽扁鹊仓公无以加也。仲景论广伊尹汤液为数十卷，用之多验。

抱朴子至理篇：仲景穿胸以纳赤饼。

案：何颙在后汉书党锢传，南阳襄乡人，别传言同郡张仲景，则名医录称仲景南阳人信矣。颙于郭泰贾彪为后进，而能先识曹操、荀彧，仲景与操或殆行辈相若者也。颙别传载王仲宣年与甲乙经序不同，寻魏志王粲传，建安二十一年，从征吴，二十二年道病卒，时年四十一，然则甲乙经序称年四十眉落后一百八十七日而死，视何颙别传为得实，仲宣终于建安二十二年，前二十年遇仲景，时建安二年也，魏志粲年十七，以西京扰乱，乃之荆州依刘表，仲景生南阳，仕为长沙太守，南阳长沙皆荆州部，故得与仲宣相遇，然据刘表传及英雄记，长沙太守南阳张羡叛表，表围之，连年不下，羡病死，长沙复立其子怿，表遂攻并怿。桓阶传，太祖与表绍相据于官渡，表举州以应绍，长沙太守张羡举长沙及旁三郡拒表，则建安四五年间事也，羡父子相继据长沙，仲景不得为其太守，意者先在荆州，与仲宣遇，表既并怿，仲景始以表命官其地，则宜在建安七年后矣。南阳张氏，自廷尉释之以来，世为甲族。故广韵列张氏十四望，南阳次于清河，仲景自序亦称宗族素多，其与羡怿或为一宗，表亦无所忌，观恒阶说羡拒表，城陷自匿，表尚辟为从事祭酒，则于张氏同族，愈无嫌恨可知也。何颙尝与王允谋诛董卓，未遂而卒。计卒时未笃老，仲景则为其所奖进者。自序称建安纪年以来，犹未十稔，是在建安七八年中，伤寒论于是始作。上与何颙相校，其时不过中身也。抱朴称仲景穿胸以纳赤饼，其绝技乃与元化相类，而法不传，魏晋间人，多以元化仲景并称，其术之工相似也。计元化长于仲景，盖数十岁，何以明之，魏志华佗传，时人以为年且百岁，而貌有壮容，为太祖所收，苟或请舍宥之。太祖曰：不忧天下当无此鼠辈耶。遂考竟佗。或以建安十七年死，元化死复在其前，而年且近百岁，其视仲景，盖三四十年以长，然两人始终无会聚事，穿胸之术，亦不自元化得之。抱朴至理篇：淳于能解颅以理脑，元化能刳腹以湔胃，此则仓公已有刳治之术，仲景元化盖并得其传者也，元化临死出一卷书与狱吏曰：此可以活人。孙奇以为即金匮要略，亦无据。寻抱朴杂应篇；余见戴霸华佗所集金匮录囊，崔中书黄素方，及百家杂方，五百许卷。明元化书亦称金匮，奇乃误以仲景相传耳。仲景处荆州，元化谯人，踪迹多在彭城广陵间，故两人终身不相遇，且甲乙经序称华佗性恶矜技，焉肯谓他人书能活人也。仲景在后汉书、三国志皆无传。史通人物篇曰：当三国异朝，两晋殊宅，若元化仲景，时才重于许洛，何桢许询，文雅高于杨豫，而陈寿国志，王隐晋书，广列诸传，遗此不编，今谓仲景事何颙，依刘表，交王粲，所与游皆名士，疑其言行可称者众，不徒以医术著也。

5. 黄竹斋《医圣张仲景传》（1924）

张机，字仲景，南阳人也。学医于同郡张伯祖，尽得其传。工于治疗，尤精经方，遂大有时誉。汉灵帝时举孝廉，官至长沙太守。与同郡何颙客游洛阳。颙探知其学，谓人曰："仲景之术精于伯祖，起病之验，虽鬼神莫能知之，真一世之神医也"。《李濂医史》。林亿等校正《伤寒论》序曰：'张仲景，《汉书》无传，见《名医录》。云南阳人，名机，仲景乃其字也。举孝廉，官至长沙太守'始受术于同郡张伯祖，时人言，识用精微过其师。《医说》；张仲景方序论云：张伯祖，南阳人，性志沉简，笃好方术，诊处精审，疗皆十全，为当时所重。同郡张仲景异而师之，因有大誉。《太平御览》：何永别传云：同郡张仲景总角造永。谓曰：君用思精而韵不高，后将为良医。卒如其言。永先识独觉，言无虚发。《古今医统》：作何颙。《襄阳府志》：张机，字仲景，南阳棘阳人。《河南通志》：张机，涅阳人。按：《后汉书》郡国志荆州刺史部郡七、南阳、南郡、江夏、零陵、桂阳、武陵、长沙。其棘阳、涅阳，皆南阳郡所属城。棘阳，今湖北省枣阳县。涅阳，今河南省南阳县。何颙，字伯求。《后汉书》党锢列传。孙鼎宜《仲景传略》云：今长沙城北有张公祠，民岁以祀焉。湘潭俗以正月十八日为仲景生日，群然举酒作乐乐神。后在京师为名医，于当时为上手。《医说》引仲景方论序。仲景见侍中王仲宣，时年二十余，谓曰："君有病，四十当眉落，眉落半年而死。"令服五石汤可免。仲宣嫌其言忤，受汤勿服。居三日见仲宣，谓曰："服汤否?"仲宣曰："已服。"仲景曰："色侯固非服汤之诊，君何轻命也?"仲宣犹不信，后二十年果眉落，后一百八十七日而死，终如其言。此事虽扁鹊、仓公，无以加也。皇甫谧《甲乙经》序。《太平御览》卷七百三十九《何永别传》：张仲景遇山阳王仲宣，谓曰：君体有病，后年三十当眉落。仲宣时年十七，以其言实远，不治。后至三十疾，果落眉。又卷七百二十二《何永别传》：王仲宣年十七，尝遇仲景。仲景曰；君有病，宜服五石汤，不治且成，后年三十当眉落。仲宣以其贯长也远，不治也。后至三十病果成，竟眉落，其精如此。仲景之方术，今传于世。孙鼎宜《仲景传略》：仲景过山阳，尝遇王仲宣，当建安元年，张绣求附刘表之岁。仲宣卒时，建安二十二年正月二十四日也。据《文选》魏文帝祭文，魏志本传，亦言粲以建安二十二年卒，年四十一。而《何永别传》则作年十七，同徒辟诏除黄门侍郎，粲以西京扰乱不就，乃之荆州依刘表。是粲年十七时，的为初平四年。若以中平二年为粲年十七，以求合三十年之说，则西京尚未扰乱，而刘表亦未领荆州刺史，不得如本传云云也。此《何永别传》之误。今据《甲乙经》序正。按：孙思邈《千金翼方》序云：仲景候色而验眉，盖本诸此。《抱朴子》内篇卷五云：仲景穿胸以纳赤饼。陆九芝曰：此不类仲景所为，或以华元化有涤脏缝肠之事，而仲景与之齐名，遂附会其说欤。仲景垂妙于定方。《晋书》皇甫谧传。宗族二百余口，自建安以来未及十年，死者三之二，而伤寒居其七。《襄阳府志》。《后汉书》张堪传云：张氏为南阳族姓。《袁术传》云；初平三年，术据南阳，建安二年，僭号自称仲家。时天旱岁荒，士民冻馁，江淮间相食殆尽。感往昔之沦丧，伤横夭之莫救。乃勤求古训，博采众方。本书论集。曰："凡欲和汤合药，针灸之法宜应精思，必通十二经脉，辨三百六十孔穴，营卫气行，知病所在，宜治之法，不可不通。古者上医相色，色脉与形，不得相失。黑乘赤者死，赤乘青者生，中医听声，声合五音。火闻水声，烦闷干惊。木闻金声，恐畏相刑。脾者土也，生育万物，回助四旁，善者不见，死则归之。太过则四肢不举，不及则九窍不通。六识闭塞，犹如醉人。四季运转，终而复始。下医诊脉，知病原由，流转移动，四季逆顺，相害相生，审知脏腑之微，此乃为妙也。"《千金方》。此段之文，与本书平脉法及杂病例，多相发明。又曰："欲疗诸病，当先以汤荡涤五脏六腑，开通经脉，理导阴阳，破散邪气，润泽枯槁，悦人皮肤，益人气血。水能净万物，故用汤也。若四肢病久风冷发动，次当用散。散能逐邪风湿痹，表里移走，居无常处者，散当平之。次当用丸，丸能逐风冷，破积聚，消诸坚症，进饮食，调营卫，能参合而行之者，可谓上工。故曰：'医者意也'。"又曰："不须汗而强与汗之者，守其津液，令人枯竭而死。须汗而不与汗之者，使诸毛孔闭塞，令人闷绝而死。不须下而强与下之者，令人开肠洞泄，便溺不禁而死。须下而不与下之者，令人心内懊侬，胀满烦乱，浮肿而死。不须灸而强与灸之者，令人火邪入腹，干错五脏，重加其烦而死。须灸而不与灸之者，令人冷结重凝，久而弥固，气上冲心，无地消散，病笃而死。"《金匮玉函经》。此篇文二百五十八字，将一部《伤寒杂病论》汤液丸散之功用、汗下温灸之原理，阐发尽致，学者所当深玩也。《千金方》引此，题曰张仲景，信矣。《中藏经》亦载此篇，其文少异，盖后人伪纂也。濒湖未审，《本草纲目》序例作华佗曰，误也。又须珍贵之药，非贫家野居所能立办，由是怨嗟，以为药石无验者，此弗之思也。《金匮玉函经》。此段叙经方所以不取珍贵药品之意，仁人之言其利溥哉。又曰："人体平和，唯须好将养，勿妄服药，药势偏，有所助，令人脏气不平，易受外患。夫含气之类未有不资食以存生，而不知食之有成败，百姓日用而不知，水火至近而难识。余慨其如此，聊因笔墨之暇，撰《五味损益食治篇》，以启童稚。庶勤而行之，有如影响耳。"《千金方》。此段文，盖序附禽兽鱼虫果实菜谷禁忌二篇，于杂病论后之意。而赵、魏、尤诸氏以杂疗方以下三篇，为后人伪注，删之过矣。撰用《素问》《九卷》《八十一难》《阴阳大论》《胎胪药录》，并平脉辨证，为《伤寒杂病论》，合十六卷。本书论集。梁《七录》：《张仲景辨伤寒》十卷。《隋书》经籍志：《张仲景方》十五卷，《张仲景疗妇人方》二卷。《唐书》艺文志；王叔和《张仲景药方》十五卷，《伤寒

中医文献与中医文化研究

杂病论》十卷。《宋史》艺文志：《张仲景脉经》一卷、《五脏营卫论》一卷、张仲景《伤寒杂病论》十卷、《金匮要略》三卷，张仲景撰，王叔和集。张仲景《疗黄经》一卷，《口齿论》一卷、《金匮玉函经》八卷，王叔和集。林亿等校正序曰：张仲景为《伤寒杂病论》，合十六卷，今世但传《伤寒论》十卷，杂病未见其书，或于诸家方中载其一二矣。翰林学士王洙，在馆阁日，于蠹简中得仲景《金匮玉函要略方》三卷，上则辨伤寒，中则论杂病，下则载其方，并疗妇人，乃录而传之士流，才数家耳。今先校定张仲景《伤寒杂病论》十卷，总二十二篇，证外合三百九十七法，除复重，定有一百一十二方。次校定《金匮玉函经》今又校成此书，仍以逐方次于证候之下，使仓卒之际便于检用也。又采散在诸家之方，附于逐篇之末，以广其法。以其伤寒文多节略，故所自杂病以下。终于饮食禁忌，凡二十五篇，除重复，合二百六十二方，勒成上、中、下三卷，依旧名曰《金匮方论》，此仲景书，自汉建安十年，至宋治平二年，上下八百五十六年中，分合隐显之大概也。《太平御览》引高湛《养生论》云：王叔和编次张仲景方沦为三十六卷，大行于世。《千金方》伤寒门云：江南诸师秘仲景要方不传。今考《千金方》所载《金匮方论》，十之八九，亦载《伤寒论》，唯甚简略，疑即王洙由馆阁所获之本。孙氏晚年始获《伤寒论》，收载《千金翼方》中。天宝时，王焘撰《外台秘要》，所载仲景《伤寒论方》，合今《金匮》，计一十八卷。与史志所载卷数皆不合。盖锓板印刷之术，始于五代冯道，其先书籍皆系抄写，故分卷各不同也。孙兆《外台秘要疏》云：张仲景《集验小品》最为名家，今多亡佚。是知仲景尚撰有《集验小品》二种，其书久佚，今唯于《外台秘要》中，得窥其崖略。其文辞简古奥雅，古今治伤寒者，未有能出其外者也。《文献通考》引陈振孙书目题辞。最为众方之祖，又悉依本草。但其善诊脉，明气候，以意消息之耳。陶弘景《名医别录》序。《阴证略例》：文潞公云：仲景为群方之祖。《唐书》于志宁传：《本草》所载郡县多在汉时，疑张仲景、华佗窜记其语别录者。华佗读而喜曰："此真活人书也。"《襄阳府志》。孙奇校《金匮方论》序云：臣奇尝读魏《华佗传》云：出书一卷曰：此书可以活人。每观华佗凡所疗病，多尚奇怪，不合圣人之经。臣可谓活人者，必仲景之书也。《朱肱活人书》张葳序：华佗指张长沙《伤寒论》为活人书，昔人又以《金匮玉函》名之，其重于世如此。然其言雅奥，非精于经络，不可晓会。府志之言，盖有所本。《巢氏病源》：华佗之为治，或刳断肠胃，涤洗五脏，不纯任方也。仲景虽精不及于佗，至于审方物之候，论草石之宜，亦妙绝众医。论者推为医中亚圣，而范蔚宗《后汉书》不为仲景立传，君子有遗憾焉。《襄阳府志》。丁仲祜《历代名医列传》谓，考《后汉书》《三国志》，自孙坚为长沙太守后，灵献之间无仲景守长沙之日云云。今考《灵帝纪》，孙坚为长沙太守在中平四年，上距建宁纪元一十八年。盖仲景为长沙太守在建宁年间，值党锢事起，旋即致仕。故其佚事见于《何颙别传》也。方中行《伤寒条辨》：张松北见曹操，以川中有仲景为夸。陆九芝曰：仲景入川事无可据，明是稗官家言。考《后汉书》袁术传，术畏卓之祸出奔南阳，会长沙太守孙坚杀南阳太守张咨，引兵从术，表上术为南阳太守。（《献帝纪》，事在初平元年）初术在南阳，户口尚数十百万，而不修法度，以钞掠为资，奢恣无厌，百姓患之。《刘焉传》云：初南阳、三辅民数万流入益州，焉悉收以为众，名曰东川兵。（事在兴平元年）建安十三年，曹操自将征荆州。璋乃遣使致敬，曹加璋振威将军。璋因遣别驾从事张松诣操。然则仲景入川，盖在初平年间袁术据南阳时。其后刘备袭川，旋即归隐，故其事迹无所表见，易称潜龙之德，仲景有焉。陆氏所谓稗官家言，盖指《三国演义》，然所载张松云云，决非杜撰，但书阙有间，无可质证，故附辨于此。《南阳人物志》：张机又得杨励公之传，精于治疗。一日入桐柏山觅药草，遇一病人求诊。仲景曰：子之腕有兽脉，何也？其人以实具对曰：吾乃峄山老猿也。仲景囊中丸药畀之，一服辄愈。明日肩一巨木至，曰：此万年桐也，聊以相报。仲景斫为二琴，一曰古猿，一曰万年。（见《古琴记》）元嘉冬，桓帝感寒疾，召玑调治。病经十七日，玑诊视曰：正伤寒也。拟投一剂，品味辄以两计，密覆得汗如雨，及旦身凉。留玑为侍中，玑见朝政日非，叹曰：君疾可愈，国病难医。遂挂冠遁去，隐少室山，及卒，葬宛城东二里许，后人尊为医圣，以上文又见《神仙通鉴》，所云仲景事迹怪诞，且名时不符，有类齐谐。无足辨也。

　　清顺治初，叶县训导冯应鳌，得仲景墓于南阳县东郭门外，仁济桥西，乃为祠祀焉。《南阳县志》。徐忠可《金匮要略论注》张仲景灵应记云：兰阳诸生冯应鳌，崇贞戊辰初夏，病寒热几殆。夜梦神人金冠黄衣，以手抚其体，百节通畅。问之。曰：我汉长沙太守南阳张仲景也，今活子。我有憾事，盍为我释之。南阳城东四里有祠，祠后七十七步有墓，岁久湮没，将穿井于其上，封之唯子。觉而病良愈。是秋，应鳌即千里走南阳，城东访先生祠墓于仁济桥西。谒三皇庙，旁列古名医，内有衣冠须眉宛如梦中见者，拭尘视壁间，果张仲景也。因步庙后求先生墓，已为明经祝丞蔬圃，语之故，骇愕不听。询之父老，云庙后有古冢。碑记为指挥郭云督修唐府烧灰焚毁。应鳌遂记石庙中而去。后四年，园丁掘井圃中，丈余得石碣，果先生墓，与应鳌所记不爽尺寸。下有石洞幽窈，闻风雷声，惧而封之。应鳌以寇盗充斥，不能行。又十余年，应鳌训叶，叶隶南阳，入都谒先生墓，墓虽封，犹在洫流畦壤间也。问其主，易祝而包、而杨，杨又复归包。包孝廉慨然捐其地。郡丞汉阳张三异，闻其事而奇之，为募疏，请之监司僚属，输金助工，立专祠，重门殿庑，冠以高亭，题曰：汉长沙太守医圣张仲景祠墓。耆老陈诚又云：祠后高阜，相传为先生故宅，迄今以张名巷。巷之西有张真人祠，名额存焉，祀张仙，或传之久而误也。祠墓成于顺治丙申年，距戊辰已三十年云。节录桑芸《张仲景祠墓记》，及冯应鳌《医圣张仲景灵应记》。按：仲景祠墓见于载籍者始此。阚阳，今名阚封，在开封东。仲景墓在今南阳县东郭北隅医圣祠内，墓高八尺，东距郭垣仅五步。考南阳环城郭寨，建筑于清同治五年。三皇庙在祠南七十步，其中神象于民国十七年为驻军所毁。仁济桥在庙东郭寨外。而冯应鳌所刊之记事碑，淹没者三百年。余于癸酉孟冬获见，异竖殿左，并撰制楹联，文曰：道缵农黄，德侔孔孟。悬诸殿前，藉表景仰之诚。嗣赴京沪，联合医界同人，发起募捐重修南阳医圣祠董事会，并订简章提案呈请中央国医馆暨二届全国医药界代表大会。

　　杜度，仲景弟子，识见宏敏，器宇冲深，淡于矫矜，尚于救济，事

张仲景事迹及《伤寒论》版本史

仲景，多获禁方，遂为名医。《医说》引仲景方序。卫泛，好医术，少师仲景，有才识，撰《四逆三部厥经》，及《妇人胎藏经》《小儿颅囟方》三卷，皆行于世。《太平御览》引张仲景方序。《千金方》卷二十六食治序论：河东卫泛记云：扁鹊云：人之所依者形也，乱于和气者病也，理于烦毒者药也，济命扶危者医也。安身之本必资于食，求疾之速必凭于药。不知食宜者，不足以存生也，不明药禁者，不能以除病也。是故食能排邪而安脏腑，悦神爽志以资血气。若能用食平疴，释情遣疾者，可谓良工。长年饵老之奇法，极养生之术也。夫为医者，当须先洞晓医源，知其所犯，以食治之。食疗不愈，然后命药。药性刚烈，犹若御兵。兵之猛暴，岂容妄发？发用乖宜，损伤处众，药之投疾，殃滥亦然。《千金翼方》：卫泛称扁鹊云：安身之本，必须于食。救疾之道，唯在于药。不知食宜者，不足以全生。不明药性者，不能以除病。故食能排邪而安脏腑，药能恬神养性以资四气。故为人子者，不可不知此二事。是故君父有疾，期先命食以疗之。食疗不愈，然后命药。故孝子须深知食药二性。其方在《千金方》第二十六卷中。

王叔和，高平人也，博好经方，尤精诊处，洞识摄养之道，深晓疗病之源。采摭群论，撰成《脉经》十卷。编次《张仲景方论》为三十六凌卷，大行于世。东晋张湛《养生方》。皇甫谧《甲乙经》序：近代太医令王叔和，撰次仲景，选论甚精，指事施用。唐代甘伯宗《名医传》：仲景作《伤寒论》，错简迨西晋高平人王叔和撰次成序，得成全书。《太平御览》引高湛《养生论》云：王叔和，性沉静，好著述，考核遗文，采摭群论，撰成《脉经》十卷。编次《张仲景方论》，为三十六卷，大行于世。孙鼎宜曰；《甲乙》序作于甘露元年，上距建安五年仅五十六年。而叔和伤寒编次已成，则与仲景为并世之人也。高保衡校定《伤寒论》序云；自仲景于今八百余年，唯王叔和能学之。成无己曰：仲景之书，逮今千年而显用于世者，王叔和之力也。

6. 钱超尘《祭仲景文》

唯 2002 年 4 月 9 日，中华中医药学会常务理事会同人，谨以香烛时馐清酌之奠，敬祭医圣仲景先师灵墓之前。

先师讳机，字仲景，河南南阳人也。官长沙太守。年少歧嶷，和气内凝，总角造访何颙，终以名医见称。学医于同郡张伯祖，而术业过之，时称上手，远近飞声。建安十稔前，感往昔之沦丧，伤横夭之莫救，乃勤求古训，博采众方，著伤寒杂病论，一十六卷。为天地立心，为中医立极，为往圣继绝学，为万世开康平。诚大德以覆宇，与日月而同辉，济元功于九有，固举世之所推。值汉代之末绪，逢政途之多违，兵燹接踵，饥疫相随。先师殁后，其书残阙，叔和编纂，得以不坠。七录隋志，频加著录，唐志宋志，亦著于篇。书名卷数，时隐时现，江南诸师，秘而不传，歧异纷挐，错节盘根。思邈晚岁，得其遗篇，著于翼方，堪称宝卷。王焘外台，亦录遗篇。著录歧互，披阅不便。北宋治平，据继冲本，细加校雠，篇卷秩然。成氏无己，精研伤寒，沉潜其中，详加研诠。先师之学，历历绵绵，精而用之，皆得十全。民族昌盛，实有赖焉。先师殁于建安之末，迄今八百余载，其学与造化而同侪，历千秋而不泯。卓彼先师，心与民通，求民之瘼，唯德是馨。探赜索隐，垂教无穷，精论所在，我医是宗，医方之祖，孰云不从。今逢盛世，国泰民宁，继承遗志，中医是兴。谨陈辞而荐酒，唯天日而鉴明。呜乎尚飨！

中华中医药学会于河南南阳医圣祠立碑

河南省宛西制药有限公司捐资

钱超尘　撰文

（十）李时珍所见之"古本伤寒论"考

《本草纲目》卷十二"人参"条"释名"李时珍云："人薓，音参，或省作蓡。薓字从浸，亦浸渐之义。濅即浸字。后世因字文繁，遂以参星之字代之，以简便尔。然承误日久，亦不能变矣。唯张仲景《伤寒

53

张仲景事迹及《伤寒论》版本史

论》尚作薓字。"卷十三柴胡条"释名"云："茈字有柴、紫二音。茈姜、茈草之茈皆音紫，茈胡之茈皆音柴。古本张仲景《伤寒论》尚作茈字也。"是李时珍（1518～1593）所见《伤寒论》之"柴胡""人参"之"柴""参"尚作"茈""薓"也。考明赵开美辑刻之《仲景全书》成于明万历二十七年（1599），李时珍始撰《本草纲目》约在嘉靖三十一年（1552），距《仲景全书》之刻成早47年，终时珍之一生，未见《仲景全书》也。则时珍所读之《伤寒论》何本邪？

首先，非宋本。北宋刊刻之《伤寒论》有大字本小字本两种，元代已极难见，明代更成罕觏之书。明焦竑《国史经籍志》著录此书，未见别家著录。且赵开美刊刻之《伤寒论》，逼近宋版原貌，今考赵开美《宋版伤寒论》无作"茈""薓"者。故知李时珍所见者非宋本也。

其次，亦非《金匮玉函经》。此书虽与《伤寒论》同体而别名，然时珍引用，皆各称本名，不相混淆。

第三，时珍所引用者，为成无己《注解伤寒论》，"引用书目"已明言之。今考《仲景全书》中之《注解伤寒论》、日本跻寿馆影刻元版《注解伤寒论》以及北京大学图书馆珍藏之元版《注解伤寒论》、日本大阪远东出版社之《辽金医学丛书》所收之《注解伤寒论》，正文均无作"薓""茈"者，而在释音中有此两字。日本森立之、涩江全善《经籍访古志》云："《注解伤寒论》十卷，聿修堂藏。此本不记刊行年月。《爱日精庐藏书志》载影写金刊本，而严器之序题皇统甲子岁中秋日，此本无皇统二字。想器之以宋遗民不记年号，殆似聊摄旧本元代覆刻者。《藏书志》更有大定壬辰魏公衡及王纬序、王鼎序，又朝鲜国《医方类聚》所引文字颇同。如明汪济川本、吴勉学本（收在《医统正脉》中）、赵开美本（《仲景全书》所收）取源于此，而谬误殊多。"此本为元代覆刻金刊本，藏于日本江户中期丹波元简家。丹波元简《伤寒论辑义·凡例》云："按成本今收《医统正脉》中，而又有汪济川、王执中、张遂辰等校本。余家所藏，独为元版，盖系聊摄之旧本。"笔者藏有丹波氏所藏之《注解伤寒论》复印件，亦未见该书有作"薓""茈"者。正文虽无，《注解伤寒论》卷三"音释"却有，云："茈音柴""薓音参"。继考张卿子《仲景全书》所收之《注解伤寒论》正文亦无作"薓""茈"者。因可推知，时珍当时所读之《注解伤寒论》或系金刻原版，故正文有"薓""茈"字，故时珍称其为"古本伤寒论"。后代翻刻，以此二字罕见，乃改刻为"参""柴"也。古本《注解伤寒论》之失传，实堪可惜。

二、《宋本伤寒论》版本史

中医古籍流传史上，没有任何一部著作之流传像张仲景之《伤寒论》《金匮要略》错综纷繁，传承繁多，时晦时显，盘根错节。仲景之学以《宋本伤寒论》最为医家重视与研习，谨将《宋本伤寒论》及与其相关的资料略作梳理。

（一）《宋本伤寒论》概说

《宋本伤寒论》之流传不仅是医学史上的大事，亦为中国文化传承史上的一件大事。宋刻医著最夥，仅以张仲景著作而言，官修者就有《伤寒论》《金匮玉函经》《金匮要略》及《太平圣惠方》所收之《伤寒论》，以及《脉经》所收之《伤寒论》条文。人们通常所说的宋本《伤寒论》，实指明万历二十七年（1599）江苏省常熟县赵开美据北宋元祐三年（1088）小字本翻刻之本，收入《仲景全书》。赵刻《仲景全书》收书四部，依次是：翻刻北宋小字本《伤寒论》、成无己《注解伤寒论》、宋云公《伤寒类证》、张仲景《金匮要略》。"宋本《伤寒论》"之称，始见赵开美《仲景全书·伤寒论》总目，总目第一行云："仲景全书目录"，第二行云："翻刻宋板伤寒论全文"。"板"今作"版"，义同。赵开美本刊行于明万历二十七年己亥（1599），45年后明亡，清代赵本流传甚少。章太炎《覆刻何本金匮要略题辞》云："《四库》竟未列入，盖时校录诸臣于医书最为疏略，如《伤寒论》只录成无己注本，不录治平原校，而时程永培所为购得诸本，往往弃之不采。"可见赵本在清代已流传不多。据笔者所考，《仲景全书》有首刻本、修订本、日本坊刻本之别。收于日本枫山秘府者为坊刻本，讹字较多，日本宽文八年（1668）以日本坊刻刻本为底本刊行，书名《宋板伤寒论》，此书对日本《伤寒》学之奠基与发展起到重大作用。其后有的作者以宽文本为底本刊刻之，进一步扩大影响。宽文本流行约二百年，堀川济于1856年以枫山秘府本为底本翻刻之，书名"翻刻宋本《伤寒论》"，很快流入中国。

中国读者通常把赵开美翻刻《宋本伤寒论》称为"宋本"。按照刊刻书籍的时代性衡量，名为"赵开美本伤寒论"更为确切恰当。因为赵本与北宋元祐三年底本有了许多不同，比如：赵本伤寒论版式不是北宋元祐小字本原来的版式，赵本每卷卷首均有"明赵开美校刻　沈琳仝校"十字等等，这是底本所没有的。

但是从另一个角度考虑，叫作"宋本"也有道理。因赵刻本方证条文最接近元祐底本原貌，且北宋原刻小字本在翻刻后亦亡，故称赵开美本为宋本《伤寒论》亦无不妥。

北宋最初刊行之本，为北宋治平二年（1065）校正医书局奉旨刊行之本。孙奇、林亿等《伤寒论序》云："国家诏儒臣校正医书，臣奇续被其选。以为百病之急，无急于伤寒，今先校定《伤寒论》十卷，总二十二篇，证外合三百九十七法，除复重，定有一百一十二方。今请颁行。"又云："治平二年二月四日进呈。奉圣旨镂版施行。"此即《伤寒论》初刻本。初刻本字形大，册数多，售价高，一般士人无力购买。二十三年后，即北宋元祐三年（1088）九月，又奉圣旨另刊行小字本以便流通，故又称治平本为大字本，元祐本为小字本，以示区别。金大定十二年（1172）成无己《注解伤寒论》刊行（不是金皇统四年刊行。金皇统四年仅是严器之写序之年），因其注释详明，便于使用，逐渐取代北宋无注大字本及小字本。南宋及元，宋本《伤寒论》未再刊行，故宋代原刻之大字本及小字本，至元代已极难见，明代更成罕觏之书。明焦竑《国史经籍志》著录此书，此外未见别家著录。明万历二十七年（1599），常熟赵开美据偶得元祐本翻刻之，收入于《仲景全书》，宋本《伤寒论》

赖此得存于世。则将"赵开美本《伤寒论》"称之为"宋本《伤寒论》",亦属铭记赵氏传经之功。

今世宋本《伤寒论》原刻本,皆存中国,计五部。笔者从1984年4月13日始访宋本,至2010年8月末始将五部原刻本目睹之、手抚之、笔记之、拍摄之,前后凡二十六年。

中国所藏五部原刻本的简单情况大致如下:

① 台北故宫本。详见后文。

② 沈阳中国医科大学本。《刻仲景全书序》页有"满洲医科大学图书"八字方章、"东亚满洲医科大学"长形条章、"昭和10.11.8"椭圆形章。新中国建立后,此书由中国医科大学收藏,有"中国医科大学图书馆藏书 1954.9.20"圆形图章。"文革"前此书一度由辽宁中医学院借藏,"文革"后归还沈阳中国医科大学图书馆。伪满从何处得之待考。据笔者详考,此本属于赵刻之第二次修订版。

③ 中国中医科学院本。清末张某收藏一部,书前签盖"津沽张/氏藏善/本医书",又一枚图章为"志刚藏书",其藏书者或名"张志刚"欤?新中国成立后,此书归"中央卫生研究院图书馆"保藏——今藏中国中医科学院图书馆。

④ 上海图书馆本。藏书家范行准藏有一部,乃从清末下传者,卷一首页签盖"行准"朱章及"汤溪范氏栖/芬室所备医/史参考图书"长方朱章。此本即叶橘泉先生所知之本。1946年叶橘泉先生在《康平本伤寒论序》中有云:"赵刻至今又三四百年,其书已稀如星凤,除东国枫山秘府藏有一部外,国内唯吾友范行准先生有其书。"

⑤ 上海中医药大学本。收藏过程待考。

1. 赵开美事迹

赵开美(1563～1624),又名琦美,字玄度,一字如白,号清常道人,江苏常熟人,万历中以父荫授刑部郎中。父用贤(1535～1596),字汝师,号定宇,万历中官至吏部左侍郎,卒谥文毅,性喜读书,精校勘,著有《赵定宇书目》(古典文学出版社,1957)。钱谦益(1582～1664)《列朝诗集小传》丁集称用贤"强学好问,老而弥笃,午夜摊书,夹巨烛，窗户洞然，每至达旦"（见钱谦益《列朝诗集小传·丁集上·赵侍郎用贤》）。开美生活在富有文化底蕴的书香之家，继父业，藏书愈广，网罗古今典籍，诠次甲乙，以期实用，见所撰《脉望馆书目》。开美校书精勤细密，一丝不苟，为校《洛阳伽蓝记》，竟以八年之功校成。钱曾《读书敏求记·卷二》引开美跋云：

> 清常道人跋云："岁己亥（1599），览吴管刻《古今逸史》中《洛阳伽蓝记》，读未数字，辄龃龉不可句，因购得陈锡玄、秦酉岩、顾宁宇、孙兰公四家抄本，改其讹者四百八十八字，增其脱者三百二十字。丙午又得旧刻本，校于燕山龙骧邸中，复改正五十余字。凡历八载始为完书。"清常言雠勘之难如此。

万历二十七年（1599）岁次己亥始事《洛阳伽蓝记》校雠，至万历三十四年（1606）岁次丙午校成，历时8年，《洛阳伽蓝记》校雠始蒇其事，终成善本。《仲景全书》二十六卷，刊成于1599年3月，所投入精力，与校《洛阳伽蓝记》略相仿佛。开美卒后，藏书多归钱谦益绛云楼。毛晋汲古阁、钱曾述古堂、孙从添上善堂、陈揆稽瑞楼、张金吾爱日精庐、瞿镛铁琴铜剑楼等藏书家，皆得赵开美之遗泽。钱谦益为撰墓表，见钱谦益《牧斋初学集》。钱谦益，字受之，号牧斋，万历三十八年（1611）进士，与开美同乡。此文对了解开美大有裨益。墓志如下：

刑部郎中赵君墓表

神宗之末年，建州夷蹂我辽左。赵君官太仆寺丞，有解马之役。匹马出山海关，周览阸塞要害，遇废将老卒，从容访问我所以败、夷所以胜者，感激挥涕，慨然奋臂出其间。归而上书于朝，条上方略。君之意，以谓天子将使执政召问从何处下手，庶几倾囊倒度，以自献其奇，仅如例报闻而已。君自此默然不自得，以使事归里用久，次再迁刑部郎中。裴徊久之，过余而叹曰："已矣，世不复知我，而我亦无所用于世矣！生平好兵家之言，思以用世；好神仙之术，思以度世。今且老而无所成矣。武康之山，老屋数间，庋书数千卷，吾将老焉。子有事于宋以后四史，愿以生平所藏，供笔削之役，书成而与寓目焉，死不恨矣！"是年八月君还朝，寓书于余者再。明年其家以讣音来，则君以病没于长安之邸舍，天启四年（1624）之正月十八日也。君讳琦美，字玄度，故广参议讳承谦之孙；赠礼部尚书、谥文毅、讳用贤之子。君之历官，以父任也。天性颖发，博闻强记，落笔数千言，居恒厌薄世之儒者。以谓自宋以来，九经之学不讲，《四库》之书失次，学者皆以治章句、取富贵为能事，而不知其日趋于卑陋。欲网罗古今载籍，甲乙铨次，以待后之学者。损衣削食，假借缮写三馆之秘本，兔园之残册，刓编蠹翰，断碑残壁，梯航访求，朱黄雠较，移日分夜，穷老尽气，好之之笃挚与读之之专勤，盖近古所未有也。而君之于书，又不徒读诵之而已，皆思落其实，而取其材，以见其用。于当世诸凡天官、兵法、谶纬、算历，以至水利之书，火攻之谱，神仙药物之事，丛杂荟蕞，见者头目眩晕，君独能闇记而悉数之。官南京都察院，照磨修治公廨，费约而工倍。君曰：吾取宋人将作营造式也。升太常寺典簿，转都察院都事，厘正勾稽，必本旧章，及其丞太仆印烙之事，人莫敢欺。君曰：吾自有《相马经》也。君之能于其官于所读之书未用其一二，而世已有知之者。至其大志之所存，如戊午所上方略，君所慷慨抵掌，以冀一遇者，其不迁而笑之者亦鲜矣。呜呼，其可悲也。君生为贵公子，而布衣恶食，无绮纨膏粱之色。少年才气横鹜，落落不可羁勒，而遇旅人羁客，煦妪有恩礼，精强有心计，时致千金，缘手散去，尽损先人之田产，不以屑意也。尤深信佛氏法，所至以贝叶经自随，正襟危坐而卒。享年六十有二。归葬于武康之茔。而君之子某，状君之生平，属余为传。余尝以谓今人之立传，非史法也，故谢去不为传，而又念君之隧不可以不表也。盖世之大人得志而显于后者，名在国史，信于金石，虽不表可也。若夫庸下薄劣之人，富贵赫奕，死而其人与骨肉俱朽，虽大书深刻，犹泯没耳，表之无益也。如君者，其为人魁雄奇伟，而生不获信其志，死或困于无闻，则不可以不表也。呜呼，表其墓云。

从墓表可知，赵开美不仅是一位藏书家，而且是一位关心国家安危颇有作为的政治家。赵开美主持翻刻古籍，意在"网罗古今载籍，甲乙铨次，以待后之学者"，"皆思落其实，而取其材，以见其用。于当世诸凡天官、兵法、谶纬、算历，以至水利之书，火攻之谱，神仙药物之事，丛杂荟萃，见者头目眩晕，君独能阁记而悉数之"，充满朴实实用学风。明自中叶始，学风窳败，读书人束书不观，终日从事于游谈，即使喜读者，亦为求利禄之门径；求其实用，有益生民，网络古今，诠次甲乙如开美者，实不多见。

据《故宫遗录》载，赵开美晚年更名"赵琦美"。《知不足斋丛书》收《故宫遗录》一卷，庐陵虎溪萧洵撰。其跋云："万历四十四年（1616）仲冬二十二日呵冻书。是日大风。二十日四鼓，大内又火延禧殿，并记。清常道人赵琦美。"森立之在《伤寒论考注》中云："按赵琦美即赵开美。开美作《伤寒论序》在万历己亥二十七年，与四十四年丙辰其间相去十八年。则盖是前云开美，后改云琦美可知也。"

今世所存之五部宋本《伤寒论》，已如前述，以下主要考察台北故宫本，并兼及日本翻刻本。

2. 台北故宫本《伤寒论》是赵开美自藏本

2009 年 4 月 10 日笔者赴台湾观光，在台北故宫图书文献大楼查阅赵开美本《伤寒论》。为称说方便，简称台北故宫博物院本为"台北故宫本"。

（1）台北故宫本概观

① 书签

第一册夹有三张书签。

第一张书签："国立中央图书馆 善本 子部 医家类 医理之属。

书名：仲景全书。汉张机撰。二六卷。五册。明万历二十七年。海虞赵氏刊本。"按，1956年《仲景全书》从美国回归台北"中央图书馆"，该馆书签如此。

第二张书签："汉张机撰。明赵开美编。仲景全书　二十六卷。明万历二十七年海虞赵氏刊本。书号：5892。五册。"

第三张书签。"平064。平图011603～011607。明万历己亥（二十七年）海虞赵氏刊本。"按，"平"是北平的简称。此书原藏北平图书馆。

② 徐坊墨笔题记

台北故宫本《伤寒论》封面签盖篆体"务本堂"三字朱章。第一册首页有徐坊于1908年所写墨笔题记。徐坊号矩庵，称他藏有北宋治平二年（1065）刊行之大字本《伤寒论》及明赵开美于明万历二十七年（1599）刊行之小字本《伤寒论》。大字本为人间奇珍，无价重宝，今不详所在。题记末尾签盖"架翁""大徐"两枚朱章。中国中医科学院、沈阳中国医科大学、上海中医药大学、上海图书馆所藏《伤寒论》无此题记。

台北故宫本徐坊题记云：

> 《伤寒论》世无善本，余所藏治平官刻大字景写本外，唯此赵清常本耳。亡友宗室伯兮祭酒曾悬重金购此本不可得，仅得日本安政丙辰覆刻本（近蜀中又有刻本，亦从日本本出）。今夏从厂贾魏子敏得此本，完好无缺，惜伯兮不及见矣。　坊记。时戊申中秋日戊辰。
>
> 北宋人官刻经注皆大字，单疏皆小字，所以别尊卑也。治平官本《伤寒论》乃大字，经也；《千金方》《外台秘要》皆小字，疏也。林亿诸人深于医矣。南宋已后，乌足知此？矩庵又记"

王重民《善本医籍经眼录》亦载有此题记。

北京师范大学古籍研究所刘乃和教授是徐坊的外孙女，写有一篇回忆徐坊藏书的文章，题名《藏书最好的归宿——陈垣书的捐献与徐坊书的散失》，文章说：

　　徐坊（1864～1916），山东临清人。字士言，又字梧生，号矩庵，三十四岁（光绪二十三年，1897）后号蒿庵，后二年又号别画渔师、止园居士、楼亭樵客，其藏书楼名"归朴堂"，盖取反朴归真之意。藏书雄富，多罕见珍本。缪荃孙《艺风藏书记·藏书缘起》中说："迩时谈收藏者：潘吴县师、翁常熟师、张南皮师、盛伯羲、王廉生两祭酒、王卿、徐梧生两户部，互出所藏，以相考订。"徐坊当时任户部江南司主事，故称。缪荃孙这里是把徐梧生与潘祖荫滂喜斋、翁同和、张之洞、盛昱意园相提并论，可见徐坊的藏书水平。

　　傅增湘在《双鉴楼善本书目·序》中，也曾提到，他说："历观近代胜流，若盛意园、徐梧生诸公，当其盛时，家富万签，名声显赫，与南瞿北杨齐驱方驾。"盛昱字伯羲，是清末民初著名藏书家。傅增湘这里甚至认为徐坊可与常熟瞿氏铁琴铜剑楼、聊城杨氏海源阁，并驾齐驱，则徐坊不可不谓为藏书大家了，在近代藏书史上应是屈指可数的人物。[①]

　　徐坊很少写题记，除非是珍品中之尤珍者，才偶题数字。刘乃和说："徐坊藏书数量多，质量高，抄本善本，宋元刻版之书很多，大都价值连城，可称无价之宝。他还注意抄书，他自己刻印有'归朴堂'的专用稿纸，每遇罕见珍本或先哲先贤手稿，不能到手，即为录副，故他藏的旧抄本、手抄本亦复不少。可惜他生前似乎未曾全面整理过自己的藏书，也没见过他的藏书目录，他考证出的内容很少在书上题跋，也很少录出结集，因此究竟这位大藏书家藏过多少书，藏过什么书，现在已很难全面了解。"（同前）

　　① 刘乃和. 藏书最好的归宿——陈垣书的捐献与徐坊书的散失. 北京图书馆馆刊，1997，（3）：60-66.

徐坊在故宫本卷首写有题记，可以看出他对故宫本《伤寒论》是何等重视了。徐坊称他藏有北宋大字本《伤寒论》，此绝非虚夸炫奇，而是必有其事。若天不丧斯文，躲过"文革"劫难，其书或存人间，必有逢时而出之日，则真为中华民族之大幸也！刘乃和先生说，徐坊藏书楼名"归朴堂"，而故宫本出自徐坊所藏，封面签盖"务本堂"，且"归朴"与"务本"意义相近，是不是刘先生记忆有误呢？

上述徐坊题记，除王重民先生在《善本医籍经眼录》（《四部总录医药编》附）略加提及外，其余少有人言及。此文为墨笔所书，故其他图书馆所藏《仲景全书》皆无，深望中国医史学研究者留意焉。

③台北故宫本张仲景《伤寒杂病论集序》误装于他册

台北故宫本在《仲景全书目录·翻刻宋版伤寒论全文》前面有四篇文章，依次是：

A. 赵开美《刻仲景全书序》；

B. 高保衡孙奇林亿等《伤寒论序》；

C.《国子监牒文》；

D.《医林列传》。

台北故宫本无张仲景《伤寒卒病论集》即自序。沈阳中国医科大学本张仲景《伤寒杂病论集》置于《国子监牒文》后《医林列传》前。沈阳中国医科大学本与台北故宫本是同一板木印刷之本。据此，则台北故宫本之《伤寒杂病论集》乃误装于他册，非漏刻也。

④"张仲景述"及"姜问岐印"图章

故宫本《伤寒论》每卷第一页都有"汉张仲景述""晋王叔和撰次""宋林亿校正""明赵开美校刻""沈琳仝校"字样，在"王叔和撰次"五字上，签盖"姜问岐印"及"秋农"两枚朱章。这几行字在文献考证上、两枚朱章在故宫本流传考证上均具有重要意义。

简单说，"张仲景述"的"述"是"述而不作"之"述"，指遵循旧章而非自撰其书。《甲乙经序》《伤寒论》林亿序均称仲景据《汤液经法》而成《伤寒论》。敦煌旧藏《辅行诀五脏用药法要》引陶弘景说："汉晋以还，诸名医辈，张机、卫汛、华元华、吴普、皇甫玄晏、支法

张仲景事迹及《伤寒论》版本史

师、葛稚川、范将军等，皆当代名贤，咸师式此《汤液经法》，悯救疾苦，造福含灵"，"昔南阳张机，依此诸方，撰为《伤寒论》一部，疗治明悉，后学咸尊奉之。"① 这些文献说明，张仲景在中国历史上的最大功绩是传经之功。

"姜问岐印"和"秋农"两枚朱章，显示台北故宫本是清代姜问岐承传下来的。

"姜问岐"事迹在何时希《中国历代医家传录》有收录，如下："《隐求堂日记》：姜问岐，内科，清。字秋农，嫽（liú）城人。游曹仁伯之门。推演《内经》《拾遗》《宣明方论》，续为一书。 《宝山县志》：著《伤暑全书》。姜问岐本农家子，愤族人为庸医所误，遂究心岐黄，收藏古今医家著述甚富。性狷介，贫者招，辄徒步往，富人或聘以重金，弗顾也。 《罗店镇志》：字振扬。幼习医。壮从吴门曹乐山仁伯游。自《素问》《灵枢》及仲景、时珍诸名家，靡不淹贯。及归，僦居嫽城二十余年。所治沉疴，应手辄效。遇歉岁，汇《疗饥良方》刊刻济世。卒年六十余。著《三经通汇》。"② 李经纬《中医人物词典》云："曹存心（1767～1834），清医学家，字仁伯，号乐山。常熟人。弟子百余人，每日临诊，亲诊仅二三十人，余皆由弟子分诊，诊毕一一复核。"③ 曹仁伯卒于道光十四年，与姜问岐同时而稍长，则问岐当为道光、咸丰、同治时人，时至清末矣。姜问岐得自谁手，已不可考，然确知此书在乾隆年间修《四库全书》时未曾进献，故四库所收为成无己本。据徐坊题记，"今夏从书贾魏子敏得此本"，"今夏"者，指1908年，徐坊于此年从书商魏子敏处购得故宫本，魏子敏其人不详，依时间考之，魏子敏晚于姜氏，而与姜问岐时间很接近。魏子敏是否从姜氏后人购得此书无征可考，但经过书商魏子敏购求转卖，才转到大藏书家徐坊手中。由于有大藏书家爱护珍藏写有题记，此本又归于京师图书馆。故宫本这段显晦离合经

① 张大昌，钱超尘. 辅行诀五脏用药法要传承集. 北京：学苑出版社，2008.
② 何时希. 中国历代医家传录：下. 北京：人民卫生出版社，1991.
③ 李经纬. 中医人物词典. 上海：上海辞书出版社，1988：554.

历，是藏书史上的一则嘉话。故宫本由姜问岐——魏子敏——徐矩庵——北平图书馆——美国国会图书馆——台北故宫博物院图书馆流传至今，这段曲折流传历史，更增加了人们对故宫本的珍护的感情。

章太炎先生《伤寒论单论本题辞》云："其书传于今者，宋开宝中高继冲所献，治平二年林亿等所校，明赵开美以宋本摹刻，与成无己本并行，至清而逸。（按，赵开美《仲景全书序》先以成注《伤寒论》《金匮要略》合刻，命之名《仲景全书》，既刻已，复得宋版《伤寒论》，复并刻之，然清世所传唯成注本，而单论本则清修《四库》时，已不可见）入于日本枫山秘府，安政三年丹波元坚又重摹之，由是复行于中土。"①《仲景全书》刻于1599年，至嘉庆初方二百年，一线单传，若存若亡，幸赖姜问岐两枚朱章为此书在清代流传架起一座桥梁，使后人看到此书大致流传过程。

⑤ "东海仙蠹室藏书"朱章

卷四末页及《伤寒论后序》最末一行下端各有"东海仙蠹室藏书"朱章一枚。旧书所藏蛀虫曰"蠹"，俗称"书蠹"，又称"衣鱼"。签此章者，嗜书如蠹，故名其室曰"仙蠹"。书蠹又称"脉望"。唐段成式《酉阳杂俎》续集二《支诺皋》说："据《仙经曰》：蠹鱼三食神仙字，则化为此物，名曰脉望。"赵开美名其室曰"脉望馆"，名其所撰书目曰《脉望馆书目》，则"东海仙蠹室藏书"章为赵开美藏书章无疑矣！故宫本为赵开美目睹手抚之本无疑矣！该书确为书林奇珍亦无疑矣！

⑥ 木印牌记

卷四末页有"世让堂翻刻宋版赵氏家藏印"木印牌记。

卷五末页刻有"世让堂翻宋版"木印牌记，字迹较模糊。

卷六末页刻有"世让堂翻宋版"木印牌记。

卷七末页书纸只存前两行，其后残损，后经修补，以别纸粘连，故无木印牌记。据理分析，此页亦当有"世让堂翻宋版"木印牌记。

卷八、卷九、卷十末页均有"世让堂翻宋版"木印牌记。

① 章太炎全集：第八集·医论集. 上海：上海人民出版社，1994：171.

卷十最后一页最后一行刻有"长洲赵应期独刻"牌记。

这些木印牌记显示赵开美以北宋元祐三年（1088）小字本《伤寒论》为底本进行翻刻是何等敬重珍视，故反复刻以木印以申明之。尤当引起注意者是卷四末页的牌记："世让堂/翻刻宋/版赵氏/家藏印"。

据卷十末提示，刻此书者是当时著名刻工赵应期，瞿勉良《中国古籍版刻辞典》有关于赵应期资料：

> 赵应期，或署赵其、赵应麒。明嘉靖间苏州地区刻字工人。嘉靖四十三年（1564）参加刻过《宋史新编》（半页10行，行21字）。万历间参加刻过《东波先生志林》（脉望馆本）、《两汉隽言》（桂芝馆《文林绮绣》本）、《新唐书纠谬》（脉望馆本）、《古今万姓统谱》（桂芝馆本）、《史记评林》、《汉书评林》（皆凌稚隆本）、《史通》（张之象本）、《资治通鉴》（重修孔天胤本）、《订正通鉴纲目前编》（朱燮元本）、《国朝名世类苑》（桂芝馆本）、《两浙海防类考续编》、《皇明疏钞》。[①]

从上述赵应期资料中看到，他确实是一名优秀的刻字工人，所刻之书，皆是有关人文教化的庄重严肃之作，但其间没有赵应期刊刻过《仲景全书》的记载，这是因为在编写《中国古籍版刻辞典》时，在瞿勉良先生所涉，及其所参阅的有关图书目录中亦无赵本《仲景全书》记载的缘故。

总之，赵刻本字体字距行格栏线逼真原刻，有别于宋本者，唯每卷首页增"明赵开美校刻沈琳仝校"10字，此举往往为藏书家诟病，然不如此，则不足以明其为赵氏刻也。

（2）台北故宫本转移至美国及回归台湾

在今存五部赵开美本《仲景全书》中，犹以台北故宫本的保存经历最为曲折。

北平图书馆《仲景全书》转移原因、过程及拍摄缩微胶卷情况，

---

① 瞿勉良. 中国古籍版刻辞典. 济南：齐鲁书社，1999：421.

《中国善本书提要》傅振伦序、杨殿珣序、谢国桢序以及刘修业《后记》有翔实记载。北京大学王重民教授及其夫人刘修业在整理及拍摄《仲景全书》中起到积极作用。了解此事的人不多。

　　① 台北故宫本曾转移至美国

　　王重民（1903～1975）字有三，我国著名目录版本学家。他对目录版本研究的成果主要收集在他的《中国善本书提要》中。该书写于1939年-1949年之间。他的夫人刘修业在《中国善本书提要·后记》中写道：

　　一九三四年，北京图书馆派有三去法国巴黎国家图书馆编辑伯希和（P·Pelliot）劫去的敦煌卷子的目录，不久我亦随之赴法，帮助他抄录敦煌卷子的材料并搜集现藏于巴黎图书馆的古典小说、戏曲罕见本中的资料，这些书籍大都是来华传教士带回去的。一九三七年，我去英国伦敦大学进修，一九三八年，有三亦赴伦敦辑录藏于伦敦博物院图书馆中的斯坦因（A·Stein）劫去的敦煌卷子。至一九三九年第二次世界大战爆发，我们原拟经美国回国，但由于当时美国国会图书馆远东部主任恒慕义（A·W·Hummel）邀请有三整理鉴定该馆所藏的一批中国善本古书，因之我们就留居美京华盛顿。以后有三撰成《美国国会图书馆藏中国善本书录》，著录了中国古籍一千六百余种。

　　抗日战争期间，北京图书馆为了保证古籍善本的安全，曾选出馆中所藏珍贵的书籍二千七百二十余种，先运存上海，后又秘密运往美国，寄存于国会图书馆远东部。有三不仅为这批书籍全部照了显微胶卷，而且撰写了提要。一九四六年，有三又应普林斯顿大学图书馆的邀请，去整理鉴定该馆所藏葛思德（G·M·Gest）文库的中国善本书，他又撰写成一千种书籍的提要。总计他在美国的八年之中，所写的善本书提要，约共五千四百余种。①

────────────

　　①　刘修业. 中国善本书提要·后记. 上海：上海古籍出版社，1983.

傅振伦在《中国善本书提要·傅序》中说：

> 亡友北京大学教授王重民（1903 年 1 月 23 日～1975 年 4
> 月 16 日）同志，自 1929 年毕业于北京师范大学后，即任职于
> 北京图书馆，研究国学，留心古籍。1934 年始历游法国、英
> 国、德国、美国各大图书馆，尝取所见中国古代文献或拍制显
> 微胶卷，或撰写序录、提要，对发扬学术，颇为有功。①

杨殿珣在《中国善本书提要·杨序》中说：

> 《中国善本书提要》，高阳王重民有三著。有三博通典籍，精
> 研目录学，自初任河北大学（1928 年）及以后任北京大学教授
> 外，多半在北京图书馆工作。当 1939 年夏，馆中派有三赴法国
> 国家图书馆工作，至 1939 年工作告一段落，而第二次世界大战
> 起。有三遂离巴黎，由大西洋回国。而美国国会图书馆请有三鉴
> 定该馆所藏之中国善本书籍，有三遂留华盛顿。在鉴定美国国会
> 图书馆中国善本书时，有三每阅一书，即写提要一篇，凡写一千
> 六百余篇，而同时摄制北京图书馆在抗战时庋存于美国之善本书
> 籍。有三每摄照一书，亦写提要一篇。及 1947 年归国，又继续
> 写北京图书馆藏善本书提要。并前所写，共两千一百余篇。②

谢国桢在《中国善本书提要·谢序》中说：

> 今修业同志把有三兄的遗著《北京图书馆善本书提要》和
> 《美国国会图书馆善本书书录》及其题记蔚成一编，标点校勘，
> 整理得井井有条，其嘉惠学林，实非浅题。③

---

① 刘修业. 中国善本书提要·序. 上海：上海古籍出版社，1983.
② 同①.
③ 同①.

② 台北故宫本回归台湾

原国立北平图书馆所藏《仲景全书》转移与拍摄过程如下：

A. 转移时间：杨殿珣说"（有三）摄制北京图书馆在抗战时庋存于美国之善本书"，则《仲景全书》非抗战前转移至美国者，而是在抗战时期转移至美国国会图书馆的。台湾游文仁、苏奕彰《台北故宫馆藏赵开美本仲景全书护页题记作者考》说："在抗日战争期间，为了保存国萃，北平图书馆在 1941 年起将所藏的甲库善本精品近 3000 种从上海运往美国国会图书馆寄存。"①

B. 从上海起航运美：《仲景全书》首先运达之处为上海，不是南京。刘修业指出："先运存上海，后又秘密运往美国，寄存于国会图书馆远东部。"②

C. 1965 年运回台湾：谢文仁、苏奕彰说："1965 年运到台湾，由中央图书馆（1996 年 1 月更名为国家图书馆）代为保管。1985 年再转由台北故宫代管。"③

③ 王重民在美国拍为缩微胶卷与撰写提要

王重民为《仲景全书》所写提要在《中国善本书提要》里未载。不是遗失，而是收录于《四部总录医药编》里。《四部总录医药编》说："北京大学教授王有三（重民）先生专攻目录版本之学，校勘尤精，善本过目，辄有题记，积稿颇富。此次知有《医药编》之刊行，惠然许以《善本医籍经眼录》一稿相贻，颇多为向所未知见之书及各种版本，足资补订。只以未能插入正书中，因列为补遗，附于卷末。"④

王重民在美国国会图书馆远东部将《仲景全书》拍摄成缩微胶卷，今藏北京国家图书馆。笔者曾反复阅览，基本清晰，但徐坊印章、姜问岐印章、赵开美藏书室章模糊不清。1991 年北京中医药大学刘渡舟教授

张仲景事迹及《伤寒论》版本史

---

① 游文仁，苏奕彰. 台北故宫馆藏赵开美《仲景全书》护页题记作者考. 北京：中华医史杂志，2007，37（2）：99.

② 刘修业. 中国善本书提要·后记. 上海：上海古籍出版社，1983.

③ 同①.

④ 四部总录医药编：上册·编者的话. 上海：商务印书馆，1955.

《伤寒论校注》所用底本就是缩微胶卷本。

王重民所写提要，收录于《四部总录医药编·现存医学丛书总目》附录二：

> 《仲景全书》二十六卷（明万历间刻本，十行，行十九字）。
>
> 汉张机撰。明赵开美辑刻。辑刻旨意，均详序文。全书凡四种：张仲景《伤寒论》十卷、成无己《注解伤寒论》十卷、又《伤寒类证》《金匮要略方论》各三卷。其《伤寒论》据宋本翻刻，尤足宝贵。卷端有矩庵题记两则，专论宋本之善。（下面是王重民转录的徐坊墨笔题记两则，已见前，此从略）①

3. 日本内阁本《伤寒论》是赵开美本之翻刻本

日本国立公文书馆内阁文库收藏赵开美《仲景全书·伤寒论》一部，1988年10月日本燎原书店影印发行。影印清晰，高度存真。为便称说，简称"内阁本"。

内阁本在明代赵开美本《伤寒论·凡例》中说："本书是国立公文书馆内阁文库所藏明万历二十七年赵开美刊《仲景全书》（枫·10册·子四五函·十三号）"，"每半叶框廓高17.9cm，幅约13.0cm"。该书由日本北里研究所附属东洋医学会总和研究所医史文献研究室编辑，《金匮要略》卷末附小曾户洋先生《伤寒论金匮玉函经解题》、真柳诚先生《金匮要略解题》《伤寒论金匮玉函经金匮要略处方名索引》。

笔者藏有内阁本《伤寒论》复印件全套，藏有燎原书店影印本一函，内含三书，函套印有如下文字：

① 四部总录医药编：上册·编者的话. 上海：商务印书馆，1955.

明　赵开美本　《伤寒论》

清　陈世杰本　《金匮玉函经》

元　邓　珍本　《金匮要略》

燎　原

今将日本内阁本与故宫本详细校读，同时参阅1997年中医古籍出版社影印《仲景全书·伤寒论》（所据底本为中国中医科学院本），间参沈阳中国医科大学本、上海中医药大学本、上海图书馆本，惊奇发现日本内阁本与中国所存五部赵开美本《伤寒论》有大量不同。这是一件重大学术公案，应引起学术界高度关注。

（1）日本内阁本与台北故宫本有许多差异

①内阁本有墨钉

如内阁本卷七《辨霍乱病脉证并治第十三》第385条"恶寒脉微（一作■）而复利"，小注"一作"下为一墨钉，故宫本、中国医科大学本、中国中医科学院本、上海中医药大学本、上海图书馆本该墨钉皆作"缓"。

②内阁本有讹字

如内阁本卷九《辨可下病脉证并治第二十一》"汗出不恶寒者，此表解里未和也。属十枣汤。方三十。芫花（熬赤）、甘遂、大戟各等分。右三味，各异捣筛科已"，"科已"不通，"科"系讹字，故宫本、中国中医科学院本均作"秤"。

③内阁本有误字

卷八《辨发汗后病脉证并治第十七》"虽鞕不可攻之，须自欲大便，宜蜜煎导而通之。若土瓜根及大猪胆计，皆可为导"，句中"计"字误，当作"汁"。同条内阁本"家煎方：食蜜七合"，"家"字讹，当作"蜜"。同条服法，内阁本"欲可丸，并手检作挺"，"检"字讹，当作"捻"。在同一条竟有三个讹字。中国所藏五部均不误，即"猪胆计"作"猪胆汁"，"家煎方"作"蜜煎方"，"检作挺"作"捻作挺"。内阁本此条是重出之条，卷五《辨阳明病脉证并治第八》第233条无讹字，与中

张仲景事迹及《伤寒论》版本史

国五部书文字皆同。经过卷五、卷八同条文字对比,证明日本内阁本刊刻较草率,亦未精校。又如卷七《辨不可发汗病脉证并治第十五》内阁本"太阳与少阳併病,头项强痛,或眩冒,时如结胸,心下痞鞕者,不可发汗",句中"痞"字偏旁刻为"广"。等等。

④ 内阁本无木印牌记

卷四至卷十台北故宫本、沈阳中国医科大学本、上海中医药大学本、上海图书馆本、中国中医科学院本均有木印牌记,如卷四有"世让堂/翻刻宋/版赵氏/家藏印"牌记,卷五至卷十有"世让堂翻宋版"牌记,卷十有"长洲赵应期独刻"木印牌记,内阁本均无。

⑤ 内阁本无《伤寒论后序》

中国所藏赵开美本《伤寒论》均有《伤寒论后序》。

⑥ 内阁本书口黑白交错不一

中国所藏五部赵开美本的书口皆为白口,无黑白书口交错现象。

(2)日本内阁本与台北故宫本比较表

内阁本有大量讹误,特制表以说明之:

① 本表所用内阁本是 1988 年 10 月日本燎原书店影印之本。

②"位置"栏之"第一""第二"等序号表示内阁本与故宫本《伤寒论》不同之数量。

③"位置"之 1、2 等表示所在页码。如"第一"之"1""4"表示在赵开美序的第 1 页与第 4 页。"第二"的"4a"表示在赵开美序第 4 页的 a 面。古书一页分前后两面,前面一页以 a 表示,后面一页以 b 表示。

④ 本表指出内阁本错讹文字所在行数与字的具体位置。例如"第十五 3-15b-10-7"表示内阁本"其人又手自冒心"的讹字"又"在卷 3 第 15 页 b 面第 10 行第 7 字。又如"第三十一 7-12a-8-12(右)"表示内阁本"四近汤二味"的讹字"近"在卷 7 第 12 页 a 面第 8 行第 12 字下右侧。

⑤ 本表以与台北故宫本校读对勘为主,以参阅中国中医科学院本、上海中医药大学本、上海图书馆本为辅,凡校读故宫本之校语用宋体较

大字形表示之，凡参阅中国中医科学院本、上海中医药大学本、上海图书馆本用小楷体表示之，外面加以括号。此表是现存 5 部赵开美本《伤寒论》校读录异纪实之作。

日本内阁本与台北故宫本比较

位　　置	日本内阁本	台北故宫本
第一　赵序 1-赵序 4	黑鱼尾。此书黑白鱼尾交错出现	白鱼尾。此本通书白鱼尾。
第二　赵序 4a-8-2	万历的"历"头上无一点	万历的"历"头上有一点。俗字。
第三　宋臣序 1-宋臣序 2	黑鱼尾	白鱼尾
第四　医林列传	无	有
第五　牒文 1-牒文 5	书口刻"进呈"2 字	书口无"进呈"二字
第六　目录 1-目录 2	黑鱼尾	白鱼尾
第七　张仲景自序	《伤寒卒病论集》仲景自序	故宫本无（沈阳中国医科大学本、中国中医科学院本、上海中医药大学本、上海图书馆本均有张仲景序）
第八　1-2b-7-3	脉阴者如转索无常也	脉紧者如转索无常也（沈阳中国医科大学本、中国中医科学院本、上海中医药大学本、上海图书馆本与故宫本同）
第九　1-10b-2-末	肾谓所胜脾（中国中医科学院本、上海中医药大学本、上海图书馆本同）	肾为脾所胜（沈阳中国医科大学本同）
第十　2-10a-1-11	一身尽疼病，法当汗出而解（中国中医科学院本同）	一身尽疼痛，法当汗出而解（沈阳中国医科大学本同）
第十一　2-14a-3-11	不可令如水流离（中国中医科学院本同）	不可令如水流漓（沈阳中国医科大学本同）

张仲景事迹及《伤寒论》版本史

位 置	日本内阁本	台北故宫本
第十二　2-14a-6-11	周时观之	周时觀之（沈阳中国医科大学本、中国中医科学院本、上海中医药大学本、上海图书馆本同）
第十三　2-20b-10	无	伤寒论卷第二
第十四　3-8b-9-5（左）	大枣十二两擘（中国中医科学院本同）	大枣十二枚擘（沈阳中国医科大学本、上海中医药大学本、上海图书馆本同）
第十五　3-15b-10-7	其人叉手自冒心	其人叉手自冒心（沈阳中国医科大学本、中国中医科学院本、上海中医药大学本、上海图书馆本同）
第十六　3-30b-10	无	伤寒论卷第三
第十七　4-1b-5-5（右）	子目"与大柴胡汤第四大咮"	八味（沈阳中国医科大学本、中国中医科学院本、上海中医药大学本、上海图书馆本同）
第十八　4-3a-7-6（左）	下有大阳一证	下有太阳一证（沈阳中国医科大学本、中国中医科学院本、上海中医药大学本、上海图书馆本同）
第十九　4-9a-7-11	更于臼中杵之	更于臼中治之（沈阳中国医科大学本、中国中医科学院本、上海中医药大学本、上海图书馆本同）
第二十　4-18b-7-14（左）	黄连汤主之。方三十五。大枣十二枚□（墨钉）	大枣十二枚擘（沈阳中国医科大学本、中国中医科学院本、上海中医药大学本、上海图书馆本同）
第二十一　4-21b-4〜6	无	世让堂/翻刻宋/板赵氏/家藏印
第二十二　5-10a-2-6（右）	小承气汤方大黄四（按，"四"下无字）	大黄四两（沈阳中国医科大学本、中国中医科学院本、上海中医药大学本、上海图书馆本同）
第二十三　5-17a-9-1（右左）	时有微热喘冒（一作□□）不能卧者	时有微热喘冒（一作怫郁）不能卧者（沈阳中国医科大学本、中国中医科学院本、上海中医药大学本、上海图书馆本同）
第二十四　5-22b	无	世让堂翻宋板（字残）

74

位　　置	日本内阁本	台北故宫本
第二十五　6-5a-4-11	子目：少阴病自利清水心下鞕口干者	少阴病自利清水心下痛口干者（沈阳中国医科大学本、中国中医科学院本、上海中医药大学本、上海图书馆本同）
第二十六　6-5b-5-1	"病形悉具小便白者"之"病"字阙头上一点	病形悉具小便白者（沈阳中国医科大学本、中国中医科学院本、上海中医药大学本、上海图书馆本同）
第二十七　6-24b	无	世让堂翻宋板
第二十八　7-2b-2-5（左）	恶寒脉微（一作□）而复利	恶寒脉微（一作缓）而复利（沈阳中国医科大学本、中国中医科学院本、上海中医药大学本、上海图书馆本同）
第二十九　7-5a-9-4（右）	伤寒阴阳易之为病	伤寒阴易之为病（沈阳中国医科大学本、中国中医科学院本、上海中医药大学本、上海图书馆本同）
第三十　7-10a-8-2	"心下痞鞕者"之"痞"字阙左侧两点	心下痞鞕者（沈阳中国医科大学本、中国中医科学院本、上海中医药大学本、上海图书馆本同）
第三十一　7-12a-8-12（右）	四近汤二味	四逆汤二味（沈阳中国医科大学本、中国中医科学院本、上海中医药大学本、上海图书馆本同）。按，"二"字讹，当作"三"。唯安政本改为"三"。
第三十二　7-18b-10-13	"其气上冲者属桂枝汤证二十一"之"桂"字有明显剜改痕迹	"其气上冲者属桂枝汤证二十一"之"桂"字无剜改痕迹。
第三十三　8-12a-2-9	及大猪胆计	及大猪胆汁（沈阳中国医科大学本、中国中医科学院本、上海中医药大学本、上海图书馆本同）
第三十四　8-12a-3-1	家煎方	蜜煎方（沈阳中国医科大学本、中国中医科学院本、上海中医药大学本、上海图书馆本同）

位　　置	日本内阁本	台北故宫本
第三十五　8-12a-6-11	并手捡作挺	并手捻作挺（沈阳中国医科大学本、中国中医科学院本、上海中医药大学本、上海图书馆本同）
第三十六　8-14b	无	世让堂翻宋板
第三十七　8-14b-10	无	伤寒论卷第八
第三十八　9-19b-8-9（右）	宜大承气汤二十九（用前第二方云大柴胡汤）	"宜大承气汤二十九（用前第二方一云大柴胡汤）"。（沈阳中国医科大学本、中国中医科学院本、上海中医药大学本、上海图书馆本同）
第三十九　9-20a-4-9	各异捣筛科巳合治之	各异捣筛秤巳合治之（沈阳中国医科大学本、中国中医科学院本、上海中医药大学本、上海图书馆本同），按，日本内阁本安政本及中国所有五部赵本"巳"字均误，当作"已"。
第四十　9-23b	无	世让堂翻宋板
第四十一　9-23b-10	无	伤寒论卷第九
第四十二　10-18b-7-16（左）	"属桂枝加厚朴杏子汤方二十五。大枣十二枚璧"（下面作"王"字）	"属桂枝加厚朴杏子汤方二十五。大枣十二枚擘"（沈阳中国医科大学本、中国中医科学院本、上海中医药大学本、上海图书馆本同）
第四十三　10-18b-10-10	"头痛有热者"之"痛"字阙左边的两点	头痛有热者（沈阳中国医科大学本、中国中医科学院本、上海中医药大学本、上海图书馆本同）
第四十四　10-26b	无	世让堂翻宋板
第四十五　10-26b-10	无	伤寒论卷第十 长洲赵应期独刻
第四十六	无	伤寒论后序

此表由山西省中医药研究院赵怀舟先生制作，谨致谢忱。

通览该表，日本内阁本与台北故宫本至少有46处不同，很明显，它们不是同一板木刷印之书。中国中医科学院本有四处与日本内阁本相同，这在版本考察上具有重要启发意义。

（3）日本内阁本何以出现大量讹误？

笔者细考赵开美精于校雠的学术经历和他对善本古书的珍惜态度，确认内阁本不是赵开美初刻本，而是日本翻刻本。

① 内阁本每卷首页皆题"明　赵开美校刻　沈琳仝校"，开美精校勘，且对北宋唯一传本视如拱璧，曰："《仲景全书》既刻已，复得《宋板伤寒论》焉，予曩固知成注非全文，及得是书，不啻拱璧，转卷间而后知成之荒也"，于是乃与沈琳联手同校，何得有此众多缺憾与讹误？此与开美治学精神不相谐也。

② 赵开美校书极为缜密，前人早有定评。与赵开美同里而时代略后的目录学家钱曾（1629～1701，字遵王，号也是翁）《读书敏求记》卷二《地理舆图》一节"杨衒之《洛阳伽蓝记》五卷"条目说：

> 清常道人跋云："岁己亥（按，1599）览吴琯刻《古今逸史》中《洛阳伽蓝记》，读未数字，辄龃龉不可句。因购得陈锡玄、秦西岩、顾宁宇、孙兰公四家抄本，改其讹者四百八十八字，增其脱者三百二十字。丙午（按，1606）又得旧刻本，校于燕山龙骧邸中，复改正五十余字。凡历八载，始为完书。"清常言雠校之难如此。余尝论牧翁绛云楼，读书者之藏书也；赵清常脉望馆，藏书者之藏书也。清常殁，武康山中白日鬼哭，嗜书之精爽若是。然绛云一烬之后，凡清常手校抄书，都未为六丁取去，牧翁悉作蔡邕之赠。①

又，《读书敏求记》卷二"史"部"《孙逢吉职官分记》五十卷"条目云：

---

① 钱曾. 读书敏求记·卷二. 北京：书目文献出版社，1983：57.

富春孙彦同广、杨侃职林而成是书。清常道人惜旧抄讹谬，借金陵焦太史本雠校；而焦本亦多残缺，复赖此本是正之。清常又从书贾搜得宋槧本第七卷补订入。前辈好书之勤如此，惭予空螳梁黍，展卷便欠伸思睡。每睹清常手校书籍，未尝不汗下如浆也。①

又，《读书敏求记》卷三子部医家类《丹溪手镜二卷》条目云：

此为清常手校本。序称丹溪著医书数帙，皆行于世，此乃耄年所作，故传之独秘独迟。未知清常从何本是正。其校书可谓专勤矣。②

又，《读书敏求记》卷三子部医家类《眼科捷一卷》条目云：

赵清常得此书于洪州李念襄，李传写于道士蓝田玉，蓝幸于世庙，名位显隆，旋以不循道，瘐死。此盖录内府秘藏本也。③（钱按，《全国中医图书联合目录》《全国中医古籍总目》未录该书。）

今人对赵开美校书精细无讹亦倍加赞扬。1938年赵开美脉望馆藏书楼所藏《钞校本古今杂剧》内含242种杂剧在上海发现，被郑振铎誉为"元明杂剧的宝库"，郑振铎《西谛书话》指出：

这弘伟丰富的宝库的打开，不仅在中国文学史上增添了许多本名著，不仅在戏剧史上是一个奇迹，一个重要的消息，一个变更了研究的种种传统观念上是一个起点，而且在中国历史、

---

① 钱曾. 读书敏求记·卷二. 北京：书目文献出版社，1983：36.
② 钱曾. 读书敏求记·卷三. 北京：书目文献出版社，1983：105.
③ 同②.

社会史、经济史、文化史上也是一个最可惊人的整批重要资料的加入。这发现，在近五十年来，其重要性，恐怕是仅次于敦煌石室与西陲的汉简的出世的。①

这部内容丰富卷帙浩大的《钞校本古今杂剧》是赵开美既钞写又校雠的一项巨大工程，而其校雠之精湛，令郑振铎无限敬佩。他说：

> 总之，他是一位很忠诚的校录者，在他的校改上，很少见到师心自用的地方，有许多种杂剧，并不委之钞胥，而是他自己动手抄写的。对于这样一位恳挚的古文化保存者、整理者，我们应致十分的敬意！②

清常校书如此精审，内阁本有不少"龃龉不可句"之处，他绝对不可能将视如拱璧的《宋本伤寒论》犹如未加校勘而刊行之。笔者认为，日本现存之赵开美本《伤寒论》不是万历二十七年（1599）赵开美主持刊刻的初刻本，而是日本学者据万历二十七年赵开美首刻本翻刻之本，翻刻比较草率，翻刻者何人不详。其误与中国中医科学院所藏《仲景全书·伤寒论》之讹误全同，而其讹误数量又远远超出中国中医科学院本，观上表可知。日本江户时期著名中医文献学家森立之《经籍访古志》云："明赵开美校刻、沈琳仝校，其字画端正，颇存宋板体貌，盖《伤寒论》莫善于此本。然流传绝少，仅见秘府所贮，而人间特有宽文重刊本……宽文本非佳刻。"③

丹波元坚《影刻宋本伤寒论序》云："顷日从子兆焘于 枫山秘府始览清常原刻本，狂喜之至，恭请借贷，亟取校之，其文字端正，可以

---

① 傅璇琮，谢灼华. 中国藏书通史：下. 宁波：宁波出版社，2001：689.

② 同①691.

③ 森立之. 经籍访古志·卷七·伤寒论十卷//近世汉方医学书集成：53，1981（昭和五十六年）：392．

订宽文本者不一而足。"① 森立之、丹波元坚均称颂内阁文库本是赵清常原刻本，但是考证版本的真伪与时代需要进行相关版本的对比，他们当时都没有见过中国所藏赵开美原刻本，所见仅是讹误很多的宽文本，所以才误认内阁本是赵开美原刻本。目前日本学者尚未找到内阁本所据以翻刻之底本藏于何处。尽管如此，笔者对这个结论——《伤寒论》内阁文库本是翻刻本——抱有信心。

综观中国所存五部赵本《伤寒论》，其中某些文字亦互有不同，这些不同，乃出于赵开美之修订。据今考之，五部赵本有初刻本与修订本之不同。证据是：

① 中国中医科学院本卷二《辨痉湿暍第四》："一身尽疼，病法当汗出而解"。这是既有讹字又有句读之误的"龃龉不可读"的病句。"病"字误，当作"痛"，上属为句。内阁本亦作"病法当汗出而解"，其误与中国中医科学院本同。台北故宫本、沈阳中国医科大学本均作"一身尽疼痛，法当汗出而解"。是。应该注意的是，台北故宫本、沈阳中国医科大学本与中国中医科学院本所以不同，是由于赵开美曾对中国中医科学院本之板木加以修版，即剜改讹字补以正字而形成的。

② 中国中医科学院本卷二《辨太阳上》第12条服法："不可令如水流離"，台北故宫本、沈阳中国医科大学本"流離"均作"流漓"。"離""漓"虽可通用，但作"漓"义长。可以看出，赵开美对中国中医科学院本的板木做了修补，将"離"改为"漓"。内阁本亦作"不可令如水流離"。中国中医科学院本"周时觀之"，日本内阁本误将"觀"字改为简体"观"字。由此窥知中国中医科学院本当为赵开美首刻本，台北故宫本、沈阳中国医科大学本为修订本。日本内阁本为据赵本首刻本翻刻之本。

③ 我们从日本内阁本《仲景全书·金匮要略》有墨条而中国所存五部《仲景全书·金匮要略》均无墨条上窥知内阁本《仲景全书》为翻刻本之事实。日本《昭和乙丑日本汉方协会据内阁文库藏明刊本现寸大影

---

① 丹波元坚. 影刻宋本伤寒论·序. 东京：旭阳社，1991：1-2.

印》之《金匮要略》全册，是日本汉方协会将存于内阁文库的《金匮要略》影印作为研究仲景著作的内部教材，按原书尺寸影印，高度存真。笔者发现《金匮要略》有墨条。如：内阁本《金匮要略》卷中"渴欲饮水，□□□□□□□□"，台北故宫本、中国中医科学院本、沈阳中国医科大学本、上海中医药大学本、上海图书馆本《金匮要略》皆无墨条，从而确证日本内阁文库所藏《仲景全书》是据万历二十七年赵开美《仲景全书》而翻刻之本，翻刻较为草率，未认真校雠。

④ 内阁本《金匮要略》卷中："太阳病，无汗而小便反少，气上冲胸，口噤不得语，欲作刚痉，葛根汤主之。葛根汤方。"其方"芍药三两"，元邓珍本《金匮要略》芍药剂量作"二两"，中国所藏五部赵开美本《金匮要略》均作"二两"，作"三两"误也。

这些文献资料反映出这样一个事实：中国所藏五部《仲景全书》与日本内阁文库所藏《仲景全书》不是同一版本，日本所藏《仲景全书》是据万历二十七年（1599）赵本首刻本翻刻之本，有墨钉、有墨条、有讹字、有阙文、书口黑白交错，与中国所藏《仲景全书》异。

研究赵开美本《伤寒论》版本问题不是小事，它除与医理、临床有关外，它彰显的是赵开美精勤不息认真负责的学术精神，正是凭借这种精神，才为中华民族留下价值连城的医学宝典，其意义不亚于《钞校本古今杂剧》。

4. 《仲景全书》曾经赵开美修订

赵开美博古尚文，对宋元古书的考据校勘翻刻极为认真，面对《宋本伤寒论》首刻本所存一些讹误，决定加以修订。修订的原则是：

第一，在《伤寒论》首刻版的板木上剜改讹字，不换版重雕。现存中国中医科学院的《宋板伤寒论》是初刻板，台北故宫本、沈阳中国医科大学本是剜改讹字后的修订本。

第二，修订版刻上刻工姓名。如在《宋板伤寒论》《注解伤寒论》适当版页刻有刻工姓名，既便追究责任，也是一种酬答。《宋板伤寒论》是赵应期一人独刻，《注解伤寒论》是赵应期、姚甫合刻。《注解伤寒论》卷第二《伤寒例》书口下端刻有"姚甫刻"三字，卷三《辨太阳上》卷末"释音"末有"吴门赵应期刻"六字。

5. 余论

宋本《伤寒论》的版本大致情况，略如上述。考证宋本《伤寒论》务须将两类误称"仲景全书"者加以区别。

（1）与张卿子《仲景全书》相区别

据传广州中山大学图书馆藏有《仲景全书》一部，2007年11月26日笔者亲访之，乃张卿子《仲景全书》，收书凡5部：《集注伤寒论》十卷（成本）张卿子参校、《金匮要略方论》三卷、《伤寒类证》三卷、《运气指掌诀录》一卷、《伤寒明理论》三卷附《药方论》，为丙申（光绪二十二年，1896）二月羊城文升阁校刊，与赵开美本同名异实。又，《全国中医图书联合目录》《全国中医古籍总目》均著录中国科学院图书馆藏有一部《仲景全书》，2007年12月13日笔者亲考所藏，该书一函，书号134，登记号1171670-6。书目登录："仲景全书"。经取阅，发现该书封面有如下文字："四川医学者——前清优贡张骥先识珍藏。"扉页刊有如下文字："张卿子先生手定《仲景全书》 皇都书林温故堂藏板"。全函收有三部书：《集注伤寒论》《金匮要略》《伤寒类证》。日本刻本，三书皆有日文返点符号。

张卿子《仲景全书》的价值在于，全书多处刻有"南海何如经校字"字样。何氏详引赵开美本《伤寒论》仔细校勘张卿子《仲景全书》之《伤寒论》，书眉大量引用赵开美本《伤寒论》以校正张卿子本《伤寒论》原文处。如张卿子《伤寒论》太阳上标题作"辨太阳病脉证并治法上第五"，书眉小注云："宋版无法字。宋版注合十六法方一十四首。"又如第13条张卿子本作"太阳病，头痛发热，汗出恶风者，桂枝汤主之"，书眉小注云："宋版无者字。宋版注用前第一方。"经考，书眉小注与赵开美本完全相合。这类书眉校勘俯拾皆是。这有力证明，何如经所据校本为赵开美本《伤寒论》，此本似在光绪末年尚存于成都。乾隆年间四库馆修《四库全书》时，只著录成无己本《注解伤寒论》，未收录赵开美本《伤寒论》，有人借此证明赵开美本《伤寒论》在乾隆年间已经失传，此说非也，这只证明当时四库馆馆臣对收集医书草率而已。

我们在张卿子《仲景全书》书眉上发现的以赵开美本《仲景全书·伤寒论》为校本这一事实，对考证赵开美本《仲景全书·伤寒论》在 19 世纪 90 年代尚在成都流传，是很有价值的。

（2）与恽铁樵影印日本安政本相区分

日本安政三年（1856）日本崛川济影刻藏于日本的赵开美《仲景全书·伤寒论》初刻本而改正讹字，影刻极为精致，字旁附有日文返点符号。而恽氏据刻时，剜去了这些返点符号，但不可视之为据赵氏原刻之刊本。

（二）《宋本伤寒论》祖本考

北宋校正医书局校正《伤寒论》所用底本，为高继冲进献本。《伤寒论序》对《伤寒论》的古本传承概况略有所述："自仲景于今八百余年，唯王叔和能学之，其间如葛洪、陶景、胡洽、徐之才、孙思邈辈，非不才也，但各自名家，而不能阐明之。"这一段说明《伤寒论》自王叔和至孙思邈数百年之流传大略，对于后人沿流溯源、寻找这数百年《伤寒论》流传轨迹颇多启悟。宋本所据之底本下面一段文字是关于底本之说明。文字虽简，涵纳甚多：

> 开宝中（赵匡胤纪年，968～976），节度使高继冲曾编录进上，其文理舛错，未尝考证，历代虽藏之书府，亦缺于雠校，是使治病之流，举天下无或知者。

本文以此为线索，追踪高继冲编录进献之《伤寒论》直至《汉书艺文志》著录之《汤液经法》一千余年之流传轨迹，穷溯本末，一一抉所自来，从这个角度观之，或可作为宋本《伤寒论》的身份考查。

1. 高继冲其人

高继冲（942～973）是五代十国（907～960）荆南国最后一位国君，荆南国史事见《旧五代史》卷一三二《世袭传》、《新五代史》卷六九《南平世家》、宋王称《东都事略》、《资治通鉴》卷二七五、卷二七六、卷二八〇、卷二八七、卷二八八、《续资治通鉴》卷一、卷二、卷三。

高继冲的曾祖父高季兴于907年任南平节度使，南平即荆南。《资治通鉴》云："荆南节度使高季兴寝疾，命其子行军司马、忠义节度使、同平章事从诲权知军府事。丙辰，季兴卒。吴主以从诲为荆南节度使兼侍中。"（见《资治通鉴》卷二七六）季兴卒于928年。荆南国由其子高从诲（891～948）主掌。高氏家族主掌荆南国凡五世，唯二世从诲读书明礼，披览经史。《资治通鉴》卷二七九云："从诲谓梁震曰：吾自念平生奉养，固已过矣。乃捐去玩好，以经史自娱。"

高从诲卒于948年，由其子高保融掌荆南。保融为第三代荆南国主，继冲之父。《资治通鉴》卷288云："荆南节度使南平文献王高从诲寝疾，以其子节度副使保融判内外兵马事，癸卯，从诲卒，保融知留后。"保融昏庸，耽于淫乐，一切事务皆委其弟保勖。《宋史》卷483《世袭传》云："保融性迂阔淹缓，御兵治民，一时术略政事，悉委于母弟保勖。"《续资治通鉴》卷一云："保融性迂缓，御军治民皆无法，高氏始衰。"保勖亦荒淫贪婪。《续资治通鉴》卷二云："（961年）九月甲子，以高保勖为荆南节度史。保勖淫恣，好营造台榭，穷土木之工，军民咸怨，记室孙光宪谏，不听。"高保勖卒于公元962年11月，此年相当北宋赵匡胤建隆三年。保勖为荆南国第四代国主。

荆南国第五代国主亦即最末一代国主为高继冲。其叔保勖临终时问何人可继主荆南。《续资治通鉴》卷一云："荆南节度使高保勖寝疾，召牙内都指挥使京兆梁延嗣曰：我疾将不起，孰可付后事者？延嗣曰：先子舍其子继冲，以军府付公，今继冲长矣。保勖曰：子言是也。即以继冲权判内外军马事。甲戌，保勖卒。"从公元962年11月始继冲以荆南节度副使执掌荆南国国柄。963年正月庚辰，晋升为荆南节度使。《续资治通鉴》卷三云："正月丙子，以荆南节度副使权知军府事高继冲为荆南节度使。"

五代十国之荆南国为十国中之弱国。凡五代。世系如下：

高季兴（1）→ 高从诲（2）→ 高保融（3）→ 高保勖（4）→ 高继冲（5）。

2. 高继冲如何得到《伤寒论》？

高氏家族世系清楚，凡五代，曾祖季兴陕州硖石人，一介武夫，梁开平元年（907）以军功任荆南节度使，为高氏家族统治荆南奠定基础。第三代保融、第四代保勖迂阔懦弱，淫恣害民，不恤政事，不亲书卷，是《伤寒论》约非得于此三人时期。唯第二代高保融能"以经史自娱"，尚知书卷礼乐于修身治国不可或离。保融个人有此品德，尚须辅以客观条件。这个条件是——"劫掠"。

荆南国当今武汉一带，扼四方水陆交通要冲，于十国中为蕞尔小国。《新五代史》卷六九叙其国云：

> 荆南地狭兵弱，介于吴楚为小国。自吴称帝，而南汉、闽、楚，皆奉梁正朔，岁时供奉，皆假道荆南。季兴、从诲常邀留其使者，掠取其物。而诸道以书责诮，或发兵加讨，即复还之而无愧。其后南汉与闽、蜀皆称帝，从诲所向称臣，盖利其赐予。俚俗语谓夺攘苟得无愧耻者为赖子，犹言无赖也。故诸国皆目为高赖子。

此书非高氏家族历代相传所固有，极有可能在高季兴、高从诲时期以掠取手段而获得，诸道或发书责难、或发兵加讨，乃奉还金宝，扣留书卷等，至高继冲危难之际，乃献之朝。

3. 高继冲将《伤寒论》编录本进献北宋朝廷

高继冲任荆南节度使时，时当北宋赵匡胤乾德元年（963）。此时距大宋建国（960 始建国）已三年余。赵匡胤久有混一天下之志，此时正在酝酿征服荆南之计：以收服湖湘为词假道荆南以灭之。据《续资治通鉴》卷三云：

> （963 年）庚申，以山南东道节度使兼侍中慕容延钊为湖南

张仲景事迹及《伤寒论》版本史

道行营都部署，枢密副使李处耘为都监，发兵会襄阳以讨张文表。先是，卢怀忠使荆南，帝谓曰："江陵人情去就，山川向背，吾尽欲知之。"怀忠使还，报曰："继冲控弦之士不过三万，年谷虽登，民困于暴敛，其势日不暇给，取之易耳。"于是帝召宰相范质等谓曰："江陵四分五裂之国，今假道出师，因而下之，蔑不济矣。"遂以成算授处耘等。

《续资治通鉴》卷三详细记述以假道之计削平荆南过程以及高继冲无可奈何之态：

> 李处耘至襄州，先遣阁门使临洺丁德裕喻继冲以假道之意，请薪水给军。继冲与其僚佐谋，以民庶恐惧为词，愿供刍饩百里外。处耘又遣德裕往，（孙）光宪及延嗣请许之。兵马副使李景威说继冲曰："王师虽假道以收湖湘，恐因而袭我，愿假兵三千设伏荆门险隘处，候其夜行，发伏攻其上将，王师必自退却，回军收张文表以献于朝廷，则公之功业大矣。不然，且有摇尾乞食之祸。"继冲不听，曰："吾家累岁奉朝廷，必无此事。"孙光宪曰："景威，峡江一民耳，安识成败！且中国自周世宗时已有混一天下之志。宋兴，凡所措置，规模益宏远，今伐文表，如以山厌卵耳。湖湘既平，岂有复假道而去耶？不若早以疆土归朝廷，则荆楚免祸，公亦不失富贵。"继冲以为然。景威知计不行而叹曰："大事去矣，何用生为？"因扼吭而死。景威，归州人也。继冲遣延嗣与其叔保寅奉牛酒来犒师，且觇师之所为。
>
> 壬辰，师至荆门，处耘见延嗣等，待之有加。延嗣喜，驰使报继冲以无虞。荆门距江陵百余里，是夕，延钊与延嗣等宴，饮于其帐，处耘密遣轻骑数千倍道前进。继冲但俟保寅、延嗣之还，遽闻宋师奄至，即慌恐出迎，遇处耘于江陵北十五里。处耘揖继冲，令待延钊，而率亲兵先入，登北门。比继冲与延

中医文献与中医文化研究

钊俱还，宋师已分据冲要，布列街巷矣。继冲大惧（原注：《江陵志余》云："宋兵入城，继冲以轿覆井，殆内人入舆，多堕井死。"），遂尽藉其三州，十七县，十四万二千三百户，奉表来归。

春秋时代，晋国曾假道于虞以伐虢，回师灭虞，至北宋故事再演，戏剧性地灭掉荆南。

高继冲于962年11月任荆南节度使，963年2月国除，任职3月余。灭国伊始，赵匡胤复命"高继冲为荆南节度使"（见《续资治通鉴》卷三），然令"枢密承旨王仁瞻赴荆南巡检"（见《续资治通鉴》卷三），对高继冲加以监视。《续资治通鉴》云：963年六月乙未"诏：荆南兵愿归农者听，官为葺舍，给赐牛酒、种食。"（见《续资治通鉴》卷三）遣散节度使统领的全部官兵。继而，又命王仁瞻为荆南节度使。《续资治通鉴》卷三云：六月"丁酉，命王仁瞻权知荆南军府事"，解除高继冲荆南节度使之职。963年12月"荆南节度使高继冲表乞陪祀，许之，因举族归朝。癸未，改命继冲为武宁节度使"，从此高继冲离开荆南国。《新五代史》卷六九《南平世家》云："季兴兴灭年世甚明，诸书皆同。盖自梁开平元年（907）镇荆南，至皇朝乾德元年（963）国除，凡五十七年。"

高继冲转任武宁节度使后，为求免祸，不断上献珍宝乃至户口簿、账簿等。《宋史》卷四八三《荆南高继冲传》云：

> 继冲藉管内刍粮钱帛之数来上，又献钱五万贯、绢五千匹、布五万匹，复遣支使王崇范诣阙贡金器五百两、银器五千两、锦绮二百段、龙脑香十斤、锦绣帷幕二百事。

《续资治通鉴》卷三：

> （乾德元年五月甲子）高继冲藉伶官一百四十三人来献，诏悉分赐诸大臣。

高继冲在献无可献的情况下，想到《伤寒论》。

为什么要选择进献此书呢？这与赵匡胤之弟赵炅韬晦养志编纂医书有密切关系。宋初，赵炅为编辑方书而搜罗名贵医书及名方异术玄针。赵炅《太平圣惠方·序》云：

> 朕昔自潜邸，求集名方异术玄针，皆得其要，间收得名方千余首，无非亲验，并有准绳，贵在救民，去除疾苦，并遍于翰林医官院各取到经乎家传应效药方合万余道，令尚药奉御王怀隐等四人，校勘类编，凡诸论证，并该其中，品药功效，悉载其内。

赵炅"求集名方异术玄针"的时间在开宝年间，这个阶段，正是高继冲任武宁节度使之时，朝不虑夕，危不旋踵，忧患缠身，计无所出。恰好此时赵炅在求集医书医方，《伤寒论》为方论同集之作，乃进献之，希冀政治处境有所好转。孙奇、林亿《伤寒论序》云："开宝中，节度使高继冲曾编录进上。"开宝凡9年，"开宝中"当指开宝四年或五年，约献于此时。但是他没有达到自己的愿望。《宋史》卷四八三《荆南高继冲传》云："开宝六年（973）卒，年三十一。"献书不久即含恨逝去。史书未载高继冲生于何年，从卒年上溯31年，其生年为五代后晋天福七年（942）。

高继冲于史事无足言，唯一可供后人思念者，即为此献书事矣。

4. 高继冲进献本的五大特点

高继冲进献《伤寒论》本之特点，从《伤寒论序》中可大体推知。

第一，"节度使高继冲曾编录进上"。"编"者，编次也，即对原书之次序作些调整；"录"者，抄录也，即将原书于进献前加以抄录。编录者为谁，已不可知。此书在北宋校正医书局校正以前（治平二年校正毕，公元1065年），其结构乃条论于前方汇于后者，即前论后方（其模式大体存留于《金匮玉函经》），现在的方证同条模式乃校正医书局所改动。进献本卷数与今本同，亦10卷。《序》云："今先校定张仲景《伤寒论》十卷"，指此。

第二，"其文理舛错，未尝考正，亦缺于雠校。"进献本未经校勘，讹、衍、倒、夺，时有所见。古代传抄本类多如此。今本避宋讳之字如避"玄"为"真"等，非出自进献本，乃出于校正医书局。

第三，"历代藏之书府，是使治病之流，举天下无或知者。"此尤可见此本之重秘、高贵，为人间难得之宝卷。稽之史传，自仲景自叙称《伤寒杂病论》十六卷后，经王叔和整理后的传本歧出，有36卷的《张仲景方论》（见《太平御览》卷722引晋张湛《养生论》），有18卷的《张仲景伤寒论》（见王焘《外台秘要》），有15卷的《张仲景方》（见《隋书·经籍志》）、《张仲景药方》（见《旧唐书·经籍志》及《新唐书·艺文志》），有10卷的《张仲景辨伤寒十卷》（见《隋书·经籍志》引梁阮孝绪《七录》，小注曰"亡"），有9卷的《张仲景辨伤寒并方》（见南朝刘宋陈延之《小品方》），还有8卷本（即《金匮玉函经》）、1卷本（即淳化本）等等，从高继冲进献本卷数观之，进献本出于梁阮孝绪《七录》著录之《辨伤寒》十卷及《小品方》所载《张仲景辨伤寒并方》九卷无疑也。古人有将古书文字略少的两卷捲为一捲儿或将文字较多的一卷捲成两捲儿的习惯，则《小品方》之九卷应是某两卷被捲为一捲儿的结果，卷数虽少一卷，而内容无缺。"捲"是"卷"的后出字。《隋书·经籍志》所云"亡"者，实未亡也。另外，《新唐书·艺文志》著录有《伤寒卒病论》十卷，或即此本欤。

第四，高继冲进献本未被收入由赵炅主持由王怀隐编辑的《太平圣惠方》中。赵匡胤驾崩后，其弟赵炅即位，是为宋太宗。他在开宝年间收集的名方异术玄针于登极后16年即淳化三年（992）刊行成书，名为《太平圣惠方》100卷，其中卷8～14为《伤寒》卷，与进献本大异。此本亦为六朝传本，但与进献本非同一传授系统。由此可知，进献本献于朝廷后，被珍藏于皇家书府，珍秘之甚也，以至连皇弟亦难得一见，故云"举天下无或知者"。

第五，高继冲进献本久藏皇家秘府。从进献之初（约开宝四年或五年，公元971或972年）至校正医书局以此本为底本而校之（治平元年/1064年始校，治平二年/1065年校毕），中间凡90余年，皆藏于皇家书府，无校勘、无登录（无登录于书目），秘扃尘封，"举天下无或知者。"至治平元年选此本为底本乃始见天日。北宋校正医书局以此本为底本，极为有识。

此本可直接与梁《七录》著录之《辨伤寒》十卷乃至与《小品方》著录之《辨伤寒》九卷紧密联系起来，向上回溯，可以推知东晋李充《晋元帝四部目录》、西晋荀勖《晋中经簿》亦曾著录《辨伤寒》。此天不丧斯文，故有藏者献之（高继冲），有人校之（孙奇、林亿），有人翻刻之（赵开美），乃流传至今，嘉惠我民族于无穷，岂非我民族之大幸哉！

5. 高继冲本《伤寒论》古今传承路线略图

至此，我们可以划出一条高继冲本《伤寒论》古今传承大致路线图

（1）《汉书·艺文志·经方类》著录之《汤液经法》——

（2）张仲景据《汤液经法》编纂《伤寒杂病论》（王叔和整理为《张仲景方十五卷》包括《伤寒杂病论》全部内容，流传六朝及隋唐，名为《辨伤寒》）——

（3）荆南国末代帝王高继冲将《伤寒论》十卷进献北宋朝廷——

（4）北宋校正医书局以高继冲进献本为底本加以校定，于北宋治平二年（1065）刊刻为大字本《伤寒论》，又于北宋元佑三年（1088）刊刻为小字本《伤寒论》（大字本与小字本内容全同，仅字之大小有异）——

（5）明后期赵开美（1563～1624）以小字本《伤寒论》为底本进行翻刻，刊成于明万历二十七年（1599），赵开美将翻刻本命名为《宋版伤寒论》，并在卷首刻上"翻刻《宋版伤寒论》全文"九字，后世所称《宋版伤寒论》之名即来自赵开美。北宋元祐三年小字本《伤寒论》在赵开美翻刻不久即已丢失，真正的《宋版伤寒论》已经不复存在。如果深究赵开美翻刻的所谓《宋版伤寒论》是否逼真小字本《伤寒论》原貌，结果发现，翻刻本与底本有巨大差距，也就是说，所谓《宋本伤寒论》不是北宋元祐三年小字本《伤寒论》原貌。此事在中医文献上比较

重大，略举证据如下：

第一，赵开美翻刻的《宋本伤寒论》的版式不是元佑三年北宋小字本《伤寒论》版式，而是赵开美自立版式。据赵开美《翻刻宋本伤寒论》序言说，他从当地名医沈南昉家得到一本成无己《注解伤寒论》，讹误太多，复从市场"购得数本"，反复校勘改误，雕版刊行。考成无己《注解伤寒论》最初刊刻于金大定十二年（1172），这个版本流行不久就已丢失，现存最早《注解伤寒论》版本是元刊本，今藏北京大学图书馆，北京大学李盛铎教授（1859～1934）《木犀轩藏书题记及书录》（1985年北京大学出版社）页166题记："《伤寒论注解》十卷。元刊本。半页十二行，行二十四字，注双行同。黑口，四周双边。首卷标题为《伤寒论注解》卷之一，次行低二格为仲景述，空二格为王叔和撰次，空二格为成无己注解。前有《图解运气图说》一卷，次伤寒论十卷排门目录；次伤寒论药方目录。版心上有大小字字数。鱼尾下题张方几。"又北京大学《李盛铎藏书目》云："《伤寒论注解》十卷，图解一卷，金成无己撰，元至正25年西园余氏刻本，朱颜校，四册，十二行，二十四字，小字双行同。细黑口，四周双边。"元版《伤寒论注解》刊刻于元代至正二十五年，当公元1365年，元板版式如此。以元板版式对照赵开美本《注解伤寒论》版式观察，二者完全不同，显示赵开美本《注解伤寒论》版式是明代刻书版式。赵开美刻完《注解伤寒论》后，接着雕版印刷《金匮要略》，版式与《注解伤寒论》保持一致。刻完《金匮要略》后，赵开美偶然获得北宋元佑三年小字本《伤寒论》，大喜过望，他说：《注解伤寒论》《金匮要略》"既可已，复得宋版《伤寒论》焉。予曩固知成注非全文，及得是书，不啻拱璧，转卷间而后知成住之荒也，因复并可之。"试看中医古籍出版社1994年影印出版的《仲景全书》，其中《注解伤寒论》《金匮要略》的板框都是四周黑线粗边，每半页十行，每行十九字，书口上端刻书名，单鱼尾下刻卷数。赵开美刊行《宋版伤寒论》时，版式与《注解伤寒论》《金匮要略》完全相同，每半页行数，每行字数也与《注解伤寒论》《金匮要略》完全一致。这就表明，赵开美刊行的《宋版伤寒论》不是翻刻，而是自立版式，所谓"翻刻宋

91

张仲景事迹及《伤寒论》版本史

版伤寒论"是不真实的。日本著名《伤寒论》学家森立之《伤寒论考注》卷三十五说："立之按,《伤寒论》正文,宜以赵开美本为定本也。赵氏得宋本在成注《伤寒论》及《金匮》刻成之后,故改易宋本行款,以仿《全书》之体,虽题云翻刻,实非翻刻也。详见《全书》版式,可以自知也。"清末杨守敬《日本访书志·影抄北宋本伤寒论》说:"此本影写精致,俨然北宋旧刻"。所谓影抄北宋本,实质上是影抄赵开美本,赵开美本的版式不是宋本模式,何有精致可言?

第二,赵开美增《医林列传》。《医林列传》凡三人:张仲景传、王叔和传、成无己传。成无己传据严器之《注解伤寒论序》及南宋开禧元年(1205)张孝忠《伤寒明理论跋》而成。北宋校正医书局无此三传。

第三,增《伤寒论后序》267字。此后序主旨以《黄帝内经》理论批评孙思邈三纲鼎立观点,与《宋本伤寒论》书前的序言完全无关,显系后人增补。赵开美是文献学家,不长临床,《伤寒论后序》是临床之作,当成于他人。

第四,增补词语。卷一至卷十皆增"宋林亿校正 明赵开美校刻 沈琳仝校"15字。据《金匮要略序》称,《伤寒论》《金匮玉函经》与《金匮要略》三书皆由孙奇一人校定,林亿未与其事,则"宋林亿校正"与事实不符。"明赵开美校刻 沈琳仝校"为赵开美增如,一览便知。明人翻刻古书多喜增如自己姓名,为后人诟病。赵开美是著名藏书家,亦为流俗所染。关于《注解伤寒论》卷前作者及注释者署名,从元代开始出现变化。元至正二十五年(1365)刊行的《伤寒论注解》卷一首页题"仲景述 王叔和撰次 成无己注解";日本天保乙未(1835)年日本覆刻元代至正二十五年本,卷前题名同;明王济川《注解伤寒论》卷一首页题"汉张仲景著 晋王叔和撰次 宋成无己注 明汪济川校正";明徐镕《注解伤寒论》卷一首页题为"汉张仲景述 王叔和撰次 成无己注解 明新安吴勉学师古阅 应天徐镕春沂校";明赵开美《注解伤寒论》卷一题"汉 长沙守张仲景述 晋太医令王叔和撰次 宋聊摄人成无己注解 明虞山人赵开美校正"。雕饰愈细,愈失其真。成无己晚年被金国劫掠至金国首都临潢,终于客死此处,故成无己史称金人。王济川题"汉张仲景著"大谬。作"述"是而作"著"大误。"述"者，谓谨守前言而不出己意，张仲景以《汤液经法》为据整理成《伤寒杂病论》一十六卷，符合"述"字原意。赵开美在《注解伤寒论》卷一首页的人名著录，不是翻刻，而是增补。

第五，赵开美《翻刻宋版伤寒论》多处增加牌记，如"世让堂/翻宋版""世让堂/翻刻宋/版赵氏/家藏印"，卷末增加"长州赵应期独刻"。既称"翻刻"，何得有此？

上述五条证据，足以证明，《宋本伤寒论》的版式不是翻刻北宋元祐三年小字本《伤寒论》版式，而是自立版式，其版式样式是明代通行版式。

我们这里说的是《宋本伤寒论》版式，不是说它的方证内容。赵开美翻刻的《宋本伤寒论》，保持着北宋校正医书局的方证内容。日本森立之说得是正确的："《伤寒论》正文，宜以赵开美本为定本也。"

（6）1991年6月人民卫生出版社出版《伤寒论校注》，北京中医药大学刘渡舟任主编、钱超尘副主编，所据底本为国家图书馆藏《宋版伤寒论》缩微胶卷。

（7）1997年中医古籍出版社影印出版的《仲景全书·伤寒论》，所据底本为中国中医科学院图书馆藏本。

据此可知，现代人们研究之《伤寒论》，溯其原始，无不旋转于荆南国末代帝王高继冲进献本肘下。

（三）北宋校正医书局校定《伤寒论》考

北宋治平二年（1065）刊行之大字本《伤寒论》及北宋元祐三年（1088）刊行之小字本《伤寒论》天壤间今已无存。明万历二十七年（1599）江苏常熟赵开美据元祐本翻刻之，以正文逼近原书面貌，故今通称之"宋本伤寒论"乃指赵开美翻刻本，崇敬之情无以加也。

1. 北宋治平大字本《伤寒论》校定者及该书特点

治平二年刊行的《伤寒论》通称林亿所校，不然也，实为孙奇校定。由高保衡、孙奇、林亿三人联名的《伤寒论序》云："国家诏儒臣校正医书，臣奇续被其选，以为百病之急，无急于伤寒。今先校定张仲景《伤寒论》十卷，总二十二篇，证外合三百九十七法，除复重，定有一百一十二方。今请颁行。"观序文，乃孙奇所校，序亦成于孙奇。《金匮玉函经序》云："国家诏儒臣校正医书，臣等先校定《伤寒论》，次校成此经"，文末由高保衡、孙奇、林亿三人联名落款，似三人合校此书。续读《金匮要略序》则云："国家诏儒臣校正医书，臣奇先校定《伤寒论》，次校定《金匮玉函经》，今又校成此书。"由是观之，《伤寒论》《金匮玉函经》《金匮要略》三书皆由孙奇一人主校之，高保衡、林亿为协校之功。三书序皆有"国家诏儒臣"语，不仅示为荣耀，亦显示何等重要也，故孙奇于《伤寒论序》《金匮要略序》皆明书其名，复于《金匮要略序》中微示《金匮玉函经》之校定亦成于其手，甚委婉甚有巧思。

《伤寒论》《金匮玉函经》《金匮要略》各为集理法方药于一身之临证经典著作，孙奇虽以儒臣入选，却以精于医理与临证见称。邵伯温《邵氏闻见录》云：

> 仁宗初纳光献皇后，后有疾，国医不效。帝曰："后在家，用何人医？"后曰："妾随叔父官河阳，有疾，服孙用和药辄效。"寻召用和，服其药果验。自布衣除尚药奉御，用和自此进用。用和本卫人，以避事客河阳。善用张仲景法治伤寒，名闻天下。二子奇、兆，皆登进士第，为朝官，亦善医。

《读书后志》云：

> 本朝士人如高若纳、林亿、孙奇、庞安常，皆以善医名世。

孙奇长于临证，北宋校正医书局校正之《外台秘要》亦出于孙奇手。孙奇《外台秘要序》及北宋皇祐三年（1051）朝廷关于校正《外台秘要》札子皆充分显示孙奇娴于临证。《外台秘要序》云：

> 王氏为儒者，医道虽未及孙思邈，然而采取诸家之方，颇得其要者，亦崔氏、孟诜之流也。且古之如张仲景、集验、小品方，最为名家，今多亡逸，虽载诸方中，亦不能别白。王氏编次，各题名号，使后之学者，皆知所出，此其所长也……国家诏儒臣校正医书，臣承命。以其书方证之重者删去，以从其简；经书之异者，注解以著其详；鲁鱼豕亥，焕然明白。臣谓三代而下，文物之胜者，必曰西汉，只以侍医李柱国校方剂，亦未尝命儒臣也。臣虽滥吹儒学，但尽所闻见，以修正之，有所阙疑，以待来哲。（《校正唐王焘先生外台秘要方序》）

宋皇祐三年（1051）五月二十六日札子云：

> 令秘阁简《外台秘要》三两本送国子监现校勘医书官仔细校勘。闻奏，札付孙兆。准此。至治平二年二月二日，准中书札子校正医书所状医书内有《外台秘要》一项。今访闻前校正官孙兆校对已成，所有净草现在本家，欲乞指挥下本家取赴本局修写进册。（《重订唐王焘先生外台秘要方》）

由是观之，选用孙奇校定《伤寒论》，确为首当其选者。同时研究宋本《伤寒论》亦当参阅孙奇校定之《外台秘要》。

观《伤寒论序》《金匮要略序》，又知孙奇于两书之底本来源、校定体例颇为明晰，于校定中作了哪些改动等等，叙述颇详。

孙奇校定之《伤寒论》具有以下特点：

（1）选用荆南国末帝高继冲（942～973）于北宋开宝（968～976）中进献并经编录的《伤寒论》为底本。序明言："开宝中，节度使高继冲曾编录进上，其文理舛错，未尝考证，历代虽藏之书府，亦阙于雠校，是使治病之流，举天下无或知者。"据今所掌握的历史资料考知，此本上承南朝阮孝绪《七录》之"张仲景辨伤寒十卷"及刘宋陈延之《小品方》之《张仲景辨伤寒九卷》之书，《小品方》据东晋李充《晋元帝四部书目》而成，则高继冲进献编录之本，其来颇为悠久矣。此书历代藏之书府，至北宋治平元年始选为底本，在中国医学史上，影响深远，意义重大。

（2）高继冲进献本《伤寒论》为十卷之数，内含二十二篇。序云："今先校定张仲景《伤寒论》十卷，总二十二篇。"校定者于卷数篇数皆依底本之旧，无所更动。

（3）删除重复之方。序云："删复重，定有一百一十二方。"详此说，进献本重见之方较多，乃删重见方证以从其简。观序文用"定"字，则一百一十二方之数，乃孙奇等所定。

（4）增加少量文字校勘与条文辨析。尤当注意者为卷六第十二节"辨厥阴病脉证并治"下小注："厥利呕哕附"。其意是，将"厥利呕哕"篇与厥阴病篇的内容合并到一起。这是孙奇所为。考《金匮玉函经》厥阴病与厥利呕哕尚分为两篇。《金匮玉函经》卷九："辨厥阴病形证治第九""辨厥利呕哕病形证治第十"。自成无己删去宋本诸小注及校勘语后，人们大多不知厥阴病篇之内容如此不相协的原因。继考孙奇、林亿等合所不当合之原因时发现，将此两篇合为一篇，不始于孙奇，孙思邈《千金翼方》卷十《厥阴病状第三》已经将《金匮玉函经》的两节合为一节了（《千金翼方》卷九卷十以《金匮玉函经》为底本）。孙奇校定《伤寒论》时，曾以《千金翼方》为校本，受其影响而合之，但附小注以说明，为后人考证提供资料。

（5）新增子目。所谓"子目"，指每卷前统计"证"与"法"的文字。子目文字虽略有压缩，但与经文基本相同。子目价值巨大，可以考证"法数"与"方数"，可以考证《宋本伤寒论》刊行后之增补条文等。成无己不明子目作用而删之，是以后人罕见之。

（6）严格区分《伤寒论》"证"与"法"的不同，首次确立三百九十七法之概念。"证"者，无方剂之条文为"证"；"法"者，有方剂之条文为"法"。如辨太阳上第五下注云："合一十六法，方十四首。"第一条子目下注云："前有太阳病十一证。"考宋本太阳上第一条至第十一条皆无方，故谓之"证"，凡子目下注明此方有几味药诸条，皆属于"法"。这就为三百九十七法概念的确立奠定了理论基础。"法"数与方剂数在理论上应该相等但在实际上却不相等。因为重复出现的方剂不计算在法数之内。如《辨太阳上脉证并治第五》下注云"合一十六法，方十四首"。又如太阳上第五子目"太阳病，头痛发热，汗出恶风者，桂枝汤主之"下注云"用前第一方"，即使用在第一条子目中出现的桂枝汤方。桂枝汤方无论出现几次，都按照一个方剂计数。

（7）将一百一十二方分附有关"法"下。高继冲本原始结构为"条论于前，方汇于后"，即"前证后方"，至北宋校正医书局孙奇、林亿等校定《伤寒论》时才大规模调整方剂位置。考其来历，与孙思邈《千金翼方》对方剂位置的调整不无影响。《千金翼方》卷九序云："旧法方证，意义幽隐，乃令近智所迷，览之者造次难悟。中庸之士，绝而不思，故使闾里之中，岁致夭枉之痛。远想令人慨然无已。今以方证同条，比类相附，须有检讨，仓卒易知。"孙奇受到孙思邈的启发影响是无疑的，但其"方证同条"的规模比孙思邈大，所用"以方附证"的方法亦有所不同。

（8）孙奇《伤寒论序》后附国子监牒文，署名者除高宝衡、林亿、孙奇外，尚有朝廷高官范镇、赵概、曾公亮、韩琦等15人。反映出《伤寒论》之雕版刊行为朝廷高度重视。

（9）方下附王叔和按语，未予删削。成无己删之，大为不当。

自孙奇校定《伤寒论》后，版本始定于一，传本歧出的局面结束，成为后人学习的模板，故称宋本为"定本"。

章太炎《拟重刻古医书目序》一文，对宋本之价值从与成注本比较之角度言之，深刻剀切，发人深思。云：

> 《甲乙》《肘后》《鬼遗》及《证类本草》、孙辑《神农本草》，本医师所不可阙者。其林校《伤寒论》原本，则赵清常影宋所刻，日本安政三年所翻，其异于成无己注本者，卷首独有目录，方下独多叔和按语。又林氏以别本校勘者，成注本亦

删去。余昔以《论》中寒实结胸与三物小陷胸汤白散亦可服，寒热互歧，诸家不决，因检《千金翼方》所引，作三物小白散，而林校所引别本，正与《千金翼方》同，由是宿疑冰释。今成注本删此校语，则终古疑滞矣！信乎，稽古之士，宜得善本而读之也。①

赵开美所刻宋版《伤寒论》为《伤寒论》首善之本，当为学者首当研习者。

2. 北宋《伤寒论》有大字本与小字本之分

（1）北宋治平二年大字本《伤寒论》

北宋刻书精致，字体亦极考究，所用字体以颜真卿、柳公权字体为流行体。叶德辉（1864～1927）《书林清话·刻书分宋元体字之始》条云："吾谓北宋蜀刻经史及官刻监本诸书，其字皆颜、柳体。其人皆能书之人，其时家塾、书坊，虽不能一致，大都笔法整齐，气味古朴。"就字体大小言，当时分为大字本、中字本、小字本三种。《伤寒论》治平二年二月刊刻之本为大字本。国子监牒文云："治平二年二月四日进呈，奉圣旨，镂版施行。"《伤寒论》于此年以大字刊行。大字本行格宽，字距大，字体大，册数多，售价高，普通人无力购买。元祐三年（1088）国子监牒文指出，同年八月六日接尚书礼部文："当月六日敕中书省勘会：下项医书，册数重大，纸墨价高，民间难以买置"，这些医书包括《伤寒论》在内。不仅《伤寒论》有大字本与小字本之别，就是《千金翼方》《金匮要略方》《脉经》《补注本草》《图经本草》等五种书亦有大小字之别。叶德辉《书林清话》卷二《刻板有例禁始于宋人》引绍圣三年（1096）牒文云：

绍圣三年开雕《千金翼方》《金匮要略方》《王氏脉经》《补注本草》《图经本草》等五件医书。末附国子监牒文。云：国子

---

① 章太炎全集·医论. 上海人民出版社，1994：160.

监（以下提行）准（以下空一格）监关准尚书礼部符。准绍圣元年六月二十五日（以下提行）敕，中书省尚书省送到礼部状。据国子监状，据翰林医学本监三学看治任仲言状，伏睹本监先准（以下提行）朝旨，开雕小字《圣惠方》等共五部出卖，并每节镇各十部，余州各五部。本处出卖，今有《千金翼方》《金匮要略方》《王氏脉经》《补注本草》《图经本草》等五件医书，日用而不可阙。本监虽见印卖，皆是大字，医人往往无钱请买，兼外州军尤不可得，欲乞开作小字，重行校对出卖，及降外州军施行。本部看详，欲依国子监申请事理施行，伏候指挥。六月二十三日奉（以下提行）圣旨，依奉敕如右，牒到奉行。

从上述牒文知，北宋校正医书局所校之书，国子监板行初期皆刊为大字本，然纸墨假高，医人无力购买，且携带亦多不便，于是乃有刊刻小字本之举。元祐三年礼部奉圣旨将《伤寒论》雕刻成小字本便人请买。《伤寒论》大字本久已亡佚。然1908年有名矩庵者，在赵开美《仲景全书》首页申明确曾寓目大字本。观行文流畅，笔迹娴熟，藏书富赡，精熟《伤寒论》版本流传之学，盖儒医兼通尤精于伤寒者。1908年至今不足百，所云"余所藏治平官刻大字影写本"云云，断非孟浪戏谑之言。徐坊，山东临清人，《清史稿》有传。

（2）北宋元祐三年小字本《伤寒论》

治平大字本《伤寒论》刊行于治平二年（1065），以册数繁重，纸墨价高，士人无力请买，销售不甚顺畅。23年后，朝廷敕命国子监刊刻小字本发售。此事载于《伤寒论》所附元祐三年（1088）牒文。云：

国子监准尚书礼部元祐三年八月八日符：元祐三年八月七日酉时准都省送下当月六日敕中书省勘会，下项医书册数重大，纸墨价高，民间难以买置。八月一日奉圣旨，令国子监别作小字雕印，内有浙路小字本者，令所属官司校对无差错即摹印雕版，并候了日，广行印造。只收官纸工墨本价，许民间请买，仍送诸路出卖。奉敕如右，牒到奉行。前批八月七日未时，付礼部施行。续准礼部符：元祐三年九月二十日准都省送下当月十七日敕中书省尚书省送到国子监状，据书库状，准朝旨雕印小字本《伤寒论》等医书出卖……奉圣旨，依国子监主者一依敕命指挥施行。 治平二年二月四日进呈，奉圣旨镂版施行。

观牒文，小字本《伤寒论》当时有元祐三年国子监本，有浙路本。浙路本稍早于国子监本。宋代以浙、蜀、闽三处刻书为胜，其中尤以浙路本为佳。浙本分杭州本、婺州本、台州本、衢州本、严州本等，统名浙路本或浙本。宋人叶梦得《石林燕语》云："天下印书，杭州为上。"牒文既云国子监雕刻小字本《伤寒论》时参照浙路小字本校对讹字，则牒文所云"浙路本"当指刻于杭州者。国子监小字本刊行之后，逐渐代替了浙路本。

北宋校正医书局校毕医书后，于治平及元祐年间分为大字本与小字本两种版本颁行。赵开美《脉望馆书目》宋元医书类书目著录云："宋大版《千金要方》四本，存八卷、九卷、十一、十二卷、二十四卷。宋小版《千金要方》欠一之四、六上、九之十、十四、二十九、三十，内十五之二十八。"大小版即大字本版与小字本版，赵开美尚亲见之，可证《伤寒论》有大小字本之分非虚论也。

（四）《宋本伤寒论》刊行后的流传与演变

1. 成无己事迹及《伤寒论注解》的流传

成无己，聊摄人，生于北宋嘉祐治平间（当公元 1063 或 1064）。金王鼎《注解伤寒论跋》云："此书乃宋国医成无己注解，四十余年方成，所谓完全之书也。后为权贵挈居临潢，时已九十余岁矣。"南宋开禧元年（1205）张孝忠《伤寒明理论》跋云："成公当乙亥丙子岁（1155 或 1156），其年九十余，则必生于嘉祐治平之间。"《四库全书提要》遵孝忠说："无己，聊摄人，生于宋嘉祐治平间，后聊摄入于金，遂为金人。至海陵王正隆丙子年（1156）九十余尚存，见开禧元年历阳张孝忠跋。"详"余"字，卒于金正隆丙子元年（1156）或正隆丁丑二年（1157）欤？

（1）聊摄何时沦为金地

南宋绍兴十一年辛酉（1141年，金皇统元年），淮北广大地区以条约形式正式割让金国。此年宋金谈判，金国要求割取长江以北大片领土。南宋史学家李心传（1166～1243）《建炎以来系年要录》卷一四一绍兴十一年冬十一月辛丑条说：

> 是日，金国都元帅宗弼遣魏良臣等还，许以淮水为界，岁币、银、帛各二十五万匹两。又欲割邓、唐二州。

1141年11月辛丑日谈判结果是，南宋被迫允诺以淮水为界，北面割予金国，每年向金国进奉白银二十五万两，绸缎二十五万匹。金国又要求将邓州、唐州割让金国。过几天，南宋派使臣到金国再次谈判，确认割让范围。《建炎以来系年要录》引《绍兴讲和录》云：

> 皇统元年十一月七日。本拟上自襄江下至于海以为界，重念江南凋敝日久，如不得淮南相为表里之资，恐不能国。兼来使再三叩头，哀求甚切，于情可怜，遂以淮水为界，西有唐邓二州，以地势观之，亦是淮水北，在所割之数。来使云：岁贡银绢二十五万匹两，既能尽以小事大之礼，货利又何足道。止以所祈为定。

汉水流经湖北襄阳一段称襄江，襄江流入长江，金国要求以襄江为界，北为金地，南属宋国，宋使叩头哀求，改以淮水为界。成无己故乡聊摄在割让之地，故称成无己为金人。

（2）成无己被金朝劫持到金国首府临潢

成无己被金人劫持到金首府临潢，见金刻本《注解伤寒论》王鼎后序。

王鼎，金冥飞人，字大来，号退翁。儒生，小学家。金大定壬辰下元日（公元 1172 年农历十月十五日）《注解伤寒论》雕版成书，史称金刻本。其时王鼎年逾七旬，邀请渑池令魏公衡、武安布衣王纬撰序，自撰之文谦退为后序。清张金吾（1787～1829）《爱日精庐藏书志》卷二十二全文照录三篇序文。《宋以前医籍考》转录之。成无己生平与版本信息后世几无流传，王鼎《注解伤寒论后序》蕴含这方面较多资料，便于后世考证追踪。后序如下：

此书乃前宋国医成无己注解，四十余年方成，所谓完全之书也。后为权贵挈居临潢，时已九十余岁矣。仆曩缘访寻舍弟，亲到临潢，寄迹鲍子颙大夫书房百有余日，目击公治病，百无一失。仆尝求此书。公云："未经进，不可传！"既归又十七年，一乡人自临潢遇恩放还，首遗此书，不觉惊叹。复自念平日守一小学，于世无毫发补，欲力自刊行，竟不能就。今则年逾从心，晚景无多，兼公别有《明理论》一篇，十五年前已为邢台好事者镂版，流传于世，独此书沉堕未出。仆是以日夜如负芒刺，食息不遑，遂于辛卯冬，出谒故人，以干所求，一出而就，何其幸也！或曰：非子之幸，世之幸也！医者得以矜式，好事君子得之，亦可与医家商略，使病人不伏枕而愈，乃此书驾说《难》《素》之功也，于世岂小补哉！   大定壬辰下元日，冥飞退翁王鼎后序。

读此序当关注以下几事：
①"为权贵挈居临潢"，谓为金国权贵劫持到临潢行医。《说文》："挈，悬持也"，犹言抓起来。临潢，金朝首府，相当今天内蒙古自治区巴林左旗附近①。金国无名医，故劫持之，以应医事急需。

102

①　见顾颉刚、章巽编，谭其骧校《中国历史地图集·古代史部分》，地图出版社，1954. 又见中国社会科学院主办，谭其骧主编《中国历史地图集》，中国地图出版社，1982.

② 王鼎撰跋前十七年，在临潢亲见成无己。从撰文之年（1172）回溯十七年，为金正隆丙子（1156），其年九十余。张孝忠称"成公当乙亥丙子岁，其年九十余"，其说源自王鼎后序。

③ "非经进，不可传！"成无己被劫持到临潢，随身携带之物，唯《注解伤寒论》《伤寒明理论》《伤寒明理方论》（简称《方论》）。成公视若生命，朝夕呵护，心身以之。金国告诫成无己：此书非经朝廷批准，不可外传。意指不可转移到宋国刊行。成无己临终，冒死将《伤寒明理论》《方论》托付中原人某，某氏不负重托，刊行于邢台，是为《伤寒明理论》《方论》首刻金本。严器之撰序，其文如下：

> 余常思历代名医，回骸起死，祛邪愈疾，非曰生而知之，必也祖述前圣之经，才高识妙，探微赜隐，研究义理，得其旨趣，故无施而不可。且百病之急，无急于伤寒。或死或愈，止于六七日之间十日以上。故汉张长沙感往昔之沦丧，伤横夭之莫救，撰为《伤寒论》一十卷，三百九十七法，一百一十二方，为医门之规绳，治病之宗本。然自汉逮今，千有余年，唯王叔和得其旨趣，后人皆不得其门而入。是以其间少于注释，阙于讲义。
>
> 我　　　　宋以来，名医间有著述者，如庞安常作卒病论，朱肱作活人书，韩祗和作微旨，王寔作证治，虽皆互有阐明之义，然而未能尽张长沙之深意。聊摄成公，家世儒医，性识明敏，记问该博，撰述伤寒义，皆前人未经道者。旨在定体分形析证。若同而异者明之，似是而非者辨之。释战栗有内外之诊，论烦躁有阴阳之别。谵语郑声，令虚实之灼见；四逆与厥，使浅深之类明。始于发热，终于劳复。凡五十篇，目之曰《明理论》，所谓真得长沙之旨趣者也。使习医之流，读其论而知其理，识其证而别其病。胸次了然而无惑，顾不博哉！
>
> 余家业医，五十余载，究旨穷经，自幼迄老，凡古今医书，无不涉猎。观此书义理粲然，不能默默，因叙其略。岁在壬戌八月望日。锦幪山严器之。

张仲景事迹及《伤寒论》版本史

《伤寒明理论》《方论》雕版于金正隆戊寅三年（1158）。通称成公无己客死于正隆二年（1157），则此两书当是成公于将殁之年托人带到大宋故地刻板流行者。此书镂版时间所以早于《注解伤寒论》，与其篇幅较短字数较少有关。不计标点数之，严器之序四百一十六字，《伤寒明理论》二三四六四字，《方论》一五六一〇字，合计四万字。篇幅较短，易于镂版。

此序最夺人眼目处，是序文"阙于讲义，我　　　　宋以来，名医间有著述"。金刻板《伤寒明理论》"宋"字上有十七字空格，显示严器之对大宋依恋追怀，故序言结尾处只写"壬戌"，不著"皇统"二字（"壬戌"为金皇统二年）。严器之是大宋遗民，不承认金朝正朔。日本森立之《经籍访古志遗编》之《注解伤寒论》十卷条指出："想严器之以宋遗民，不记年号（《明理论序》亦同），殆似聊摄旧本。"北京神黄文献出版中心《域外中医古籍版本丛书》有此书，保存"宋"字上空格原貌。后世排印本不明"宋"字抬头意义而连排之，失去许多深刻的文化内涵与文人的故国追怀。

《注解伤寒论》与《伤寒明理论》《方论》同时被成无己带到临潢，成无己于将终之年将《注解伤寒论》手稿交付中原某乡人，请他交给王鼎在大宋故地刊行，王鼎得书，惊叹不已，立志自力刊行，"仆是以日夜如负芒刺，食息不遑"，终因当时民生凋敝，有心无力，看看自己晚景无多，丘墓不遥，于是募资镂版，于金大定十二年（1172）刊行，较《伤寒明理论》《方论》晚十五年。

《注解伤寒论》《伤寒明理论》《方论》是成无己用生命代价撰写而成的不朽三部曲，依照他自己的宿愿，必须在大宋故土雕版刊行。他的人生大梦实现了，可是他未能看见已经雕版刊行的著作！悲夫！

2018年10月下旬，山东省聊城市成无己研究会举行成无己学术研讨会，笔者写如下几句抒怀：

亚圣无己　客死临潢　心怀故国　注解还乡
爱国情怀　千古共仰　医圣亚圣　日月同光

医圣，仲景也；亚圣，成公也。

（3）金刻本《注解伤寒论》特点及其流传

金刻本《注解伤寒论》王纬序（"纬"字有作"绛"者，未知孰是），成于金大定壬辰（1172）九月十五日，重点说明《注解伤寒论》包括哪些主要内容："今者聊摄成无己先生注解，内则明人之经络，外则合天之运气，中间说药之性味，深造运气之用。错而综之，以释其经。"成无己《注解伤寒论》原有运气图说，名《图解运气图说》又名《图解运气钤》，非后世坿益者也。民国时期著名藏书家李盛铎（1858～1937）在元至正二十五年（1365）翻刻金本《注解伤寒论》首页写有题记，疑运气图说为后人坿益，非确论也：

> 《竹汀日记》载周漪塘藏毛氏影钞金刻成无己《伤寒论》十卷，小字密行，凡四册，与此书相合。但此多《图解运气钤》。一卷，或系后人坿益耳。至皇统甲子严器之、大定壬辰魏公衡、王绛三前序，冥飞退翁王鼎后序，此本皆缺。又十卷末有缺页，当觅它本补之。　辛酉谷雨后三日盛铎记。

金刻本《注解伤寒论》及以金刻本为底本翻刻者，有如下重要传本：

① 金大定壬辰（1172）王鼎刻本，为《注解伤寒论》最早刻本，后世刻本源于此。

李时珍《本草纲目》"人参"条云："人薓年深，浸渐长成者，根如人形，有神，故谓之人薓、神草。薓字从漫，亦浸渐之义。漫即浸字，后世因字文繁，遂以参星之字代之，从简便尔。然承误日久，亦不能变矣。唯张仲景《伤寒论》尚作薓字。"今校读元至正二十五年本、日本摹刻元本、明王济川本、吴勉学本、赵开美本，唯《注解伤寒论》卷三音释作"人薚下音参"五字，正文皆作"参"字，无作"薓"者。李时珍所阅《伤寒论》不是明赵开美翻刻宋版《伤寒论》（刻成于1599年，李时珍逝世于 1593 年，未见宋版《伤寒论》），而是成无己《注解伤寒论》，其版本当是金刻本。是知金刻本明后期尚存也。

②南宋张孝忠于南宋开禧元年（1205）刊行《注解伤寒论》十卷、《伤寒明理论》三卷、《方论》一卷合集。张孝忠跋云：

> 右《注解伤寒论》十卷、《伤寒明理论》三卷、《论方》一卷，聊摄成无己之所作。自北而南，盖两集也。予以绍熙庚戌岁（1190）入都，传前十卷于医者王光庭家。洎守荆门，又于襄阳访后四卷得之。望闻问切，治病处方之要，举不越此。古今言伤寒者，祖张长沙，但因其证而用之，初未有发明其奥。因仲景方论以辨析其理，深造自得，本《难》《素》《灵枢》诸书以发明其说，究药病轻重去取加减之意，毫发了无遗恨，诚仲景之功臣，医家之大法也。士大夫宦四方，每病无医。予来郴山，尤所叹息！欲示之教，难于空言，故刊此书，以为楷式，使家藏其本，人诵其言，夭横伤生，庶乎免矣。成公当乙亥丙子岁，其年九十余，则必生于嘉祐治平之间。国家长育人才，命医立学，得人之效，一至于此，则天下后世，凡所谓教养云者，可不深加之意也夫。　开禧改元五月甲子历阳张孝忠书。
>
> 　景定辛酉建安庆有书堂新刊

跋文引自日本《东洋医学善本丛刊》之《注解伤寒论　伤寒明理论》合集。"景定"（1260～1264），南宋理宗赵昀纪年；辛酉，景定二年（1261）。上距开禧改元（1205）张孝忠合刻本五十七年，则日本《东洋医学善本丛刊》之《伤寒明理论》系据开禧初刻本翻刻者。"建安"，地名，相当今福建建瓯市，是当时刻板书重镇。

"自北而南，盖两集也"，"北"指金国，"南"指南宋，具体指南宋首都临安。从北方金国至南宋临安，成无己书共有两集流传。"两集"谓《注解伤寒论》十卷为一集，《伤寒明理论》《论方》四卷为一集。前十卷为临安王光庭大夫家藏之王鼎刊本，后四卷为襄阳某氏所藏之邢台某人刊行者。《注解伤寒论》十卷与《伤寒明理论》《论方》四卷合刻于郴山，堪称《成无己全书》矣。《伤寒明理论》《论方》凡四卷，始刻于金正隆二年（1157），系邢台好事者镂版流传于世者，南宋开禧元年（1205）张孝忠据以翻刻，南宋景定二年（1261）建安庆有余堂据张孝忠本翻刻，是为第三次翻刻本。成无己著作一再翻刻流传，不胫而走，反映其书具有巨大临床与学术价值，深受读者珍爱。

③ 元大德八年甲辰（1304）孝永堂翻刻《注解伤寒论》。卷末有"孝□"方形木印，"东山"鼎式木印，"大德甲辰岁孝永堂重刻"长方木印。有《图解运气图说》一卷。

④ 元至正二十五年（1365）西园余氏刻本。所据底本为金刻本。书口有"张方"某，其下为本卷页数。有药方目录。排门目录各卷上端有花饰，此为元版通例。有《图解运气图说》一卷。元至正二十五年本保存金刻本文字特点。《注解伤寒论》卷三麻黄杏人甘草石膏汤之"杏人"不作"杏仁"；卷三抵当汤方作"桃人"不作"桃仁"。段玉裁《说文解字注》卷八人部"人"字注，据"杏人""桃人"作"人"不作"仁"，判断版本刊行之时代。段玉裁云：

> 唯人为天地之心，故天地之生，此为极贵。天地之心谓之人，能与天地合德；果实之心亦谓之人，能复生草木而成果实，皆至微而具全体也。果人之字，自宋元以前，本草方书，诗歌纪载，无不做"人"字。自明成化重刊本草，乃尽改为"仁"字，于理不通，学者所当知也。"仁"者，人之德也，不可谓"人"曰"仁"，其可谓"果人"曰"果仁"哉？金泰和（1201~1204）间所刊本草，皆作"人"。藏袁廷梼所。

元至正二十五年本正文诸方果人皆作"人"不作"仁"，保留金刻本文字特征，而排门目录有作"仁"者，反映"果人"作"果仁"在渐变过渡中。元至正二十五年《注解伤寒论》排门目录后为《伤寒药方》排门目录，《伤寒药方》卷三排门目录之"麻黄杏仁甘草石膏汤"

作"仁"，而卷五排门目录之"麻人丸"作"人"，反映"人"之作"仁"之渐变过渡形态。《注解伤寒论》明王济川本、吴勉学本、赵开美本、日本摹刻元本，"果人"之"人"字皆作"仁"，此尤可见元至正本之可贵。

⑤ 明正德四年己巳（1509）熊宗立种德堂刊本。书尾有"正德己巳仲春月熊氏种德堂刊"木印牌记。有《图解运气图》。

⑥ 明嘉靖二十四年乙巳（1545）汪济川刊本。有《图解运气图》。汪济川本首有"嘉靖二十四年岁在乙巳夏六月望歙岩镇吕滨郑佐"序，有云："余观成氏注，盖能独究遗经，与之终始，多所发明。间虽依文顺释，如传大将之令于三军，不敢妄为增易。听者唯谨，行自得之。其有功于是书不浅也……余里人汪君处敬，为是慇恻，务购善本，反复校雠。惧其传之不远也，则遂锓刻以为公，噫！"所据底本为元本。汪本自立板式。每半页十行，经文每行十九字，注文低一格，每行十八字，字号与经文同。板式爽朗醒目，极便阅读。民国年间《四部丛刊》影印。

⑦ 明《医统正脉》吴勉学刊本（1598）。有《图解运气图》。此书徐镕校正。以收吴勉学《医统正脉全书》中，故学者称为吴勉学本。此书无刊刻时间。徐镕《金匮要略方论序》末之题记可做此书刊行时间参证：

> 元末及我国朝初，医家方分伤寒、杂病为二家也。只因聊摄七十八岁撰成《明理论》，八十岁时注完《伤寒论》，未暇注《金匮论》，所以俗医分为二门。致今时众口一词，诮仲景能治伤寒，而不能疗杂证也，冤哉！余素慨《金匮方论》与《伤寒论》暌离孤处，及《注解伤寒论》《明理论》乖散失群已近五百年，因谋诸新安师古吴君校寿，一样成济，暌而得会，遇庶业医者，弗致得此失彼。万历戊戌孟夏吉日。匿迹市隐逸人谨识。

徐镕号"匿迹市隐逸人"。"万历戊戌"相当公元 1598 年。此年徐镕之《注解伤寒论》校正本与《金匮要略》校正本皆收入吴勉学之《医统正脉》矣。

⑧ 明赵开美《仲景全书》（1599）收录《注解伤寒论》。有《图解运气图》。阅读此书需关注卷首著录之作者并与相关版本进行对比：

A. 赵开美本作"汉长沙守张仲景述　晋太医令王叔和撰次　宋聊摄人成无己注解　明虞山人赵开美校正"；

B. 王济川本作"汉张仲景著　晋王叔和撰次　宋成无己注　明汪济川校正"；

C. 吴勉学本作"汉张仲景述　王叔和撰次　成无己注解　明新安吴勉学学古阅　应天徐镕春忻校"；

D. 元刻本作"仲景述　王叔和撰次　成无己注"。

唯赵开美本在"仲景述"三字前增"长沙守"三字，在"王叔和撰次"前增"晋太医令"四字、于"成无己注解"前增"宋聊摄人"四字。"长沙守"三字又见赵开美《仲景全书》之《金匮要略》："汉长沙守张机仲景述"。而《仲景全书》之《宋本伤寒论》仅作"汉张仲景述"，无"长沙守"三字，尚保留北宋校正医书局刊本原貌。考赵开美系据北宋校正医书局林亿等《伤寒论序》增"长沙守"三字。序云："张仲景《汉书》无传，见《名医录》，云：'南阳人，名机，仲景乃其字也。举孝廉。官至长沙太守。'"开美据以增之。不当也。赵开美本《注解伤寒论》及《金匮要略》风行天下，故多称仲景为"长沙守"。赵开美本称成无己为宋人，亦误。

赵开美本有补句。赵开美《仲景全书序》，沈南昉说他藏有仲景《伤寒论》，"予读而知其为成无己所解之书也。然而鱼亥不可正，句读不可离矣。已而购得数本，字为之正，句为之离，补其脱略，订其舛误。"校读诸本而知其所补所订。《伤寒例》："然气候亦有应至而不至，或有未应至而至者｜或有至而不去者｜或有至而太过者，皆成病气也。"成无己注："疑脱或有至而不去句。今补。"赵开美据成注补"或有至而不去者"七字，外用横线标志之。元刊本成注作"疑漏或有至而不去此一句"十一字、王济川本成注亦有此十一字、吴勉学本亦有此十一字、日本翻元刻本亦作此十一字，赵开美将此十一字凝缩为"或有至而不去"六字。此类"补其脱略，订其舛误"处尚有多处，宜校读之。

《四库全书总目提要》批评吴勉学本云："明吴勉学刻此书，题曰宋人，误也。"按，总目提要将汪本"宋成无己注"误为吴本，是所当正。赵开美本亦误称成无己为宋人，且增"聊摄"二字："宋聊摄人成无己注解"。

⑨ 明末清初毛晋（1599～1659，字子晋。原名凤苞，字子久），建汲古阁藏书楼。汲古阁刊本后人称为"毛本"。性喜钞录罕见秘籍，缮写精良，亲自校雠，后人称为"毛钞"。毛晋影钞金刻本属于毛钞本。据《平津馆鉴藏书籍记》云，"毛氏影金刻钞本，小字密行，前有皇统甲子洛阳严器之、大定壬辰渑池令魏公衡、武安王纬三人序，后有冥飞退翁王鼎序。黑口，每页二十四行，行二十四字。收藏有'古娄龚生'白文方印。"有《图解运气图》。

⑩ 清黄丕烈（1763～1825，乾隆二十八年至道光五年）家藏金钞本《注解伤寒论》。黄丕烈《千金唱和册·题宋本千金方》收载夏文涛诗："伤寒名论在（原注："君所藏医书有影钞金版成无己《伤寒论》"），各种试同论……"是《注解伤寒论》金刻毛钞本道光时代尚存。有《图解运气图》。

明人刊刻古书，好增自己姓名，汪本、吴本、赵本皆如此。

上述版本，以金大定壬辰本最善，张孝忠本首开成公著作合集之例，此两种版本罕见。元至正二十五年《注解伤寒论》据金刻本翻刻，今藏北京大学图书馆，框高 19.2 厘米，宽 13 厘米。空白页有"山西等处承宣布政史之印"满文汉文合刻大型图章。白书口，黑鱼尾。上鱼尾下刻"张方几"，下鱼尾下刻本卷页数。书口上端刻本页字数。每半页十二行，每行大字二十四个，小字双行，每行亦二十四字。元至正本分为四册：运气图说及卷一为第一册，卷二至卷三为第二册，卷四至卷五为第三册，卷六至卷十为第四册。李盛铎题记云："毛氏影钞金刻成无己《伤寒论》十卷，小字密行，凡四册。与此书相合。"则元至正本大体保留金刻本体貌。所不合者，删严器之序、魏公衡序、王纬序、王鼎跋。元至正本时有讹字，如《辨脉法第一》之"鞕"讹为"鞭"，俗体字亦较多，如"氣"字皆作"气"等。研究《注解伤寒论》版本史，元至正本具有重要意义。

（4）日本天保六年覆刻元刊本

日本天保六年（1835）《注解伤寒论》首页刻以"元板摹刻　注解伤寒论　跻寿馆"十二字。"元板摹刻"意为"摹刻元版"。有严器之序、增张仲景序，《伤寒论》十卷排门目录后为《伤寒论》正文。元代版本排门目录每卷上端皆有花饰，为元版排门目录通例，而天保本排门目录每卷上端无花饰。日本天保六年本增《伤寒卒病论集》张仲景序，且于张仲景序结尾处增"汉长沙守南阳张机著"九字。考"汉长沙守张仲景述"句中之"长沙守"三字始见赵开美《仲景全书》中之《注解伤寒论》。反映日本天保六年翻刻本曾参考赵开美本《注解伤寒论》。元代至正二十五年本每半页十二行，大字每行二十四字，小字双行，每行亦二十四字，而天保本每半页十一行，大字每行二十字，小字双行，每行亦二十字，显示非"摹刻元版"也。

天保六年本删卷首《图解运气图说》。有人认为无《图解运气图说》是日本天保六年所据元代刻本即如此。此说非也。考《运气图说》元明版本命名较为随意。元至正二十五年西园余氏刻本名《图解运气图说》，明王济川本名《图解运气图》，吴勉学本名《运气图解》，赵开美本名《运气图解》。但中国元明刊本皆有此图说，这个图说，在金刻本中已经存在，见王纬序。中国古代刊行的《注解伤寒论》无删落者，而日本天保六年本翻刻《注解伤寒论》有意删落此图说，反映日本不甚关注运气理论及图说。中国现代出版《注解伤寒论》亦有删落《运气图说》现象。人民卫生出版社1963年4月第一版、1972年重印的汪济川本《注解伤寒论》删去《运气图说》。《出版说明》云："1972年重印时，又删去了原有的注刻序文二篇，宋刻《伤寒论》敕文一篇，以及卷首所附《图解运气图》。"（按，《出版说明》关于高继冲时代、成无己时代、《注解伤寒论》刊行时间的介绍均误）。日本天宝六年《注解伤寒论》无《运气图说》，不是所据底本如此，而是翻刻时有意删落。近代著名藏书家李盛铎先生在元至正二十五年本卷首题记中很关注《运气图说》之有无，故本文对《运气图说》流传始末简考之。

1835年（相当中国道光十五年）天保本刊于日本跻寿馆，据《中国中医古籍总目》统计，中国科学院国家科学图书馆、北京大学图书馆、大连市图书馆、上海图书馆、复旦大学图书馆、扬州市图书馆少数图书馆藏有日本天保六年本。

本书所据之日本天保本，得自台湾，《伤寒论》排门目录纸有残缺，存前五行，阙后六行。余所藏日本天保本，封面有"温知堂医院藏书"标签，有"矢数道明藏书"字样，在后六行处有一长方木印："天保乙未秋跻寿馆刻梓"，刻梓时代为公元1835年。

日本天保本刻梓精细，行格宽裕，板式甚佳，极为醒目。《艺风藏书续记》称日本天保本"刻极精"，是研究成无己《注解伤寒论》版本之重要著作。

2. 宋版《伤寒要旨药方》

宋版医书流传至今者，不啻凤毛麟角，见之者亦寥若晨星。北京国家图书馆珍藏南宋乾道七年辛卯（1171）《伤寒要旨药方》一书初刻本，乃距今830余年前旧物，实人间难得之奇珍，书林之重宝也。今简考该书作者、版本特点及流传简史，以为研考此书之一助云。通过此书亦可考证宋本《伤寒论》对南宋之影响。

《伤寒要旨药方》，上下二卷。上卷《伤寒药方》，下卷《伤寒要旨》，南宋前期李柽著。柽，姑孰人，字与几。《伤寒要旨药方卷终》刊刻如下文字："右《伤寒要旨》一卷，《药方》一卷。乾道辛卯岁刻于姑苏郡斋。"北京国家图书馆于该书封面写有如下鉴定文字："《伤寒要旨》一卷，《药方》一卷。宋李柽撰。宋乾道七年姑孰郡斋刻本（黄丕烈跋，杨象济题款）二册"。其下有"甲子医家"诸字，为馆藏图书分类标志。

《伤寒要旨药方》二卷，初刻于南宋乾道七年，著录于尤袤《遂初堂书目》、陈振孙《直斋书录解题》及《宋史·艺文志》，南宋程迥推崇之。元代鲜于枢曾读之并诵之以七言律诗，明名医沈子禄曾加校补，明末某医生于《药方》目录之末补方六道。清黄丕烈于书坊之插架上曾见此书，后书友将《伤寒要旨药方》赠予黄氏，清王士钟《艺芸书舍宋元本书目》、江标《宋元本行格表》、邵懿辰《四库书目邵注》、瞿镛《铁琴铜剑楼藏书目录》等书，均加著录。诚如黄丕烈所云："此书不传于世久矣。"从医史学及目录学观之，此书价值巨大。李柽生平不详，仅知曾仕尚书左司郎。有与李柽同时之人名程迥（字可久）者，著《医经正本书》一卷，于该书《论医书第六》一节云："近有尚书左司郎姑孰李柽与几作《伤寒要旨》，发明仲景论。"《医经正本书》撰毕于淳熙丙申三年（1176），据此，则柽为南宋孝宗赵昚朝之尚书左司郎。李柽除《伤寒要旨药方》外，尚有《小儿保生方三卷》。南宋陈振孙《直斋书录解题》卷十三云："《小儿保生方》三卷，左司郎姑孰李柽与几撰。"《宋史·艺文志》云："李柽《伤寒要旨》一卷，《医家妙语》一卷，《小儿保生方》三卷。"

李柽《伤寒要旨药方》以校正医书局白文本为底本，以中字体刊行。在研究宋本《伤寒论》流传史及校勘宋本《伤寒论》上，均具有积极意义。比如，宋本第103条大柴胡汤方无大黄，服法云："一方加大黄二两，若不加，恐不为大柴胡汤。"《伤寒药方》第四十一大柴胡汤方恰有"大黄二两"。这在校勘上无疑具有重要意义。

（五）《宋本伤寒论》的翻刻与整理

治平、元祐年间刊行的大小字本《伤寒论》的第一次翻刻，当属明赵开美，此前无闻焉。有关赵氏事迹与刻本，详本文第一部分。现着重回顾一下日本安政本及其后的整理本。

1. 日本安政本

日本安政三年（1856），多纪元坚弟子崛川济据内阁文库本翻刻《伤寒论》，是为《翻刻宋本伤寒论》，简称"安政本"。然安政本并非日本首据内阁文库赵本《伤寒论》始行翻刻者，荣膺此一殊荣者当是宽文本。

（1）宽文本简说

宽文本，即日本宽文年间（1663～1672）之刻本，其固然为日本首据内阁文库《伤寒论》始行翻刻者，但是宽文本没有按照日本翻刻本之原式翻刻，字句也有不少讹误。崛川济之安政本跋文、丹波元坚之《翻刻宋本伤寒论序》、森立之《经籍访古志》对宽文本有评述，详见前《安政本伤寒论研究》，此不赘。

宽文本虽然不是好本，但它传播《伤寒论》功不可没。它是《仲景全书》刊行后首先据以刊刻者。据丹波元简云："《伤寒论》十卷。二册。宽文戊申重刻赵开美校刻宋版。汉张机撰。"宽文戊申八年相当清康熙七年（1668），《仲景全书》刊刻于1599年（明万历二十七年），两书相隔69年，宽文本在传播仲景学说、培养人才方面具有重要意义。宽文本之后，日本刊行者甚夥，现综合《聿修堂藏书目录》与《翻刻宋本伤寒论》卷末小曾户洋先生《伤寒论——その来历と和刻本の书志》之《江户时代における出版》一节，将日本据内阁本而刊行之《伤寒论》列举如下：①正德五年（1715），《伤寒论》，又称《小刻伤寒论》刊行；②宽政九年（1797）浅野元甫徽重校勘本，名《校正宋版伤寒论》，三册；③文化十三年（1816）刊本，附片假名，一册；④文政六年（1823）刊本，一册；⑤文政十年（1827）由风月庄左卫门书肆据宽文八年本刊刻；⑥弘化元年（1844）稻叶元熙刊本，书名《新校宋版伤寒论》，十卷二册。之后便是安政三年（1856）刊行之《翻刻宋本伤寒论》矣。

（2）安政本的重要特点

安政本所据底本为内阁本。1924年章太炎《伤寒论单论本题辞》说：

> 其书传于今者，宋开宝中高继冲所献，治平二年林亿等所校，明赵开美以宋本摹刻，与成无己本并行，至清而逸，入日本枫山秘府，安政三年，丹波元坚又重摹之，由是复行于中土。①

---

① 章太炎全集：第八集·医论集. 上海：上海人民出版社，1994：171.

"至清而逸"指《仲景全书》至清朝已经失传。这是当时普遍的观点。然故宫本有姜问岐图章（已如前述），证明清朝尚有《宋板伤寒论》；中国中医科学院本得自清末，卷一第一页签盖五枚图章："津沽张/氏藏善/本医书""柏心堂""志刚印""张剑衡印""郭元极印"，图章主人不详，新中国成立后，由中央卫生研究院（中医研究院前身）收藏。上海图书馆赵本卷一签盖"汤溪范氏栖/芬室所备医/史参考图书"篆字长方朱印一枚、"行准"朱章一枚，则上图本得自范行准，范氏购自晚清。沈阳中国医科大学本得自伪满洲国满洲医科大学，该书签盖"东亚满洲医科大学""满洲医科大学图书"朱章。伪满本得自何方待考。该书一度为辽宁中医学院借藏，后归沈阳中国医科大学保管。这些赵本在清代珍藏于私人之手，而未显露之耳。

安政本以内阁本为底本而未选用宽文本为底本，显示了当时日本学者具有较为深厚的版本学素养。清代雍正、乾隆、嘉庆时期，诸经学大师、小学大师纷纷提出选择善本之重要性，在学术研究中以善本为依据，这种学风对日本学者产生重大影响。

今细校安政本与内阁本，发现二者有许多不同。下分述之。

① 安政本结构与内阁本大异

A. 内阁本有赵开美《刻仲景全书序》，安政本无，以丹波元坚《影刻宋本伤寒论序》代赵开美序。

B. 安政本全书皆有日文返点符号，内阁本无。

C. 内阁本第一页第一行顶格刻"仲景全书目录"六字，第二行低三格刻"翻刻宋版伤寒论全文"九字，此版式与中国现存 5 部宋本《伤寒论》同。安政本删"仲景全书目录"六字，保留"翻刻宋版伤寒论"七字，删"全文"二字，置于第一行。

D. 内阁本卷一至卷十之第一行皆书"伤寒论卷第×　仲景全书第×"（按，两个"第×"的序号随卷数改变而改变。"卷第×"三字下空四格，其余各卷亦同），此版式与中国现存 5 部宋本《伤寒论》同。安政本只保留"伤寒论卷第×"六字，删"仲景全书第×"六字。

E. 内阁本书口上端有"仲景全书"四字，此版式与中国现存 5 部宋

张仲景事迹及《伤寒论》版本史

本《伤寒论》同。安政本将"仲景全书"四字删掉。

F. 内阁本黑白书口交错出现，安政本书口皆改为黑口。

② 改正内阁本讹字，补其阙字

安政本改正了内阁本大量讹字：

A. 内阁本卷三《辨太阳中》第 31 条"太阳病，项背强几几，无汗恶风，葛根汤主之。方一"，方中之"大枣十二两擘"之"两"字误，当作"枚"，安政本改为"枚"。

B. 内阁本卷三《辨太阳中》第 64 条"发汗过多，其人又手自冒心"，句中"又"字形讹，当作"叉"，安政本改为"叉"。

C. 内阁本卷四《辨太阳下》子目"伤寒十余日，热结在里，往来寒热者，与大柴胡汤第四。大味。水结附"，"大"字形讹，安政本改为"七"，故宫本作"八"。考大柴胡汤由八味组成，作"八"是。

D. 内阁本卷四《辨太阳下》子目第十六方小注"下有大阳一证"，古文"大""太"多通用，而《伤寒论》"大""太"使用划然，故当作"太"。安政本改为"太"。

E. 内阁本卷四《辨太阳下》第 162 条"与麻黄杏子甘草石膏汤"，方中"廿"中间阙一点，安政本改为"甘"。

F. 内阁本卷四《辨太阳下》第 173 条黄连汤方"大枣十二枚□"，"枚"字下为墨钉一个，安政本填补为"擘"字。是。

G. 内阁本卷五《辨阳明病》第 208 条小承气汤方"大黄四　厚朴二两炙去皮　枳实三枚大者炙"，"大黄四"之"四"字下无剂量，安政本补"两酒洗"三字。故宫本"四"字下有"两"字，无"酒洗"二字。笔者检《千金翼方》卷九"用承气汤法第五小承气汤方"亦无"酒洗"二字，成无己本亦无"酒洗"二字。此二字为校勘者堀川济据承气汤之"大黄四两酒洗"而补也。

H. 内阁本卷五《辨少阴病》第 282 条"若小便色白者，少阴病形悉具"之"病"字，无上面一点，虽循文可读，然则无点则为讹字，安政本改为"病"，是。

I. 内阁本卷七《辨不可发汗》"太阳与少阳并病，头项强痛，或眩冒，时如结胸，心下痞鞕者，不可发汗"，句中"痞"字阙少左侧两点，安政本改为"痞"。

J．内阁本卷七《辨可发汗》子目"温里宜四逆汤，攻表宜桂枝汤。第十六。（四近汤二味）"，句中五字小注误。"四近汤"当作"四逆汤"。四逆汤三味，非二味。安政本改作"四逆汤三味"。是。台北故宫本、沈阳中国医科大学本、中国中医科学院本、上海中医药大学本、上海图书馆本均将讹字"近"改为"逆"，但是讹字"二"依旧，未改为"三"，皆不若安政本细腻也。

K．内阁本卷八《辨发汗后第十七》第二十一方"若土瓜根及大猪胆计皆可为导"，其中"计"是讹字，当作"汁"。安政本改为"汁"字。

L．内阁本卷八《辨发汗后第十七》第二十一方"家煎方"之"家"字讹，当作"蜜"。安政本改为"蜜"。

M．内阁本卷八《辨发汗后第十七》第二十一方服法"并手捡作挺"之"捡"字讹，当作"捻"。安政本改为"捻"。

N．内阁本卷十《辨发汗吐下后第二十二》第二十五方"大枣十二枚壁"，"壁"字误，当作"擘"。安政本改为"擘"

O．内阁本卷十《辨发汗吐下后第二十二》第二十六方"伤寒不大便六七日，头痛有热者"之"痛"字，偏旁作"广"，安政本改为"痛"。

P．内阁本卷六《辨少阴病》子目第二十三小注"用前第二十二方。下有少阴病□证"，"证"上为空格。安政本补以"一"字。

③ 安政本改误未尽

安政本对内阁本的讹误作了大规模修改校勘，但尚有少数字句的讹误未加改正，属改误未尽。

A．内阁本卷一《辨脉法第一》："脉浮而紧者，名曰弦也。弦者状如弓弦，按之不移也。脉阴者，如转索无常也。"安政本同。按，古代大绳曰索，小绳曰绳。《尚书·五子之歌》："若朽索之御六马。""转索"喻绞绳，绳绞则紧，故上句"脉阴者"之"阴"当作"紧"，作"阴"

则失其所指。故宫本、上海中医药大学本、上海图书馆本、沈阳中国医科大学本、中国中医科学院本均作"紧"。安政本沿误作"阴"字。

B. 内阁本卷一《平脉》："若见损脉来至，为难治（肾谓所胜脾，脾胜不应时）"。安政本同。小注"肾谓所胜脾"系误句，词不达意。为考证此五字，笔者于 2007 年 8 月 27 日、同年 11 月 19 日、2010 年 7 月 30 日三次赴沈阳中国医科大学图书馆查阅《宋板伤寒论》，此五字该本作"肾为脾所胜"。2008 年 1 月 8 日至上海中医药大学图书馆查阅《宋板伤寒论》，1 月 10 日至上海图书馆查阅《宋板伤寒论》，这两个版本皆作"肾谓所胜脾"，与中国中医科学院本同。2009 年 4 月 10 日赴台北故宫博物院文献大楼三楼善本书室查阅赵开美《宋板伤寒论》，发现作"肾为脾所胜"。

就此五字小注观之，情况如下：中国中医科学院本、上海中医药大学本、上海图书馆本皆作"肾谓所胜脾"，日本内阁本、安政本与之同。沈阳中国医科大学本、台北故宫本均作"肾为脾所胜"，意谓土克水也，文从字顺，表意明确，符合医理。笔者认为，中国中医科学院本、上海中医药大学本、上海图书馆本是第一版次，台北故宫本、沈阳中国医科大学本为修订版次，即在第一版的板木上剜改讹字而成。

就中国现存五部赵开美本观察，台北故宫本、沈阳中国医科大学本文字准确性高于中国中医科学院本、上海中医药大学本、上海图书馆本。日本内阁文库本讹字较多，其文字正确性远不及赵本第一版次。台北故宫本第一卷首页有清末著名藏书家徐矩庵墨笔题记，其余四部皆无，且故宫本有赵开美私人藏书章"东海仙蠹室藏"签章，他书皆无，故宫本保存的文献信息较其他四部丰富，因此本文在校勘时，多对照故宫本。

C. 内阁本卷二《辨痉湿暍第四》"问曰：风湿相搏，一身尽疼，病法当汗出而解"，"病"字误，当作"痛"，安政本未加改正。

D. 内阁本卷二《辨太阳上》第 12 条服法"不可令如水流離""一日一夜服，周时观之"，安政本对"離"字"观"字未加修改。

E. 内阁本卷四《太阳下》第 141 条五苓散服法"右五味为散，更于臼中杵之"，安政本同。"杵"字中国所藏五部赵本均作"治"。

F. 内阁本卷五《辨阳明第八》第242条"病人小便不利,大便乍难乍易,时有微热,喘冒(一作□□)",安政本亦作两个墨钉。

G. 内阁本卷六《辨少阴病》子目第二十"少阴病,自利清水,心下鞕口乾者,宜大承气汤。第二十",安政本同。故宫本、中国中医科学院本"鞕"字均作"痛"。按321条正文作"痛",则内阁本子目作"鞕"非,作"痛"是。

H. 内阁本卷七《辨霍乱病第十三》第385条"恶寒,脉微(一作□)而复利,利止亡血也。四逆加人参汤主之",句中有一墨钉。安政本亦作墨钉。

I. 内阁本卷九《辨可下第二十一》十枣汤服法"右三味各异捣筛科已合治之",文中"科"是讹字。安政本亦作"科"同。中国所藏五部均作"秤",是。

上述材料证明,安政本改误未尽。

中国中医科学院本所存讹字,内阁本偶有改正者。中国中医科学院本《伤寒论》卷三《辨太阳中》第93条:"太阳病,先下而不愈,因复发汗,以此表里俱虚,其人因致冒,冒家汗出自愈。所以然者,汗出表和故也。得里和,然后复下之。"其中"得里和"三字内阁本改为"里未和"。是。台北故宫本、沈阳中国医科大学本亦作"里未和"。显示内阁本以中国中医科学院本为底本翻刻之,将"得里和"改为"里未和",台北故宫本、沈阳医大本则在中国中医科学院本基础上修订之,改为"里未和"。

(3)安政本优于宽文本

因宽文本有不少讹误,在日本国内评价较低,已如前述。故日本国内有志经籍者,多方觅求善本而刊刻之,安政本于是作焉。

崛川济安政本跋说:

> 二百年来,名师哲将,研究是经者,亦皆据陋刻,而私意删略,以讹传讹,竟无知赵氏旧本为何物者。夫医理深远,要在于尊经,尊经必择善本,是经尤为吾道之大本,而世无善本,

可深慨也哉！嘉永辛亥之岁（1851），丹波晓湖先生于　官库中始检出此本而影摹一通，济谨阅之，实赵氏原刻本，而人间绝无仅有之秘帙也。仍质之莒庭先生，详加校点，刊诸家塾，以广印行。①

所谓"官库"，指幕府红叶山房文库。丹波晓湖是丹波元坚从子。丹波元坚为《翻刻宋本伤寒论》作序，云：

项日从子兆素于　枫山秘府始览清常原刻本，狂喜之至，恭请借贷，亟取校之。其文字端正，可以订宽文本者不一而足，真为治平之旧面，此其所谓书之最近古者非耶？余弟子崛川济，勤挚学古，每患此经世无善本，仍影摹刊印，以播于世。于是宋校之旧，复发韬光，而人人得求古以从之，则所谓生乎千载之下，而欲知千载之上者，舍此其何以哉？

日本安政本在校勘《伤寒论》上，颇为精卓。它不仅把内阁本《伤寒论》大量讹字改正，墨丁补上文字，而且还改正了常常被人忽视的两个讹字：

其一，现存故宫本、沈阳中国医科大学本、中国中医科学院本、上海中医药大学本、上海图书馆本卷七《辨阴阳易差后劳复病脉证并治第十四》第392条："伤寒阴易之为病，其人身体重，少气，少腹里急，或引阴中拘挛，热上冲胸，头重不欲举，眼中生花（花一作眵）。"句中"眵"是讹字。字书有"眵"字，音 chǐ. 《集韵·纸韵》："肉物肥美也。"与此条文意无关。安政本剜改为"眵"字，极是。

其二，内阁本、故宫本、中国中医科学院本卷五《辨阳明病脉证并治第八·子目》第261条："伤寒身黄发热，栀子蘗皮汤主之。第四十三。""蘗"字形讹（按，子目误而正文不误），当作"蘗"，安政本改

① 丹波元坚. 翻刻宋本伤寒论·序. 东京：旭阳社，1991：1-2.

为"虆"字。极是。

从中可以看出当时任校雠之责的丹波晓湖及崛川济是何等认真，辨识文字讹误水平是何等卓越。

2. 日本安政本对中国影响巨大

日本安政本刊行后很快传入中国，据《中国中医古籍总目》载，我国多家大型图书馆藏有此书。《总目》云："日本安政 3 年丙辰（1856）江户崛川舟庵据明赵开美本重刻本。"使用此本，应知晓该本与内阁本种种关系，即如上所述者。

（1）日本安政本《伤寒论》之翻刻本

安政宋本《伤寒论》的崇高学术声望，翻刻流传之举不免焉。然坊间所作，却非宋本《伤寒论》之翻刻，而是安政本的翻刻。安政本流入中国后的翻刻本有恽铁樵本、杨守敬本、柯逢时本。

① 恽铁樵本

恽铁樵本，《中国中医古籍总目》如是说："1923、1925、1929 年恽铁樵据明万历赵开美刻本影印本"，封面题以"影印伤寒论　赵开美刻本"。据统计，现有 56 家图书馆藏有恽铁樵影印本。

但《中国中医古籍总目》的叙述有误，因为恽铁樵影上述印本均非据明万历赵开美刻本。可以肯定的是，1923 年恽铁樵以日本安政本为底本影印发行，抹掉返点符号，于封面赫然写明"影印伤寒论　赵开美刻本"。恽铁樵是中医文献学家，精于版本之学，尚不致误认日本安政本为赵开美原刻本，从其抹掉日文返点符号而冒称赵开美刻本之举来看，其所为已属有意作伪，欺人取利。其初衷或者是要与赵开美刻本这一伟大遗存拉近关系，而这样一来，竟使得赵开美刻本几致失真。

安政本沿袭内阁本的错误，恽铁樵影印本同样保留下来。

1931 年上海中医书局按安政本原刻影印发行，保留返点符号。恽铁樵之作伪于是暴露。故 1946 年 10 月叶橘泉先生在《康平本伤寒论序》中对恽铁樵造伪赵开美本加以揭露，叶橘泉先生云：

中国医学之最有价值而为近世科学医界所推崇者，厥为张仲景之《伤寒论》。是书当成于汉建安十余年（207～208之间），距今已一千七百三十余年矣。西晋永嘉（怀帝）之乱，书已散佚，太医令王叔和（公历260余年间）搜集撰次，复加阐释，以传于世。晋汉相距尚近，只六十余年，虽非仲景原本，尚得窥见其大概焉。中经五胡之乱，其书复晦，又为江南诸师所秘，传者益觇，故初唐孙思邈撰《千金要方》，未获其书，后幸得之，始采入《翼方》。逮宋开宝中（公历970余年间），高继冲编录《伤寒论》献进，藏诸秘府，未加校正。至治平熙宁间（1067～1068）英宗召天下儒臣校理医籍，高保衡、孙奇、林亿诸人与焉，《伤寒论》即经诸公校正以镌版行世，是为宋本，而仲景之学复行于世。未几又以靖康之乱，中原云扰，文物坠地，其书又在若存若亡之间。南宋迄元，未闻重刊，至明万历间，虞山赵开美得宋本，遂复刻之，文字端好，颇存治平之旧。

赵刻至今又三四百年，其书已稀如星凤，除东国枫山秘府藏有一部外，国内唯吾友范行准先生有其书。至民国初年，恽铁樵氏影印《伤寒论》，号称明赵开美本，实则原本为日本安政间崛川济氏据秘府本所复刻者，恽氏固未见赵刻原书耳。①

1924年章太炎先生撰《伤寒论单论本题辞》，发表于《山西医药杂志》第二十期，1924年8月出版。此文续经多家杂志转载。太炎先生称赵开美本"入日本枫山秘府，安政三年丹波元坚又重摹之，由是复行于中土"，"此《伤寒论》十卷，独完好与梁《七录》无异，则天之未绝民命也，虽有拱璧以先驷马，未能珍于此也"。② 太炎先生所阅之《伤寒论》，乃恽铁樵本，而恽铁樵本就是安政本，太炎先生终其一生，未见赵开美本也。

① 叶橘泉. 古本康平伤寒论·原序. 长沙：湖南科学技术出版社，1986：1.
② 章太炎全集：第八集·医论集. 上海：上海人民出版社，1994：172.

恽铁樵本消极影响极为巨大，20世纪50年代、60年代凡称以赵开美本为底本"新辑""译释"者，皆据恽铁樵本也。而恽铁樵之作为，绝非鲜见，之前之后，均能见到类似做法。

②杨守敬本

早在恽铁樵之前，清末杨守敬用剪贴办法，剪掉赵开美本每卷首页之"明赵开美校刻"及"沈琳仝校"两行字，然后将后面十卷纸页逐页依次向前推移两行与前纸相接，命名为《影北宋本伤寒论》，他这样做，也许出于这样一个愿望，即使人追想北宋《伤寒论》原刻本的样子原来如此。可是看他在《日本访书志》卷九写的《影钞北宋本伤寒论》提要，却又像他在日本购买到北宋本《伤寒论》。全文如下：

《伤寒论》十卷，影北宋本。

伤寒一书，后人多所更乱。而所据者，大抵以成无己注本为集矢。不知成氏本亦非叔和所编真面目。盖叔和于每证治法相同者，不嫌复载（笔者按：《伤寒论》经文下所出方剂非为叔和排次，原始方证排列方式为条列于前，方汇于后，《金匮玉函经》尚保留其大体模式。其以方证同条，比类相附者，始于孙思邈。孙思邈《千金翼方》卷九小序云："旧法方证，意义幽隐，乃令近智所迷，览之者造次难悟，中庸之士，绝而不思，故使闾里之中，岁致夭枉之痛，远想令人慨然无已。今以方证同条，比类相附，须有检讨，仓促易知。"《金匮要略序》云："国家诏儒臣校正医书，臣奇先校定《伤寒论》，次校定《金匮玉函经》，今又校成此书，仍以逐方次于证候之下，使仓卒之际，便于检用也。"观"仍以逐方次于证候之下"句，知《伤寒论》证候之下所次之方乃孙奇等在孙思邈基础上加详加密所为也。知此者，今鲜矣。）成氏则但载其初见者，以后则云"见某证中"以省烦。然医道至密，古人不惮反复叮咛，意自有在。今省去之，反开后苟简之弊。然自成氏注解后，林亿校进本遂微，著录家亦皆以成氏本为原书，冤矣！余在日本初得其国宽文本，见其与成氏注解本不同，而刻手草率，误字甚多。厥后得其翻刻明赵清常《仲景全书》本，而后知成氏本果非叔和原书。然开篇题名下，即署"明赵开美校刻，沈琳仝校"字样，是已非宋本旧式。最后于书肆得此影写本，每半页十行，行十九字。首题《伤寒论》卷第一；次行题"汉张仲景述，晋王叔和撰次"；再下行低三格"《辨脉法第一》《平脉法第二》"；又下行低二格"辨脉第一"，再下顶格"问曰"云云。乃知赵氏本根源于宋刻，但为题校勘姓名，遂移其行第（清常收藏名家，亦为流俗所染）。此本影写精致，俨然北宋旧刻。唯"第五"一卷、"第六"上半卷、"第八""九""十"三卷，摹写稍弱，纸质亦新，当又是后来补写也。窃怪日本著录家皆以赵开美本为最古，而此本尚存其国，未见甄异。余乃无意得之，归后屡劝人重刻，竟无应者。念此书为医家本经，日本翻刻赵本，其版已毁，恐他日仍归湮灭，故特录其经进官阶于左，以审世之存心济世者。

按杨氏"于书肆得影写本"（即翻刻本）今存剪贴本。由于剪贴工作繁重，剪贴草率，时有犬牙交错痕迹，一看即知是伪造的所谓"北宋本"。剪贴本今存台湾。原以为杨氏剪贴本未流行于社会，然据考察，1912年武昌医馆刊行之本，即此本。

③ 柯逢时本

民国初年武昌柯逢时雕印《伤寒论》，与杨守敬剪贴本颇为近似。笔者对柯本曾做过详细校勘，确认其非据宋本《伤寒论》者。但柯本刊行量极少，所以没有产生多少影响。

（2）宋本《伤寒论》之整理本

① 《新辑宋本伤寒论》底本非赵开美本

1955年重庆市中医学会编辑一本《新编宋本伤寒论》，重庆人民出版社出版。起自太阳上"太阳之为病，脉浮，头项强痛而恶寒"，止于"辨阴阳易差后劳复"之"损谷则愈"条。正文前之《内容说明》云：

目前《伤寒论》的通行本有两种：一是金成无己的注本，即《注解伤寒论》，一是宋镌治平（1065）本，即高保衡等的原刻本，前者以明嘉靖间汪济川的刊本为善，后者原刻已不可得，现在仅存有明赵开美的覆刻本。总之，宋金时代的原刻《伤寒论》已不易见，所能看到的都是明刻本。两者相较，成氏注解本已渗进了许多己见，又经辗转翻刻，出入尤多；高校本虽是赵氏覆刻，而赵氏是依照原书复制的，可能逼真于治平面目，因此我们决定把它采用了。

《新辑宋本伤寒论》发行后，在推动中医事业发展方面起到巨大作用。1955 年 6 月第一板第三次印刷数目高达 33000 册，一时洛阳纸贵。直至近代仍然有些学者以此书为底本进行校注。1982 年湖南科技出版社的《宋本伤寒论校注·编写说明》说："本书以《新辑宋本伤寒论》为蓝本"进行校注。因此探寻《新辑宋本伤寒论》所用底本的实际情形是很重要的一件事。

笔者从追寻赵开美宋本《伤寒论》下落的目的出发，对《新辑宋本伤寒论》所用底本问题进行了比较仔细的考察。发现《新辑宋本伤寒论》有多处与赵开美本不同，而与恽铁樵本相一致。为此笔者著有专文，此不赘。结论是，此本的母本亦为安政本。

②《伤寒论译释》底本考察

在 20 世纪 50 年代末至 60 年代初中国广袤的大地上产生了"大跃进"的群众运动，高等学校教学教法和教材编写也进行"大跃进"式的群众性科研运动，在这样的政治气氛下，南京中医学院伤寒教研室以集体的力量编写了《伤寒论译释》。本书由上海科技出版社于 1959 年出版，1984 年又由上海科技出版社再版，故发行量很大，在推动中医界深入研究《伤寒论》以及在中医教学中起到了非常重大的作用，直到今天，这部著作仍然具有强大生命力。该书《前言》说："本书是依据宋代治平本明代赵开美覆刻本进行语译，并根据历次教学过程中所吸收的改进意见以我们的主观看法用现代语汇将原文的精神实质有重点地加以综合的论述。"在《体例说明》中，对底本又作了说明："据宋治平本明代赵开美覆刻本进行语译"。联系前面提及的重庆整理本，提示在 20 世纪50年代在重庆、南京分别存在着一部明代赵开美本宋本《伤寒论》，而赵本是天壤奇珍，人们当然要追查它的来源与后来的下落。因此考证《伤寒论译释》本使用的底本，在《伤寒论》版本学上具有很大的重要性。此一工作，直到笔者参加刘渡舟《伤寒论校注》这一工程后才得以落实。

经笔者仔细核查，南京中医学院伤寒教研室主编的《伤寒论译释》与重庆本一样，其所用底本不是赵开美《仲景全书·伤寒论》，而是恽铁樵据日本崛川济安政三年本覆刻者。笔者将中医古籍出版社影印本、北京图书馆珍藏本（缩微胶卷冲洗放大）、台湾本、恽铁樵本、译释本5本书平铺一起仔细校读，发现《伤寒论译释》本与恽铁樵本同而与赵开美本异。都是以恽铁樵本为底本而排印的。1856年日本崛川济本是以赵开美本的日本翻刻本为底本而翻刻，此书在所有的翻刻本中是最为接近赵开美本原貌的，但十分可惜的是，它所据的赵开美本是翻刻本，错误多。

③《伤寒论》上海中医学院校注本

1976年上海中医学院校注的《伤寒论》，虽称宋本《伤寒论》，其实只收录了"原《太阳病脉证并治》至《阴阳易差后劳复病》共十篇，398条，112方"。此本不算完璧，且没有子目，算不得真正意义上的宋本《伤寒论》整理本。

总之，安政本初刻于1856年，距今已逾一个半世纪，原刻本已经难于一见，鉴于其对中国学界的深远影响，研究中国医学史、研究《伤寒论》版本发展史，安政本是不可逾越之书。

④北京中医学院（刘渡舟）校注本

20世纪80年代初，中共中央、国务院发出加强古籍整理研究的指示，中央卫生部于1982年制定《中医古籍整理出版规划》，同年6月在北京召开"中医古籍整理规划会议"，经过专家共同讨论决定将十一部中医古籍作为卫生部部级重点中医古籍整理项目。这11部重点中医古籍是：《素问》《灵枢》《甲乙经》《太素》《伤寒论》《金匮要略》《脉经》《难经》《神农本草经》《诸病源候论》《中藏经》。其中的《伤寒论校注》定由北京中医药大学任应秋、刘渡舟两位教授承担，并由两位负责人提名组成课题组，成员有毛雨泽、孙志洁、郝万山、裴永清。这是这一工作的起步。主要任务是：考察《伤寒论》版本源流、历代校勘、注释、训诂成果，在充分研究这些资料的基础上，撰写一部底本可靠、校勘精确、注释恰当、按语中肯的校注本；在校注本的基础上，写一部以直译为主适合普及使用的语译本。接着课题组便开展了版本的搜求考察与历代校注资料的收集，制定编写计划和编写样稿等工作。

任应秋教授当时因患癌症已不能过问这一工作，由刘老提名、经院领导和科研处批准、报请中央卫生部古籍整理出版办公室认可，于1984年3月14日起，由钱超尘教授任课题组副组长、副主编，协助刘老工作。

此即为笔者从事《伤寒论校注》之缘起，此项工程的历史意义巨大，北京中医学院《伤寒论》整理研究课题组1988年2月10日的工作报告记载了工作的主要步骤。现撮略如下：

> 1985年10月16日在北京市怀柔区召开了"伤寒论整理研究论证会"。会后，课题组根据专家意见修改了校注、语译两个样稿和设计书，并上报北京中医学院科研处和卫生部古籍出版办公室备案。整理校注工作也由此全面开展起来。
>
> 1986年9月完成了校注本、语译本第一次初稿（草稿），在建院30周年校庆展览会上展出了初稿的复印件。
>
> 1987年底，完成了第二次初稿及校后记的部分内容。
>
> 1988年1月，国家中医药管理局在沈阳召开了"十一种重点中医古籍整理研究工作会议"，到会的各课题组将几年来的工作情况作了阶段性总结汇报。我课题组除将工作进度作了汇报外，还总结了几年来工作比较顺利的原因。沈阳会议还安排了审稿工作及审稿专家名单。《伤寒论》审稿专家是欧阳琦、裴沛然、李克绍、李培生、汤万春五位。
>
> 1988年底完成《伤寒论》全部校注工作。主要有以下步骤

① 1988年3月底前修改完全部底稿，完成"编写说明"与"校后记"，并和《金匮要略》校注组通稿，以免互相矛盾。

② 1988年4月初将书稿送陕西中医研究院计算机中心，利用其繁体字编辑系统打印书稿（由于找不到高水平的写繁体字的人，接受了国家中医药管理局的建议而决定的）。

③ 1988年5月份将打印好的书稿及《伤寒论》底本（宋本复印件）分寄五位审稿专家。可否在第三季度召开专家审稿会议，待审稿进度而定。我们准备在审稿会上，与各位专家当场交换意见当场修改，随后将修改稿再由计算机打印，至迟1988年底完成全部校注工作。

《伤寒论校注》，以北京国家图书馆善本书室所藏赵开美本缩微胶卷（即以故宫本翻拍者）为底本。此书自明万历二十七年（1599）刊刻，至刘渡舟教授校注之书于1991年由人民卫生出版社出版，凡392年，其间国内绝无以此书为底本而校注刊行者。此校注本五历寒暑，始竣其事，今人才第一次看到赵开美本的全部内容。此前所有标示宋本伤寒论为底本，均非，具体分析已如前述。至此，《宋本伤寒论》大白于天下矣。

附一　中医古籍出版社影印宋本《伤寒论》

1997年6月北京中医古籍出版社影印《中医珍本丛书》，其中赵开美本《伤寒论》50部，每部分装上下两函，每函6册。每部售价880元。2001年5月按照原版重印50套，价格依旧。出版说明及前言云："本丛书将一律保持原貌，影印出版，酌加前言或内容提要，以期达到承先启后古为今用的目的。""《伤寒论》现据明万历二十七年己亥赵开美翻刻宋板影印。原书版框高186毫米，宽128毫米。"

经考察，该刊本并没有严格按照原订计划办理。就其版框宽高言，影印出版之书现高150毫米，宽112毫米，且不加说明已经缩小尺寸。另外，该影印本所据底本来自何方，一字不提。据笔者考察，此影印本所据之底本来自中国中医科学院图书馆。1990 年 4 月 10 日笔者亲至中国中医科学院图书馆查阅《宋本伤寒论》，经与影印本对照，影印本削掉《刻仲景全书序》首页的几枚印章。中医科学院图书馆此页有如下几枚印章：

"中央卫生研究院图书馆藏"公章一枚，"津沽张氏善本医书""柏心堂""志刚藏书""郭元极印"私章四枚，皆小篆体。影印本除保留"柏心堂"三字印章一枚外，余皆削掉。这些图章，对于考证此书之流传，具有意义。

三、《宋本伤寒论》版本流传一览表

在所有中医文献中，唯《伤寒论》版本传承最为繁紊歧互，错节盘根，读章太炎《伤寒论单论本题辞》（《章太炎全集》第八集），迷茫顿解，得版本传承之枢要。太炎先生饱读医书，最长《伤寒》，云："信乎，稽古之士，宜得善本而读之也。《千金翼方》所录《论》文太阳篇，则孙氏以己意编次，诚不如本书善。检其文字，今作'鞕'者，皆作'坚'（《千金方》同），'固瘕'亦作'坚瘕'。盖孙氏所据为梁本，继冲所献亿等所校者为隋本，故一不避隋讳，一避隋讳也。"梁阮孝绪《七录》著录之《辨伤寒》十卷，上承六朝传本，下启隋唐传本，得此启示，而成此表。2018 年 11 月 25 日

王叔和《脉经》卷七主要为《伤寒论》，又整理成《张仲景方》15卷，后世传本从《张仲景方》出

东晋末陈延之《小品方》(日本存有古本残卷)云，刘宋元徽元年(473)《秘阁四部书目录》云：《辨伤寒》9卷，《杂病方》8卷。东晋时期《伤寒杂病》已分化为两本流行。卷数有异者，出于卷轴分合多寡略异，内容不阙

梁代著名目录学家阮孝绪(479～536)《七录》云：《辨伤寒》10卷。《辨伤寒》为六朝通名

隋本《伤寒论》(避坚为鞕、固。避讳字为隋本之时代标志)

《辨伤寒》收于《千金翼方》卷9卷10。史家谓之梁本

《唐会要》卷82："乾元三年(760)正月十日右金吾长史王淑奏：自今以后，各试医经方术册十道：本草二道，脉经二道，素问二道，张仲景伤寒论二道，诸杂病方义二道。通七以上留，以下放。"杂病方义或为《杂病论》

北宋校正医书局校定《千金翼方》

元大德十一年(1307)梅溪书院据宋版翻刻《千金翼方》，翻刻本明亡

荆南国收藏《伤寒论》

日本多纪元简一人收藏两部《千金翼方》

宋开宝中荆南国末代皇帝高继冲进献北宋朝廷，见宋本《伤寒论序》

钱超尘据多纪元简本析出卷九卷十，撰《影印孙思邈本伤寒论校注考证》(2015)、《孙思邈本伤寒论赵开美本伤寒论合订集》(2017)、白文本《唐本伤寒论》(2018)。据日本文政三年翻宋本撰《唐本伤寒论校注》(1994)

北宋治平二年(1065)刊行为大字本，见宋本牒文："治平二年二月四日进呈，奉圣旨镂版施行"

北宋元祐三年(1088)刊行为小字本《伤寒论》，至明仅存一部

1908年著名藏书家徐坊于小字本《伤寒论》前题记云："余藏治平官刊大字影写本"

明万历二十七年(1599)赵开美据仅存小字本翻刻，名曰《宋版伤寒论》，底本旋即亡佚

徐坊卒后大字本为贼所窃存佚不详

赵开美本清代流传五部及其收藏图书馆

清咸丰同治间中医师姜问岐收藏，此为修刻本

清末张志刚收藏，此为初刻本，有几个讹字修刻本改正之

钤盖"东亚满洲医科大学"图章，此为修刻本，无徐坊题记

钤盖范分准名章，上海图书馆收藏。此为初刻本

上海中医药大学图书馆收藏。此为初刻本

书商魏子敏购得

新中国成立后中央卫生研究院收藏

钤盖"中国医科大学1955.9.20"图章

徐坊购自书商魏子敏，赠京师图书馆，民国北平图书馆续藏

今藏中国中医科学院图书馆。2018年中医古籍出版社据此本线装刊行《伤寒杂病论》一函

辽宁中医学院借藏

1941年为防日寇劫掠转移至美国国会图书馆

沈阳中国医科大学图书馆收藏

1965年回归台湾，今藏台北故宫博物院文献大楼

1991年刘渡舟教授《伤寒论校注》以北京图书馆所藏缩微胶卷为底本校注刊行，2013年再版以台北故宫博物院本详校。此本为伤寒文献史上第一次据赵开美本校注者，与赵开美本遥相辉映

(钱超尘)

孙奇赵开美对《宋本伤寒论》
增加数万字考察

　　《金匮要略方论序》云："国家诏儒臣校正医书，臣奇先校定《伤寒论》，次校定《金匮玉函经》，今又校成此书。"是《伤寒论》《金匮玉函经》《金匮要略》三书皆由孙奇一人主校而成之。此三书所增之文字亦由孙奇所增。

　　《宋本伤寒论》白文本字数，若以电脑统计之，"计空格"栏显示的字数为90766字，"不计空格"栏显示的字数为84867字，"字数"栏显示的字数为84087字。但是"字数"栏显示的字数，里面含标点符号和校注字数，不是纯字数。为了求得《宋本伤寒论》纯字数，即不含标点符号和校注的字数，本文采用手工统计法，所统计出来的字数较电脑上显示的字数更接近《宋本伤寒论》实际字数。

　　撰写《宋本伤寒论增字考》的目的是寻求不含标点符号不含增字的《伤寒论》纯字数。为达此目的，需要删除隋代编纂《伤寒论》时增加的三篇文章的字数，即《辨脉法》《平脉法》《伤寒例》的字数。关于这三篇文章由隋代增入，下文有考。其次需删除北宋校正医书局所增加的字数。北宋校正医书局增字最多，节目也最为复杂。第三需删除明赵开美翻刻《宋本伤寒论》时增加的字数。将所增字数删除，基本可得《宋本伤寒论》纯字数。

一、《宋本伤寒论》增字见于何处

《宋本伤寒论》有北宋校正医书局增加的字数，也有赵开美翻刻时增加的字数。下面分别说之。

（一）北宋校正医书局增字章节目录

1　林亿孙奇等《伤寒论序》

2　国子监牒文

3　《辨脉法》

4　《平脉法》

5　《伤寒例》

6　卷次及目录

7　法条之下的校注语及正文中的校注语。如正文第12条"太阳中风，阳浮而阴弱。阳浮者，热自发；阴弱者，汗自出。啬啬恶寒，淅淅恶风，翕翕发热，鼻鸣干呕者，桂枝汤主之。方一。"本条有桂枝汤方，属于法条。"方一"是校正医书局增加的校注语，表示桂枝汤是《辨太阳病脉证并治第五》的第一首方，应与子目提示的第一首方对比阅读。子目说："太阳中风，阳浮阴弱，热发汗出恶寒，鼻鸣干呕者，桂枝汤主之。第一。五味。前有太阳病一十一证。"子目"第一"二字与正文第12条"方一"相对应，子目不出桂枝汤全方，而指出该方剂由五味构成。正文的"方一"二字和子目的"第一"二字都应该用小字号表示，可是赵开美翻刻宋本时改成大字号，与正文的字号无别，应加纠正。试看"五味　前有太阳病一十一证"为小字号可知矣。读子目"前有太阳病一十一证"九字应加高度注意：它表示"证"条不进入子目范围。《辨太阳病脉证并治第五》第一条至第十一条皆无方，所以它们是"证"条，证候条文只是陪衬地附在法条小注中说明它在相关法条之前或之后。

子目写作特点，全书一以贯之，即：子目不写出全方而指出药味数量，指出用前第几方，以避免同方反复出现；子目不出证候条文仅指出证候条文在法条之前或之后。校正医书局创设子目，最根本的目的是避免同一方剂重复出现。又如正文第13条"太阳病，头痛发热，汗出恶风，桂枝汤主之。方二。用前第一方"是法条，其中"方二用前第一方"是校注语。提示本条桂枝汤是《辨太阳病脉证上第五》第二次出现，但不出全方，而使用第一次出现的桂枝汤方。又如正文第14条"太阳病，项背强几几，反汗出恶风者，桂枝加葛根汤主之。方三"是法条，其中"方三"是校注语。同条林亿按语云："臣亿等谨按"至"恐是桂枝中但加葛根耳"凡85字，是校勘语。正文第21条"太阳病，下之后，脉促胸满者，桂枝去芍药汤主之。方八。促，一作纵"，其中"方八"是校注语，指出此方是本节的第八方。"促，一作纵"是校勘语。第18条"喘家作，桂枝汤加厚朴杏子佳。六"，是法条，其中"六"是校注提示语。读者应注意者，是序号之前有"方"字与无"方"字具有不同的意义。以"方八"与"六"为例。"方八"指此条有具体方剂，写出方剂组成；"六"表示此条不写出方剂组成。序号之前有"方"字或无"方"字需加留意。这也是正文条文贯彻始终的写作体例。但细检赵开美翻刻之宋本，"方"字偶或遗漏，但据上述体例可以补足。又如《辨脉》"若反滑而数者，故当知屎脓也。《玉函》作溺"，其中"《玉函》作溺"是校勘语。为行文方便，将这些校注提示语、注释语及校勘语，统称"校注语"。这类校注语，文中至多，极为细碎，统计较难，今皆一一摘出统计其字数。

8　子目（第五篇至第二十二篇）

9　《伤寒论后序》

（二）明赵开美翻刻《宋本伤寒论》增字章节目录

1　"仲景全书目录"六字

2　"翻刻宋版伤寒论全文"九字

孙奇赵开美对《宋本伤寒论》增加数万字考察

3 《刻仲景全书序》

4 《医林列传》三篇

5 每卷首页增"宋林亿校正　明赵开美校刻　沈琳仝校"十五字。全书十卷，计增此类文字一百五十个。

二、考察《宋本伤寒论》增字的重要意义

（一）探寻《伤寒论》早期版本面貌

《伤寒论》原始面貌已经寻找不出，因为原著早已亡佚，叔和整理《张仲景方》十五卷，亦非《伤寒论》全文，内有许多阙失；流行于六朝的《南朝秘本伤寒论》是残缺之本①；《金匮玉函经》虽与《伤寒论》"同体别名"，但是其中有六朝医师掺入之文；《唐本伤寒论》（又称孙思邈本《伤寒论》）经过孙思邈许多改动，已非《辨伤寒》原貌；《宋本伤寒论》（宋刻增入大量文字且原著已佚，明万历年间赵开美据宋本翻刻，妄增许多文字）亦非张仲景《伤寒论》原貌。上述几部《伤寒论》传本，唯《唐本伤寒论》与《宋本伤寒论》保留较多六朝《辨伤寒》信息，本文已经统计出《唐本伤寒论》纯字数，以《宋本伤寒论》字数与之对比，可以探寻仲景《伤寒论》原著早期大致面貌。

（二）考察《伤寒论》早期版本方剂位置是鉴别《伤寒论》版本真赝的重要标志

《伤寒论》方剂原始位置在卷末，如《南朝秘本伤寒论》共二十四节，依次是：一《伤寒叙论》、二《辨伤寒脉候》、三《伤寒受病日数次

---

① 钱超尘. 影印南朝秘本敦煌秘卷伤寒论校注考证. 北京：学苑出版社，2015.

第病证》、四《辨太阳病形证》、五《辨阳明病形证》、六《辨少阳病形证》、七《辨太阴病形证》、八《辨少阴病形证》、九《辨厥阴病形证》、十《辨伤寒热病两感证候》、十一《辨伤寒热病不可治形候》、十二《辨可发汗形证》、十三《辨不可发汗形证》、十四《辨可吐形证》、十五《辨不可吐形证》、十六《辨可下形证》、十七《辨不可下形证》、十八《辨可灸形证》、十九《辨不可灸形证》、二十《辨可火形证》、二一《辨不可火形证》、二二《辨可水形证》、二三《辨不可水形证》、二四《辨可温形证》，凡二十四节。依例，《辨可温形证》下疑脱《辨不可温形证》，然《金匮玉函经》及《唐本伤寒论》皆无《辨不可温形证》一节，是古本脱此节后世沿袭而脱。《南朝秘本伤寒论》脱"可刺""不可刺"。在第二十四节之后，《南朝秘本伤寒论》为《伤寒三阴三阳应用汤散诸方》，凡五十首，显示方剂居于卷末特点。仲景《伤寒论》方剂不是只有五十首，《南朝秘本伤寒论》是残卷，且为秘传，故只载五十首。它鲜明反映出《伤寒论》原始结构为"条列于前方汇于后"的结构特点。

　　《金匮玉函经》八卷是六朝之本，它的方剂位置也是居于卷末。卷一为疏序、证治总例，卷二卷三为辨痉湿暍、辨脉与辨三阳病形证治，卷四卷五为辨三阴病形证治及霍乱劳复与可与不可，卷六仍为辨可与不可，卷七为《方药炮制》，收方五十一首，卷八仍是方药炮制，收方至一百一十五首止，全书收方 115 首。其中第一百一十五首麦门冬汤方原是《杂病论》中的方剂，之所以收于《金匮玉函经》，无意中反映出《伤寒论》与《杂病论》在王叔和《张仲景方》十五卷中的结构特征是，《伤寒论》（当时名《辨伤寒》）条文居前，《杂病论》条文居后，《伤寒论》与《杂病论》的方剂一并置于卷末，《伤寒论》方剂排列在前，《杂病论》方剂排列在《伤寒论》之后。在王叔和《张仲景方》十五卷分开流传为《辨伤寒》和《杂病论》两书之时，《杂病论》的方剂"麦门冬汤方"偶遗留于《辨伤寒》中，于是使我们认识到《伤寒论》早期方剂位置问题。东晋末宋齐初陈延之《小品方》残卷今存日本，影印件已经流入中国，由钱超尘、郑丰杰主编的《伤寒论版本通鉴》将

《小品方》残卷影印入书，读者可以观览《张仲景方》在西晋末东晋初已经分化为《辨伤寒》《杂病方》两书流传概况。陈延之《小品方》残缺严重，原书十二卷，今仅存序言及卷一，不能看到条论于前方汇于后的整体结构，但是从残存卷一方剂中仍然可以体察出《辨伤寒》前论后方的结构。

我们从《金匮玉函经》结构看到方剂居于卷末的特点，更加使我们相信，张仲景《辨伤寒》的方剂居于卷末是实事求是的证据确凿的论断。

将方剂附于有关条文之下，是孙思邈开创的先例，见《唐本伤寒论》小序。但是做得尚未全面，如《伤寒宜忌》十五章诸篇均无方剂。《宋本伤寒论》受《唐本伤寒论》启发，将112方全部附于相关条文之下，诸"可"与"不可"凡八节，多为三阴三阳重见条文，凡涉及方治的条文，其下皆附相关方剂。全书凡附有方治的条文名之为"法"条，首尾一贯，无遗无漏，结构细密，无越例者。将方剂从卷末调整到相关条文之下，使方证相应相联，是《伤寒论》一次重大变革，是一次重大改编，影响至为深远。孙思邈说："旧法方证，意义幽隐，乃令近智所迷，览之者造次难悟，中庸之士，绝而不思，故使闾里之中，遂致夭枉之痛，远想令人慨然无已！今以方证同条，比类相附，须有检讨，仓卒易知。"经过"方证同条"的改编，《伤寒论》便学便用，这种改编措施，为《宋本伤寒论》接受，于是出现北宋校正医书局"证外合三百九十七法，除复重，定有一百一十二方"的定本《伤寒论》。"定本"与"订本"意义不同。"定"者，确定也，固定也，谓国家确定之标准本，垂范后世，使之固定下来；"订"者，正也，谓校正讹字讹句也。自北宋朝廷确定校正医书局校定的《伤寒论》为"定本"之后，此后翻刻排印的《伤寒论》无不以"证外合三百九十七法"之本为唯一标准本。我们要从文化史角度看待校正医书局对《伤寒论》方剂位置的重大变革。近代学者陈寅恪（1890～1969）在《宋史职官志考证》一文中说："华夏民族之文化，历数千年之演进，造极于赵宋之世"，认为大宋是华夏民族文化的一个高峰。邓广铭先生（1907～1998）在《北宋文化史述论稿序》一文中也指出："宋代的文化，在中国封建社会历史时期之内，截至明清之际的西学东渐的时期，可以说已经达到了登峰造极的高度"，"不但超越了前代，也为其后的元明所不能及。"北宋校正医书局对《伤寒论》方剂大规模调整和开创"证""法"之别的体例，是这个历史阶段在中医文献上的一个影响深远的创造。持此标尺，可以辨识与度量《伤寒论》版本之真伪。

例如，日本《康平本伤寒论》号称"古本伤寒论"，隐喻版本时代早于唐本宋本而直蹿六朝，但是《康平本伤寒论》的结构与《宋本伤寒论》结构完全相同，只是无《辨脉》《平脉》和诸可与不可，条文有旁注嵌注，若将这些旁注嵌注恢复到条文中，则与《宋本伤寒论》条文全同，且一百一十二方所在条文位置与《宋本伤寒论》无异，天下书无有如此契合无异者。结论是，《康平本伤寒论》的版本后于《宋本伤寒论》，是在《宋本伤寒论》基础上加以调整、增加旁注嵌注而成的伪本，书末所称"康平三年二月十七日侍医丹波雅忠"是伪命题。康平三年相当公元 1060 年、北宋嘉佑 5 年，这个时期北宋校正医书局刚成立，《伤寒论》尚未开始校定，日本不可能出现与《宋本伤寒论》三阴三阳面貌全同的《康平本伤寒论》。将《伤寒论》卷末 112 方有条不紊地附在相关条文之下，是校正医书局的伟大创造，其书直到 1065 年（治平二年）始刻为大字本《伤寒论》，1088 年（元祐三年）始刻为小字本《伤寒论》，公元 1066 年日本不可能出现与宋本面貌全同的《伤寒论》，其为托名伪造之本无疑也。其伪造时代约在明末。《康平本伤寒论》署著者之名曰："汉长沙太守南阳张机著"，其中"著"字与史实相违。《宋本伤寒论》及元刻本成无己《伤寒论注解》皆作"述"。"著"者，谓独抒己见之创作，"述"者，谓依其成说而记录。张仲景《伤寒论》以《汤液经法》为底本而记述之，则不得言"著"也。明末吴勉学刻仲景《伤寒论》作"著"字，误也。据上述诸端考证，《康平本伤寒论》不是六朝古本，而是据赵开美翻宋本加以调整而作伪者。判断其他古本真伪，亦需从此角度鉴别之。

孙奇赵开美对《宋本伤寒论》增加数万字考察

（三）《宋本伤寒论》以"法"条为核心

北宋校正医书局将《宋本伤寒论》三阴三阳及"可"与"不可"所有条文分为两类："证"与"法"。条文有方者曰"法"，条文无方者曰"证"，全书极重"法"条。为了凸显"法"的核心价值，采取如下措施：

1. 序言首倡三百九十七法之说

序云："证外合三百九十七法"。"三百九十七法"是在建立子目基础上并统计子目法数而得。子目载于《辨太阳病脉证并治上第五》至《辨发汗吐下后脉证并治第二十二》，凡十七节。每小节标题下皆注云多少法，如《辨太阳病脉证并治上第五》标题下注云"合一十六法"，本节子目则分一十六段，每段为一法。又如《辨太阳病脉证并治中》标题下小注云："合六十六法"，而子目恰分六十六段，每段为一法。子目每段提示脉象、证候与具体治法。在北宋校正医书局前，无人提出此法数，所以说，"法""证"概念的提出，为校正医书局创始。

从《辨太阳病脉证并治上第五》至《辨发汗吐下后脉证并治第二十二》之三阴三阳各段标题及"可"与"不可"的分节标题，为校正医书局拟定，此前分节标题不如此。如《南朝秘本伤寒论》三阴三阳及"可"与"不可"分节标题为《辨太阳病形证》《辨阳明病形证》《辨少阳病形证》《辨太阴病形证》《辨少阴病形证》《辨厥阴病形证》及辨诸可与诸不可"形证"，无"脉证并治"字样。《南朝秘本伤寒论》未经校正医书局校定，是为六朝《辨伤寒》分节命名古貌。《金匮玉函经》经过校正医书局校定，在《南朝秘本伤寒论》"形证"二字下增"治"字，如卷二《辨太阳病形证治》，卷三《辨阳明病形证治》《辨少阳病形证治》《辨太阴病形证治》《辨少阴病形证治》《辨厥阴病形证治》等。《孙思邈本伤寒论》三阴三阳除太阳病经孙思邈新编外，余皆称"病状"，如《阳明病状》《少阳病状》《太阴病状》《厥阴病状》等。这是孙思邈对《伤寒论》三阴三阳分节标题所做的改编。如将"太阳病"分为七节，如《太阳病用桂枝汤法》《太阳病用麻黄汤法》等，将"可""不可"改称"宜忌"，如《忌发汗》《宜发汗》等等，因此知三阴三阳"病状"之称，出于孙思邈改定，不是六朝古貌。

《宋本伤寒论》通过分节标题突出"法"的存在。三阴三阳分节标题及"可"与"不可"分节标题是北宋校正医书局所确定，在六朝古本分节标题基础上增"脉证并治"四字。如《辨太阳病脉证并治》《辨厥阴病脉证并治》《辨发汗后病脉证并治》等，其中之"脉证并治"，表示此节既有脉象，又有"证"与"治"。"治"的含义是"治法"，"治法"通过方剂而体现。通过分节标题突出"法"的存在，体现了校正医书局的一片匠心与智慧。

2. 在分节标题下用小注形式说明此节含有多少"法"

如《辨太阳病脉证并治上第五》分节标题下有小字注文："合一十六法"；《辨阳明病脉证并治第八》下小字注文："合四十四法。"

3. 创建子目

《宋本伤寒论》子目的始建，是《伤寒论》学术史上一个重大事件。112方原居卷末，校正医书局将这些方剂调整到三阴三阳及可与不可相关条文之下，首先遇到的困难是如何解决一方多次重见的问题。例如麻黄汤、桂枝汤、小柴胡汤等等均多次出现，如果出现一次就在该条之下录其全方一次，书籍将不胜其烦，于是想到设立子目以省其繁。例如上面所举"用前第一方"小注就是减少重复的办法。

后世对《宋本伤寒论》子目缺乏理解，以为是赘文而删之。金成无己《注解伤寒论》删之，此后多遵成本而不载子目。时至今日，伤寒学家对子目仍缺乏研究。

4. 原文之末注以"方序"，与子目"法序"相呼应

读《宋本伤寒论》尤当关注此细节。如《辨太阳病脉证并治上第五》第12条原文："太阳中风，阳浮而阴弱。阳浮者，热自发；阴弱者，汗自出。啬啬恶寒，淅淅恶风，翕翕发热，鼻鸣干呕者，桂枝汤主之。方一。"其中"方一"是方序，并列举桂枝汤之全方，其作用是与本节子目第一"法"条相呼应。子目第一法条云："太阳中风，阳浮阴

弱。热发汗出恶寒，鼻鸣干呕者，桂枝汤主之。第一。五味。"子目之
"第一"与原文之"方一"相呼应；子目小字"五味"指桂枝汤由五味
药组成。但是子目不列举桂枝汤全方，仅指明其药味数量。又如，原文
第 13 条："太阳病，头痛，发热，汗出，恶风，桂枝汤主之。方二。用
前第一方。"其中"方二"是方序，并列举全方，与子目"第二"相呼
应。该条子目云："太阳病，头痛发热，汗出恶风者，桂枝汤主之。第
二。用前第一方。"原文第 13 条的"方二"与子目"第二"相呼应。经
文小注云："用前第一方"，意指本条不列举桂枝汤全方之组成，而使用
原文第一方的桂枝汤。《伤寒论序》云："除复重，定有一百一十二方"，
所云"除复重"，指重见之方剂不再列举全方，仅注明"用前第某方"
即可。这是"除复重"的具体措施，而不是删去《伤寒论》原有的某些
方剂。

（四）考察三百九十七法的确切法数

古今学者考察结果发现，宋本"法"数达不到三百九十七条，本文
逐条逐法考察，以冀得其确数。清初柯琴韵伯《来苏集》斥"三百九十
七法不见于仲景序文，又不见于叔和序例，林氏倡于前，成氏和于后，
其不足取信，王安道已辨之矣。继起者，犹琐琐于数目，亦何补于古人？
何功于后学哉？"《清史稿》引用此段文字，流传久远，是不得不辨三百
九十七法数目之确否。

《伤寒论序》云："证外合三百九十七法，除复重，定有一百一十二
方"。宋本区分"证"与"法"的不同是《伤寒论》文献史上重大事
件，后世不明"法""证"之别乃混而一之，改称"三百九十七条"，
大悖古人原意。序言之"除复重"之方，不是删掉《伤寒论》原有的某
些方剂，而是删除重复出现的方剂，如在某篇中桂枝汤方出现五次，则
只有一次写出桂枝汤全方，其余四次不录全方，而只指出用前某方。

通过"法""证"之别的考察，可以校正赵开美翻宋本分条之讹及
误将注文窜入正文之讹。

考察《宋本伤寒论》增入之文，涉及《伤寒论》文献史的许多重大问题，非琐琐细事也。

本文所用文本为北京中医药大学刘渡舟教授主编的《伤寒论校注》，此书1991年6月人民卫生出版社出版，2013年6月人民卫生出版社修订重版，改正若干讹字，今用2013年重订本。

三、逐项考察《宋本伤寒论》所增字数

（一）卷一至卷十各卷增字考

第一 《辨脉法第一》增字考

	所增校注语	所增字数
1	辨脉法第一	5
2	音硬下同	4
3	一作微	3
4	一云秋脉	4
5	一云夏脉	4
6	一云阴气	4
7	一作纵	3
8	一作浮	3
9	一作沉	3
10	玉函作溺	4
11	乙骨切	3
12	一作阖	3

《辨脉法第一》增字小计：43字。

第二 《平脉法第二》增字考

	所增校注语	所增字数
1	平脉法第二	5
2	菽者小豆也	5
3	一云按投	4
4	肾为脾所胜脾胜不应时	10
5	高者暴狂而肥	6
6	章者暴泽而光	6
7	纲者身筋急脉强直	10
8	慄者心中气动迫怯	8
9	卑者心中常自羞愧	8
10	损者五脏六腑俱乏	13
11	缓者四肢不能自收	8
12	迟者身体俱重但欲	10
13	沉者腰中直腹内急痛但	15
14	眉少发稀身有干疮而	12
15	一作下	3
16	四属者谓皮肉脂髓俱	15
17	宗气者三焦归气也有名无形气之神使也下荣玉茎故宗筋	28

《平脉法第二》增字小计：126 字。

第三 《伤寒例第三》增字考

	所增校注语	所增字数
1	伤寒例第三	5
2	之廉切又女监切下同	9

《伤寒例第三》增字小计：14 字。

第四 《辨痓湿暍脉证第四》增字考

	所增校注语	所增字数
1	辨痓湿暍脉证第四	8
2	痓音炽又作痉巨郢切下同	11
3	病源云恶寒	5
4	一作缓	3
5	一云中湿	4
6	一云不利	4

《辨痓湿暍》篇第四增字小计：35 字。

第五 《辨太阳病脉证并治上第五》增字考

从此篇至第二十二篇统计增字分类之说明：

"法条序号"：指《伤寒论》原文之条文顺序。序号取自目前通行之397 条之序号，有此序号，即表明文句出处，故不设"出处"栏。

"校注语"：包括原文法条之末全部注释语，亦包括原文当中的校注，以及各卷之标题，如卷一"辨脉法第一""平脉法第二"，卷三"辨太阳病脉证并治中第六"，卷七"辨霍乱病脉证并治第十三""辨阴阳易差后劳复病脉证并治第十四""辨不可发汗病脉证并治第十五""辨可发汗病脉证并治第十六"等等，为行文方便，统称"校注语"。

子目字数：用手工统计，不计空格。

证候条文之校注：凡证候条文内有校注者，亦统计在内，证候条文用☆号标志。

法条序号	校注语	所增字数
	辨太阳病脉证并治上第五合一十六法方一十四首	21
	子目字数	550
12	方一	2
13	方二。用前第一方	7
14	方三。"臣亿等谨按"至"但加葛根耳"	87

15	四	1
16	五	1
18	六	1
20	方七	2
21	方八。促一作纵	6
22	方九	2
23	方十。"臣亿等谨按"至"宜云合半汤"	124
24	十一。用前第一方	7
25	方十二。"臣亿等谨按"至"杏仁十六个合方"	195
26	方十三	3
27	方十四。"臣亿等谨按"至"一云起脾汤"	205
28	方十五	3
29	方十六	3

《辨太阳上第五》子目增字550，校注语增字670，共增字1220字。

第六 《辨太阳病脉证并治中第六》增字考

法条序号	校注语	所增字数
辨太阳病脉证并治中第六合六十六法方三十九首并见太阳阳明合病法		30
子目字数		2232
31	方一	2
32	方二。用前第一方，一云用后第四方	14
33	方三	2
34	方四。促一作纵	6
35	方五	2
36	六。用前第五方	6
37	七。用前第五方	6
38	八（此条有全方，当作"方八"）。一作逆	4
39	九。用前第八方	6

《辨太阳中第六》子目增2232字、校注语增639字。共增2871字。

第七 《辨太阳病脉证并治下第七》增字考

《辨太阳下第七》子目 1347 字，校注语 500 字，本节共增字 1847。

第八 《辨阳明病脉证并治第八》增字考

法条序号	校注语	所增字数
辨阳明病脉证并治第八合四十四法方十一首一方附并见 阳明少阳合病法		31
子目增字		1393
☆179	一云络（此条为证）	3
☆180	一作寒（此条为证）	3
☆197	一云冬阳明（此条为证）	5
☆180	一作寒（此条为证）	3
☆197	一云冬阳明（此条为证）	5
207	方一	2
208	方二。一法与桂枝汤	8
209	三。用前第二方	6
212	四。用前第二方。一云顺衣妄搓怵惕不安	16
213	五。用前第二方	6
214	六。用前第二方	6
215	七。用前第二方	6
217	八。用前第二方。一云大柴胡汤。汗一作卧	16
219	方九。又作枯。一云向经	9
220	十。用前第二方	6
221	方十一	3
222	方十二	3
223	方十三	3
225	方十四	3
228	方十五。用前第十一方	9
229	方十六	3
230	十七。用上方	5
231	十八。用上方	5
232	方十九	3

《辨阳明病第八》子目 1393 字，校注语 358 字，共增字 1751。

第九 《辨少阳病脉证并治第九》增字考

法条序号	校注语	所增字数
	辨少阳病脉证并治第九方一首并见三阳合病法	20
	子目字数	39
☆265	一云燥（此条无方为证）	3
266	方一	2

《辨少阳病第九》子目39字，校注语25字，共增64字。

第十 《辨太阴病脉证并治第十》增字考

法条序号	校注语	所增字数
	辨太阴病脉证并治第十合三法方三首	16
	子目字数	108
276	方一	2
277	二	1
279	三	1
280	下利者先煎芍药二沸	

《辨太阴病第十》子目108字，校注语29字，共增137字。

第十一 《辨少阴病脉证并治第十一》增字考

法条序号	校注语	所增字数
	辨少阴病脉证并治第十一合二十三方一十九首	20
	子目字数	615
☆292	至一作足	4
☆298	一作吐利而燥逆者死	9
301	方一	2
302	方二	2
303	方三。一云三挺	6
304	方四	2
305	五。用前第四方	6

《辨少阴第十一》子目615字，校注语142字，共增字757字。

第十二 《辨厥阴病脉证并治第十二》增字考

《辨厥阴病第十二》子目 503 字，校注语 108 字，共增 611 字。

第十三 《辨霍乱病脉证并治第十三》增字考

388	方四	2
389	五。用前第四方	6
390	方六	2

《辨霍乱病第十三》子目 189 字，校注语 43 字，共增 232 字。

第十四 《辨阴阳易差后劳复病脉证并治第十四》增字考

法条序号	校注语	所增字数
	辨阴阳易差后劳复病脉证并治第十四合六法方六首	22
	子目字数	132
392	方一	2
393	方二	2
394	方三。一作紧	5
395	方四	2
396	方五	2
397	方六	2

《辨阴阳易差后劳复病第十四》子目 132 字，校注语 37 字，共增 169 字。

第十五 《辨不可发汗病脉证并治第十五》增字考

法条序号	校注语	所增字数
	辨不可发汗病脉证并治第十五。一法方本阙	18
	子目字数	36
	"诸脉得数动微弱者"条：一云小便难胞中干	8
	"诸逆发汗"条：一云谵言目眩睛乱者死	10
86	音见上	3
88	一方本阙	4

《辨不可发汗第十五》子目 36 字，校注语 43 字，共增 79 字。

第十六 《辨可发汗病脉证并治第十六》增字考

法条序号	校注语	所增字数
	辨可发汗病脉证并治第十六合四十一法方一十四首	22
	子目字数	1268
42	方一	2
52	二。用前第一方。一法用麻黄汤	12
234	三。用前第一方	6
240	四。用前第一方	6
53	五。用前第一方	6
54	六。用前第一方	6
	"脉浮而紧,浮则为风"条。方七	2
106	八。用前第一方	6
43	方九	2
55	十。用前第七方	6
235	十一。用前第七方	7
276	十二。用前第一方	7
46	十三。用前第七方	7
51	十四。用前第七方。一法用桂枝汤	13
56	十五。用前第一方。一云大便青	12
372	十六。用前第一方	7
91	十七。用前第一方	7
13	十八。用前第一方	7
12	十九。用前第一方	7
95	二十。用前第一方	7
15	二十一。用前第一方	8
24	二十二。用前第一方	8
117	方二十三	4
14	方二十四。注见第二卷中	10
31	二十五。用前第二十四方	10

孙奇赵开美对《宋本伤寒论》增加数万字考察

32	二十六。用前方。一云用后第二十八方	15
33	方二十七	4
34	方二十八。促作纵	7
35	二十九。用前第七方	8
36	三十。用前第七方	7
38	三十一。一作逆	6
231	三十二。用前第七方	8
37	三十三。并用前方	7
39	三十四。用前第三十一方	10
40	方三十五。注见第三卷中	10
41	三十六。用前方	6
96	三十七。用前第三十二方	10
99	三十八。用前第三十二方	10
146	方三十九	4
302	四十	2
71	四十一	3

《辨可发汗病第十六》子目 1628 字，校注语 314 字，共增 1942 字。

第十七 《辨发汗后病脉证并治第十七》增字考

法条序号	校注语	所增字数
辨发汗后病脉证并治第十七合二十五法方二十四首		22
子目字数		818
20	方一	2
24	方二	2
25	方三	2
26	方四	2
29	五（按，当作"方五"字，此条有四首方）	1
46	方六	2
57	七。用前第二方	6

《辨发汗后病第十七》子目818字，校注语116字，共增934字。本篇标题下云："合二十五法，方二十四首"，有误。本篇末"发汗多亡阳谵语者"条（无条号）有柴胡桂枝汤方，且注明"方二十五"四字，则本节有方25首。按，本节末条不见三阳三阴，而见于孙思邈本《伤寒论》卷九《太阳病用桂枝汤法第四》，是《宋本伤寒论》三阴三阳篇脱此条也。王叔和云："又时有不止是三阳三阴，出在诸可与不可中也。"（见《辨不可发汗病脉证并治第十五》）其义视此。

第十八 《辨不可吐第十八》增字考

法条序号	校注语	所增字数
辨不可吐第十八合四证		10
子目字数		0

按，此篇无子目。此篇无方，故无法数。诸篇标题皆作"辨……脉证并治"，唯第十八节、第十九节无"脉证并治"四字。本节共增10字。

第十九 《辨可吐第十九》增字考

法条序号	校注语	所增字数
辨可吐第十九。合二法五证		11
子目字数		0
166	一云此以内有久痰宜吐之	11
	"病胸上诸实"条：一作寒	3

按，此篇无子目，校注语25字。校正医书局统计"合二法五证"，有误。"二法"指"大法，春宜吐""凡用吐汤，中病便止，不必尽剂也"，此两条属"法"。其余五条亦论吐法，属于"法"无疑。《辨可下第二十一》"大法，秋宜下""凡可下者，用汤胜丸散，中病便止，不必尽剂也"其子目小注称此两条为"法"，则《辨可吐第十九》头两条属于"法"条绝无疑义。"病胸上诸实一作寒"条、"宿食在上管"条，亦论吐法，属于"法"条。本篇355条"病手足逆冷，脉乍结，以客气在胸中，心下满而烦，欲食不能食者，病在胸中，当吐之"条又见《辨厥阴病脉证并治第十二》子目，列为"法"条。由是观之，《辨可吐第十九》之七条皆为法。元王履《医经溯洄集》之《伤寒三百九十七法辨》云："又可吐篇却有五法只言二法者，恐误"，亦指出宋臣统计有误。今核实条文内容及对照相关篇段，可以确证此七条皆为"法"条。辨别《宋本伤寒论》确立之"法"与"证"的区别及其确指条文，是进入《伤寒论》第一步，故不惜词繁而分辨之。

第二十 《辨不可下病脉证并治第二十》增字考

法条序号	校注语	所增字数
	辨不可下病脉证并治第二十四法方六首	17
	子目字数	160
☆	"脉濡而弱弱反在关濡反在颠弦反在上微反在下"条：亦云消中	4
☆	"脉浮而大浮为气实"条：一云黑	3
209	方一	2
158	方二	2
	"下利脉大者虚也"条：方三	2
233	方四	2

《辨不可下病第二十》子目160字，校注语32字，共增192字。

第二十一 《辨可下病脉证并治第二十一》增字考

法条序号	校注语	所增字数
	辨可下病脉证并治第二十一合四十四法方一十一首	22
	子目字数	1506
253	方一。一法用小承气汤	9
320	方二	2
322	三。用前第二方	6
321	四。用前第二方	6
	"下利三部脉皆平"条（宋本无。见《脉经》卷七、《玉函》卷五、《千金翼方》卷十宜下）：五。用前第二方	6
	"下利脉迟而滑条"：六。用前第二方	6
256	七。用前第二方	6
	"问曰人病有宿食"条：八。用前第二方	6
	"下利不欲食者"条：九。用前第二方	6
	"下利差"条：十。用前第二方	6

208	三十九。大承气汤用前第二方小承气用前第二十八方	22
209	四十。并用前方	6
214	四十一。用前第二十八方	10
220	四十二。用前第二方	8
242	四十三。用前第二方	8
241	四十四。用前第二方	8

《辨可下病脉证并治第二十一》子目 1506 字，校注语 366 字，共增 1872 字。其中 136 条（第三十四方、三十五方）在《辨太阳下》合为一条，云"一方加大黄二两若不加恐不名大柴胡汤"，今对照《辨可下第二十一》之 136 条，知当云"恐不名大陷胸汤"。

第二十二 《辨发汗吐下后病脉证并治第二十二》增字考

法条序号	校注语	所增字数
辨发汗吐下后病脉证并治第二十二合四十八法方三十首		25
子目字数		1849
☆140	一作纵（此条为证）	3
23	方一	2
28	方二	2
45	方三	2
61	方四	2
67	方五	2
69	方六	2
76	七（按，此条有方当作"方七"）	1
77	八。用前初方	5
123	方九	2
137	方十	2
147	方十一	3
161	方十二	3

《辨发汗吐下后病脉证并治第二十二》子目 1849 字，校注语 265 字，共增 2114 字。

上述子目 12745 字，校注语字 3900 字，两项合计 16645 字。

以下是校正医书局增加的文章字数及卷次字数：

以上林亿等《伤寒论序》至《伤寒论后序》凡 5 项共增字 2090，与子目及校注语之增字合并统计共计增字 18735 字。

（二）明赵开美翻刻《宋本伤寒论》增字考

孙奇赵开美对《宋本伤寒论》增加数万字考察

| 5 | 每卷第一行增"伤寒论卷第某"六字，共十卷 | 60 |
| 6 | 每卷首页增"宋林亿校正　明赵开美校刻　沈琳仝校"十五字，共十卷 | 150 |

赵开美翻刻本合计增字 1736 个。

（三）校正医书局与赵开美翻宋本合计增字

合计如下：18735 + 1736 = 20741 字，则《宋本伤寒论》共计增字为20741 字。

（四）《宋本伤寒论》原文字数及全书字数之统计

《伤寒论》正文	字数
辨脉法第一	2148
平脉法第二	2405
伤寒例第三	2701
辨痉湿暍脉证第四	580
辨太阳病脉证并治上第五	2762
辨太阳病脉证并治中第六	6036
辨太阳病脉证并治下第七	4210
辨阳明病脉证并治第八	4179
辨少阳病脉证并治第九	301
辨太阴病脉证并治第十	433
辨少阴病脉证并治第十一	2239
辨厥阴病脉证并治第十二	2437
辨霍乱病脉证并治第十三	788
辨阴阳易差后劳复病脉证并治第十四	548
辨不可发汗病脉证并治第十五	884
辨可发汗病脉证并治第十六	2478

《宋本伤寒论》总字数为原文字数加上增字字数（包括北宋校正医书局所增字数及赵开美翻宋本所增字数）：49840 + 20741 = 70581 字。

则《宋本伤寒论》全书的纯字数为 70581 字，这个数字不包括标点符号。

本人写《宋本伤寒论增字考》，请吕晓雪、温佳雨二位研究生代为统计字数，各类数字如上，感谢二位研究生同学的帮助。

四、由统计增字引出来的学术问题

（一）《伤寒论后序》成于何人

《伤寒论后序》载于《宋本伤寒论》卷末，主旨是批评孙思邈本《伤寒论》太阳上桂枝汤法、麻黄汤法、青龙汤法为"未知法之深者也"，《伤寒论后序》指出："（孙思邈）又曰，'寻方之大意，不过三种，一则桂枝，二则麻黄，三则青龙。凡疗伤寒，不出之也。'呜呼！是未知法之深者也……此之三方，春冬所宜用之，若夏秋之时，病多中喝，当行白虎也。若误服桂枝麻黄辈，未有不黄发斑出，脱血而得生者。此古人所未至，故附于卷末云。"此后序非出于北宋医书局林亿孙奇，疑为赵开美翻刻宋本时请其仝校者沈琳所撰。林亿孙奇《千金翼方后序》称孙思邈改编《伤寒论》太阳篇为一时之新意，成就一家之学，予以高度评价，不应于《宋本伤寒论·后序》中放弃前说，以严厉之措辞批评之。姑附于宋臣所增处，待专家学者评析之。

（二）《辨脉法》《平脉法》《伤寒例》何时增入《宋本伤寒论》

《辨脉法》《平脉法》不是张仲景亲撰，当成于六朝医师之手。仲景《伤寒论序》称"勤求古训博采众方"，皇甫谧《甲乙经序》说，仲景所勤求博采者为《汤液经法》三十二卷。《汤液经法》著录于《汉书艺文志》。《汤液经法》表达形式是简短条文式如三阴三阳所示，不是长篇论文体式。《辨脉法》《平脉法》写作体式是长篇论文体式，与三阴三阳体式不同。

六朝时期是海宇沸腾，戎马生郊，岁无宁日，生民涂炭岁月。但是这样的社会环境，对文人医家的思想束缚较少，战乱环境人民对医药的需求不断增大，客观上加速了医学的发展。六朝时期产生一大批成就显著的医学家，可惜他们的著作大都没有流传下来。我们从《诸病源候论》《千金要方》《外台秘要》等书中，尚可窥其遗绩。《辨脉法》《平脉法》当成于这个时期的医家之手。敦煌藏经洞藏有《辨脉法》《平脉法》《伤寒例》，从避讳字上考察，《辨脉法》抄录于六朝时期，《平脉法》抄录于唐初。[①]

1. 隋大业六年（610）前无《伤寒论》之流传

"大业"，隋炀帝杨广纪年。隋文帝杨坚于公元581年建隋，是年为开皇元年。从581至610年30年间，隋无《伤寒论》之流传。

今存之《诸病源候论》由巢元方等奉敕编成于大业6年。日本宫内厅书陵部藏有宋版《诸病源候论》。该书卷一第二行题云："大业六年太医博士臣巢元方等奉敕撰。"该书卷七为《伤寒诸病·上》，卷八为《伤寒诸病·下》，即卷七为《伤寒论》内容，卷八为《金匮要略》内容。考卷七内容，与今本《伤寒论》异，所引《伤寒论》条文皆为残文，且

① 钱超尘. 影印南朝秘本敦煌秘卷伤寒论校注考证. 北京：学苑出版社，2015.

中医文献与中医文化研究

不属仲景姓名，条文体例与《脉经》近，是知大业6年前隋无《伤寒论》。日本江户时期山本唯允恭庭撰《诸病源候论解题》，甚精。喜多村直宽跋云：

> 右《诸病源候论解题》曩岁侍医山本恭庭（唯允）所录也。恭庭著有《诸病源候论疏证》，极称精确。书仅成四卷，未及脱稿，其人就地。惋惜之余，今借抄解题一篇，以冠于札记之首。嘉永戊申秋初，喜多村直宽识。

有关隋大业六年前《伤寒论》流传情况，山本恭庭论述云：

> 《伤寒杂病论》合十六卷，其十卷乃今所传《伤寒论》。而《隋志》称"梁有《仲景伤寒》十卷，亡。"孙思邈亦云："江南诸师秘仲景要方不传"。因考本书"伤寒诸候"多有《伤寒论》文，而不著仲景之名。于妇人篇则往往著其名（见于《带下三十六疾候》《胞转候》《大便不通候》）。此知当时唯有《杂病论》而无《伤寒论》。详其所引之文，多与《脉经》相合，岂据其所收载而引之乎？其《杂病论》六卷即今《金匮要略》。其遗佚者，贾公彦疏《周礼》云："张仲景《金匮》云：神农能尝百药，则炎帝者也"（《疾医职》）。今《要略》无此文，而林亿辈亦云：以其《伤寒》文多节略，故断自杂病以下，终于饮食禁忌云云。然则当时所见之本，非今之《要略》明矣！①

按，山本宫庭所考是也。考《诸病源候论》卷38《带下三十六疾候》云："张仲景所说三十六种疾，皆由子脏冷热劳损而挟带下，起于阴内，条目混漫，与诸方不同。但仲景义最为玄深，非愚浅能解。恐其文

---

① 山本恭庭. 诸病源候论解题//东洋医学善本丛书：第六册·宋版诸病源候论，第2页.

孙奇赵开美对《宋本伤寒论》增加数万字考察

虽异，其理实同也。"卷40《胞转候》云："张仲景云：妇人本肥盛，豆举自满，全赢瘦，豆举空减，胞系了戾，亦胞转。"卷40《大便不通候》："张仲景云：妇人经水过多，亡津液者，亦大便难也。"考这些文字皆引自《杂病论》而署名张仲景，则其时《杂病论》尚存而得以征引，而《伤寒论》则不然，是以不属张仲景之名也。

今考《病源》所载《伤寒论》条文，不仅见于《病源》卷七，亦见于卷八，皆未出现"张仲景"之名，而引《杂病》文字必出仲景之名，因而得知在隋大业六年前，隋无《伤寒论》之流传。

总起来说，隋大业六年前隋无《伤寒论》之流传，是可以肯定的。

2. 大业六年后有《伤寒论》之流传。

大业六年至隋末凡8年（610～618），《伤寒论》十卷在此时复出，有如下史料可资证明。《隋书经籍志序》云：

> 隋开皇三年（583），秘书监牛弘（545～610），表请分遣使人搜访异本。每书一卷，赏绢一匹，校写既定，本即归主。于是民间异书，往往间出。及平陈以后，经籍渐备。检其所得，多太建（569～582）时书，纸墨不精，书亦拙恶。于是总集编次，存为古本。召天下工书之士，京兆韦霈、南阳杜颙等，于秘书内补缀残缺，为正副二本，藏于宫中。其余以实秘书内、外之阁，凡三万余卷。[1]

隋文帝时期，藏书不多，依牛弘广开献书奏议，民间异书，纷纷复出，皆手抄副本，凡三万余卷。

隋炀帝时期，书籍较前大为充盈，于是对书籍进行一次规模较大的整理，《伤寒论》及《辨脉》《平脉》《伤寒例》亦在整理之中。《隋书经籍志》说：

---

[1] 隋书经籍志·卷二十七. 北京：中华书局，908.

炀帝即位，秘阁之书，限写五十副本，分为三品：上品红
琉璃轴，中品绀琉璃轴，下品漆轴。于东都观文殿东西厢构屋
以仁之，东屋藏甲乙，西屋藏丙丁。又聚魏以来古迹名画，于
殿后起二台，东曰妙楷台，藏古迹；西曰宝迹台，藏古画。又
于内道场集道、佛经，别撰目录。

炀帝时期搜集到的古书远比文帝时代多。

元代马端临《文献通考》卷174《经籍考》对隋炀帝整理图书之事
有较详细记载：

　　炀帝即位，增秘书省官百二十员，并以学士补之。帝好读
书著述，自为扬州总管，置王府学士至百人，常令修撰。以至
为帝前后近二十载，修撰未尝暂停。自经术、文章、兵农、地
理、医卜、释道，乃至捕搏鹰狗，皆为新书，无不精洽。共成
三十一部，万七千卷。初，西京嘉则殿有书三十七万卷，帝命
秘书监柳顾言等诠次，除其复重猥杂，得正御本三万七千余卷，
纳于东都修文殿。又写五十副本，分为三品：上品红琉璃轴、
中品绀琉璃轴、下品漆轴，于东都观文殿东西厢构屋以仁之。

　　在这种社会形势下，民间藏书纷纷而出，朝廷对献书者之重赏，促
进了民间藏书的进献。"医卜"类图书如《伤寒论》等亦于此时抄写整
理之，改《伤寒论》"坚"为"鞕"，以避"坚"字名讳。六朝医师所撰
《辨脉法》《平脉法》亦于此时增入书中，改"坚"为"鞕"，如《辨
脉》"不能食，身体重，大便反鞕（音硬，下同）"，《平脉》"肌肉紧薄
鲜鞕，阴阳相抱，荣卫俱行"等等。

　　日本中医文献学家丹波元简《伤寒论综概》云：

　　《隋经籍志》注载梁《七录》"张仲景《辨伤寒》十卷亡"。
今《伤寒论》每篇尽冠"辨"字，此即指今《伤寒论》；而云

其"亡"者，盖《千金方》称"江南诸师秘仲景《伤寒论》方法不传"。然则《隋志》云"亡"者，其实非亡也。《七录》《新唐书·艺文志》并云"十卷"，考诸仲景自序，乃缺六卷。盖《伤寒论》十卷，《杂病论》六卷，各别行于世者。而王焘《外台秘要》载《金匮要略》诸方，而曰出张仲景《伤寒论》某卷中，则唐时其全帙十六卷不易旧目者才存台阁中。王氏知弘文馆图籍方书等时，特得探其秘要，而载之其著书。今所传十卷，虽重复颇多，似强足十卷之数者，然逐一对勘，大抵与《外台》所引符。则今《伤寒论》不可断为非《七录》及《唐志》之旧也。①

按，元简所论甚是。梁阮孝绪《七录》所载张仲景《辨伤寒》十卷经隋代之抄写，辗转流传至今。今本《伤寒论》之"鞕"即隋代传抄的时代标志。

隋代对帝讳非常重视。如《隋书·经籍志·经籍二·史》"《史记音义》宋中散大夫徐野民撰。"《校勘记》："徐野民，《二十二史考异》：徐野民即徐广，隋人讳广，称徐氏之字。"隋炀帝名广，故徐广乃称其字"野民"。在隋朝，魏张揖的《广雅》改称《博雅》。

《伤寒论》之"坚"字皆写为"鞕"以避杨坚之"坚"，可作《伤寒论》抄写于隋代的时代标志。避"坚"字者尚有"靳"字（yìng），《诸病源候论》以"靳"字代"坚"字。在所有《伤寒论》传本中，唯宋本《伤寒论》将"坚"字改为"鞕"或"固"字（如"坚瘕"宋本作"固瘕"），《脉经》《金匮玉函经》《淳化本伤寒论》《唐本伤寒论》皆不避"坚"字。从这些避讳事实中我们看到，《伤寒论》中的"鞕"字，乃隋人抄录于隋代的时代标志。《辨脉法》《平脉法》亦避"坚"为"鞕"，是《辨脉法》《平脉法》为隋炀帝时期整理医书时加入《伤寒论》中，有史可征也。

---

① 丹波元简. 伤寒论辑义. 北京：人民卫生出版，1983：10.

在隋代抄录《伤寒论》之前，收录《辨脉》《平脉》等文之《伤寒论》有如下之书：

①《南朝秘本伤寒论·辨伤寒脉候》[①]，此篇相当宋本《辨脉法》，不避"坚"字；

②《金匮玉函经》卷二《辨脉》，不避"坚"字；

③《影印南朝秘本敦煌秘卷伤寒论校注考证》影印收录《辨脉法》《平脉法》《伤寒例》三篇，不避"坚"字。

依《伤寒论》古传本考察，《辨脉法》《平脉法》成文于六朝，隋代抄录《伤寒论》时，据前代之成文而增于书中。

《伤寒例》成于王叔和，"今搜采仲景旧论，录其证候、诊脉、声色、对病真方有神验者，拟防世急也"，是王叔和撰写《伤寒例》自述之语，证明《伤寒例》成于叔和。但"四时八节二十四气七十二候决病法"至"二十四气，节有十二，中气有十二，五日为一候，气亦同，合有七十二候，决病生死，此需洞解之也"凡222字非叔和所撰，这段文字附入《伤寒论》时代较晚，与成无己《注解伤寒论》南政北政及运气图解等附入《伤寒论》时代相近。在《伤寒论》所有传本中，如《脉经》《南朝秘本伤寒论》、陈延之《小品方》（现存残卷）、《金匮玉函经》、孙思邈本《伤寒论》均无"四时八节二十四气七十二候决病法"文字，可证其为后附无疑。

"四时八节二十四气七十二候"是在"二十四节气"基础上逐渐形成的有科学价值的宝贵文化。2016年11月28日至12月2日联合国教科文组织保护非物质文化遗产政府间委员会第十一届常委会在埃塞俄比亚首都亚的斯亚贝巴联合国非洲经济委员会会议中心召开，11月30日下午中国申报的"二十四节气——中国人通过观察太阳运动而形成的时间知识体系及其实践"的非物质文化遗产项目通过委员会评审列入联合国教科文组织人类非物质文化遗产代表作名录。这是中华民族对人类文化的又一伟大贡献。但是二十四节气的文化内涵远比时间认知体系要丰富

孙奇赵开美对《宋本伤寒论》增加数万字考察

---

① 钱超尘. 影印南朝秘本敦煌秘卷伤寒论校注考证. 北京：学苑出版社，2015.

深刻，中医的"四时八节二十四气七十二候"运用于人体疾病判断与生死认知上，具有更加重大的意义，它的理论价值与实践运用有待人们深入研究。

总之，《伤寒例》不是仲景所撰，而成于王叔和。《伤寒例》有误解仲景《伤寒论》处，主要是据《内经》一日传一经之说而强解《伤寒论》传经之说。章太炎《答张破浪论误下救下书》指出："叔和于太阳篇痓湿暍外，未尝改易仲景旧次。拙著《杂病新论》中，已有证明，可参究之（按，太炎先生逝世后，《杂病新论》于1938年出版，1957年人民卫生出版社校勘后再版，更名《章太炎医论》。《内容简介》云："里面有很多独特见解，除了对研究祖国医学有参考价值外，还可供学术界的自由讨论。"《杂病新论》所收38篇论文皆已收入《章太炎全集》第八集《医论集》）。夫叔和之误，在其序例强引《内经》一日传一经之说，与本《论》义不相涉，而不在其编次《论》文。方、喻以来诸师，疏发大义，卓然可观。其攻击《序例》，不遗余力，仆亦犹是也。若夫自我作古，变易章句，反以叔和为误编者，此犹宋儒颠倒《大学》，以旧本为错乱也。是乃晚世恶习，亦何足尚焉？"① 太炎先生在《论伤寒传经之非》一文中指出："《伤寒论》称，太阳病六七日，太阳病八九日，太阳病过经十余日。又云：阳明，中土也，无所复传。又云：少阴病得之一二日，少阴病得之二三日。是伤寒非皆传遍六经，三阴病不必自三阳传致，更无一日传一经之说也。叔和《序例》引《内经》以皮傅，后人转相师法，遂谓：一日太阳，二日阳明，三日少阳，四日太阴，五日少阴，六日厥阴。刘守真见世无其病，遂谓世无伤寒，一以温病概之。然如正阳阳明之非受传，少阴寒证之为直入，虽《活人》与成无己又不能有异言。柯氏《论翼》出，以为六经提纲，各立门户，而更豁然呈露矣！"太炎先生批评叔和误将《内经·热论》理论强行皮傅《伤寒》，所论极是。太炎《论太阳病非局指太阳》一文对《伤寒论》绝无一日传一经之说更加详细阐发，读《伤寒论》者当阅之。关于王叔和一日传一经

---

① 章太炎全集：第八集·医论集. 上海人民出版社，1994：162.

之误说，太炎先生《论〈伤寒论〉原本及注家优劣》阐述得更加酣畅淋漓，云：

《伤寒论》自王叔和编次，逮及两宋，未有异言。叔和之失，独在以《内经》一日一经之说强相傅会，遂失仲景大义。按《论》云："病有发热恶寒者，发于阳也；无热恶寒者，发于阴也。发于阳，七日愈；发于阴，六日愈。"此为全书起例。"阳"即太阳（举太阳发热恶寒为例，则阳明、少阳可推知），"阴"即少阴（举少阴无热恶寒为例，则太阴、厥阴可推知）。七日愈、六日愈，则未传经甚明。病有发于阴者，则阴病不必自阳而传又甚明。又云："伤寒一日，太阳受之，脉若静者为不传；颇欲吐，若烦躁，脉数急者为传也"，"伤寒二三日，阳明少阳证不见者，为不传也"，"伤寒三日，三阳为尽，三阴当受邪，其人反能食而不欧，此为三阴不受邪也"。是虽撰用《素问》，而实阴破其义，见伤寒不传者多矣。又云："太阳病头痛至七日以上自愈者，以行其经尽故也。若欲作再经者，针足阳明，使经不传则愈。"柯氏以为"经"指"经界"，非指"经脉"，世多疑柯氏好奇，然以《素问》《伤寒》比度观之，彼说日行一经，六日则遍历六经，是一日为一经也；此说七日自愈为行其经尽，是七日为一经也。所谓"再经"者，或过经不愈，仍在太阳；或热渐向里，转属阳明，以预防其入阳明，故针足阳明尔。要之，阳病以七日为一经，阴病以六日为一经。一经犹言一候，与病脉义不相涉。至于太阳诸篇，标题言"辨太阳病脉证并治"法而已，并不称"太阳经"，亦不烦改作"经界"义也。然人之病也，客邪自有浅深，形体亦各有强弱，或不待一经而愈，或过经仍不愈，或不待一经而传，或始终未尝传。其以七日为一经者，特略说大候，以示别于旧义焉耳。若然者，则传经之文虽若与《素问》相会，要其取义绝异，则可知也。

孙奇赵开美对《宋本伤寒论》增加数万字考察

阳明有太阳阳明、正阳阳明、少阳阳明之别。正阳阳明为胃家实，不由太阳、少阳所传。少阳阳明为少阳病发汗、利小便，致胃中燥烦实大便难。太阳阳明但举脾约，而后又发为问答，云："何缘得阳明病？答曰：太阳病，发汗、若下、若利小便，此亡津液，胃中干燥，因转属阳明。不更衣，内实，大便难者，此名阳明也。"以是见太阳阳明所由致，是则少阳阳明、太阳阳明多由误治而成，其自然转属者，独五苓、承气等证偶见之耳。太阳篇又言太阳病发汗不彻，转属阳明，若太阳病证不罢者不可下，此虽转属，犹未尽入阳明也。而正阳明不由传致，阳明又无所复传，此与《素问》绝不相谋，更可知也。

夫仲景据积验，故六部各自为病，叔和拘旧义，故六经次第相传。彼之失也，则在过尊轩岐，而不暇与仲景辨其同异。后人诋讥叔和，核正序例六日传遍之义，斯可已，若谓叔和改窜仲景真本，以循己意，何故于此绝相抵牾之处而不加改窜耶？辩论虽繁，持之不得其故矣。

太炎先生据《宋本伤寒论》原文驳叔和《伤寒例》日传一经误说，证据确凿，斯为可遵。

统计《宋本伤寒论》字数，需剔除《辨脉法》《平脉法》《伤寒例》字数。

（三）《宋本伤寒论》与《唐本伤寒论》为何字数与结构不同

《宋本伤寒论》与《唐本伤寒论》的底本均来源于六朝时期的《辨伤寒》，《辨伤寒》来源于王叔和的《张仲景方》，两本既然底本来源相同，为何字数不同，结构不同？

《宋本伤寒论》原文纯字数49840字，《唐本伤寒论》原文纯字数21944字（不含标点），字数相差一倍多。原因何在？试看下表。该表分两大部分，左侧"标题字数"指《唐本伤寒论》目录标题。如：本表

"题目"栏的"桂枝汤第一"右侧"标题字数"指《太阳病用桂枝汤法第一》标题，凡 10 字。"正文字数"指《太阳病用桂枝汤法第一》这一节的字数，凡 1982 字，包括标题字数在内凡 1992 字（按，"标题字数"只计一次，不重计）。本表右侧两行的"小注字数"指北宋校正医书局所做的小注，如《太阳病用桂枝汤法第一》这一节的下面有"五十七证方五首"7 字，"太阳病，项背强几几，而反汗出恶风，桂枝汤主之"下有小注"本论云桂枝加葛根汤"9 字；"太阳病，下之微喘者，表未解故也。宜桂枝汤"下有小注"一云麻黄汤"5 字等等，凡 26 字。正文字数 1992 字若加上小注字数 26 字则为 2018 字。经过这样统计，若不计小注，《唐本伤寒论》纯字数为 21944 字，若加上小注字数则为 22363 字。详情见下。

《唐本伤寒论》纯字数：

题　　目	标题字数	正文字数	总　　计	小注字数	加注字数
伤寒上	3	295	298	0	298
桂枝汤第一	10	1982	1992	26	2018
麻黄汤第二	10	581	591	26	617
青龙汤第三	10	397	407	11	418
柴胡汤第四	10	1364	1374	19	1393
承气汤第五	10	515	525	11	536
陷胸汤第六	10	2074	2084	27	2111
杂疗法第七	8	1416	1424	32	1456
阳明病第八	6	4210	4216	58	4274
少阳病第九	6	224	230	2	232
伤寒下	3	0	3	0	3
太阴病第一	6	264	270	5	275

孙奇赵开美对《宋本伤寒论》增加数万字考察

题　　目	标题字数	正文字数	总　　计	小注字数	加注字数
少阴病第二	6	1938	1944	42	1986
厥阴病第三	6	1848	1854	69	1923
伤寒宜忌第四	6	0	6	3	9
忌发汗	5	247	252	0	252
宜发汗	5	261	266	0	266
忌吐	4	83	87	0	87
宜吐	4	157	161	0	161
忌下	4	120	124	0	124
宜下	4	330	334	0	334
宜温	4	177	181	0	181
忌火	4	112	116	0	116
宜火	4	17	21	0	21
忌灸	4	71	75	0	75
宜灸	5	114	119	8	127
忌刺	5	77	82	0	82
宜刺	5	272	277	0	277
忌水	5	59	64	0	64
宜水	5	68	73	0	73
汗吐下后第五	9	1537	1546	54	1600
霍乱第六	6	548	554	13	567
阴易病后第七	9	385	394	13	407
总　　计			21944	418	22363

《唐本伤寒论》又称《孙思邈本伤寒论》，载于《千金翼方》卷九卷十，孙思邈晚年据六朝《辨伤寒》收录于《千金翼方》，认为"仲景特有神功，寻思旨趣，莫测其致，遂披伤寒大论，鸠集要妙，以为其方行之以来，未有不验"，乃尊称其为"伤寒大论"，敬仰之情，无以加矣！孙思邈写到《千金翼方》卷二十六《孔穴》一节时说，我今年一百多岁了，还在研究孔穴，越研究疑问越多。他没说他的具体年岁，给后人留下千古之谜。

　　《孙思邈本伤寒论》在《伤寒论》传承史上具有非常重大意义。它上承《辨伤寒》十卷，孙思貌为寻求此书，花了三四十年时间。写《千金要方》时，因为找不到《辨伤寒》，感慨道："江南诸师，秘仲景要方不传！"隋代积累了大量前代藏书，可惜国祚甚短，仅仅三十八年，被大唐取代。大唐江山一统，书籍充盈，《辨伤寒》十卷已在府库。章太炎说："盖孙氏所据为梁本"（按，指梁阮孝绪《七录》著录的《辨伤寒》十卷。见《章太炎全集·伤寒论单论本题辞》）。孙思邈在《千金翼方》卷九小序中说，《辨伤寒》历来编纂方法是方证分离，不便使用。指出："旧法方证，意义幽隐，乃令智所迷，览之者造次难悟，中庸之士，绝而不思，故使间里之中，遂致夭枉之痛，远想令人慨然无已。"于是对《辨伤寒》进行一次规模较大的改编，主要是：第一，"方证同条"，即把有关方剂挪动到相关证候条文下。比如："太阳病，项背强几几，无汗恶风者，葛根汤主之"，此条之下无方，孙思邈将葛根汤方移于此条之下，此之谓"方证同条"。它的意义是便于就证寻方，"须有检讨，仓卒易知。"这是《伤寒论》结构一次开创性的变革。第二，"比类相符"，即是将相关方剂与相关证候条文编辑在一起。如《太阳病用桂枝汤法第一》将桂枝汤方与相关证候条文编排在一起，此节收录桂枝汤方、桂枝麻黄各半汤、桂枝二麻黄一汤方、桂枝二越婢一汤方、桂枝去桂加茯苓白术汤。证候条文都是涉及这些方剂的条文。在孙思邈改动之前，这些方剂置于卷末与相关证候条文互相分离。从理论与实用两方面观察，这种"方证同条比类相附"的办法是恰当的，便于使用。孙思邈把《太阳篇》全部条文按照"方证同条比类相附"办法加以改编，没有增删字句，保持《辨伤寒》字句古貌。

《宋本伤寒论》与《唐本伤寒论》的"痉湿暍脉证"都排列在太阳病之前。宋本提示："伤寒所致太阳病痉湿暍三种，宜应别论，以为与伤寒相似，故此见之。"唐本提示："《论》曰：伤寒与痉病湿病及热暍相滥，故叙而论之。"其中之"《论》曰"之"论"，指《伤寒论》。章太炎先生考证，"痉湿暍原在《太阳篇》中，叔和乃别次于太阳篇外。"（见《论伤寒原文及注家优劣》）。章氏所考甚是。痉湿暍病原在太阳篇之中，王叔和把它移至太阳篇之外。孙本之"论曰"可做明证。

《唐本伤寒论》"厥阴篇"脱落几个字。《宋本伤寒论》厥阴篇小注："厥利呕哕附"，意指厥阴篇的提纲证（宋本的326、327、328、329）与厥利呕哕证治（330～381）原分为两节，今将二节合为一节。《金匮玉函经》卷四明确将厥阴提纲证与厥利呕哕证治分独立的两节，即《辨厥阴病形证治第九》与《辨厥利呕哕病形证治第十》。《金匮玉函经》这两篇的条文数量与条文前后次序与《宋本伤寒论》同。《唐本伤寒论》的《厥阴病状第三》的条文数量与条文顺序与《宋本伤寒论》同。这说明《金匮玉函经》《唐本伤寒论》《宋本伤寒论》都是六朝传本，它们的共同祖本都是《辨伤寒》十卷，而《辨伤寒》十卷出自王叔和《张仲景方》的《伤寒论》，它们都与张仲景《伤寒论》步武相接，具有可以信赖的文献价值。唯《唐本伤寒论》未留下厥阴病与厥利呕哕曾是两节的文字痕迹，是其小憾。

孙思邈对《辨伤寒》改动最大的是"可与不可"，有删节，有脱文。这是《唐本伤寒论》较《宋本伤寒论论》文字为少的最大原因。

1. 删节

清王朴庄撰《伤寒论注》，以《千金翼方》卷九卷十之《伤寒论》为底本而校注之，是医学史上第一次校注《唐本伤寒论》之作，收《世补斋医书后集》及钱超尘主编的《伤寒杂病论版本通鉴》（北京科学技术出版社，2017）。王朴庄《清史稿》有传：

> 王丙，字朴庄，吴县人，懋修之外曾祖也。著《伤寒论

注》，以唐孙思邈《千金方》仅采王叔和《伤寒论序例》，全书载《翼方》中。次序最古，据为定本。谓"方中行、喻昌等删驳《序例》，乃欲申己见，非定论。"著《回澜说》，争之甚力。又著《古今权量考》，古一两准今六分七厘，一升准今七勺七秒，承学者奉以为法。

王朴庄的外曾孙陆懋修在《伤寒论注》卷六下小注云："懋修按，王叔和重集诸可与不可，有不能强解者。真人别作宜忌一册，尽行删却。故知是非自在人心，正不必谓叔和之语为定可从也。"孙思邈对《辨伤寒》之"可"与"不可"进行删节。例如，《宋本伤寒论》之"辨不可发汗病脉证并治第十五"计有 30 条，其中 12 条不见于三阴三阳，而是从《脉经》"可"与"不可"中移动过来的。这 12 条文字是：

1　脉濡而弱，若反在关，濡反在颠，微反在上，涩反在下。微则阳气不足，涩则无血，阳气反微，中风汗出，而反燥烦。涩则无血，厥而且寒。阳微发汗，燥不得眠。

2　动气在右，不可发汗，发汗则衄而渴，心苦烦，饮即吐水。

3　动气在左，不可发汗，发汗则头眩，汗不止，筋惕肉瞤。

4　动气在上，不可发汗，发汗则气上冲，正在心端。

5　动气在下，不可发汗，发汗则无汗，心中大烦，骨节苦疼，目运恶寒，食则反吐，谷不得前。

6　咽中闭塞，不可发汗，发汗则吐血，气微绝，手足厥冷，欲得踡卧，不能自温。

7　诸脉得数动微弱者，不可发汗。发汗则大便难，腹中干（一云小便难，腹中干），胃燥而烦，其形相象，根本异源。

8　脉濡而弱，弱反在关，濡反在颠，弦反在上，微反在下。弦为阳运，微为阴寒。上实下虚，意欲得温。微弦为虚，不可发汗。发汗则寒慄，不能自还。

9 咳者则剧，数吐涎沫，咽中必干，小便不利，心中饥烦。晬时而发，其形似疟，有寒无热，虚而寒慄，咳而发汗，踡而苦满，腹中复坚。

10 厥，脉紧，不可发汗，发汗则声乱，咽嘶舌萎，声不得前。

11 诸逆发汗，病微者难差，剧者言乱，目眩者死（一云谵言目眩，睛乱者死），命将难全。

12 咳而小便利，若失小便者，不可发汗，汗出则四肢厥逆冷。

以上 12 条不见于《宋本伤寒论》三阴三阳而见于《脉经》的可与不可，孙思邈删除前 11 条保留第 12 条。又如《宋本伤寒论》的《辨可发汗脉证并治第十六》凡 47 条，孙思邈删落 34 条，保留 13 条。

总之，孙思邈大量删节十五节"宜忌"中的文字。

2. 脱文

《唐本伤寒论》有多条脱落文句者。例如：

《唐本伤寒论·伤寒宜忌第四》："咽中闭塞，忌发其汗，发其汗即吐血，气微绝，手足逆冷。"此条亦见《宋本伤寒论》及《脉经》，两书"手足逆冷"句下皆有"欲得踡卧，不能自温"八字。陆懋修在《伤寒论注》该条下校注云："懋修按，叔和《脉经》手足逆冷下有'欲得踡卧，不能自温'句。"

《唐本伤寒论·伤寒宜忌第四》："汗家重发其汗，必恍惚心乱，小便已，阴疼。"此条亦见《宋本伤寒论》及《脉经》，"阴疼"下《宋本伤寒论》有"宜禹余粮"四字；《脉经》有"可与禹余粮"五字，唐本脱。

《唐本伤寒论·忌下第五》："咽中闭塞，忌下，下之则上轻下重，水浆不下。"《宋本伤寒论·辨不可下病脉证并治第二十》"水浆不下"句下有"卧则欲踡，身急痛，下利，日数十行"十三字。《脉经》"水浆不下"句下有"卧则欲蹒，身体急痛，复下利，日十数行"十五字，唐本脱。

以上诸例显示，《唐本伤寒论》之字数少于《宋本伤寒例》，基本出于孙思邈之删节，偶或出于文句之脱落。

《唐本伤寒论》亦有《宋本伤寒论》所脱之条文。如《唐本伤寒论·忌刺第十二》一节，即为《宋本伤寒论》所脱：

　　大怒无刺　新内无刺　大劳无刺　大醉无刺
　　大饱无刺　大渴无刺　大惊无刺　无刺熇熇之热
　　无刺漉漉之汗　无刺浑浑之脉　无刺病与脉相逆者
　　上工刺未生　其次刺未盛　其次刺其衰　工逆此者
　　是为伐形

上述文字，出《灵枢·终始》及《逆顺》。《脉经》卷七《病不可刺证第十二》引用之，《金匮玉函经》不可刺引用之，《唐本伤寒论》亦有此节文字，证明此节文字为六朝《辨伤寒》所有，《宋本伤寒论》偶脱之耳，可补宋本之阙失。仲景《伤寒论序》云"撰用《素问》《九卷》"（"撰"同"选"），于此有征矣。

《唐本伤寒论》之"宜""忌"删节条文过多，而《宋本伤寒论》之"可""不可"的文字数量与六经病文字数量相等或稍多。《唐本伤寒论》与《宋本伤寒论》所依据底本皆为《辨伤寒》，唐本大量删节"可"与"不可"文字，所以才呈现唐本文字数量少于宋本的现象。

（四）怎样统计才能计算出三百九十七法

《伤寒论序》云："证外合三百九十七法"，此 397 法不包括"证"在内。条文有方者曰"法"，条文无方者曰"证"。既然"证"与"法"有明确区分，《序》何必强调"法"的条数呢？这是因为，校正医书局所据荆南国末代皇帝高继冲进献的《伤寒论》曾是"条列于前，方汇于

孙奇赵开美对《宋本伤寒论》增加数万字考察

后"的结构，经过北宋医书局校定已不复存在，若对校定本的"法"条不加确认，人们很难知晓"法"的特点与它曾存何处。唐初孙思邈《千金翼方》卷九卷十已经开始作了"方证同条"的工作，以便用方者临证选用。北宋校正医书局校定《伤寒论》时，在孙思邈的启发下，"方证同条"的工作更加细密，更加全面。这是一个事关《伤寒论》全局的巨大变革，不但在序言中加以声明，而且在子目中再次对"法"加以确认。这不但表现了对"法"的高度重视，而且反映条文下所附之方是孙奇林亿等校定《伤寒论》时所移动。

自宋臣提出 397 法以后，后世学者不断核实。元代王履在《医经溯洄集》中说，他只找到 388 法，另 9 法不知所在。明初洪武年间黄仲理将六经病所有条文包括"证"与"法"在内笼统地计算在一起，共数出 397 条。黄氏说："仲景之书，六经至劳复而已，其间具三百九十七法，一百一十二方，纤悉毕具，有条而不紊也。"今天人们所说的 397 法也是统计六经病的条数，与明初黄仲理统计的方法相同，但这是一个错误的统计方法与错误的概念，与《伤寒论序》"证外合三百九十七法"的原意大相径庭。因为《伤寒论》的"法"条不仅存在于六经病中，而且存在于"可"与"不可"中。今人之统计与明初黄仲理之统计皆未统计"可"与"不可"的法条。

王履《医经溯洄集·伤寒三百九十七法辨》一文对 397 条设想多种方法、多条思路探寻它的真实数目，可惜均不得要领。其文曰：

> 余自童时，习闻此言，以为伤寒治法，如是之详且备也。及考之成无己注本，则所谓三百九十七法者，茫然不知所在。于是询诸医流，亦不过熟诵此句而已。欲其条分缕析，以实其数，则未遇其人，遂乃反复而推寻之。以有论有方诸条数之，则不及其数；以有论有方（按，即所谓"法"）、有论无方（按，即所谓"证"）诸条通数之，则过其数。除《辨脉法》《平脉法》并《伤寒例》及《可汗》《不可汗》《可吐》《不可吐》《可下》《不可下》诸篇外，只以六经病篇中有论有方、有

论无方诸条数之，则亦不及其数。以六经病篇及痉湿暍、霍乱、阴阳易差后劳复病篇中有论有方、有论无方诸篇数之，则亦过其数。至以六经病、痉湿暍、霍乱、阴阳易差后劳复篇有论有方诸条数之，则又太少矣。竟不能决。欲以此句视为后人无据之言而不从，则疑其或有所据，而或出仲景叔和，而弗敢废。欲尊信而必从之，则又多方求合而莫之遂。

宋林亿等校正《伤寒论》，其序曰："今校定张仲景《伤寒论》十卷，总二十二篇，证外合三百九十七法"，余于是就其十卷二十二篇而求之。其六经篇、霍乱篇、阴阳易差后劳复篇中有方治诸条以数为计，又重载于各篇之前，又谓疾病至急，仓促难寻，复重集诸可与不可方治，分为八篇，亦以数为计。继于阴阳易差后劳复篇之后，其《太阳上篇》注曰"一十六法"，《太阳中篇》注曰"六十六法"，《太阳下篇》注曰"三十九法"，《阳明篇》注曰"四十四法"，《少阳篇》不言法（按，此句有误。少阳篇注曰："方一首。"根据"有方曰法"的定制，则"方一首"即"法一首"之意），《太阴篇》注曰"三法"，《少阴篇》注曰"二十三法"，《厥阴篇》注曰"六法"（按，此篇王履计数大误。厥阴篇注曰"合一十九法"，不详"六法"之说所从出），《不可发汗篇》注曰"一法"，《可发汗篇》注曰"四十一法"，《发汗后篇》注曰"二十五法"，《可吐篇》注曰"二法"，《不可下篇》注曰"四法"，《可下篇》注曰"四十四法"，《汗吐下后篇》注曰"四十八法"。以其所注之数通计之，得387法（按，以上述条数通合计之，为362法，非387法。之所以出现这种疏漏，是因为王履漏计霍乱6法、阴阳易劳复6法，另将厥阴之19法误为6法，少计13法。若将霍乱6法、阴阳易劳复6法及厥阴篇漏计之13法共25法与362法合计之，恰得387法）。然少阳篇有小柴胡汤一法，其不言者，恐脱之也（按，少阳篇第266条有小柴胡汤方，则此条为法，决无疑义。注已明言"方一首"，有方即为有法。

是未脱也)。又《可吐篇》却有五法，其只言二法者，恐误也（按，"可吐篇"凡7条。注云"合二法五证"。详考林亿孙奇小注，此两法指"大法春宜吐"及"凡用吐，汤中病便止，不必尽剂也"。其余5条虽有"宜吐""可吐""当吐"等语，宋臣皆不以"法"视之。）并此误脱四法，于三百九十七法之中，亦仅得三百九十一法耳（按，可吐篇仍当按2法计数，则从391法中减去3法，乃为388法）。较之序文之说，犹欠6法（按，当云尚欠9法，乃为397法也）。乃参之《脉经》，其可汗、可吐等篇外，比《伤寒论》又多可温、可灸、可刺、可水、可火、不可刺、不可灸、不可水、不可火诸篇，欲以此补其所欠则又甚多而不可用。

元泰定间（1324～1328）程德斋又作《伤寒钤法》，其自序曰："若能精究是编，则知六经传变三百九十七法在于指掌矣。又曰：六经二百一十一法，霍乱六法，阴阳易差后劳复六法，痉湿暍九法，不可汗二十六法，宜汗四十一法，不可吐五法，不可下五法，可汗五法，可吐五法。"余亦以其说通计之，却止得三百一十八法，于三百九十七法中尚欠七十八法。观其序文乃如彼，考其所计乃如此，则知其犹未能灼然以得其实数而无疑也。

近批点《伤寒论》者，何不考其非，乃一宗其所钤字号而不敢少易乎？余由是屏去其说，但即《论》之本文寝食与俱以抽绎之。一旦豁然，始悟其所计之数，于理不通，而非仲景叔和之说矣。

以上是王履《伤寒三百九十七法辨》一文的主要精神。王氏终未统计出397法之所在，于是认为林亿序所说397法"于理不通"，需"屏去其说"。王履此论对日本江户时期著名中医文献专家丹波元坚产生明显影响。丹波元坚《伤寒论述义·答问》说：

问：林亿等序称合三百九十七法，未知其指。答曰：此实无谓之言也。故王氏《溯洄集》反复纠辨，殊为确核。而后人更有为说者，竟不免附凑。如周自闲据赵氏翻雕宋本以驳王氏（见《吴医汇讲》）。今考宋本，每篇之首，共注几法者，通计得387法，是王氏所以发疑。而周氏检考不密，复吹其烬，可哂甚矣。

王履又以另一种研究方法统计出《伤寒论》共有238法。但是他不称其为"法"，而改称为"治"。他说："若以法言，则仲景一书无非法也。岂独有方者然后为法哉？"他在《医经溯洄集》中接着说：

> 夫《伤寒论》仲景之所作也，至叔和时多已散落。虽叔和搜采成书，终不能复其旧。然则今之所传者，非全书也明矣……窃尝思之，纵使397法之言不出林亿等而出于亿之前，亦不足用。此言既出，则后之闻者，必当核其是非以归于正，而乃遵守听从，以为千载不易之定论。悲夫。余今于397内，除去重复者与无方治者，只以有方治而不重复者计之，得238条，并以'治'字易'法'字，而曰238治。如此则庶可通也。若以法言，则仲景一书无非法也，岂独有方者然后为法哉？

关于397法，从元明至今，每朝每代都有学者研究发掘，但是都没有取得满意的成绩。自黄仲理以397条代397法后，沿此误说者绵历至今。明方有执《伤寒论条辨》、李中梓《伤寒括要》、清陈修园《伤寒论浅注》等均将397条视为397法。甚至有人忽发奇想，将服药的具体要求措施当作"法"："各方后㕮咀为末、先后煮、啜粥、不啜粥、饮暖水、日几服为法"。《清史稿·艺术传》对三百九十七法作如下评说："三百九十七法，不见于仲景序文，又不见于叔和序例，林氏倡于前，成氏合于后，其不足取信，王安道已辨之矣。继起者，犹琐琐于数目，亦何补于古人？何功于后学哉？"凡此种种，皆未明"法"的真义。

如清初钱潢《伤寒溯源集》卷十末附《三百九十七法一百一十三方辨》云：

严器之为成氏作序文云，聊摄成公注成《伤寒论》十卷，有三百九十七法一百一十三方，至宋林亿等奉诏校理《伤寒》，亦云百病之急，莫急于伤寒，今校定《伤寒论》十卷总二十二篇，证外合三百九十七法，除复重定有一百一十二方。以此推之，方法之数，虽出自后人，然亦必有所因，但惜其原本已失逮不可考耳……然三百九十七法之说，原非出之仲景氏，未可强求印合，不必拘拘于三百九十七法也。若必支离牵合，以实其数，则凿矣，故未敢以臆见揣度，胶泥古人之活法也。至于一百一十二方，现在《论》中固可征信。即后人加减失宜者，亦可详辨。其有讹伪失真者，亦不得不辨也。今人有一百一十三方之说，盖因朱奉议《活人书》误以桂枝附子汤改为桂附汤重出于活人书第十二卷之第十七方耳。若去其重出者，仍是一百一十二方。

钱潢认为对三百九十七法寻其实数，是胶泥古人圆机活法，是穿凿之举，是无意义之行。钱潢所以发此论，是因为未得三百九十七法之实数。

三百九十七法之确切所在，自校正医书局于1065年首倡后，至今近千年未得确解。千年之谜，当解之矣。

下面对397法加以核实。

第一，本文不仅据篇题下小注之法数统计之，而且与正文之法条标注核对之。《伤寒论》正文对法条皆标注其"方几"，以与子目之法条相对应。如《辨太阳中第六》第31条子目"太阳病，项背强几几，无汗恶风，葛根汤主之。第一。七味"，其中"第一"表示此法条属于子目之第一个法条。"七味"表示葛根汤由七味药组成，但子目不举其方。该篇正文葛根汤方下标注"方一"，指此方与子目之"第一"法条相对应。子目用以指示"法"之位置与药味之数量，正文则用方序标注方剂之位置并举其全方之组成。北宋校正医书局对"法"的关切可谓备至矣，文章针脚可谓细密极矣。

据篇题下小注法数统计如下："太阳上"16法＋"太阳中"66法＋"太阳下"39法＋"阳明"44法＋"少阳"1法＋"太阴"3法＋"少阴"23法＋"厥阴"19法＋"霍乱"6法＋"阴阳易差后劳复"6法＋"不可汗"1法＋"可汗"41法＋"发汗后"25法＋"不可吐"0法＋"可吐"2法＋"不可下"4＋"可下"44法＋"汗吐下后"48法＝388法。

以上是据篇题下法数小注相加而得之数，凡388法。又核对正文所著录的法数，发现与子目法数相同，则388法是校正医书局提供的《伤寒论》全书之法数，但与《伤寒论序》所称之397法尚少9法。笔者研究发现，问题可能出在《辨可吐第十九》的法数统计上。宋本此篇小注："合二法。"王履《医经溯洄集·伤寒三百九十七法辨》说："又可吐篇却有五法，只言二法者，恐误。"今详审条文内容皆为法，当云7法。即使7法，与397法仍少2法。不详其故。

第二，397法所阙法数或可在"辨太阳中第六""辨太阳下第七""辨阳明第八"三条子目小注中寻到线索。

1. "辨太阳中第六"子目有两点需引起注意。

① 本节子目漏记一条"法"。本节正文第92条为法，条文曰："病发热头痛，脉反沉，若不差，身体疼痛，当救其里。四逆汤方。甘草二两炙　干姜一两半　附子一枚生用去皮破八片　右三味，以水三升煮取一升二合，去滓，分温再服。强人可大附子一枚，干姜三两。"正文亦未标注其为法条。则统计法条数量时，应增加1条。

② 《辨太阳中篇第六》标题下小注："并见太阳阳明合病法"。太阳中篇子目第32条"太阳阳明合病，必自利，葛根汤主之"、第33条子目"太阳阳明合病，不下利，但呕者，葛根加半夏汤主之"、第36条子目"太阳阳明合病，喘而胸满，不可下，宜麻黄汤主之"，此三条为治疗太阳阳明合病的法条，小注的含义是，这三条不但应该归属于太阳中篇，而且也应该归属于阳明篇计其法数，但是这三条在阳明篇中未再出现，

因此计算法数时应该重计一遍，即这三条应该按 6 条计算。这样又增加了 3 条法数。

2. 《辨太阳病下第七》小注："并见太阳少阳合病法"。本篇子目太阳少阳合病法条文共 3 条，即第 142 条"太阳少阳并病，头痛，眩冒，心下痞者，刺肺俞、肝俞，不可发汗，发汗则谵语；谵语不止，当刺期门"、171 条"太阳少阳并病，心下鞭，颈项强而眩者，当刺大椎、肺俞、肝俞，慎勿下之"、172 条"太阳与少合病，自下利者，与黄芩汤；若呕者，黄芩加半夏生姜汤主之"。此三条在少阳篇本应出现而未重复出现，故在太阳下篇子目出注说明。此 3 条在计算法数时应该重计一遍，即应视为 6 条，这样又增加了 3 条。

3. "辨阳明病第八"子目小注："并见阳明少阳合病法。"阳明少阳合病条文子目有 219 条："三阳合病，腹满身重，谵语遗尿，白虎汤主之"，220 条："二阳并病，太阳证罢，潮热汗出，大便难，谵语者，宜大承气汤"，256 条："阳明少阳合病，必下利，脉滑而数，有宿食也，当下之，宜大承气汤"共三条。在计算法数时，这 3 条应该重计一遍，即视为 6 条，这样又增加了 3 条。

以上我们寻找出属于"合病法"的条文共 9 条，与 388 法相加则为 397 法。《伤寒论序》称"证外合三百九十七法"之说不误，决非"于理不通"应当抛弃。

太阳中篇第六子目漏计第 92 条。将此条计入 397 法，则《伤寒论》全书共有 398 法。医家常说《伤寒论》有 398 法，非空穴来风无稽之言也。

综括言之，王履虽费尽心力寻找 397 法终未找到，可能是他对"并见太阳阳明合病法""并见太阳少明合病法""并见三阳合病法"三条小注未加注意，以致只寻找到 388 法。其实这 9 法就隐含在这三条小注当中。这 9 法是："太阳中第六"之 32、33、36 条；"太阳下第七"之 142、171、172 条；"阳明第八"之 219、220、256 条。本节所以不惮其烦地说明 9 法之所在，意在释此积久之谜使归于正。

第三，当我们说 397 条或 398 条时，习惯上只统计三阳三阴中的条文，"可"与"不可"中的条文不计其内，这与北宋林亿、孙奇等人的最初含义完全不同。林亿、孙奇所说的397法有特定的含义，即：

1. "法"中不包括"证"。"有方曰法，无方曰证"的界定在子目中经界分明，不相混淆。《伤寒论序》所说的397法，为纯"法"数，与今人所说的397条或398条概念不同。今人所说的397条或398条将六经病"法"与"证"笼统混计，与《伤寒论序》所说的初始含义不同。今人所说的397条只是将三阴三阳所有条文勉强划分为397条，除便于查找、方便指说以外，在学术上与宋臣所说的397法不可同日而语。

2. 赵开美翻刻的《伤寒论》虽自称"宋版伤寒论"，这是仅就其接近北宋元祐本面貌而言（赵开美《伤寒论序》称据北宋元祐三年小字本翻刻），实际上与宋本元祐版不尽相同。举例言之。每卷第一页右数第二行至第四行为"宋林亿校正　明赵开美校刻　沈琳同校"15字，为赵开美所增。"宋林亿校正"五字在北京大学所藏成无己《伤寒论注解》孤本无。孤本《伤寒论注解》为元至正二十五年（1288）据南宋成无己本翻刻，成无己本以宋本为底本，南宋本无"宋林亿校正"五字，是以知此五字为赵开美妄增。文献学家李盛铎（1859～1934）云："《伤寒论注解》十卷，图解一卷，金成无己撰。元至正二十五年西园余氏刻本。朱颜校。四册，十二行，二十四字，小字双行同。黑口，四周双边。"赵开美沾染明人翻刻古书增加翻刻者姓名陋习，增添己名及沈琳名。又据"太阳中"子目第74条云"中风发热，六七日不解而烦，有表里证，渴欲饮水，水入则吐，名曰水逆，五苓散主之。第三十七。下别有三病证"，而赵开美本仅有一证即仅有第75条"未持脉时，病人手叉自冒心，师因教试令咳，而不咳者，此必两耳无闻也。所以然者，以重发汗，虚故如此。发汗后，饮水多必喘，以水灌之亦喘"，经与成无己本对比，发现赵开美翻刻宋本误将三证合为一证，则研究宋本"法数""证数"时，不仅要以赵开美翻宋本为基础，而且应知赵本亦有不完善处，当与成无己本参照。关于将"法"与"证"笼统混计予以纠误者，见北京中医药大学王庆国教授《伤寒论三百九十七法考辨》（《北京中医学院学报》，1991年第14卷第5期11页），云："将三百九十七条代替三百九十七法，大有人在。执此说者，犯了以下三个错误。其一，忽视了三百九十七法前的二字。既然是'证外合三百九十七法'，那么林亿等人的本意'证'与'法'自有区别。而以'条'代'法'，显然混淆了'证'与'法'的界限。其二，林亿等人的三百九十七法，是指十卷二十二篇而言，有人将其局限在卷三至卷七的五卷十篇之内，这就难免有断章取义之嫌。其三，中医的法，大致是指法则、治法而言。将条与法等同起来，是无限扩大了'法'的概念，在逻辑上是讲不通的。基于此三点，以'条'代'法'，肯定是不妥当的，是曲解了三百九十七法的本意。"此文是近些年分析"证""法"具有不同概念颇具深度的论文。

成无己不明子目意义，不关注"法""证"区别，乃将子目删除，是以后世对子目研究者少。

五、《宋本伤寒论》的文献价值

流传到今天的《伤寒论》传本，据本人所见，有如下几种：

1.《脉经》卷七；

2.《江南秘本伤寒论》（《太平圣惠方》卷八。见钱超尘主编的《伤寒杂病论版本通鉴》，北京科学技术出版社，2017）；

3.《金匮玉函经》八卷；

4. 陈延之《小品方》（残卷。见钱超尘主编的影印《伤寒杂病论版本通鉴》）；

5.《敦煌伤寒论残卷》（《辨脉》《平脉》《伤寒例》。见钱超尘主编的影印《伤寒杂病论版本通鉴》）；

5.《千金要方》卷九少数条文；

6.《千金翼方》卷九卷十（见钱超尘主编的影印《伤寒杂病论版本通鉴》）；

7.《外台秘要》零散条文；

8.《宋本伤寒论》（以台北故宫博物院藏本为优）；

9. 《辅行诀五脏用药法要》钞本残存条文（见钱超尘主编的影印《伤寒杂病论版本通鉴》）

上述九种文本以《宋本伤寒论》文献价值最高。因为：

第一，《宋本伤寒论》的版本传承史与传承路线明确。《宋本伤寒论》以荆南国末代帝王高继冲进献本为底本校定之。林亿孙奇等《伤寒论序》："开宝中，节度使高继冲曾编录进上"。荆南国之《伤寒论》得自唐代钞本。《唐会要》记载，大唐乾元三年（760）举行医仕（医官）资格考试，使用的考试教材是钞本《伤寒论》，此本得自隋代钞本《伤寒论》，避"坚"字。避"坚"字之本，名为"隋本《伤寒论》"，得自六朝之《辨伤寒》。东晋刘宋时代陈延之《小品方》及梁阮孝绪均提及《辨伤寒》。《辨伤寒》十卷出自王叔和《张仲景方》，则《宋本伤寒论》与张仲景之《伤寒论》步武相接，传承路线明晰。北宋校正医书局于嘉祐年间选定高继冲进献本为底本，以朝廷名义任命专家孙奇校定之，国家确认校定之本为"定本"亦即标准本。《伤寒论》任何其他传本都没有这种荣耀。北宋治平二年（1065）雕版印刷大字本《伤寒论》，元祐三年（1088）雕版印刷小字本《伤寒论》，明赵开美于万历二十七年（1599）以小字本为底本翻刻之，名《宋版伤寒论》。今存五部：中国中医科学院、上海中医药大学、上海图书馆各藏一部，是为初刻本，有少许讹字；沈阳中国医科大学、台北故宫博物院各藏一部，是为修刻本，剜掉讹字，补以正字。这五部《宋本伤寒论》，是为国宝级文献，它传承着中华民族优秀文化和医学理论与医疗实践。《伤寒论》从张仲景算起至今已有近两千年历史，其版本流传如指诸掌，在文化史上，实属少见。

第二，《宋本伤寒论》载入《辨脉》《平脉》《伤寒例》。这三篇文章虽不成于张仲景，但是它们具有重要文献价值，经北宋校正医书局收录，保存到现在，如果不加收录，极有可能丢失。正如同王冰将"七篇大论"收录进《素问》一样，他们才能保存到今天。

第三，《宋本伤寒论》的"可"与"不可"资料最为充实。王叔和提示说，"重集诸可与不可"，不仅是将三阴三阳大部分条文重抄一遍放在相关的"可"与"不可"中，而且还依据三阴三阳条文内容加以拆分。例如阳明篇第265条："病人烦热，汗出则解，又如疟状，日晡所发热者，属阳明也。脉实者，宜下之；脉浮虚者，宜发汗。下之与大承气汤，发汗宜桂枝汤。"条文中有"可下""可汗"两种治疗方法，乃拆分为两条，分别放在"可下"与"可汗"两节中。《辨可发汗病第十六》："病人烦热，汗出即解，又如疟状，日晡所发热者，属阳明也。脉浮虚者，当发汗，属桂枝汤证。"《辨可下病第二十一》："病人烦热，汗出则解，又如疟状，日晡所发热者，属阳明也。脉实者，可下之，宜大柴胡、大承气汤。"像这种拆分的现象，多处可见。如《辨太阳中第六》第91条："伤寒，医下之，续得下利，清谷不止，身疼痛者，急当救里；后身疼痛，清便自调者，急当救表。救里宜四逆汤，救表宜桂枝汤。"文中有"救里""救表"两种治疗方法，所以将91条拆分为两条，一条置于卷七《辨可发汗第十六》："下利后，身疼痛，清便自调者，急当救里，宜桂枝汤发汗。"另一条置于卷八《辨发汗后病第十七》，文字与《辨太阳中第六》第91条全同。虽然增加了文字数量，但是便于临证检方应用。在医学知识尚未普及的时代，将治疗方剂放在"可"与"不可"有关章节中，对于那些抓住主证的业外人士选择方剂，确实提供了许多方便，便于更多的人实用。后世医家从专业人员角度看"可"与"不可"，以为是赘文而删之或大量压缩之，与王叔和拆分条文的最初用意是有距离的。如成无己《注解伤寒论》卷八《辨发汗后病第十七》云："此一卷第十七篇，凡三十一证，前有详说。"《宋本伤寒论·辨发汗后病第十七》收录三阴三阳条文三十一条，成无己将此三十一条全部删除，理由是"前有详说"，即出现在前面有关章节中，因而删之。又如成无己《注解伤寒论·辨不可吐第十八》注："合四证。已具太阳篇中。"《宋本伤寒论·辨不可吐第十八》包括四条：120、121、324、330，它们已见太阳篇，故删之。又如《注解伤寒论·辨发汗吐下后脉证并治第二十二》成氏云："此第十卷第二十二篇凡四十八证，前三阴三阳篇中悉具载之"，成氏悉数删之。

第四，《宋本伤寒论》校注简质明确，可解千年疑团。《宋本伤寒论》以提供准确白文本为目的，重点不在校注与文献考证。其注释简明扼要，要言不烦。卷四《辨太阳病第七》第 141 条："寒实结胸，无热证者，与三物小陷胸汤，白散亦可服。"林亿等注："一云与三物小白散。"三物小陷胸汤为寒凉之药，岂能治此？必有误。笔者循小注考不同传本，发现：《脉经》卷七《病不可水证第十四》亦作"若寒实结胸，无热证者，与三物小陷胸汤，白散亦可"，与《宋本伤寒论》同。继考《金匮玉函经》卷三《辨太阳病形证治下第四》及卷六《辨可刺病形证治第二十六》皆作"与三物小白散"。《唐本伤寒论》之《太阳病用陷胸汤法第六》作"寒实结胸，无热证者，与三物小白散。桔梗十八铢　巴豆六铢去皮心熬赤黑研如脂　贝母十八铢"，且单独成条。衡之医理，考之实践，作"与三物小白散"为是。近世著名《伤寒论》文献学家章太炎先生在《论伤寒论原本及注家优劣》一文对三物小陷胸汤与三物小白散之是非有深入评说：

　　林亿等校定《伤寒论》，据开宝中节度使高继冲所进上者，以其文理舛错，施以校雠，而校语亦为成注本所删，如太阳篇有云"寒实结胸，无热证者，与三物小陷胸汤，白散亦可服。"柯氏以为黄连、巴豆寒热天渊，改定其文，作"与三白小陷胸汤"，即桔梗、贝母、巴豆三物者，是不悟单论本（按，"单论本"即《伤寒论》白文本）林校有云"一云与三物小白散"，此仲景所著，叔和所编者，其文本然。《千金翼方》第九卷云："寒实结胸，无热证者，与三物小白散"，其下即疏桔梗、巴豆、贝母方，是其证也。写者于"三物小"下误入"陷胸汤"三字，因于"白散"下臆增"亦可服"三字，方治相反，糅在一证。成注唯据此本，而不出一本异文，遂启柯氏之疑。柯氏所订，于义近之矣。要之，未检单论林校，又未以《千金翼方》参证，所谓射者，非前期而中之也。林之校《伤寒论》，犹大徐之校《说文解字》也，其文简质，缀学者观之欲卧，既读诸家书，则知林校之精绝矣！

太炎先生在《拟重刻古医书目序》又指出：

> 余昔以《论》中"寒实结胸，无热证者，与三物小陷胸汤，白散亦可服"，寒热互歧，诸家不决。因检《千金翼方》所引，但作"三物小白散，而林校所引别本，正与《千金翼方》同。由是宿疑冰释。今成注本删此校语，则终古疑滞矣。信乎，稽古之士，宜得善本而读之也！"

太炎先生称林亿等所校之《伤寒论》为善本，除所据底本来自六朝之《辨伤寒》外，与林亿等精于校雠，亦有密切关系。

第五，《宋本伤寒论》存留王叔和按语及校勘用语，据此可知王叔和曾亲见仲景《伤寒论》，未曾改窜《伤寒论》结构、条文与方剂。

王叔和在编纂《张仲景方》时，偶加按语。这些按语尚存留在《宋本伤寒论》中，非常珍贵。王叔和所加按语，人多不晓，往往一读而过，不加深究；成无己对这些按语，亦不知所出，《注解伤寒论》大多删之。章太炎先生深研《伤寒论》，且师从浙江名医仲昴庭学习中医，既随师临证，又得到中医文献指点，见章太炎《仲氏世医记》(《章太炎全集》第八集)。1924年章太炎先生撰《论〈伤寒论〉原本及注家优劣》，首次揭出《宋本伤寒论》里有王叔和注释与校勘，并据此按语论证王叔和未曾改窜仲景《伤寒论》。下面这段文字具有重要文献价值，全录如下：

> 明赵开所刻《伤寒论》有二：一单论本，为林亿等校定者；一论注本，即成无己所注者。单论本方下时有王叔和按语(大字者，叔和按语也；夹注者，林亿校语也)，而成注本多删之。如云"疑非仲景方""疑非仲景意"者凡得四条：芍药甘草附子汤方(68条)下云"疑非仲景方"；黄连汤方(173条)下云"疑非仲景方"；蜜煎方(233条)下云"疑非仲景意，已试甚良"；小青龙汤方(40条)下云"芫花不治利，麻黄主喘，今此语反之，疑非仲景意"。

亦有明源流较同异者，凡得七条：①柴胡桂枝汤方（146条）下云"本云人参汤，作如桂枝法，加半夏、柴胡、黄芩，复如柴胡法，今用人参作半剂"；②生姜泻心汤方（157条）下云"附子泻心汤，本云加附子。半夏泻心汤、甘草泻心汤同体别名耳。生姜泻心汤本云理中人参黄芩汤，去桂枝、术，加黄连并泻肝法"；③大柴胡汤方（103条）下云"一方加大黄二两，若不加，恐不名大柴胡汤"；④麻黄杏子甘草石膏汤方（63条）下云"温服一升，本云黄耳杯"；⑤去桂加白术汤方（174条）下云"附子三枚恐多也。虚弱家及产妇宜减服之"；⑥桂枝二麻黄一汤方（25条）下云"本云：桂枝汤二分，麻黄汤一分，合为二升，分再服。今合为一方"；⑦桂枝二越婢一汤方（27条）下云"本云：当裁为越婢汤、桂枝汤，合之饮一升，今合为一方，桂枝汤二分，越婢汤一分。"

　　其称"本云"者，是仲景原本如此。而叔和删繁就简，或以今语通古语，此即故书今书之别。

　　其云"疑"者，则不敢加以臆断，此等成本多删去之，唯存芍药甘草附子汤、大柴胡汤、麻黄杏子甘草石膏汤、桂枝二越婢一汤方下四事耳。

　　假令叔和改窜仲景真本，疑者当直削其方，有大黄无大黄者，当以己意裁定，焉用彷徨却顾为也？叔和于真本有所改易者，唯是方名，如上所举生姜泻心汤等；有所改编者，唯痉湿暍一篇，其文曰："伤寒所致太阳痉湿暍三种，宜应别论，以为与伤寒相似，故此见之。"此则痉湿暍等本在太阳篇中，叔和乃别次于太阳篇外。有所出入，一皆著之明文，不于冥冥中私自更置也。"可""不可"诸篇，叔和自言"重集"，亦不于冥冥中私自增益也。详此诸证，即知叔和搜集仲景遗文，施以编次，其矜慎也如此，犹可以改窜诬之耶？

按，上述举证为叔和按语，确凿无疑，成无己大多删却，仅保留之四事，亦未于注释中说明为叔和按语。太炎先生揭示这些按语出自王叔和，对于确证《宋本伤寒论》出自王叔和《张仲景方》中之《伤寒论》以及叔和未曾改审《伤寒论》具有重大意义。

"本云"是校勘用语。"本"指所用之校本，这句话里的"本"字指《伤寒论》原本。通过"本云"一词之运用，可以考知王叔和曾亲见张仲景之《伤寒论》。唐初陆德明《经典释文》多用"本云"用以校勘。清初陈世杰不达"本云"古义，将《金匮玉函经》所有"本云"改为"本方"，贻误后世不浅。

第六，林亿等《伤寒论序》是一篇简明精炼的《伤寒论》文献简史。序文以简练文字说明仲景生平事迹、《伤寒论》所据底本为《汤液经法》、荆南国末帝高继冲进献本为校正医书局校定《伤寒论》奠定版本基础，以及将高继冲进献本改编为十卷二十二篇，指出"证"候条文之外尚有397条之"法"条，凡此种种，皆为其他所有《伤寒论》传本未曾涉及，从而为《伤寒论》成为一门理法方药兼综的伟大中医经典奠定文献基础。

第七，赵开美翻刻《宋版伤寒论》具有伟大历史意义。

若赵氏未曾翻刻，《宋版伤寒论》几乎不可避免地失传。犹如元代邓珍翻刻宋本《金匮要略》使之流传至今一样，在传承中华民族优秀文化上都具有不朽的历史意义。在研究《宋本伤寒论》历史的时候，应该对赵开美的贡献加以发掘和研究。如赵开美翻刻宋本卷四末页有一枚木印牌记："世让堂翻刻宋版赵氏家藏印"，这枚木印牌记告知读者，赵开美的家堂号为世让堂，翻刻所据底本为宋版，所以赵开美将翻刻本名之为《宋版伤寒论》。北宋刊刻的名副其实的《宋版伤寒论》，今已不存，赵开美于万历二十七年（1599）据北宋元祐三年（1088）小字原刻本翻刻完以后，元祐三年小字本就彻底亡佚了，今天我们所说的《宋本伤寒论》是赵开美翻刻本，所以不少学者将赵开美翻宋本《伤寒论》称为《赵开美本伤寒论》是有道理的。《赵开美本伤寒论》今存五部原刻，分初刻本与修刻本两种，初刻本有少许讹字，修刻本改正之。中国中医科学院、上海中医药大学、上海图书馆所藏为初刻本，沈阳中国医科大学、台北故宫博物院所藏为修刻本。台北故宫博物院藏本首页有清末民初著名藏书家徐坊墨笔题记,题记有许多中医文献宝贵信息,为其他藏本所不具。五部《赵开美本伤寒论》以台北故宫博物院本为优。本书以台北故宫博物院所藏赵开美修刻本为底本本白文印行。

第八,《宋本伤寒论》国子监牒文具有重要文献价值。

至今尚存的北宋国子监牒文甚少,除《伤寒论》元祐三年(1088)之国子监牒文外,尚有北宋绍圣三年(1096)开雕《千金翼方》《金匮要略方》《王氏脉经》《补注本草》《图经本草》五部医书之国子监牒文,见清末《书林清话》卷二《翻版有禁例始于宋人》一文(中华书局1987年第三次印刷第39页)。

绍圣三年牒文原载光绪癸巳湖北宜都杨守敬为宗人某仿南宋嘉定何大任《脉经》刊本载此牒,《书林清话》转载收录之。下面是绍圣牒文:

国子监

准 监关准尚书礼部符,准绍圣元年六月二十五日

敕,中书省尚书省送到礼部状,据国子监状,据翰林医学本监三学看治任仲言状,伏睹本监先准

朝旨,开雕小字《圣惠方》等共五部出卖,并每节镇各十部,余州各五部。本处出卖,今有《千金翼方》《金匮要略方》《王氏脉经》《补注本草》《图经本草》等五件医书,日用而不可阙。本监虽见印卖,皆是大字,医人往往无钱请买,兼外州军尤不可得,欲乞开作小字,重行校对出卖,及降外州军施行。本部看详,欲依国子监申请事理施行,伏候指挥。六月二十三日奉

圣旨,依。奉敕如右,牒到奉行。都省前批六月二十六日未时付礼部施行。仍关合属去处主者,一依

敕命指挥施行。

绍圣三年六月 日雕。

集庆军节度使推官监国子监书库向宗恕

承务郎监国子监书库曾缲

延安府临真县令监国子监书库邓平

孙奇赵开美对《宋本伤寒论》增加数万字考察

颍川万寿县令监国子监书库郭直卿

宣义郎国子监主薄王仲巍

通直郎国子监丞武骑尉谭宗益

朝散郎守国子监司业上轻车都尉赐绯鱼袋赵挺之

朝奉郎守国子司业兼侍讲云骑尉龚原

从绍圣三年牒文知，北宋校正医书局刊行的医书，除《伤寒论》有大字本外，《千金翼方》《金匮要略方》《王氏脉经》《补注本草》《图经本草》五部医书亦有大字本。大字本售价过高，医家难以请买，国子监呈文申请刊行小字本。获准。大字本医书今皆亡佚，小字本原刻亦皆亡佚，仅有几部小字本之翻刻版尚存，如明赵开美《伤寒论》翻刻本、元邓珍《新编金匮方论》翻刻本、元大德梅溪书院《千金翼方》翻刻本、南宋嘉定《脉经》翻刻本尚存，珍若拱璧，皆为善本。今存之小字翻宋本是中华民族异常宝贵的文化遗珍，大型中医出版社应选择尚存善本影印之，为中华宝贵遗珍延续文脉。

请将北宋元祐三年国子监牒文与绍圣三年国子监牒文对比研考之。元祐三年国子监牒文之署名者几乎皆是朝廷高官，如韩琦是嘉祐中官同中书门下平章事，英宗朝封为魏国公。欧阳修是天圣八年甲科进士，枢密院副使，参知政事。曾公亮封鲁国公，等等，《宋史》皆有传。而绍圣三年国子监牒文署名者，基本上是国子监管理人员，官阶官衔远不如元祐三年国子监牒文之署名者，于此可觑朝廷对《伤寒论》定本重视程度远远高于后印之五部医书。抚今追昔，使人看到，高层当局对文化重视程度如何，与文化发展具有密切关系。当前国家对中医事业之支持重视程度超越历朝历代，可以预见，中医事业之发展与进步，必然为前所未有，前景非常光辉灿烂。

1991 年北京中医药大学刘渡舟教授主编的《伤寒论校注》在人民卫生出版社出版，该书以赵开美修刻本的缩微胶卷本为底本校注之，这是在卫生部和国家中医药管理局具体领导下完成的一项科研任务，是赵开美本第一次以排印方式向社会发行。2013年人民卫生出版社对《伤寒论校注》加以修订，改正少许讹字，重写后记。但这两次出版物都不是影印本，书籍经过一次排印，就有可能出现一些讹字，而影印本能高度保真。我们期盼《赵开美本伤寒论》修刻本影印件早日面世。初刻本20世纪80年代已经影印发行，《赵开美本伤寒论》修刻本21世纪初日本已影印发行，我们盼望赵氏修刻本亦能在国内影印发行，促进中医事业的快速发展。当前中医事业的发展，超越历史上任何时期，我相信，影印《宋本伤寒论》修刻本的愿望一定能够实现。

《宋本伤寒论》是一部伟大的临床实践著作，讲述它的文献历史，能够使我们更加充满文化自信。前贤说，"欲免俗儒需读史"，了解《宋本伤寒论》文献发展历史，对开阔学术视野，研究临床智慧，颇为需要。如何学习研究《宋本伤寒论》，前贤有许多教诲，不缕述之。这里仅选择国学大师、《伤寒论》文献大家章太炎先生的三则教诲如下。

第一，"其书传于今者，宋开宝中高继冲所献、治平二年林亿等所校、明赵开美以宋本摹刻。此《伤寒论》十卷，独完好与梁《七录》无异，则天之未绝民命也，虽有拱璧以先驷马，未能珍于此也"（《章太炎全集·单论本提辞》）。即指出学习《伤寒论》首先需选择善本，善本之首善者是《宋本伤寒论》，亦称《赵开美本伤寒论》。

第二，"盖凡读《伤寒论》之方法，贵乎得其大体，固不必拘泥于文句也"，"读《伤寒论》之法，贵乎明其大体。若陈修园之随句敷衍，强为解释，甚至误认伤寒自太阳病起，至厥阴而止，只是一种病之传变，如是死于句下，何能运用仲景之法，以治变化无穷之病乎？"（《苏州国医学校演讲辞》）

第三，"大义既瞭，次当谙诵《论》文，反复不厌，久之彷徨周浃，渐于胸次，每遇一病，不烦穷思而用之自合。治效苟著，虽采樵于山泽，卖药于市间，其道自尊，然则渔父可以傲上圣，漉盐之氓可以抗大儒矣，岂在中西辩论之间哉?!"（《伤寒论辑义按序》）

孙奇赵开美对《宋本伤寒论》增加数万字考察

（钱超尘）

晚清民国时期的商务印书馆与中医

创办于清朝光绪二十三年（1897）的商务印书馆不但是中国现代出版业之巨擘，也是晚清至民国的最大文化机构，在思想启蒙、民智开通、社会改良上做出了极大贡献。而在这个时期，面对西医东渐和整个社会的革命主流，中国传统医学遭遇到前所未有的困境，几乎被废止。一个执文化牛耳，一个几乎被废止，两者的碰撞又会呈现出何种样貌呢？学术界对此已有讨论，邓铁涛、程之范《中国医学通史·近代卷》探讨了商务印书馆出版中医医籍的情况，谢菊曾《涵芬楼往事》、蒲昭和《商务印书馆的武进三名医》列举了商务印书馆出来的部分中医，但均有遗漏和讹误。

一、商务印书馆的高层对中医持保留意见

商务印书馆最初创办时只是一个手工作坊式的小印刷工场。自从张元济、高梦旦、王云五等人加入后才逐步成为出版界的巨擘。唐振常先生就言："商务印书馆有许多可学之处. 首先是要去研究它。就商务本身言，张元济是重要人物。高梦旦、王云五也是重要人物。"① 其中，张元济（1867～1959）一直是灵魂人物。他于 1902 年入商务印书馆。翌年，任商务编译所所长，全力投身商务出版事业。1914 年任经理，1920～1926 年改任监理，1926 年被推为董事长直至 1959 年去世。张元济脱离

---

① 唐振常. 唐振常文集：第五卷. 上海：上海社会科学院出版社，2013：127.

行政事务退休后，商务的新掌门是王云五（1888～1979），他于1921年任商务编译所所长，1930～1946年任商务印书馆总经理。除1929年短暂离开商务印书馆外，在25年的时间里，王云五一直位居商务印书馆重要位置，是继张元济之后商务印书馆的大功臣。如章开沅先生所言："张奠基于前，王拓展于后。"① 除了台上的两位掌门，还有一位幕后的参谋——高梦旦。他前期辅助张元济，后期辅助王云五。高梦旦（1870～1936）曾担任商务馆国文部部长、编译所所长、出版部部长。但高氏最大的贡献是在幕后谋划。庄俞在《悼梦旦高公》中称他为"三十余年之总参谋"②。

三人中，高梦旦对中医的态度最为明确。他的好友胡适、王云五等都知道他反对中医。胡适《高梦旦先生小传》："他爱真理，崇拜自由，信仰科学。因为他信仰科学，所以他痛恨玄谈，痛恨迷信，痛恨中医。"③ 王云五《我所认识的高梦旦先生》言："他又以为，现在强盛之外邦确有其致强盛之道；社会状况纵然彼此有些不同，而自然科学是没有国界的。推此一念，所以有病待治，则绝对信赖西医，而反对中医；甚至对其最崇拜之胡适之先生为某中医捧场时，他也不怕公然反对。"④ 在高氏六十岁生日时，丁文江的祝联更指出了这一点："吃肉，爬山，骂中医，人老心不老；写字，喝酒，打官话，知难行亦难。"⑤ 因为常骂，含医学界在内的整个社会也都知道了。丁福保就对陈存仁说："高梦旦自鸣是个新派人物，他最反对中医。"⑥

张元济与王云五的态度虽不是那么明确，但也都持保留意见。有一

① 章开沅. 由《文化的商务》引起的遐想. 华中师范大学学报（人文社会科学版），2000，（5）：58.

② 宋应离，袁喜生，刘小敏. 20世纪中国著名编辑出版家研究资料汇辑：第1辑. 开封：河南大学出版社，2005：195.

③ 胡适. 怀人集. 北京：北京大学出版社，2013：58.

④ 同②184.

⑤ 蔡元培. 蔡元培自述（1868～1940）. 北京：人民日报出版社，2011：270.

⑥ 陈存仁. 银元时代生活史. 上海：上海人民出版社，2000：231.

次，谢观邀请张元济担任中医学校的名誉赞成员，他就对谢说，自己信服西医。并在1916年7月10日星期一的日记中载："谢利恒来言，丁甘仁等发起中医学校，邀余充名誉赞成员。余言，向主西医，如无妨碍亦可附骥。"[①] 但愿意附骥的原因除了态度圆融之外，还在于谢观与张元济的特殊关系。谢观为张元济母亲之侄孙，张元济之子张树年曾回忆说："1943年初的一天，表兄谢观（砺恒）来。他是谢太夫人的侄孙。"[②] 而谢观又是丁氏中医学校的主要参与人之一。王云五的态度更为隐晦一些。但在他策划出版的《百科小丛书》中有《中医浅说》一书，原属意于余岩。余氏曾提出废止中医案，被中医界视为大敌。但王云五却属意此人，态度不言而喻。后来又想换作丁福保，最后成书的是沈乾一。谢仲墨《中医浅说之批评》言："《中医浅说》，本来是《万有文库》第一集的一种，《万有文库》第一次印发的目录上，记得是写着余云岫氏编的，后来改作丁福保，现在又改为沈乾一。"[③] 丁福保、沈乾一也均不是传统的中医，但对中医的态度较为圆融罢了。另外，王云五在《十年来的中国出版事业》一文中回顾了1927年至1936年的出版情况，谈到医学典籍出版时，他用了"新医""旧医"指代西医、中医。虽然只是称呼不同，但蕴含的意味是深长的，既然是旧的就是落伍的，就是应该被淘汰的。故中医一般自称国医，称呼西医为洋医或西医，绝对不承认它为新医。名中医陈存仁曾有解释："这里所说的旧医，就是指中医，因为那时我们中医自称是'国医'，这是表示中国固有的国家医术，等于国语、国文、国旗、国徽、国术、国剧一类的名称。西医对这个称呼，大为不满，可是已经通行，亦没奈何，因此他们就议决把中医的名称改'旧医'，他们自己叫作'新医'。这表示中医是旧式的医术，不久要消灭的，他们的医药是现代化新生的，将来会新陈代谢的。当时西医们，也不愿意人家称他做'西医'，因为'西'字，就表示从西方来的医术，隐隐衬托

① 张元济. 张元济全集·第6卷 日记. 北京：商务印书馆，2008：81.
② 张树年. 我的父亲张元济. 上海：东方出版中心，1997：190.
③ 王咪咪. 谢仲墨医学论文集. 北京：学苑出版社，2011：408.

出中医是中国的国家医术，所以他们一切的公私文件，一律不称西医两字，而对中医的名称绝对不称国医，一律叫作旧医。"① 王云五采纳西医界的称呼，其倾向可见一般。从张元济、高梦旦、王云五等人的态度来看，商务印书馆对中医的态度较为保留，这也许就是该馆"倡明教育，开启民智"的内涵之一吧。

二、商务印书馆走出了很多中医名家

虽然商务印书馆上层不太赞成中医，但商务印书馆却出来了很多中医名家。首先关注到这个问题的是曾在商务工作过的谢菊曾先生，他在《涵芬楼往事》一文中曾谈及"涵芬楼出名医"：

一九一六年前后即我在商务编译所（涵芬楼）期间，同人偶患感冒，伤风咳嗽，往往请教图书馆主任朱仲钧诊视一下，开一张中药方，服几帖就痊愈了。原来朱仲钧是海盐人，与所长张菊生同乡，也即是杂志部部长朱赤萌的胞兄。精通医理，在本乡儒而兼医，为人正直，和蔼可亲。张菊生因涵芬楼所藏珍本古籍，常发生被人掉包或遗失情事，因此特招他来所，负责主持图书馆。大家知道他会大小方脉，所以遇有小毛病都向他请教，这是当时涵芬楼中我们所知的唯一医生。那时武进人谢利恒（观），原在国文部编地理教科书，后调到字典部编纂《中国医学大辞典》和《中国名人大字典》；同时还有一位武进人恽铁樵（树珏）正在担任《小说月报》主编，我们根本不知道他们懂医理，可是后来居然各自成了名医。大约一九一八年左右，我已在中华银行工作，一天接到朱仲钧老先生的讣告，内有张菊生题的象赞，大书"书城锁钥"四字，亦可见对他依

① 陈存仁. 银元时代生活史. 上海：上海人民出版社，2000：112-113.

晚清民国时期的商务印书馆与中医

昇之殷了。又隔了几年，忽见各大报报屁股下面，登有大幅横栏广告，系曾任《礼拜六》主编的王钝根手题的"小儿有病莫心焦，请医当请恽铁樵"十四个大字，不觉一愣，暗想恽铁樵怎么会当上小儿科医生来？一经打听，才知恽铁樵原有子女多人，先后因病为庸医所误夭折，于是发愤研究医学，特别注重儿科，后来亲友的子女有病，请他诊治，每能妙手回春，一经传开，求治者户限为穿，因此脱离涵芬楼，正式改行充当医生了。其时适有王钝根的儿女患病经他治愈，因彼此过去是同行，拒受诊金，王无以为报，便特地登了上项广告，代为揄扬，这么一来，果然声名愈大，身价更高了。不久谢利恒也脱离涵芬楼，以"孟河世传名医"作号召，也悬牌正式开业。由于他对医学素有研究，经过与临床实践相结合，学验丰富，声誉鹊起，接着便担任了中医学院的院长。我的胞妹佩珍，即在该校攻读，并且拜了谢利恒为师，于毕业后亲侍门诊数年。当我在杂志部工作时，该部有一同事张赞臣不久离馆，据说是悬牌去做外科医生了。数年之后，经常在各大报的分类广告栏内刊有张赞臣医生的广告，可能即是此君。二十年代后期，涵芬楼同人的兼擅西医者，有程瀚章和顾寿白，而主编《小说世界》的叶劲风，听说后来也离馆改行当中医了。①

在谢菊曾之后，蒲昭和《商务印书馆的武进三名医》继续探讨这个问题：

> 在商务印书馆同仁中，曾出现过不少医学人才，如喉科专家张赞臣、兼擅中西医的余云岫、由作家改行中医的叶劲风等。不过，最有影响的应数恽铁樵、谢利恒及蒋维乔，他们同为江

---

① 谢菊曾. 十里洋场的侧影. 广州：花城出版社，1983：41-43.

苏武进（今常州）人。①

　　蒲氏在文中虽没有提及谢菊曾，但很明显地参考了谢文，只是增加了蒋维乔一人。

　　综合两人的观点，商务印书馆出现的中医有朱仲钧、恽铁樵、谢观、张赞臣、叶劲风、余云岫、蒋维乔。考察这几个人，恽铁樵、谢观是公认的中医大家，在临床、教育及科研上都有突出贡献；蒋维乔撰有气功学著作，是公认的气功学家；朱仲钧虽未有医籍传世，但谢文指出商务人常常找他看病，另外朱还协助谢观编纂《医学丛书》，《张元济日记》1917 年三月五日记载："商定编《医学丛书》事。先由利恒开单，并请朱仲钧帮忙。"② 有问题的是剩下几个人，首先是张赞臣，谢菊曾不能肯定，"据说是悬牌去做外科医生了""经常在各大报的分类广告栏内刊有张赞臣医生的广告，可能即是此君"，蒲昭和明确地说是喉科专家张赞臣。中医界的确有一位著名中医外、喉科专家张赞臣。张赞臣（1904～1993），江苏武进人。出身于医学世家，1926 年毕业于上海中医大学，创办医界春秋社并兼任《医界春秋》主编。新中国成立后，历任上海市中医门诊所副所长、上海中医学院教授等。但查相关材料，未发现其曾任商务印书馆编辑的经历。恐与商务杂志部编辑同名异人。其次是叶劲风。谢菊曾不能肯定："主编《小说世界》的叶劲风，听说后来也离馆改行当中医了。"蒲昭和则肯定叶劲风由作家改行中医。查相关文献，没有发现叶劲风开诊的记载，也没有发现叶氏撰写的医学著作。他唯一与医学有关联的，是曾主编《中国康健月报》（与葛兰芬共同主编）。该刊 1932 年 10 月创刊，1933 年 4 月停刊，共 7 期，为中英文合刊，被邓铁涛、程之范《中国医学通史·近代卷》列为"主要西医药期刊"之一。而在 1947～1948 年间，叶氏还在发表文学作品，改行之说恐不可信。最后是余云岫。余云岫（1879～1954），名岩，字云岫，号百

晚清民国时期的商务印书馆与中医

　　① 蒲昭和. 商务印书馆的武进三名医. 中国中医药报，2010-08-25（8）.
　　② 张元济. 张元济全集·第 6 卷　日记. 北京：商务印书馆，2008：163.

之，以字行。浙江镇海人。著有《古代疾病名候疏义》等医史著作。但说他中西医兼备，恐怕他自己都不承认。《余氏医述》第一版自序言："不是夸口，我若挂起中医的牌子来，恐怕可以做成上海不可多得的有名中医。说不来要做上海第一等的中医，现在做了西医，却还够不上第一等。"① 这是假设，实际情况是，他反对中医，是废止中医的旗手。1917 年，编写出版《灵素商兑》，通过批判《黄帝内经》的不科学来抨击中医。1929 年，出席南京国民政府中央卫生委员会会议，提出全面废止中医。故列名在此实在不符实情。

还可补充的是章巨膺和姚若琴。章巨膺（1899～1972），又名寿栋，江苏江阴人。民国八年（1919）任上海商务印书馆编译所编辑。民国十四年（1925），从师中医名家恽铁樵。三年学成，在沪开业行医。他从商务编辑到中医的转型，给很多商务人留下很深的印象。董涤尘《我与商务印书馆》云："商务编译所老同事中，同我见面机会较多的，是周予同和章巨膺……章巨膺是常州名医恽铁樵的高足，任上海中医学院教务长。"② 唐鸣时《我在商务编译所的七年》云："英文部中……章寿栋从恽铁樵（曾任商务编辑）学中医，成为上海赫赫有名的章巨膺医生。"③ 与章巨膺相比，商务人较少谈及姚若琴。但陆渊雷《临证医典序》云："姚子若琴，笃实好学士也，供职于商务书馆，以其余绪作医，僚友数千，病而求治焉，应手辄愈。书馆毁于兵燹，若琴始专业医。"④ 可见，姚若琴也曾供职商务书馆。姚氏除了著有《临证医典》外，还与徐衡之合作编纂《考正丸散膏丹配制法》《宋元明清名医类案》等著作，特别是《宋元明清名医类案》影响很大。

---

① 祖述宪. 余云岫中医研究与批判. 合肥：安徽大学出版社，2006：1.

② 1897～1992 商务印书馆九十五年：我和商务印书馆. 北京：商务印书馆，1992：270-271.

③ 同②281.

④ 陆渊雷. 陆渊雷医书合集. 天津：天津科学技术出版社，2010：1349.

三、中医废止之争与商务印书馆

民国时期，维护中医与废止中医的斗争构成了中医史的主线。1912年，北京政府教育部公布学校系统令，随后陆续颁布各科学校规程。其中医药学教育的规程没有中医药方面的内容，这就是著名的"漏列中医案"。经过中医界的斗争，1914年，北京政府明确表示无意废弃中医，准许中医学校在各地立案。但并未同意将中医加入学系。这个事件之后，中医的废止与抗争越来越成为社会的话题，也涌现出一批废止中医与维护中医的风云人物。废止中医的代表人物是余岩、程瀚章等。其中，余岩态度最为激进。他先撰写出版了《灵素商兑》全面批判和否定中医。又在1920年发表了《科学的国产药物研究之第一步》（发表在《学艺》2卷4号）继续批判和否定中医，说："要晓得阴阳、五行、十二经脉等话，都是说谎，是绝对不合事实的，没有凭据的。"① 这引起了杜亚泉的注意。杜亚泉（1873~1933）清光绪三十年（1904）入商务印书馆任编译所理化部主任；编著自然科学教科书。1911~1919年兼任商务印书馆《东方杂志》主编。杜亚泉立即发表《中国医学的研究方法》（发表于《学艺》2卷8号）一文为中医辩护。杜氏认为："庸俗的医生，把中国医学的理论弃去精华，满口阴阳五行，一切都由他来附会，真是可恶……若是高明的医生，所谈阴阳五行六气三候之类，决不能说他全无道理。不过他们没有学过西洋医学，不能用科学的名词和术语解释他。若是有科学知识的人，肯把中国医学的理论，细心研究，必定有许多地方，与西洋医学相合，恐怕还有许多地方，比西洋医学高些呢？"② 接着，1922年，恽铁樵撰成《群经见智录》一书，指出《灵素商兑》的种种讹误。恽氏也就成为第一位迎战余氏的中医人。余岩、杜亚泉、恽

晚清民国时期的商务印书馆与中医

① 祖述宪. 余云岫中医研究与批判. 合肥：安徽大学出版社，2006：245.
② 许纪霖，田建业. 杜亚泉文存. 上海：上海教育出版社，2003：424-425.

铁樵的这次论争限于学理层面的探讨，并尽量保持了论争的风范。恽铁樵《群经见智录》就言："至于余君云岫，与不佞在商务书馆同事数年，虽无交情，亦绝无恶感。今兹所为，尤非对人问题，此则所当声明者也。"① 但后来的论争越来越激烈，甚至出现了水火不容你死我活的状态。

1929 年，余岩等人提出的"废止旧医以扫除医事卫生之障碍案"在南京国民政府召开的第一届中央卫生委员会议上通过。该方案提出了消灭中医的具体办法，如处置现有旧医；禁止登报介绍旧医；禁止成立旧医学校等。议案一经披露，舆论哗然，当然也立即引起了全国中医界的极大愤怒和反对。于是，原商务编辑谢观走向前台。在他的指导下，张赞臣、陈存仁等召集各地中医团体代表在上海召开全国医药团体代表大会，计到会代表共有 15 省 312 个医药团体 262 人。大会提出到南京国民政府请愿，当场推选谢利恒、隋翰英、张梅庵、蒋文芳、陈存仁等五位代表，其中谢氏为请愿代表团团长。谢观很好地履行了责任，在请愿过程中往往以自己个人的医术推动事情的进展。他的学生陈存仁言："我们坐在马车上，谈论请愿的对象……先行谒见行政院院长谭延闿。我们还没有开口，谭院长已说：'中医决不能废止，我做一天行政院院长，非但不废止，还要加以提倡。'说时他还伸出手腕，要我们团长为他诊脉处方，当时即由谢老师为他诊治，诊毕，谢老师一边唱药味，由我一边执笔缮写，到了次日，各报都把这张方子全文刊登出来。"② 在谢观等人的努力抗辩下，也在整个社会的积极推动下，国民政府取消了决议，余氏提案最终未能实施。当年秋，政府又发布了不利于中医的政策，谢观再次入都请愿，获得成功。吕思勉《谢利恒先生传》对这两次请愿有叙述："十八年，乃发起中医协会。适中央卫生委员会通过'废止中医案'，中医协会宣言否认，而召集全国医药团体代表大会。三月十七日开会，至者十有五省，医药团体百三十有二，出席代表二百六十有二人，

① 恽铁樵. 恽铁樵医书合集：上. 天津：天津科学技术出版社，2010：191.
② 陈存仁. 银元时代生活史. 上海：上海人民出版社，2000：130.

中医文献与中医文化研究

提案百余，成立全国医药团体联合会，其后遂以三月十七为国医节焉。会既终，推君为代表，入都请愿，废止中医之案由是得免施行。其秋，卫生署及教育部又颁中医学校名称及管理药商规则，于本国医药业大为不便。十二月，又召集第二次全国医药代表大会，至者十有七省，团体二百二十有三，出席代表四百五十有七人。君见推为主席暨常务委员，始正中医、中药之名曰国医、国药。会既终，再推代表入都。蒋主席善之，命撤销所布规则，中国医药始得无所束缚。"①

可见，在中医存废论争过程中，不管是学理层面，还是社会政治方面，商务人（对时任职或曾任职商务印书馆人的统称）所起的作用都是不容小觑的，废止中医论主要由商务人发起，坚定维护中医者并直接与之斗争者也是商务人。这表明了商务印书馆本身的兼容并蓄。

四、商务印书馆与中医药典籍出版

《中国医学通史·近代卷》对此有探讨，"商务印书馆和中华书局出版的中医书籍"部分言：

> 商务印书馆由夏粹芳（又名瑞方）1897 年在上海创办，初办时主要印刷商业簿册表报，后来以出版教科书、古籍、科学、文艺、工具书等著称于世。在出版的古籍中，有不少影印、编辑、出版的中医古籍，如 1904、1905 年铅印《陈修园医书四十种》和《陈修园医书五十种》，1919 年该馆编译所长张元济等辑《四部丛刊初、二、三编医家类九种》，于 1929、1935 年影印，其中包括《重广补注黄帝内经素问》《黄帝素问灵枢经》等唐、宋至明代的古医书。1931 年又编印《万有文库一、二集中医书七种》。其后，商务印书馆编辑《丛书集成》应用科学

---

① 谢观. 中国医学源流论. 福州：福建科学技术出版社，2003：3.

类医学项，原收医书106种，后因战争书未出齐，1935年编成《丛书集成初编医书四十一种》，先后影印和铅印，其中辑录了六朝以来历代一些重要医书，如龚庆宣《刘涓子鬼遗方》、杨上善《黄帝内经太素》、孙思邈《秘制大黄清宁丸方》、陈达叟《本心斋食谱》、杜思敬《杂类名方》等。同年还从《宛委别藏四十种》中选印《朱氏集验医方》《小儿病源方论》、编成《宛委别藏医书两种》。此外，商务印书馆还出版一些医书、工具书，如《医学小丛书》30种、《中国医学大辞典》等等，促进中医药学术的发展。①

《中国医学通史·近代卷》论述得相当详细，但存在诸多问题。（1）《陈修园医书四十种》和《陈修园医书五十种》实在算不上商务的功绩，时人就有批评。王钝根《百弊放言》"书业弊事丑闻"言："中国的一些书商，既无知识，又无道德，却偏能迎合社会大众的心理，作伪的功夫亦十分高强。例如医学书籍，属于专门的学问，其字句出入，都关系到人的性命。但奸商们对这些却全然不管……如陈修园所编纂的医书，也已由十六种变为二十种、二十四种，最近又有四十种和六十种的版本出现。一个早已逝去的古人，怎么会写出那么多的新作？这全都是奸商为图私利而随便增编的。"②（2）《医学小丛书》不是中医类典籍，而是标准的西医丛书，包括余云岫的《微生物》《传染病》，姚昶绪的《寄生虫病》等。

更加值得注意的是，《中国医学通史·近代卷》的论述容易让人产生一个错觉，那就是商务印书馆非常注重中医典籍的出版。实际上不然，王云五《十年来的中国出版事业》回顾了民国十六年一月至二十五年十二月底的中国出版情况，说："关于医学者，新医方面除商务印书馆出有《医学小丛书》七八十种外，尚无大规模之出版物。旧医方面则近年大

---

① 邓铁涛，程之范. 中国医学通史：近代卷. 北京：人民卫生出版社，2000：248.
② 王钝根. 百弊放言. 哈尔滨：哈尔滨出版社，2012：180.

东书局有《中国医学集成》千册，世界书局有《珍本医书集成》九十种、《皇汉医学丛书》七十三种，各装订十四巨册。对于旧医学的要籍，可谓粗备。"① 可见，商务印书馆引以为豪的是西医著作出版，在中医典籍出版上并不积极，也无法与大东书局、世界书局相比。中医界对于商务印书馆这种态度并不满意，吴去疾鉴于出版乱象曾著有《为商务印书馆进一言》一文，言："余曾著有《敬告印行古医书者》一文及《印行古医书余谈》一文，详论其得失，当时余心目中，甚望该书馆能以老大哥之资格，出而主持其事，以餍海内外人士之望，不谓消息沉沉。"② 失望之情表露无遗。

实际上，商务印书馆可能也曾有过编纂中医古籍丛书的想法。张元济1916、1917年日记有所透露。1916年载："编译谢砺恒开来可印之医书：《医学心悟》《医宗必读》《内经知要》《素灵类纂》《疡科心得集》《外科正宗》《徐评临证指南》《徐评汤头歌诀》《温病条辨》《本草从新》《本草备要》。以上小种。《内经三家合注》《张氏医通》《六科准绳》《徐灵胎全书》《喻嘉言全书》《王孟英全书》。以上大部（八月四日）。"1917年记载："梦翁交来谢砺恒开出拟配医书目录一册，本日送交博古斋柳蓉村代配（元月二十二日）；""商定编《医学丛书》事。先由利恒开单，并请朱仲钧帮忙。另派学生至图书馆（三月五日）；""谢砺恒交来医书目录，即送梦翁请酌定，应否再托人一看（三日三十一日）；"："谢砺恒来信……言翻印医书，本年暑假内可发出四十种（七月七日）。"③ 后来却不了了之，具体原因不详，但应该注意的是，余云岫的《灵素商兑》于1917年正式出版，中西医论争越来越激烈，商务印书馆对中医典籍的出版越发谨慎可能是原因之一吧。

商务印书馆对出版中医典籍的谨慎还可从陈存仁《中国药学大辞典》的出版波折看出。商务印书馆约请谢观编《中国药学大辞典》，谢

---

① 中国文化建设协会. 抗战前十年之中国. 台北：龙田出版社，1980：473.

② 吴去疾. 为商务印书馆进一言. 神州国医学报第五卷第八期第1页.

③ 张元济. 张元济全集·第6卷 日记. 北京：商务印书馆，2008：92，146，163，183，228.

211

晚清民国时期的商务印书馆与中医

观推荐了自己的学生陈存仁。顺利签约后，陈存仁碰到商务印书馆交际科科员黄警颐，黄对他说，签约是运气好，每逢星期三馆外的特约编辑，如西医余云岫、程翰章要是也在座的话，根本不会成功。可见，西医是商务中医典籍出版的第一个阻碍。虽说签订了合同，但并不意味着顺利出版。丁福保就对陈存仁说："你的《中国药学大辞典》，虽说是馆方请你编纂的，但将来稿件交出之后，编辑部委员中只要有一个人批上两个字或一句话，你这本书也永不能出版了，何况高梦旦自鸣是个新派人物，他最反对中医……即使过了编辑委员会一关，恐怕高梦旦一关，也不容易过去。"① 可见，上层是出版的第二个障碍。因种种原因，《中国药学大辞典》最终也未能在商务出版，而由世界书局出版。

商务印书馆虽然不重视中医典籍的出版，但如《中国医学通史》所言，的确出版了大量的中医典籍，特别是中医古籍。张元济精于版本、目录及校勘之学，大量搜集孤本、善本书籍，故影印出版了大批古籍，如《四部丛刊》《正统道藏》《学海类编》《四库全书珍本初集》《选印宛委别藏四十种》《景印元明善本丛书》等都有很高的学术价值。这当然也包括里面所含的中医类古籍。除了这些综合性丛书中医学典籍的版本价值较高，一些单独排印的中医药典籍版本价值也很高，如《本草品汇精要》，自明弘治编纂后，一直以抄本传世，甚至几乎散佚，1936 年商务印书馆将它排印行世，学术贡献不言而喻。

除了中医古籍，商务印书馆还出版了时人所写的部分中医典籍，但除徐相任《中国生理学补正》、秦伯未《秦氏痘疹图说》、刘瑞瀜《伤寒杂病论义疏》等部分典籍外，其他典籍要么作者与商务有关系，要么作者为西医（或者强调重新审视中医的人士）。前者如恽铁樵的《伤寒论辑义按》《伤寒论研究》，蒋维乔的《健康不老废止朝食论》《因是子静坐法》《因是子静坐法续编》《冈田武静坐法》，章巨膺的《中医学修习题解》，谢观的《本草品汇精要校勘记》，周越然的《温病入门》等。这些人都曾任职于商务。其中周越然（1885～1945）曾任商务印书馆函授

---

① 陈存仁. 银元时代生活史. 上海：上海人民出版社，2000：231.

学社副社长，兼英文科科长。所编《英语模范读本》为各校所采用，销路很大。后者如丁福保的《中药浅说》《中西医方会通》《肺痨病一夕谈》、沈乾一的《中医浅说》等。另外，薛清录《中国中医古籍总目》著录的很多商务版中医医籍，实际上是西医学著作，如余岩《外科疗法》（《医学小丛书》之一）、祝振纲《皮肤病》（《医学小丛书》之一）、胡定安《疟疾一夕谈》《疟疾八章》（胡氏赞同废除中医）等。如此排查下来，可以看出，商务印书馆对出版中医典籍实在谈不上积极。

　　虽然商务对出版时人编纂的中医典籍不太积极，但有一个大的贡献，那就是主持编纂出版了《中国医学大辞典》。张元济日记记载了编纂过程及商务付出的心血："梦旦来信，言炜士意可编《中国医学大辞典》。用《本草》《医宗金鉴》数书剪贴，工省利重，云云。已复梦旦，可即动手。我想此书宜稍有编辑工夫。名医及医书目似可附。又版式宜小，便于医生携带，用作夹带本（1916年四月二十九日）；""与炜士商、拟约谢利恒编《医药词典》（1916年五月九日）；""谢砺恒来信，报告编《医学字典》原约定自去年暑假时起，至满一年告成。今只成三分之二，尚有三分之一，约年底可以竣事。又言翻印医书，本年暑假内可发出四十种。又已经用去馆外编抄费约二百六七十元，校订旧医书之费约三四十元云（1917年七月七日）；"[1] "樊仲煦有关涉医学辞典之意见。已批注交梦翁（1919年一月四日）；""函告陶、江两公，请将《动物词典》，《医药》《人名》两词典一律限年内完成。惺翁复，人名须明年六月，医药须正月，但殊无把握（1919年八月二十九日）；""告陶、江，《医药》《人名》两词典现须赶，将稿件先阅定若干，作为定本，交出排印。非有大不妥不能再改。再与印刷所商，加人赶排。前昨由惺翁交到方叔远、谢利恒排印报告，均诿过于排印迟缓也（1919年九月一日）；""告伯训，《中医词典》速发稿。拟停排《人名辞典》，专排中医。如校对不敷人，再添人（1919年九月五日）；""与惺翁商定，胡君复决令专修《人名词典》，勿撰国文。《地名词典》决停，一面催《中医》《动物》词典

---

①　张元济. 张元济全集·第6卷　日记. 北京：商务印书馆，2008：48，53，228.

从速进行（1919 年九月十七日）。"① 可见，《辞典》由陆尔奎发起，谢观负责，张元济、樊仲煦等人提供了建议。另外还有众多助编者。谢观曾对陈存仁说："从前我编《中国医学大辞典》，因为那时我是馆中的编辑，只受月薪，不受稿费，助编的有十二人，历时九年之久，而且有两个得力的同事助编，为此辛劳过度，都在半途期间死亡的。"② "九年之久"指的应该是最终完善版本。因为这部工具书在 1921 年已经出版，后多次再修再版。通观张元济的日记，谢观的说法，可以看出，商务印书馆为这部工具书的编纂出版付出了很多。当然，这并不否定其他人付出的努力，如上海中医专门学校。谢观《中国医学大辞典序言》言："民国初元，不佞忝长上海中医专门学校，即有志补救此弊，而事体既大，措注为难，继念举要删繁，莫如辞典。乃合全校员工，互相考校。"③ 上海中医专门学校筹办于 1915，1917 年正式招生。谢观一面在商务编纂《中国医学大辞典》，一面在上海中医专门学校任校长，故也利用了上海中医专门学校的力量。

《中国医学大辞典》是我国第一部辞典类大型医学工具书。张赞臣言："《中国医学大辞典》为当世所推崇，诚中医界之唯一巨著。"④ 陈存仁言："凡三百二十万言，国医应用之典实，罔不罗载。考讹纠谬，详予博究。而编辑之法，纯得科学条理。千帙盈缩，简约易览。是以医药同人，佥视为枕中之秘。出版迄今，凡三十二版，行销册数，约数十万部。"⑤ 两文都写于半个世纪之前，直至今日，《中国医学大辞典》仍然没有失去生命力，多次再版，为大学教科书大力推荐的工具书。

总之，张元济、高梦旦、王云五等商务印书馆高层对传统中医药持保留态度，对于出版中医药典籍态度消极。但中医药是中国传统文化的

---

① 张元济. 张元济全集·第 7 卷　日记. 北京：商务印书馆，2008：3，116，118，120-121，128.
② 陈存仁. 银元时代生活史. 上海：上海人民出版社，2000：229.
③ 谢观. 中国医学大辞典. 天津：天津科学技术出版社，2007：序言.
④ 张赞臣，中国历代医学史略. 上海：千顷堂书局，1955：18.
⑤ 同②339.

一个重要组成部分，商务印书馆影印出版的大量古籍、丛书都有中医药内容或含有中医药类著作。同时，商务印书馆作为最大的文化机构，人才济济，产生了谢观、恽铁樵等多位名中医，并在某种程度上担当起中医论争、抗争的重任。

（杨东方　周明鉴）

劳树棠与《四库全书总目·医家类》

《四库全书》是中国古代最大的丛书，编撰于清代乾隆年间。其医家类收书百余种（含附），共一千八百多卷，可以说历代医学名著要籍基本上都被选入。它的编订首先要归功于全书的总纂官纪昀。不过，纪昀要宏观负责四部书籍，虽亦参与所选医籍内容提要的撰写，但具体编纂的主要协作者却是劳树棠等人。纪昀《重刻活人辨证序》云："侍御劳镜浦（笔者注：镜浦，劳树棠号）……余每阅四库所收名医方论诸书，延侍御参校。"

一、劳树棠其人及家庭

劳树棠，臧励龢《中国人名大辞典》、李云《中医人名辞典》等未加著录。笔者利用民国十五年（1926）《阳信县志》及《明清进士题名碑录索引》等资料，对其生平勾勒如下。

劳树棠原名瑾，字宝琳，号镜浦，山东阳信人。乾隆四年（1739）生，嘉庆二十一年（1816）卒，寿七十八岁。乾隆癸卯（1783）中举，第二年殿试以第三甲第七名的身份中进士，在录取的 112 人中名列 50。当年会试的副主考官是纪昀，故纪昀在《重刻活人辨证序》云："侍御劳镜浦，余甲辰春闱所得士也。"由进士授兵部车驾司主事，转职司员外郎、武选司郎中，历任江南道监察御史、江南河库道、直隶通永河道、江苏督粮巡道，嘉庆戊辰科江南文闱监试。其为官政尚简清、兴利剔弊，所在有声。性廉洁，疏食敝衣，在任与寒儒无异。殁后家无余资，一贫如洗，故一时称廉者必首屈一指焉。

劳树棠的家庭可谓世代书香，科第不绝。其曾祖劳可式，字敬仪。为康熙乙酉举人，官至绍兴太守。其叔伯曾祖劳可嘉，劳可式之兄，为邑庠生，"子十一人，三列士林"。其叔伯祖劳天宠，字勿斋，劳可式之季子，为雍正丙午举人，"乙酉充江南房考，所取皆知名士"。其叔伯劳凤翥，字云麓，晚号劳山逸民，劳可式之孙，"为经艺汪洋恣肆，学使金台于公有韩潮苏海之目"，为邑诸生。其父劳凤翔"少工举业……性好读书"，为监生。其家与其他书香世家颇有交谊，如纪晓岚家。纪氏《重刻活人辨证序》云："镜浦家阳信，去余家仅四百里耳，戚谊相连者甚多。"这种书香传家的风气一直延续很久。劳树棠的儿子长龄任江宁布政司仓大使，曾孙承庆、乃宽俱考中举人。其中承庆历任直隶大名府同知、上海货捐司总办。乃宽考中进士，仕至学部副大臣、江宁提学使。

二、劳树棠的医学主张："以王刘二家为宗"

劳树棠与医药的渊源来源于其父劳凤翔。劳凤翔少工举业，但功名不利，以监生终身。对此，劳树棠评价道："晦迹邱园，不求利达"。在此情况下，他把眼光转向了医药，"经史而外，百家之书，无不窥寻，而于《千金》《肘后》之秘，尤所究心。"其中对其影响最大的是清人陈尧道所著的《伤寒辨证》。纪晓岚《重刻活人辨证序》云："询其所传，则以《活人辨证》一书封公所最得力者。"有鉴于此，劳凤翔一直"欲刻之而力不逮"，后劳树棠完成父亲的遗愿，嘉庆十一年刊刻了此书。除此之外，劳凤翔还积极向当时名医请教，周光镛《重刻伤寒活人辨证序》就云："晚得异人授以针法，故于铜人腧穴之术甚神。"故时人公认其"精于岐黄"。劳树棠虽以科举出身，但父亲的言传身教，使他对医学也有相当的造诣。纪晓岚在《重刻活人辨证序》就谈到劳树棠受其父影响，"亦明于医"。

但不管是"精于岐黄"的劳凤翔、还是"明于医"的劳树棠都没有医学典籍传世，不过幸好的是劳树棠刊刻了一本其父心仪的《伤寒辨证》。劳树棠在刊刻此书的序中记载了其父告诫他的话，也显露了他们父子的医学主张，其父云："六气六淫皆足致病，而伤寒一门，长沙之义理深奥，后人阐发精微，代有作者，然因时因地以施补救。而持论各有所偏，不善读之，适足为害。唯三原陈素中先生所著《活人辨证》，汇宋元以来诸家之说，而以王刘二家为宗。补其所未备，衍其所未畅，条分缕析，使读者一目了然，随证施治，可无岐惑。此能窥长沙之奥，而为王刘二家之功臣，吾欲刻之而力不逮也。汝其识之。"从此序可以获知，劳凤翔认为《伤寒辨证》之所以重要，是因为"此能窥长沙之奥，而为王刘二家之功臣"。

不过，值得注意的是，劳凤翔父子对《伤寒辨证》主旨的概括可能偏离了陈尧道的本义。陈氏在书中虽然突出了王履（安道）、刘河间两家，其凡例一云："祖长沙以发明伤寒者，何啻汗牛充栋，俱将伤寒与温热病混同立论，以致治法淆乱，茫无分别，唯王安道直穷奥妙，著有《温病热病说》与《伤寒立法考》，令温热病与伤寒较若列宵行冥途忽遇灯炬，何幸如之。……刘河间制双解等方以治温热病，以温热病为汗病，为大病，其见高出千古，真得古人不传之妙，惜其于三阴经传变之寒证无所发明，庸俗不能解其理，不善用其方而猥以寒凉摈弃之也。是集以辨伤寒温热病为最要，故多采两公之论。或补其未备，或衍其未畅，实多苦心云。"但也参阅了其他诸家学说，其自序云："伤寒一门，余初学医从《活人书》入手，真同涉海问津，茫无涯际，遂发愤读《伤寒论》及《明理论》等书，于理似有所得，及至临病，终属游移之见。且于伤寒诸籍，未免通此而碍彼。后得王氏《溯洄》、刘氏《直格》、陶氏《六书》、吴氏《蕴要》，甚契于心，兼之经历既久，方知万派千条，理归一贯。"可见，除了王履、刘河间之外，陈尧道对陶华、吴绶也是推崇备至。特别是张景岳，其主张"阳常不足，阴本无余"，注重温补，其见解与刘河间、王履大相径庭。陈尧道对他的评价不亚于王刘，他在自序中说："因思伤寒诸籍，博而寡要，平日不能淹通，临病简方，夫何能中？张景岳先生伤寒论独得其要，然特为上上人说法耳，初学未可躐等而翼，兹将伤寒与温热病异治及疑似杂证与古人之未及详辩者，一一标出。"于是才编定《伤寒辨证》一书，而且书中正文也多次引用张景岳言论。但劳树棠父子却独独强调"王刘二家，"而对张景岳、陶华、吴绥等人却不置一词，这表明了他们医学主张有所偏倾，那就是尊奉王刘，强调王刘，弱化甚至摈弃与王刘主张不同的医家。

三、《四库全书总目·医家类》中劳树棠思想的体现

乾隆三十八年，清廷开设四库全书馆，以纪晓岚为总纂官，《四库全书》正式编纂。这时劳树棠已经三十四岁，还没有获得举人功名，并无机会参与四库医书的编纂。但纪晓岚家与劳树棠家"戚谊相连"，这就导致了劳树棠以亲朋身份帮助纪晓岚从事此项工作，即纪晓岚所说的"余每阅四库所收名医方论诸书，延侍御参校。"这也导致四库医书详校官、总校官、纂修官等名单中没有劳树棠的名字。

但劳氏在参与《四库全书·医家类》编纂过程中，其学术思想却得以一定程度的体现。这从《四库全书总目·医家类》对刘河间等人的评价中可以看出。如在《素问元机原病式》的解题中云："是书……大旨多主于火。故张介宾作《景岳全书》攻之最力。然完素生于北地，其人秉赋多强，兼以饮食醇醲，久而蕴热，与南方风土原殊。又完素生于金时，人情淳朴，习于勤苦，大抵充实刚劲，亦异乎南方之脆弱，故其持论多以寒凉之剂攻其有余，皆能应手奏功。其作是书，亦因地因时，各明一义，补前人所未及耳。医者拘泥成法，不察虚实，概以攻伐戕生气。譬诸检谱角牴，宜其致败，其过实不在谱也。介宾愤疾力排，尽归其罪于完素，然则参桂误用亦可杀人，又将以是而废介宾书哉？张机《伤寒论》有曰，桂枝下咽，阳盛乃毙；承气入胃，阴盛以亡。明药务审证，不执一也。故今仍录完素之书，并著偏主之弊，以持其平焉。"这里的"其作是书，亦因地因时，各明一义，补前人所未及耳"的辩护与劳凤翔"因时因地以施补救"的话几乎完全一致。而对刘完素之欣赏及对张

景岳之反驳，又可见劳氏对《伤寒辨证》的解读的影子。

《四库》除了对刘河间评价不凡之外，对王履的评价亦不低。《医经溯洄集》解题云："履字安道，昆山人。学医于金华朱震亨，尽得其术，至明初始卒。……其间阐发明切者，如亢则害，承乃制，及四气所伤，皆前人所未及。他若温病、热病之分，三阴寒热之辨，以及泻南、补北诸论，尤确有所见。又以《素问》云伤寒为病热，言常不言变，至仲景始分寒热，然义犹未尽，乃备列常与变，作《伤寒立法考》一篇。李濂《医史》有王履补传，载其著书始末甚详。观其历数诸家，俱不免有微词，而内伤余议兼及东垣，可谓少可而多否者。然其会通研究，洞见本原，于医道中实能贯彻源流，非漫为大言以夸世也。"提要对王履有褒有贬，但褒多贬少。

王履师承于朱丹溪，故《四库》对朱丹溪评价也相当高。《格致余论》解题云："震亨字彦修，金华人。受业于罗知悌，得刘守真之传。其说谓阳易动，阴易亏，独重滋阴降火，创为阳常有余，阴常不足之论。张介宾等攻之不遗余力。然震亨意主补益，故谆谆以饮食色欲为箴，所立补阴诸丸，亦多奇效。孙一奎《医旨绪余》云，丹溪生当承平，见人多酗酒纵欲，精竭火炽，复用刚剂，以至于毙，因为此救时之说。后人不察，遂以寒凉杀人，此不善学丹溪者也。其说可谓平允矣。"这里指出朱丹溪是"得刘守真之传"，这就把"王刘"合二为一了。对此《局方发挥》解题颇有发挥，云："考震亨之学出于宋内官罗知悌，知悌之学距河间刘完素仅隔一传。完素主于泻火，震亨则主于滋阴。虽一攻其有余，其剂峻利，一补其不足，其剂和平。而大旨不离其渊源，故于《局方》香窜燥烈诸药，谆谆致辨。明以来沿其波者，往往以黄药、知母戕伤元气。介宾鉴其末流，故唯以益火为宗，掊击刘、朱不遗余力。其以冰雪凛冽为不和，以天晴日暖为和，取譬固是。然清风凉雨亦不能谓之不和，铄石流金亦不能强谓之和，各明一义而忘其各执一偏，其病实相等也。故介宾之说不可不知，而震亨是编亦未可竟废焉。"

从以上可以看出，《四库》处处体现出反驳张介宾，而为刘完素、朱丹溪等辩护的特点。更为明显的是，在张介宾著作的提要中也体现出此特点。《四库》收录了张介宾的两部书。《类经》提要中虽有"虽不免割裂古书，而条理井然，易于寻览，其注亦颇有发明"的褒扬话语，但大部分内容都是来证明"《内经》分类实自李杲创其例而罗天益成之，"以此降低此书的价值。其实，张介宾也承认前人已对《内经》进行分类，其《类经·自序》就说："晋有玄晏先生之类分"，但这并不能否认《类经》的价值。《景岳全书》的解题先以批评性的话语对此书进行定位："其命名皆沿明末纤佻之习，至以伤寒为典，杂证为谟，既僭经名。且不符字义，尤为乖谬"。接着介绍张介宾的理论及偏颇："其持论则谓金、元以来，河间刘守真立诸病皆属于火之论，丹溪朱震亨立阳有余阴不足及阴虚火动之论，后人拘守成方，不能审求虚实，寒凉攻伐，动辄贻害，是以力救其偏。谓人之生气以阳为主，难得而易失者唯阳，既失而难复者亦唯阳，因专以温补为宗，颇足以纠卤莽灭裂之弊，于医术不为无功。至于沿其说者，不察证候之标本，不究气血之盛衰，概补概温，谓之王道。不知误施参桂，亦足戕人。则矫枉过直，其失与寒凉攻伐等矣。大抵病情万变，不主一途，用药者从病之宜，亦难拘一格。必欲先立一宗旨，以统括诸治，未有不至于偏者，"此处的评说较为公允，对刘河间、朱丹溪、张景岳等学说均有褒有贬。最后却又引用元许衡·《鲁斋集》为刘河间辩护："刘氏用药务在推陈致新，不使少有拂郁，正造化新新不伤之义。医而不知此，无术也。……主刘氏者或未悉刘氏之蕴，则劫效目前，阴损正气，贻祸于后日者多矣。能用二家之长（笔者注：另一家指张元素）而无二家之弊，则治庶几乎。其言至为明切。夫扶阳抑阴，天之道也。然阴之极至于龙战，阳之极亦至于亢龙，使六阴盛于坤而一阳不生于复，则造化息矣。使六阳盛于乾而一阴不生于姤，则造化亦息矣。《素问》曰：亢则害，承乃制。圣人立训，其义至精。知阴阳不可偏重，攻补不可偏废，庶乎不至除一弊而生一弊也。"总体而言，此提要对张景岳也是贬多褒少，且处处为刘河间张目。由此可见，劳氏父子的思想在《四库全书总目·医家类》的编纂中得到了体现。

除此之外，《四库全书·医家类》对陶华、吴绶的态度也有劳氏思想的色彩。陶华、吴绶两人的著作不但没有被《四库全书》所著录，也没有被列入存目。在总目中，陶华的《伤寒六书》被提到一次，却作为批评的靶子。《医家类存目·伤寒指掌》云："明皇甫中撰。中字云洲，仁和人。其书原本《内经》，发明仲景立法之意，于诸家议论独推陶华。第十三卷载节菴《杀车槌法》中，识于后云：'先君菊泉与陶翁厥嗣廷桂善，尝得其所著《伤寒琐言》及《杀车槌法》传心之秘旨'云云。然节菴《六书》，至今为伤寒家所诟厉，则此书抑可知也。"而吴绶及其著作根本没被提到。这种态度与劳氏父子在《重刻伤寒活人辩证序》中对两人的漠视也有相似之处。

四、劳树棠作用的局限性

虽然《四库全书总目·医家类》体现了劳氏父子的主张，但并不意味着四库医书的编纂完全为劳树棠所负责，因为其父"所最得力"的《伤寒辨证》根本没有被《四库全书》所著录。而《四库全书总目·医家类》之所以能够体现劳氏父子的医学主张，则是因为劳树棠常常在纪晓岚面前复述其父的主张，如纪氏所云："余每阅四库所收名医方论诸书，延侍御参校，辄述其封公平日论议。"这样，在无形之中，劳氏父子的思想不自觉地影响到纪晓岚，进而影响到《四库全书总目·医家类》。

简单的结论：

1. 劳树棠帮助纪晓岚编纂了《四库全书》医家类，其功绩应该给予肯定；

2. 劳树棠在编纂《四库全书》医家类时，常常向纪晓岚阐述其父劳凤翔的医学主张，故《四库全书总目·医家类》某种程度上体现出劳氏父子"以王刘二家为宗"的思想；

3. 劳氏父子对于《四库全书·医家类》的贡献并不能过高估计。

（杨东方　李柳骥）

消渴病的文化隐喻

美国女作家苏珊·桑塔格在《疾病的隐喻》一书中提出了一个一般人不会深究的问题，那就是本来纯粹是身体的疾病，却被当作隐喻，被人们从中阐发出种种的道德、政治和文化意义，如她所举结核病的例子："远在浪漫派运动出现前，由结核病生发出来的那些描绘爱情的隐喻——'病态'之爱的意象、'耗人'的热情的意象——就已经被使用。从浪漫派开始，该意象被倒转过来了，结核病被想象成爱情病的一种变体；"① "浪漫派以一种新的方式通过结核病导致的死亡来赋予死亡以道德色彩，认为这样的死消解了粗俗的肉身，使人格变得空灵，使人大彻大悟。通过结核病的幻象，同样也可以美化死亡。"② 其实在中国也有很多富有中国文化特色的疾病隐喻，如消渴、疟疾等。本论文将以消渴为例谈一下中医疾病的隐喻意义。

一、消渴病的隐喻渊源

消渴是以多饮、多食、多尿、身体消瘦或尿有甜味为特征的疾病。但在中国古代社会，它往往被看成文人才子的风流病。最初使消渴病带有这种隐喻意义的是西汉人司马相如。晋葛洪《西京杂记》卷二言："文君姣好，眉色如望远山，脸际常若芙蓉，肌肤柔滑如脂。十七而寡，

---

① （美）苏珊·桑塔格. 疾病的隐喻［M］. 上海：上海译文出版社，2003：20.
② 同①19.

为人放诞风流，故悦长卿之才而越礼焉。长卿素有消渴疾，及还成都，悦文君之色，遂以发痼疾。乃作《美人赋》，欲以自刺，而终不能改，卒以此疾至死。"这段文字透露出以下信息，第一，患病的是才子（"长卿之才"），第二，因为"悦文君之色"即好色贪色导致疾病不治。于是，消渴病带上了有才而好色的隐喻。诗词小说不乏这样的书写：

> 我乏凌云称，君无买笑金。虚传南国貌，争奈五陵心……文园终病渴，休咏白头吟。（唐杜牧《为人题赠》）
>
> 对客歌金缕，家儿爱庆云。茂陵须病渴，太守尚能文。（元刘鹗《唯实集》卷五《遂次杜公何将军山林十首》）
>
> 有傅彩云者，久著艳名，一曰曹梦兰，苏州名妓也。年十三，依姊居沪。吴县洪文卿侍郎钧初得大魁，衔恤归，一见悦之，以重金置为蓬室，待年于外。祥琴始调，金屋斯启，携至都下，宠以专房。文卿持节使英，万里鲸天，鸳鸯并载……俄而文园消渴，竟夭天年。（《清稗类钞·娼妓类·傅彩云久著艳名》）

杜牧中的"白头吟"源自司马相如和卓文君的另一典故："相如将聘茂陵人女为妾，卓文君作《白头吟》以自绝，相如乃止。"（《西京杂记》卷三）于是，"文园终病渴，休咏白头吟"中的"病渴"兼有了男女性事的意味。而元代刘鹗中的"茂陵须病渴"与"太守尚能文"互文见义，表明有才，而"对客歌金缕"表明风流。由于语言故事情节的完整性，《清稗类钞》中"消渴"与"才子的风流病"之间的关系最为清晰：洪文卿"得大魁"，表明才气，而"宠以专房""鸳鸯并载"表明风流。

正因为消渴具有了此种隐喻，以至于很多非风流才子觉得患上消渴病是不可思议的。南朝梁王僧孺给好友何炯的书信中就抱怨道："吾无昔人之才而有其病，癫眩屡动，消渴频增。"（《梁书·王僧孺传》）相反，那些风流才子也以与消渴病无缘为憾，似乎没有消渴病就愧对"风流才子"四字。小说家也往往不惜笔墨为其笔下的人物安上"消渴"的情节，如蒲松龄笔下的孙子楚。孙是个"有相如之贫"、有相如之才（"才名亦不恶"）的痴情书生。为了追求心目中的女孩，他不顾门第悬殊，先是砍去枝指，虽"大痛彻心，血溢倾注，濒死"而不悔，后又魂托鹦鹉，飞达女室。精诚所至，金石为开，终于和富商大贾的女儿阿宝结成了美满婚姻。可见也是和司马相如一样的"放诞风流"之人。有其才、有其贫、有其性，如果没有其病，毕竟有缺憾。于是蒲松龄便不吝笔墨，为其安上"生忽病消渴，卒"的情节。

二、消渴病与男女性事

尽管自古人们以为"风流才子多春思"（唐杨巨源《崔娘》），但才华横溢与风流好色毕竟不是"孪生兄弟"。于是消渴病的隐喻指向了分离的两个方面：一是男女性事，一是才子的怀才不遇。男女性事是对司马相如好色风流的强化。南北朝时期的庾信在大将军郑伟的墓志铭中曾言："消渴连年，屡有相如之患。至于大渐，遂如范增之疾。桐君对药，分阙神明。李柱侍医，更无方便……梧桐茂苑，杨柳倡家。千金回雪，百日流霞。凋零攸忽，凄怆荣华。河阳古树，金谷残花。"（《庾子山集》卷十五《周大将军襄城公郑伟墓志铭》）文中的"杨柳倡家"暗示郑伟的奢华生活，所以"消渴连年，屡有相如之患"更多地强调了其"好色风流"的一面。这种单方面强调到后代愈发明显。宋代的薛季宣曾在诗歌里重构了司马相如与卓文君的故事，他言："男儿多负心，女子良易知。琴音和且谐，何以得淫思。文君慕相如，殷勤效于飞。不惜鹔鹴裘，愁成远山眉。茂陵独何事，为颦效东施。兴言念畴昔，红泪落如玑。弹作白头吟，深心写琴诗。郎听弦上声，妾志终不移。清商感人情，两意亦以非。文君获所愿，相如悟沉迷。宁能已消渴，琴台遂同归。妾欲理丝桐，丝桐亮以悲。谓言无终极，当非长别离。"（《浪语集》卷十二《怨歌行》）在这首诗中，薛季宣没有对司马相如才气的描写，而着力强调的是他的好色风流:"男儿多负心,女子良易知""琴音和且谐,何以得淫思""文君获所愿,相如悟沉迷"等。于是"宁能已消渴"中的"消渴"实际上具有了男女性事的隐晦含义。

不过,上述作品表达的还是比较隐晦,把消渴与男女性事联系最紧密的当属明清市民文学。《醒世恒言》第十五卷《赫大卿遗恨鸳鸯绦》云:"皮包血肉骨包身,强作娇妍诳惑人。千古英雄皆坐此,百年同共一坑尘。这首诗乃昔日性如子所作,单戒那淫色自戕的。……在色中又有多般。假如张敞画眉,相如病渴,虽为儒者所讥,然夫妇之情,人伦之本,此谓之正色。"《二刻拍案惊奇》卷十四《赵县君乔送黄柑 吴宣教干偿白镪》云:"是夜,吴宣教整整想了一夜,踌躇道:'若说是无情,如何两次三番许我会面,又留酒,又肯相陪? 若说是有情,如何眉梢眼角不见些些光景? 只是恁等板板地往来,有何了结? 思量他每常帘下歌词,毕竟通知文义,且去讨讨口气,看看他如何回我。'算计停当,次日起来,急将西珠十颗,用个沉香盒子盛了,取一幅花笺,写诗一首在上。诗云:心事绵绵欲诉君,洋珠颗颗寄殷勤。当时赠我黄柑美,未解相如渴半分。"《二刻拍案惊奇》卷十七《同窗友认假作真 女秀才移花接术》:"俊卿自想一想,不觉失笑道:'这小娘子看上了我,却不枉费春心?'吟诗一首,聊寄其意。诗云:为念相如渴不禁,交梨邛橘出芳林。却惭未是求凰客,寂寞囊中绿绮琴。"《一片情》第九回《多情子渐得佳境》云:"欲博佳人爱,无如此物亲。逢胶犹恋恋,遇角更欣欣。帐底消残渴,衾边想断魂。无端一勾引,孰辨假和真。"等等。

而且由此隐喻义,出现了很多新鲜词语,如"渴笔""渴子"等,如"云石《四时宫词》差温丽可咏,纵书渴笔,苍然而皆不免幽燕气;"(明王世贞《弇州续稿》卷一百六十二)"那些读书人,都是老渴子,看见潘文子这个标致人物,个个眼出火,闻香嗅气,年纪大些的要招他拜从门下,中年的拉去入社会考,富贵的又要请来相资;"(《石点头》第十四回《潘文子契合鸳鸯冢》)"春云道:'就是何伯的相知,也不该如此不尊重。'弄生道:'他是书渴子,我央何伯伯来赔你的礼罢。'"(《风流悟》第一回《图佳偶不识假女是真男,悟幼囵失却美人存丑

妇》）

消渴病的隐喻含义如此之强，以至于很多医书也把消渴病当作好色者的疾病。唐孙思邈《备急千金要方》卷六十三"消渴"云："消之为病……盛壮之时，不自慎惜，快情纵欲，极意房中，稍至年长，肾气虚衰……此皆有房事不节所致也"；又云："其所慎者有三：一饮酒，二房室，三咸食及面。能慎此者，虽不服药而自可无他，不知此者纵有金丹亦不可救。"《外台秘要》卷十一"消渴消中"云："房室过度，致令肾气虚耗，下焦生热，热则肾燥，肾燥则渴。"《医心方》卷二十八云："百闭者，淫佚于女，自用不节，数交失度，竭其精气，用力强泻，精尽不出，百病并生，消渴目冥。"《景岳全书》也写道："消渴病，其为病之肇端，皆高粱肥甘之变，酒色劳伤之过，皆富贵人病之，而贫贱者少有也。"

在这种情况下，那些嫁给消渴病人的女人，一旦丈夫死掉就受到了歧视。《淮南鸿烈解》卷十六："嫁女于病消者，夫死则后难复处也。"汉高诱注为："以女为妨夫，后人不敢娶，故难复嫁处也。一说女以天下人皆消，不肯复嫁之也。"或许更深层的意义在于古人所谓的"冶容诲淫"吧。

司马相如的死是不是和卓文君有关？消渴病是不是和房事过度有关？这个问题可能仁者见仁，智者见智。但大部分现代学者都认为，他们之间的关系并不像古人所说的那么密切。如陈存仁《津津有味谭·食疗卷》中说：

> 其实相如的消渴症与新寡的文君并无关系，却与相如自己的生活饮食有很大关系。试看相如的经历便知他营养过度、缺乏运动。"相如小名犬子，作文赋，久游宦，迨遇文君之后，分得僮百人，钱百万，买田宅，为富人。"其称病闲居，不慕官爵。奉天子命，出使西南夷，飞黄腾达！这样优裕的生活可想而知必是食之甘美、心宽体胖，膏粱之变才成消渴之病。笔者以为，为奢华的生活所困才是消渴症的主因，而不单单是文

君新寡的关系。

汉魏以来，对于消渴症病名的使用几乎是统一的；可是对于病源却不得其解，总疑心与肾部有关系。①

…… ……

只有隋代《诸病源候论》有一段颇具特色的论述，书中说"消渴……五气之溢也，名曰脾瘅。夫五味入口，藏于胃，脾为之行其精气，溢在脾。"这段文字用现代汉语来解释就是："消渴症是脾脏的病。五味入口先经胃，由脾脏的运行供给营养料到各处。脾有了病，不能工作。脾司糖质的配给，脾不能工作，糖质便流溢开来，尿也甜了。"这段由古翻今的解释恰是现代西医查出来的病源。②

如此看来，消渴病指向男女性事并不是它的本来意义，而是它的隐喻意义。

三、消渴病与怀才不遇

除了指向男女性事外，消渴病还指向了才子的怀才不遇。这主要表现在古代的诗词曲赋等雅文学中。随手举来，如唐李商隐《嘉兴社日》："消渴天涯寄病身，临邛知我是何人。今年社日分余肉，不值陈平又不均。"宋欧阳修《文忠集》卷五十五《小圃》："桂树鸳鸯起，兰苕翡翠翔。风高丝引絮，雨罢叶生光。蝶粉花沾紫，蜂茸露湿黄。愁醒与消渴，容易为春伤。"宋陆游《剑南诗稿》卷四十二《小雨初霁》："归来偶似老渊明，消渴谁怜病长乡。"宋谢薖《竹友集》卷六《闻吕居仁病未瘥觅使寄问》："消渴文园苦病多，萧条子美卧江沱。士穷不遇古如此，天

① 陈存仁. 津津有味谭：食疗卷 ［M］. 桂林：广西师范大学出版社，2006：138.
② 同①150.

实欲为人谓何。忠义名家忝申许，文章秀气望岷峨。期君炼玉煮白石，色比婴童何啻过。"宋吴文英《梦窗丙稿》卷三《燕归梁·对雪醒坐上云麓先生》："一片游尘拂镜湾，素影护梅残，行人无语看春山，背东风，两苍颜。梦飞不到梨花外，孤馆闭更寒，谁怜消渴老文园，听溪声，泻水泉。"元贡师泰《玩斋集拾遗》"冲寒贳酒"云："拥被酸吟雪未晴，拾樵路断闭松扃。相如病渴谁来管，自整冲寒贳酒瓶。"明韩邦奇《苑洛集》卷十二《襄城遗曲·瑟奏》云："多才自累，百感攒结，天涯渴病思归客。"明李梦阳《空同集》卷三十二《人日》："翠筱娟娟暖不迟，含风雪壁迥多姿。烟霞弄色不忍见，梅柳争春能几时。返照高楼横欲敛，宿云孤树静难移。自伤消渴淹朱绂，不拜金花到玉墀。"明孙蕡《西庵集》卷二《白头吟》："文园病消渴，憔悴亦已多。金茎瑞露不得赐，起视云汉空星河。"

　　以上只是随手举例，实际上，几乎每个时代的大部分文人在作品中都用过"消渴""渴病"等字样。最有名的当属杜甫。青浦胡鸣玉《订讹杂录》卷五云："少陵诗惯用消渴字：'新亭举目风景切，茂陵著书消渴长''飘零仍百里，消渴已三年''消渴今如此，提携愧老夫'""新亭举目风景切"句出自《十二月一日三首》之二、"飘零仍百里"句出自《秋日夔州咏怀寄郑监李宾客一百韵》、"消渴今如此"句出自《别苏徯》。除了"消渴字"，他还多次使用"病渴"、"长卿病"字，如"长卿久病渴，武帝元同时。季子黑貂弊，得无妻嫂欺。尚为诸侯客，独屈州县卑。南游炎海甸，浩荡从此辞；"（《奉送魏六丈佑少府之交广》）"才尽伤形体，病渴污官位；"（《送顾八分文学适洪吉州》）"上请减兵甲，下请安井田。永念病渴老，附书远山巅。"（《湘江宴饯裴二端公赴道州》）"病渴三更回白首，传声一注湿青云；"（《示獠奴阿段》）"病渴身何去，春生力更无。"（《过南岳入洞庭湖》）"不达长卿病，从来原宪贫；"（《奉赠萧二十使君》）"我多长卿病，日夕思朝廷。肺枯渴太甚，漂泊公孙城。"（《同元使君春陵行》）之所以出现这种情况，既与老杜的"百年多病"的身体状况有关，也与其"沉郁顿挫"的诗风有关，更与其"常作客"的落魄人生有关。

有时，消渴病是否损害了才气成为才子们关注的对象。宋李之仪《姑溪词》《满庭芳·有碾龙团为供求诗者作长短句报之》云："应念长门赋罢，消渴甚无物。"金雷渊《梨花得红字》云："相如病渴妨文赋。"（金元好问《中州集》卷六）金赵秉文《滏水集》卷七《株里湛酒》："相如病渴焉能赋，久矣吾衰畏后生。"持相反意见的也大有其人。元方回《桐江续集》卷二十七《六言四首》："马文园消渴病，嵇中散绝交书。未害子虚乌有，可□□□才疏。"明何景明《大复集》卷二十四《病后》："病后频惊节序过，不将风景怨蹉跎。秋来门巷依枫橘，岁晚衣裳恋芰荷。洛下闲居辞宦早，茂陵消渴著书多。凤凰池上三年客，腰里空鸣白玉珂。"不过，不管是否妨碍了文思，消渴所带来的文人落魄的意味都没变。

文人们为什么喜欢描写探讨消渴病呢？除了与司马相如的传奇经历有关之外，还与消渴病的部位、所带来的形体变化契合了文人的心态有关。苏珊·桑塔格曾指出疾病的部位、形状带来不同的感情色彩，她说："肺部是位于身体上半部的、精神化的部位，在结核病获得被赋予这个部位的那些品质时，癌症却在攻击身体的一些令人羞于启齿的部位（结肠、膀胱、直肠、乳房、子宫颈、前列腺、睾丸）。身体里有一个肿瘤，这通常会唤起一种羞愧感，然而就身体器官的等级而言，肺癌比起直肠癌来就不那么让人感到羞愧了。"① 与肺结核病一样，消渴病的发病部位不是一些令人羞于启齿的地方，而且带来了身体的消瘦。

在中国文化中，瘦比肥更具有审美意义。即使在"举世尚肥"的唐代，在文人群体中也有很多人追求着"瘦硬"的审美风范，如杜甫的"瘦硬方通神"（《李潮八分小篆歌》）、韩愈的"横空盘硬"（《荐士》）等。而且文人们往往进行瘦与肥的审美比较，陆游《雨中示子聿》云："吾玄自笑岂尚白，汝瘦元知能胜肥。"这种比较源自魏晋。宋李昉等《太平御览》卷三百七十八载："沈昭略性狂隽，不事公卿，尝至娄湖苑，逢王景文子约，张目视之曰：'汝是王约也，何乃肥而痴？'约曰：

---

① （美）苏珊·桑塔格. 疾病的隐喻［M］. 上海：上海译文出版社，2003：17.

'汝沈昭略耶，何乃瘦而狂？'昭略抚掌大笑曰：'瘦以胜肥，狂又胜痴。'"

瘦之所以胜肥，就在于"瘦"字不仅在于人的身体、容颜，更在于人的精神性格、气质追求。宋人翁卷《哭徐山民》云："已是穷侵骨，何期早丧身。分明天上意，磨折苦吟人。花色连晴昼，莺声在近邻。谁怜三尺像，犹带瘦精神。"所谓"瘦精神"就在于有"骨"——风骨、骨气；有"苦"——寒贫、苦吟。这种清瘦、孤绝的状态成了人们对所有雅人韵士的期待。如人们对孟浩然的印象，就是"颀而长，峭而瘦"（宋葛立方《韵语阳秋》卷十四）。而得了消渴病形体消瘦的文人恰好满足了人们的这种期待。

特别值得注意的是由肥及瘦，这是更为文人所期待的事。《世说新语·言语》载："庾公造周伯仁，伯仁曰：'君何所欣说而忽肥？'庾曰：'君复何所忧惨而忽瘦？'伯仁曰：'吾无所忧，直是清虚日来，滓秽日去耳。'"周伯仁的意思就是说，人由肥及瘦是消解了粗俗，增添了空灵。这种阐释被后人继承，故陈与义诗云："病骨瘦如轻，清虚日来入。"（《简斋集》卷六《病骨》）既然被赋予了如此深意，即使那些没有疾病的文人，在自己的作品中也大张旗鼓地写疾病带来的瘦弱。元辛文房《唐才子传》卷一云："崔颢按《新旧唐书》：颢，汴州人。《书录解题》：颢，开元十年进士。好蒲博，嗜酒，娶妻择美者，稍不惬即弃之，凡易三四。……颢生平苦吟咏：'当病起清虚。'友人戏之曰：'非子病如此，乃苦吟诗瘦耳。'"而消渴病源自"高粱肥甘之变"，经历了由肥及瘦的过程，所以更加满足了文人的心理期待。于是，中国文人笔下的消渴病慢慢具有了诗意，慢慢增添了隐喻色彩。

总之，在中国文化中，消渴病具有丰富的隐喻色彩，分别指向男女性事和怀才不遇两个方向，而且前者主要流行于俗文化，后者主要流行于雅文化。

（杨东方）

消渴病的文化隐喻

钱超尘中医古籍小学人才培养
理念和方法初探

　　作为医古文分会"钱超尘学术师承班"弟子，在近两年的学习中，笔者日益感受到钱超尘先生不仅是一位著作等身的学者，也是一位心怀学术人才培养大业的教育家。他为了师承班切实发挥培养中医古籍小学人才，为中医古籍的保护、整理和研究服务的作用，精心提炼了针对本学科的教育理念和教学方法，认真制定了传承计划，一丝不苟地推进实施，不断探索更加行之有效的教学形式。笔者试将其中医古籍小学人才培养的理念和方法初步总结为一条主线和四个重点，即以继承发扬乾嘉小学尤其是章黄学脉研究中医文献的学术传统为主线；注重立志养气；强调研究方向的确立；以研究方法的传授为重点；注重面授及对学生的鞭策敦促。具体如下。

一、学术主线——继承发扬乾嘉小学尤其是
章黄学脉研究中医文献的学术传统

　　钱师治学与教学的主要领域在于以传统小学研究中医文献，涉及两条源远流长的学术传统。其一是乾嘉学派章黄一脉的小学学术传统，其二是经由典籍文献流传下来的中医学传统。钱师站在中国传统文化与学术传承的高度，将这两条学脉的优秀成果有机结合起来，拧成一条学术主线，贯穿于自身治学和培养后辈人才的各个方面。

（一）继承小学传统

钱师身为乾嘉学派章黄一脉的嫡传弟子，非常珍视其学术传统。所谓乾嘉学派，指清代乾隆、嘉庆时期发展成熟的以考据为主要治学方式的学术流派。又称"朴学"。清初顾炎武开其先河，后分为吴派和皖派两大分支。其中皖派（徽派）朴学尤其重视音韵、文字、训诂等语言文字之学，亦长于目录、版本、校勘、考据之综合运用。其代表学者有戴震及其弟子段玉裁、王念孙。钱师为北京师范大学中文系古汉语专业硕士毕业生，导师为当代著名训诂学家陆宗达先生，陆先生师从黄侃先生，黄先生师从章炳麟（太炎）先生，太炎先生又出自清末经学家及训诂学家俞樾（曲园）门下，曲园先生三十八岁读高邮王氏（王念孙、王引之父子）书，此后即以王氏治学方法为宗，实乃皖派朴学之后继者。因此，钱师在学术渊源上完全继承了"顾炎武—乾嘉学派之皖派朴学—俞曲园—章黄陆"一脉。这样一条渊源有自、华叶递荣的学脉同时也贯穿了钱师授学的各个方面，无论是对学生的精神志气的培养，研究方向的确立，还是教学方法和学习方案的具体实施，无不浸润着这条脉络三百年来的学养积淀。

（二）志在中医文献

在中医被人冷落的年代，钱师就已经十分明确地意识到中医是中国传统文化的优秀成果，应该为今人所重视。基于自身的学养，钱师惜乎中医界"有术无学"，尤其缺乏小学领域的研究，曾提出"振兴中医自读医书始""振兴中医要自保护文献始"。因此，钱师来到北京中医药大学任教以来，以中医文献尤其是中医经典的小学研究和整理保护作为毕生治学和教学的目标①。在传承班的开班仪式上，钱师郑重对我们宣讲：

钱超尘中医古籍小学人才培养理念和方法初探

---

① 王育林. 钱超尘教授中医文献学成就述要［J］. 北京中医药大学学报，2004，9（5）：18-20.

"中医是超越时空、跨越国度、富有永恒魅力、具有当代精神、最为贴近民生的中华民族瑰宝"。而今后传承班的学习目标就是"以中国传统语言学和考据学为教学重点并进行中医文献的整理研究与实践"。

（三）以传统小学研究中医文献

两者结合为一域学科有一个漫长的过程，钱师对此进行了深入细致的梳理，为学科的建立和学科史的研究做出了重要贡献。第一，回顾刘渡舟老先生邀其加入整理《伤寒》的团队，走向以小学研究医籍的道路。第二，研究了刘衡如先生对《素问》《本草纲目》的校对整理，并撰文总结其运用小学校勘医籍的宝贵经验①。第三，细大不捐地考察了乾嘉学派的研究成果，将其中运用小学研究医籍的著作、篇目乃至条文析出，打通了一条清儒以小学研究医籍的脉络。而其中做出重要贡献的，恰是顾炎武②、段玉裁、俞樾③、章太炎④等与钱师有直系师承关系的前代大儒。钱师在教学中，常常指导弟子研习这些前贤的学术成果、治学方法以及精神志气。

（四）培养大学科理念

钱师重视学术传统，重视师承，每提起自己的恩师陆宗达先生，无不敬爱拳拳，点滴铭感。但并不囿于师承，毫无门户之见。比如他极为推重我国当代语言学家王力先生，对《王力全集》认真研读之后，专门组织学习会，向教研室的青年老师和研究生郑重讲解推介。他说："陆先

---

① 钱超尘. 刘衡如先生的中医文献学成就［J］. 中医药文化，2014，（1）：22-25.

② 钱超尘，赵怀舟. 读顾炎武《大小诸证方论·序》［J］. 文物世界，2007，（6）：23-25.

③ 钱超尘. 俞樾医事录［J］. 浙江中医药大学学报，2014，11（11）：1273-1279.

④ 钱超尘.《伤寒论》六朝传本考——伤寒大家章太炎（二）［J］. 中医药文化，2010，（2）：8-10.

生是传统语言学大师，而王力先生是现代语言学大师。王力先生用西方语言学理论，吸收中国传统语言学的成就，构筑了严密的语言学理论体系。"钱师展望前路，提出"学问怕空，要落实到医籍的每一个字上。我们应做的第一步是精深之路，不放过一个字，当材料积累起来以后，再组成系统，打包。"这便是将章黄小学与以王力学术为代表的中国现代语言学结合起来研究医籍，建立体系的意思了。

二、注重立志养气——端正三观，百年树人

钱师培养弟子，首重立志与养气。常言："为学必先立志"。立志是指树立远大而具体的人生目标（包括学术理想），以深切的使命感去实现生而为人的价值。而养气则指心无旁骛、扎实力行，乃至咬牙砥砺以使志不落空。钱师对弟子的培养，从为学出发，却不止于学，而是全面进行世界观、人生观、价值观的教育，育才的同时更在于树人。分而言之，主要体现在以下几个方面。

（一）以中国传统文化的传承者为己任

钱师曾说"中华民族文脉不能中断。续断关键系于青年肯否进取。"在传承班的第二次面授课上，他说："中华文脉所以没有中断，是由于历代先哲的努力，他们有的甚至为此付出了生命的代价。今天把各位请到这儿，也是为了传承中华民族的文化。"同时强调："中医是在数千年文化发展中不断充实、不断壮大、不断吸收儒释道精神，把中国文化中积极内容吸收进来的科学文化。中医文化折射的是中国传统文化中最积极最优秀的内容，中医所传承的也正是中华文化的血脉。"此后，在各种形式的教学中，钱师也每每站在中华文化传承的高度来提点和激励大家。让我们在繁琐细碎的学习研究中始终志存高远，满载文化寻根的使命感与自豪感。

（二）以当代中国的大政方针及发展方向为指针

　　钱师以传统小学治传统学科，却时刻立足当下，心系国家，密切关注当代中国的大政方针及发展方向，将自己的学术研究和人才培养工作纳入祖国建设的洪流。他说："今天，新中国建立 65 周年，习总书记热情真诚地推进国学，聚拢民心，意义深远。思想文化的力量，国学的力量，是一支非常重要的力量。今天我们处在世界大发展、大变革的时期，强调精神力量，强调传统文化可以铸就人心的中流砥柱，加速国家的发展。"每当知悉有关中医乃至传统文化的发展得到提倡与推进的消息，钱师总是在第一时间有所关注，并用最快捷的方式与大家分享。这些做法似乎与埋首于故纸堆的乾嘉学风相距甚远，但纵观三百年朴学源流首尾，无论是清初顾炎武的经世致用，还是近世章太炎的文化救国，钱师实则继承了乾嘉学派之精髓——求国故之真，致当世之用。而他对后辈的培养，亦立足于此——不培养困守象牙塔的学子，而是能够将自己的人生与学术、与国家民族的发展、与人类文明的进步血脉相连的人才。

　　在读到《"纪念孔子诞辰 2565 周年国际学术研讨会"习近平主席重要讲话》之后，钱师心潮澎湃，连夜写成《读习总书记讲话的一点感想》，发给我们每一个弟子研读。他热切地鼓舞着我们："这是时代的呼唤，这是时代的引领，这是时代的要求，这是时代的提携。新时代已经给我们每个人开通了成才的道路，抓住时代机遇，把准时代脉搏，发奋努力，展现人生的风采。"钱师的这一做法，并非"跟风"，也并非对我们"诱之以利"，而是作为一个在"冷门"领域里默默耕耘多年的前辈学者，深知学术工作之艰难，从而激励青年学者一方面要坐得了冷板凳，一方面更要在有利的条件下抓紧时光，更快成才，多出成果。因此在传承班开班仪式上，钱师手书"无慕虚名，勤修实学"（钱大昕语）八字赠我等弟子，用意昭然。

（三）以先贤名言立志养气

钱师言："为学必先立志，立志必法先贤。以先哲之嘉言，考中医之文献——犹矢与靶之关系也。"所引嘉言多来自朴学大家，将治学与治人结合起来。此外，先生对傅山和曾国藩二人的学问志气亦十分推崇，常涵咏二人嘉言与我辈共勉。

立志培元之语如："人无百年不死之人，所留在天地间，可以增山岳之气，表五行之灵者，只此文章耳。"（傅山）"安能含吐风云做雷雨，不作藿藋野草徒芊芊。春生秋死无关系，安于蹙踏人不怜。"（傅山）"士人读书，第一要有志，第二要有识，第三要有恒。有志则断不甘为下流；有识则知学问无尽，不敢以一得自足；有恒则断无不成之事。三者缺一不可。"（曾国藩）

养气砥砺之言如："困心衡虑，正是玉汝于成。谚曰：'好汉打掉牙，和血吞！'此语是余生平咬牙立志之诀"（曾国藩）"天下事，未有不由艰苦中得来，而可大可久者也。"（曾国藩）"须知志即在读书中寻之。有志气无学问，至欲用学问时，往往被穷。始知志气不可空抱。"（傅山）

其他还有很多养德、治学、读书、作文、待人等各方面的先贤嘉言，钱师每每脱口而出，如自铸伟词。实则源自无数次口诵笔录，铭感于心，每日对之三省，方衣钵传之。一日，钱师出一大厚记事本与我，内满载他亲笔抄录的先贤嘉言，乃日积月累而成。钱师将其中最切合我等弟子进学修业的条目以红笔勾出，令我录成电子版，发给师承班弟子学习，名之为《咫闻录》。所录条目下多附钱师对己批评之语，亦公布于众弟子，并无讳言。考察以下条目按语，当知钱师用意。"今年忽忽已过两月，自新之志，日以不振，愈昏愈颓，以至不如禽兽！昨夜痛自猛醒，以为自今日始，当斩然更新，不终小人之归。（曾国藩《嘉言类钞》页79）"钱师按："文正公研几自醒如此之严厉也，故终臻至圣人。虽父母教子女，有如是深刻剀切乎？每养心一步，去贪嗔痴一步，则升登一步。观乎文正公之自我解剖，一一在察灵魂——心也。凡夫终日矒矒，游思万千而善恶交集，却无自醒察心工夫，故不能日进提高。当日日读文正公书以为鉴镜自察内心，立功过格，不怕疼，以识别自己是何等样人也。"钱师以自省精进为务，并望我辈弟子亦能知耻近勇，痛改前非，不断进步。

三、强调确立方向——因材施教，术业专攻

钱师治学授徒皆有明确的方向、计划和目标，常嘱我等切戒汗漫。师承班研习的大方向早已明确——以小学为方法来保护、整理和研究中医文献。但中医文献浩如烟海，小学方法也各有偏长，具体的研究方向亦需及早选定。钱师引用顾炎武语来作为确定方向的原则——要选择有重要价值的研究对象——"其必古人之所未及就，后世之所不可无而后为之，庶乎其传也与！"就中医文献来说，必选择中医经典，而中医经典文献中最重要的是《内经》《伤寒》和《本草纲目》。钱师治学主要围绕这三部最重要的中医典籍，建议弟子也从中选择一部作为治学之根基。一部作精，再兼其他，为前文"有志"与"有恒"的统一。结合我们个人的根基专长，钱师为每位弟子建议了治学的着手点。又恐年轻人好高骛远，心思散漫，常警以名言："用功譬若掘井，与其多掘数井而皆不及泉，何若老守一泉，力求及泉而用之不竭乎？不可兼营并骛。兼营则一无所得矣！切嘱切嘱，千万千万！"（曾国藩）"读书不可贪多，只于一种里钻研穷究，打得破时，便处处皆融；若但乱取，东西齐撞，殊不中用，不唯不得力，且累笔性。此不是不教读书之说，是戒读而不精之语，知此许言博也。"（傅山）

四、重视传授研究方法——授人以渔，金针度人

师承班的学习，实以传授研究方法为核心。总的方法即传统小学的

方法，钱师称之为"乾嘉大法"，包括音韵、文字、训诂、目录、版本、校勘等，其中重点是音韵、版本和校勘。而依韵校勘《内经》《伤寒》几乎是当世绝学，为钱师最亟待传授的学问，也是中医文献研究领域运用尚少而又相当重要的方法。钱师将半生积累倾囊相授，甚至将未见刊的论文拿出作为授课的讲义，并欢迎传承班以外的青年学者及研究生旁听，唯愿我们能早日织网捕鱼，为中医古籍校勘工作展开新天地。除了"乾嘉大法"，钱师还悉心传授了很多具体的读书治学方法，并布置作业加以巩固。举例如下。

（一）日课法

即以每日例行针对某一著作进行研读，以日积月累的形式完成功课。比如钱师向我们布置的第一份作业是以日课法完成对大徐本《说文解字》的点读。以红笔标出句读，每日两页，两月后检查。对我们这些工作家庭兼顾的老弟子来说，最容易犯三天打鱼两天晒网的毛病——用功起来可能废寝忘食，有事一忙又顾不上学习，几天荒废下来，又有难以接续之感。再者青年人容易见异思迁，所需要学习的著作又多，东翻西看，杀遍书头，了无深得。"日课法"每日耗时不多，却心无旁骛，日日打井，天长日久，必有收获。且养成习惯，如一日三餐，习成自然。如此，"日课法"实在最切我辈之病，为极适合当今青年学者的治学方法。

（二）分类读书笔记法

钱师曾引用曲园先生名言，强调积累资料对读书治学的重要性。"余以前读书，每有所得，辄书片纸夹书中，以备著书时采取。杜诗云：'山色供诗料'。余谓赋诗必有料，著书亦必有料，此吾书之书料也。因撮取录为一卷，附刻《俞楼杂纂》中，即题曰《著书余料》。"他指导我们读书须时时做好分类笔记，工整抄录，审细校对，标以日期，时常翻检，以便融会于心，以备引用稽考。

（三）系联法

读一书，将后文及他书出现的相关内容抄录到首次出现的辞条页，以进行系联，以使得书越读越厚，全书系联下来自生成体系，如聚沙成塔，再不会只见树木不见森林。此法为钱师教读《说文解字》时所授，实不只适用于《说文》一书，乃读书治学博约相生之妙法。

钱师的度人金针还有很多，此文不一一介绍。而这些治学方法，究其渊源，还是来自乾嘉章黄的学术传统。钱师承自先贤，恪守终身，又传予我辈。而"朴学"之"朴"，亦在方法——其间并无花巧和秘密，一切效用不过在"笃行"二字。

五、注重面授与敦促——传统授徒，现代平台

对于在中医领域乃至中医文献的小学研究领域实施专家学术传承班（即"师带徒"）的教学形式，钱师有着高屋建瓴的认识。在开班仪式上，他说："这是在我国传统文化大发展大提高大普及的形势下诞生的一个新生事物。""它可以直接把教师的学术积累传授给弟子，体现的是学术特点的传承。没有特点的教育，是不成功的教育。古今中外有无数以传承老一辈专家的学术特点获得成功的例证……这些先哲强调的共同思想是：教育必须具有本国的或专家本人的学术特点。"

换句话说，钱师认为，"师带徒"的教学形式既是传统的，又具现代性，既是民族的，也是世界的。它本来就适用于传统学科的教育教学。它在当代中医教育领域成为"新生事物"，是尊重传统，尊重学科差异性和特性的表现，是符合客观规律的有益尝试，必将带来中医教育的良性发展，促进相关领域的人才培养和学术进步。而又认为"师带徒"这种教学形式的精髓在于师徒授受，耳提面命。因此每隔月余，必抽取一

周日，利用一天的时间开设面授课，严格按照教学计划进行讲授和讨论，布置作业，检查讲解……先生的精勤不倦和一丝不苟将我们的学习落到了实处。两年来可谓紧张，但收获是明显而扎实的。

钱师虽然是传统教育培养出来的国学大师，且年过八旬，却并不墨守成规，而是保持着与时俱进的活力，多方开发利用教学和交流的平台。他常以电子邮件和短信的形式给我们随时发送学习资料和最新的治学心得。还利用 QQ 群里进行网络教学，又添置智能手机，学会运用微信展开"手机教学"。

总之，钱师在中医古籍小学人才培养方面既重视传统，又立足当下，放眼未来，从树立志气、确定方向、传授方法等各方面全面培养人才，形成了具有鲜明民族特色、学科特色和个人特色的教育理念和教学方法。特此概述，以供中医教育领域式为龟鉴。

（张　戬）

关于中医古籍文体形式研究的几点思考

一、研究现状及研究的必要性

文体学，作为一门方兴未艾的综合性边缘学科，以研究文本体裁的特征、本质及其规律为核心，日渐具有自己的独立性，同时在世界范围内对越来越多的学科研究产生影响①。在我国，文体研究在古代文学、哲学、史学等传统学科领域已经成果颇丰，而中医（包括中药，下同）古籍的文体形式研究却还相当寂寞，面世成果仅有三篇论文。《中医文献文体的分类辨析》一文将中医古籍文体分为八大类②，《试论中医文献的文体》又进一步分为三种七类③。这两篇论文可以说是中医古籍文体研究的奠基之作，但还停留在文体分类的初级阶段上。而《古医籍助读（三）——中医古籍的著作结构与文体》仅简单提及中医古籍文体的多样性④。而且这三篇论文均发表于20世纪80年代，这说明中医古籍文体研究一度曾引起关注，而后却未能深入下去。目前中医古籍研究主要集中在两个方向，一是关注内容，二是文献的版本、目录、训诂、整理。后者虽然偏于形式，却囿于传统"小学"的范围与方法，对连接内容与形式的文体少有关注，至于对文体的深入挖掘与探讨更属阙如。在笔者

---

① 郭英德. 中国古代文体学论稿 [M]. 北京：北京大学出版社，2005：1-2.
② 谭学林. 中医文献文体的分类辨析 [J]. 贵阳中医学院学报，1985，(2)：35-37.
③ 王晓萍. 试论中医文献的文体 [J]. 吉林中医药，1988，(4)：1-2.
④ 高越敏，胡滨. 古医籍助读（三）：中医古籍的著作结构与文体 [J]. 浙江中医学院学报，1986，(3)：4-45.

看来，中医古籍文体形式的研究是大有必要的。

首先，中医古籍文体形式多种多样，足以构成一种现象乃至研究对象。当我们打破学科壁垒，从大"文章学"的角度去观照中国古代的典籍、文献、文章（而这正是中国传统观照方式）①，可以发现承载它们的是种类繁多，千变万化的文体形式，而这些文体形式均有其兴衰演变的历史过程。中医古籍也是如此。我们在编修医古文教材，编排文选，确定目录的时候，在考虑内容的同时，往往还要兼顾文体，这就已经说明了中医古籍的文体研究大有必要。

其次，中国古代一直有重视"文道关系"的传统。作为有意味的形式，"文体"在中国古人的著述行为当中一直都不是个随随便便的选择。严肃的写作往往煞费苦心地选择或者打造一种合适的文体形式，来承载其内容，表达其思想，反映其理念②。所谓"言外之意""味外之旨"，相当一部分是从文体形式当中传达出来的。医家著述也是如此。"问难体""类编体""论说体""医话体""谱录体"……五花八门的医籍文体往往反映了作者的不同思想理念。小而言之，可能包括对著述内容的理解与价值定位；大而言之，可能包括对医学的观感以及对医者的身份体认。因此深入研究中医古籍的文体形式将会对中医学、中医史、中医文献学和文化学研究提供新的角度。

再次，中国一向有文体学研究的传统，也就是说对文体的重视、对"文道关系"的重视已经达到了自觉并上升到理论的阶段。比如南朝梁代刘勰的《文心雕龙》分篇对各种文体进行专门而细致地阐述③。同代昭明太子的《文选》也体现出鲜明的文体分类意识④。而在历代文学理论与批评著作当中从来不乏对文体形式的探讨。唐代以后，伴随政治改革与各种思想潮流出现的"中唐古文运动""北宋诗文革新运动"、明代

① 吴承学. 中国古代文体学研究 ［M］. 北京：人民出版社，2011：237-239.

② 刘宁. 汉语思想的文体形式 ［M］. 上海：华东师范大学出版社，2012：1-3.

③ 马建智. 中国古代文体分类研究 ［M］. 北京：中国社会科学出版社，2008：152-210.

④ 同③.

诗文复古流派乃至现代的"白话文运动"等等，均体现出对文体形式的高度重视与理论研讨。医书的著述者，作为中国知识分子的成员，其文体学造诣和思考是不可抹杀的，在中医古籍文本的研究当中应该予以还原。

二、研究的方向及要点

借鉴文体学现有的研究经验和成果，结合中医学科以及中医古籍文本的特殊性，笔者对中医古籍文体形式研究的方向和要点做了初步探讨。

（一）中医古籍文体形式发展史的梳理

对现象的梳理是深入探讨的基础。正如中医学有一个发展历程，记载其成果的医籍文本的文体形式也有一个发展演变的过程。有的文体很早就出现了，而且一直存在，比如问答体；有的文体出现很晚，却蔚为大观，比如医案体；有的流行一时，有的长盛不衰；有的渐渐发展完善成熟，并在大的书籍形式下呈现不同的面貌，比如类书；有的一经出现就形成固定的表达模式，鲜有变化，比如人物（医家）传记体。中医古籍文体形式发展史的梳理，既包括对中医古籍各种文体在历史长河中的出现、演变、流行、衰亡、普及度等进行准确的定位和归纳，也包括在此基础上汇聚与清晰起来的医籍文体总史以及某一时代横断面的医籍文体形式特征的总结与描画。比如，逻辑清晰的"论说体"是什么时候用于阐述医学理论主张的？历代本草著作在文体形式上有哪些共同点和发展变化？医科专门类书是什么时候产生、成熟和大量问世的？清代乾嘉时期问世的医家论著和文本成果都采用了哪些文体形式？跟此前此后有什么联系和不同？这些问题都有待回答。其答案，亦即对"怎么样"的回答，是我们进一步追问"为什么"的基础。

（二）中医古籍文体形式所反映的思想、理念及学术背景研究

当中医古籍文体形式及其发展史得到细致而系统的爬梳以后，就要追究形式背后的意味了。亦即对文体形式做"为什么"的追问。比如，《黄帝内经》为什么采用问答体？"歌""赋""口诀"等文体反映了怎样的创作目的？是沿用了已有的写作习惯，还是进行了更适合医学著述的改造？"论说体"医著为什么大量出现在宋代以后？医籍的各种注疏文体与经学有什么关系？这些问题的答案，主要存在于由微观到宏观的三个层次上面。其一，某个文本或作品采用某种文体形式所反映的思想、理念及学术背景。小而言之，可能包括作者对著述内容的理解与价值定位；大而言之，可能包括对医学的观感以及对医家身份的自我体认。其二，某个学派或某类医籍采用的文本形式，其异同点所反映的共同思想理念及学术发展规律。其三，对某个时代的医籍文本形式做横断面式的解剖，结合特定时代的文化特点及社会思潮等得出历史性的结论。

这三个层次在研究当中实际上是不可拆分的。所有的著述既是个体行为，又是集体行为。中国古代共生的各种学科门类，其文本有一个相对独立和统一的文体系统，"大文章学"的思维方式始终存在。因此某一中医古籍文体形式面貌的生成，既不能孤立地看待，也不能单从医学史和医学文献史的内部寻找原因，还应该考虑整个文章著述的文体传统与潮流的影响。也就是说医籍的著述者可以主动的选择、沿用或"创造"某种文体形式来装载医学内容，因此可以从中分析著述者的思想理念。但在大的写作传统和文化环境下，在现有的文体传统下，医籍的著述者对文体形式的选择和改造又一定会带上某种被动性，他一方面受到医籍文体传统的影响，一方面又受到医籍以外的著述传统和潮流的影响。比如《外台秘要》作为一部大型方书，它采用了"类书"体来编排医方，整体上以疾病为总纲，病下按病证分门，每门先论后方。且所引方、论皆标明原书及所在卷数。具有很多不同于以往方书的特点，反映了作者王焘具有保存前代之"精英"的意图，证、脉、机、治相结合的医学理

念以及清晰的疾病分类意识等①。同时也应该看到这部书也不是横空出世。其文体形式，是在继承以往方书和借鉴唐代其他类书的基础上加以改造而形成的。此外还应该看到，包括医籍在内的大量类书、百科全书、政书、辞典在初盛唐的问世，也是初盛唐海纳百川、好大喜功的文化气氛以及述而不作、经学盛而子学衰的学术特点在著述领域的反映。因此个案分析、医学思考、历史定位、文化视角相结合才应该是中医古籍文体形式研究的发展方向。

（三）中医古籍文体形式的功能、价值研究

文体形式归根结底是为了承载思想内容服务的②，因此，根据文体形式的特点和承载力以及形式与内容的契合度来对文本价值进行判断，也是很有必要并切实可行的。比如中医药类书具有"类书"的一般特征，因此可以从"类书"的角度来研究其价值。比如有些医家用骈文的形式著述，就可以从"骈文"的角度来研究其价值。有的文体可能限制了思想内容的有效表达，有的文体可能形式大于内容。因此，即使在以医学古籍的内容价值为关注点的研究当中，文体形式的价值研究仍然是个不可忽视的维度。

三、研究的可行性与研究方法

明确的研究对象是研究的第一步。幸运的是，流传至今的中国古代医籍尚有大量得以保存原貌或基本保存原有文体形式。这些主要的研究对象，可以让我们对其文体形式进行研究分析，从而挖掘原作者的著书

---

① 张登本，孙理军，乔文彪. 王焘与《外台秘要方》. 现代中医药，2004，（1）：13-16.
② 郗文情. 文体功能——中国古代文体分类的基本参照标准［J］. 福建师范大学学报（哲社版），2009，（6）：64-71.

理念等。而原貌不存的，也可以分析改编者的理念。总之要将研究对象置于成书的特定历史时空点，才能进行史的梳理和挖掘。

而文体形式背后的思想理念及学术背景研究，则需要有很多相关材料和理据做支撑。比如书序（尤其是自序）当中常常有对著书理念（包括采用的文体形式）的直接表达，要予以高度的重视。此外还要尽量搜求其他文史材料中的相关说法及同代、后代评论者的观感。即使没有直接的材料，通过对文本的细读，结合经学、史学、子学等不同的著书传统和古人文体观念的表述，借鉴现有的文体学研究成果和方法，中医古籍文体形式研究还是切实可行的。

具体的研究方法，除了文本细读、理据结合，文献考证、列表整理、影响比较、平行比较以及以上提到的几个结合以外，还要有历史学、文化学的研究方法以及中医中药学和医史文献学的知识素养。

（张　戬　杨东方　黄作阵）

关于中医古籍文体形式研究的几点思考

"萧然物外，自得天机，博极群书，尤精轩岐"

——中医文献学家钱超尘先生论傅山

　　钱超尘先生是近代"章黄学派"的当代传人，当代著名中医文献学家。钱先生有十余篇论文专门论述明清之际著名文化大家傅山（字青主），并主编《傅山医书考辨》。据不完全统计，钱超尘先生有9篇独著论文、6篇合著（第一作者）论文，专题论述傅山。钱超尘先生评价傅青主为："萧然物外，自得天机，博极群书，尤精轩岐。"通过考察钱氏傅山论文，可以得出当代文史学界、中医药文献研究界对傅山的基本看法，从而有助于我们认识明清之际卓异特行的文化学者傅山的历史地位，也有助于我们学习借鉴钱超尘先生的学术方法与学术思想。

一、傅山的医药理论与从医治验

　　傅青主精于《黄帝内经》《神农本草经》《名医别录》、仲景著作、《南阳活人书》等医学典籍，医疗经验丰富，傅氏诗文集《霜红龛集》载有简略的医案与评论，展现了傅山一代名医的风范。《霜红龛集》卷二十六载《医药论略》一文，是青主关于医疗和用药的理论性文章，从中可见其医药学理论。傅山精仲景方剂，其云："《南阳活人书》一百一问，非不精细，吾亦不无二三则疑之。来星海多所拨辨。唯太阴腹痛一条，桂枝芍药加大黄汤最得长沙奥旨，不可思议耶。"① 傅山论养生曰：

---

① 　傅山. 丁宝铨刊：霜红龛集. 太原：山西人民出版社，1985：1134-1135.

"衡尹传汤液，畴箕不见书。想来明晦际，亦事鬼臾区。所以长沙老，相承金匮俱。既无尝药圣，谁是折肱儒。既不千缗也，其能一视欤？真人十六字，一半老夫除。"①

　　傅山传记大量记载了其从医与相关治疗经验。如戴梦熊《傅征君传》："后授中书职衔，山不欲违厥初志，避居远村，唯以医术活人。登门求方者，户常满，从不见有倦容。"② 嵇曾筠《明生员傅先生山传》："精岐黄术，邃于脉理，而时通以儒意，不拘拘于叔和、丹溪之言。"③ 刘绍攽《傅山先生传》："性厌纷华，交遍天下，而避居僻壤，时与村农野叟登东皋，坐树下，话桑麻。或有疾病，稍出其技，辄应手效。……凡沉疴，遇先生，无不瘳。用药不依方书，多意为之。每以一二味取验。有苦痨瘵者，教之胎息，不三月而愈。年八十余卒。无能传其术。至今晋人称先生皆曰仙医。"④ 丁宝铨《傅青主先生年谱》，也记载了傅山五十五岁偕殷宗山至韩关为杨公思圣视疾。⑤《忻州志.傅山传》载："甲申之变，遂弃青衿，游行大江以南，数年而返，焚其著作，日以医道活人。神奇变化，泄《素问》之秘。"⑥

　　顾炎武《顾亭林诗文集》卷六《规友人纳妾书》云："炎武年五十九，未有继嗣，在太原遇傅青主，浼之诊脉，云：尚可得子。劝令置妾。遂于静乐买之。不一二年而众疾交侵，始思董子之言而蘪然自悔。"⑦《霜红龛集》卷十六《犁娃从石生序（石生名峋）》，⑧ 记载了傅山为犁娃诊治妇科疾病的事情，反映了傅山在妇科诊治方面得到的社会信任、信誉与效果。同时代人王又朴《诗礼堂杂纂》，记载了傅山观色预知病情的事实："傅山先生性好奇，博学，通释道典，师郭还阳真人，学导引

①　傅山. 丁宝铨刊：霜红龛集. 太原：山西人民出版社，1985：286-287.
②　同①1157.
③　同①1165.
④　同①1169.
⑤　同①1318.
⑥　同①1117-1118.
⑦　顾炎武. 顾亭林诗文集. 北京：中华书局，1959：137.
⑧　同①480.

萧然物外，自得天机，博极群书，尤精轩岐

术，别号朱衣，盖取道书《黄庭》中人衣朱衣句也。忌之者污为志欲复明祚。于顺治甲子夏收禁太原狱，并禁其子眉。时金陵纪伯子参抚幕，与孙公子并力救之。孙公子者，方伯孙茂兰之子也。先生故善医，尝遇公子于古寺，时公子无恙。先生视其神色，谓曰：长公来年当大病失血，宜早治之。公子不为然。届期果病，几殆。迎先生疗之得愈。"①

二、傅山学习研究《灵枢》《素问》注重版本

傅山读书重视版本。尤其他曾批注《内经》之《灵枢》《素问》，使用了明赵府居敬堂本。此本是明太祖朱元璋后裔所刻，傅山以之为批阅本，似有怀念故国之思。明赵府居敬堂本书眉书根宽阔，行距字距舒朗，便于批注，此亦为傅山使用赵府本的重要原因。钱超尘先生梳理归纳了《内经》版本流传表，可以看出明赵府居敬堂本的来源与演变轨迹：

《内经》某些篇段（如《移精变气论》《宝命全形论》某些句段）出于先秦；据《汉书.艺文志》载，西汉整理成文；《伤寒论序》载，东汉末张仲景曾引用《九卷》《素问》；魏太医令王叔和《脉经》引用《九卷》《素问》；西晋皇甫谧《甲乙经》对《九卷》《素问》进行类编；宋林亿《素问·序》载，南朝梁全元起作《素问注》八卷；唐中期（762），王冰以南朝梁全元起本《素问注》为底本改编为二十四卷八十一篇，将《九卷》改称《灵枢》，首次收入流行于汉代的"七篇大论"，为《素问》的流行奠定基础；北宋嘉祐年间（1056～1063），校正医书局林亿、孙奇等以王冰本为底本、以全元起本为校本增加校勘、训诂、释音，为《素问》流行奠定坚实基础（北宋刊本今已亡佚）；1339年，元代胡氏古林书堂本以北宋校正医书局孙奇家藏善本为底本刊成，遗篇一卷，改二十四卷为十二卷（今藏国家图书馆）；元代又出现以元代古林书堂本为底本的读书堂刊本二十四卷，刊行年月不详；明代赵府居敬

---

① 钱超尘. 傅山医书考辨. 桂林：广西师范大学出版社，2015：16.

堂本十二卷，遗篇一卷，即以元代胡氏古林书堂本为底本，品相极佳，此本今存明清之际傅山批注《灵枢》《素问》（今存国家图书馆，北京大学图书馆存傅山批阅之《素问》残卷）；此后，明代熊宗立本以赵府本为底本刊行；明万历十二年甲申（1584）周曰校据熊宗立本刊行；明代又出现其他版本，如明吴悌本（白文本，今存）、明潘之恒本（今存）、明吴勉学本（今存），等等。① 傅山批阅《内经》之《灵枢》《素问》为明代赵府居敬堂本②，今藏国家图书馆，全帙完整无阙损；北京大学图书馆藏傅山批阅之《素问》，阙五卷，存七卷，与国家图书馆藏本是同一批阅者，可见傅山阅读研究《灵枢》《素问》之精勤、功力之深厚。

钱超尘先生指出，傅山批注赵府居敬堂本《内经》批注（含《素问》批注十二卷、《灵枢》批注），无论对于研究傅山的医学造诣，还是研究傅山的书法作品，都是一部"无上珍品"，亟待发掘整理与研究③。傅山手批《内经》，朱墨斑斓、墨有浓淡、字有行草篆隶，可见傅山研读《内经》跨越时间长，不是一年一次，而是多年多次、每次皆有批注；《内经》批注体现了傅山的研究结论、读书方法、易代之际士人的骨气、精神。傅山成为"仙医"为人认可褒扬，与其长期研读《内经》、心领神会之密切相关。傅山中医理论的论述、对病情的分析等显示，傅山中医基础理论来自《内经》。其医学思想、医学成就，亦应该从他以《内经》为理论基础又不断加以临床来考察研究。傅山阅读医书极为广博，对《伤寒论》《金匮要略》《千金要方》《千金翼方》《神农本草经》《证治准绳》《本草纲目》等均极为精熟，但他对《内经》用工最多最深。傅山讨论读书方法时说："读书不可贪多，只于一种里钻研穷究，打得破时，便处处皆融。此与战阵参禅，总是一样。若能如此，无不可用。若但乱取，东西齐撞，殊不中用。不唯不用力，且累笔性！此不是不教

萧然物外，自得天机，博极群书，尤精轩岐

———————

① 钱超尘. 傅山医书考辨. 桂林：广西师范大学出版社，2015：18-27.

② 钱超尘，姜燕. 黄帝内经傅山批注萧延平校笺. 北京：北京科学技术出版社，2017.

③ 同①28-31.

读书之说，是戒读而不精者之语。知此则许言博也。"① 其《内经》批注也体现了这一点。

三、应对题名傅山"手著"医书作深入考察

钱超尘先生对传世"傅青主手著"医学著作《傅青主女科》《傅青主男科》《傅青主小儿科》《产后编》等著作进行了辨伪工作②，所得结论颇具启示意义。

钱先生指出，《辨证录》作者清医学家陈士铎从未见过傅山，傅山传书给陈士铎之说当无据；陈士铎著作当非得自于傅山。陈士铎在《辨证录·序》中云："丁卯（康熙二十六年，1687）秋，余客燕市，黄菊初放，怀人自远。忽闻剥啄声，启扉迓之，见二老者，衣冠伟甚，余奇之，再拜问曰：先生何方来？得毋有奇闻诲铎乎？二老者曰：闻君好医，特来辩难耳。余谢不敏。二老者曰：君擅著作才，何不著书自雄，顾呫呫时艺，窃耻之！"或说二老者中有傅山。据道光《阳曲县志》（卷十五）、《征君事实》《霜红龛集》（卷末）、丁宝铨《傅青主先生年谱》《傅山全书》《新编傅山年谱》（尹协理先生编著），皆云傅山卒于"康熙二十三年（1684）六月十二日"，享年七十八岁。陈士铎首至北京前三年，傅山已去世，陈氏无有可能见到傅山。故傅山传书之说当无据、存疑。如前所述，傅山确实是一位大医，医疗实践多而且广泛传播。

钱先生认为，被收入 1991 年山西人民出版社出版的《傅山全书》第七卷的《傅青主女科》上下两卷、《产后编》上下两卷、《傅青主男科》上下两卷、《傅青主小儿科》上下两卷等医学著作，不是傅山所作。通览后人整理的傅山诗文集《霜红龛集》，未发现傅山有成卷帙的医书。

---

① 傅山. 丁宝铨刊：霜红龛集. 太原：山西人民出版社，1985：1000.
② 钱超尘. 傅青主医书辨伪//钱超尘. 傅山医书考辨. 桂林：广西师范大学出版社，2015：162-194.

《傅山全书》编者"闻传言于既往，徇众口而姑收。众口多称这些医书傅山撰，《傅山全书》姑乃收之"。指出《傅山全书》中几部医书不是傅山所作，不意味着认为傅山不知医，不会看病。傅山是一位饱读医经，疗效卓著，精于男科、女科、儿科、眼科的全科通才大医，是准确的评价。傅山一生，除青年时代率领山西学人进京为袁继咸鸣冤终获平反外，甲午年入道，坚持反清活动，晚年拒绝参加清朝博学鸿词科考试，其余时间均专心于诗、画，研读经史子集及进行文字、音韵、训诂、考据等学术研究。《霜红龛集.附录一》载郭鋐《征君傅先生传》云："青主无膏粱习，奇才绝世，酷嗜学，博极群书，时称学海。为文豪放，与时眼多不合。诗词皆慷慨苍凉之调，不作软媚语。最善临池，草楷隶篆，俱造绝顶。"① 甲申国变后，傅山乃为人看病，没有把主要精力放在撰写医学专著上。

认为题名"傅青主手著"的多种医学著作不是傅山所作的依据何在？钱超尘先生主要从傅山为文不讳名姓、《女科》多经增补改易、傅山作文行医从不隐姓埋名、《女科》屡经增补改易、《产后编》系伪托、顾炎武《大小诸证方论序》系伪托、文风比较研究等诸多方面，进行了探讨。一是傅山作文行医从不隐姓埋名。傅山有许多持节气、明大义、怀念故国、不为清民的文字，毫不掩饰。如《霜红龛集》卷八《龙门山径中》："贫道初方外，兴亡著意拼。入山直是浅，孤径独能盘。却忆神仙术，如无君父关。留侯自黄老，始终未忘韩。"② 这里傅山以留侯张良遁入黄老之门而始终未忘恢复故国自喻。《霜红龛集》卷十《风闻叶润长先生举义》："铁脊铜肝杖不靡，山东留得好男儿。橐装倡散天祯棒，鼓角高鸣日月悲。咳唾千夫来虎豹，风云万里泣熊罴。山中不颂无衣赋，遥伏黄冠拜义旗。"③ 甲申国变，山东叶润苍举义风传，傅山伏地拜旗，铁骨铮铮，遗民气节。《霜红龛集》卷三《始衰示眉仁》："甲午朱衣系，

---

① 傅山. 丁宝铨刊: 霜红龛集. 太原: 山西人民出版社, 1985: 1160-1161.

② 同①213.

③ 同①274.

自分处士歹立，死之有遗恨，不死亦羞涩。"① "有遗恨"指未灭清，"亦羞涩"指为清民。同年傅山作《山寺病中望村侨作》："病还山寺可，生出狱门羞。边见从今日，知能度几秋。有头朝老母，无面对神州。"②《霜红龛集》卷五《病极待死》："生既须笃挚，死亦要精神。性种带至明，阴阳随屈伸。誓以此愿力，而不坏此身。"③ 对于《傅青主女科》《傅青主男科》《傅青主儿科》《产后编》等不涉及国家兴亡、时政的医学著作，如果真为其所作，傅山没有必要隐讳姓名。二是《女科》抄本屡经增补改易。钱超尘先生比较了《傅青主女科考略》（江雨田道光早期抄本）与《傅青主女科》（包括道光六年刻本、道光七年张凤翔刻本、道光十五年淮南宫思晋校订《女科仙方》刻本等）两类版本，指出前者语言较为简练，将女科方剂改为歌括即歌诀，二者语言繁简不同，歌括有无也不同，从而认为，"《傅青主女科》是经过多次增补词语而成。"④ 三是比较《傅青主女科》与陈士铎《辨证录》，发现《女科》是对《辨证录》稍加语句调整而成书。从词语使用与语句使用看，《傅青主女科》语言更为繁复。《女科》对《辨证录》之词语，有稍加删减者，有稍加增补者，句子有调换前后位置者，医理分析有稍加圆拢者。从文章内容看，如鬼胎条⑤，用语亵媟，与傅山思想、风格迥然不同。傅山当世，已有伪托其诗文书法绘画者。傅山医名远扬，其逝世后伪托其名而造作《傅青主女科》《傅青主男科》《傅青主儿科》《产后编》等医学专著，不为奇事。四是《产后编》是伪托之作。道光七年（1827）张凤

---

① 傅山. 丁宝铨刊：霜红龛集. 太原：山西人民出版社，1985：80-81.

② 同①196.

③ 同①132.

④ 钱超尘. 傅青主医书辨伪//钱超尘. 傅山医书考辨. 桂林：广西师范大学出版社，2015：175.

⑤ 《傅青主女科》："妇人有腹似怀妊，终年不产，甚至二三年不生者，此鬼胎也。其人必面色黄瘦，肌肤消削，腹如斗大，厥所由来，必与鬼交。或入神庙而兴云雨之思，或游山林而起交感之念，皆能招祟成胎。幸其人不至淫荡，见祟而有惊惶，遇合而生愧恶，见鬼祟不能久恋，一交媾而即远去，然淫妖之气已结于腹，遂成鬼胎。"（参见傅山著，李树德校考. 傅山医学全集：傅青主女科. 2版. 北京：北京科学技术出版社，2017：133-134.）

翔首刻《傅青主女科》卷末所附《产后编》，其写作体例与《女科》不同，语言风格迥异。何高民先生《傅青主女科校释》附《傅青主女科考述》，单列"《产后编》不是傅氏医著"，引用了常佃樵《〈傅青主女科〉后附〈产后编〉应严加审定》的说法①，"(《产后编》)从体例上看，不伦不类；从内容上看，套用成方；从笔调上看，平板呆滞"，"在《图书集成》（世界书局 20 年代出版）中发现有《产宝》一书，内容与《产后编》十之八九相同。开始有《产后总论》，庸俗鄙陋，近乎口诀。《产宝》作于清雍正六年，作者倪枝维，字佩玉，号凤宾，浦江人。当时只有手抄本，至道光、同治年间，才陆续刊印。《傅青主女科》中所附《产后编》，显系后人将倪枝维的《产宝》误收混编在一起，应从《女科》删去。"钱超尘先生又据《产宝》卷首有《产后总论》，《傅青主女科》所附《产后编》卷首亦为《产后总论》，与《产宝》同，其下分证亦基本无异，推论《傅青主女科》所附《产后编》确定不是傅山所作。

五是题名顾炎武《大小诸证方论·序》（简称"顾《序》"）是伪托文字。钱超尘先生指出，顾炎武赅博淹贯，学识精博，然于医理病理、组方用药之事，不轻言说，且不轻为人作序作传。"顾《序》"颇多溢美之词，不符合顾炎武为人、学风。如"顾《序》"云，"翻阅其书，分门别类，无证不备，无方不全。治一病，必发明受病之因；用一药，必指示用药之故"，"是集精于方药，理明词简，即令不知医之人读之，亦了如指掌"。顾炎武《日知录》《音学五书》《亭林诗文集》《天下郡国利病书》《肇域志》等著作，未收"顾《序》"；且顾氏论医药之文，包括"论病以及国、原诊以知政"（如《日知录．医师》)②、"读医书以资考证"（如《日知录．七言之祖》）两类③，重点不在讨论医药；"顾《序》"与《日知录》语言风格迥异。"顾《序》"除 226 字见于顾炎武《日知录．医师》外，"予友傅青主先生，学问渊博，精实纯粹，而又隐于医。

萧然物外，自得天机，博极群书，尤精轩岐

① 常佃樵.《傅青主女科》后附《产后编》应严加审定. 中医杂志，1980（10）.
② 顾炎武. 日知录集释：卷五 医师. 上海：上海古籍出版社，1985：400-401.
③ 同②1581-1582.

手著《女科》一卷、《小儿科》一卷、《男妇杂症》一卷"为伪托者所写，其余皆取自道光乙酉（道光五年，1825）刘朴庵《产门方论·序》①。六是需要进行文风之比较研究。钱超尘先生经过考察发现，通过进行文风的比较研究，对于鉴别傅山作品的真伪具有重要意义。傅山说"文乃性情之华"，文风是作者思想感情的反映。傅山写文章非常重视文风的"警策""盾头磨磨"与"语旨而允"，鄙弃孱弱无力、松散啰嗦的文风。《傅山全书》中《杂训》云："若一篇之中得三两句警策，则精神满纸矣。警令人惊，策令人前。不能令人惊而前，则拖耳笨驴，闲时拉磨而已，但费草料。"② "语旨而允"，"语旨"，指作品语言优美，"允"，指语言准确允当。从文风角度作对比研究，题名傅山的相关医学专著，应继续做深入探讨研究。

此外，钱超尘先生还考察了《傅青主女科》的版本演变，探讨了陆懋修对傅青主《生化编》作者之考辨，证伪了题名《医学切要》及顾炎武《大小诸证方论·序》，相关论述均发人深思。

四、钱超尘先生论傅山的启示

钱超尘先生对傅山相关文献资料进行了全面辨析探讨，对于今天开展包括医史文献在内的中国传统文献的学习研究，具有多方面启示意义：

一是开展历史与文献研究，需立足历史人物时代及相关历史文献。应深入历史深处，"上穷碧落下黄泉"，进行综合研究。二是研究者应怀抱"理解之同情"，深入发掘历史人物的历史价值与当代意义。钱超尘先生经过研究，褒扬了傅山在易代之际的高尚民族气节与及其对中华文化精神的传承光大。三是文献研究需立足语言文字训诂版本等考据学方

---

① 葛红《顾炎武大小诸证方论序辨伪》。

② 刘贯文，张海瀛，尹协理．傅山全书：卷二十八　杂训．太原：山西人民出版社，1991：519．

法，发掘前人著作之伟大精神。如在《傅山手批〈内经〉启秘》系列文章中，钱超尘先生与年轻学者一起，从精选版本、详加校雠、改正讹字、辨识音读、明其训诂、通晓转注、确得义理等角度，探讨了傅山批注《内经》的丰厚内容①。四是读史为文与为人处世需高度统一。钱超尘先生常常用傅山先生的话语启迪后学："人无百年不死之人，所留在天地间，可以增光岳之气，表五行之灵者，只此文章耳"，"'观其户籍若无人，批其帷其人斯在'，吾愿尔为此等人也"。

钱超尘先生常常说，他是"以学术研究报国"。钱先生对明清文化名人傅山的系列研究探讨，既全面发掘了傅山及其著作展现的伟大民族精神与丰厚内涵，也是他"文如其人""以文报国"的典型表现。

257

（常佩雨）

萧然物外，自得天机，博极群书，尤精轩岐

---

① 钱超尘，姜燕，赵怀舟. 傅山手批《内经》启秘：待续、续一、续完//钱超尘. 傅山医书考辨. 桂林：广西师范大学出版社，2015：28-39，40-53，54-62.

《伤寒杂病论序》"惷"字考

张仲景《伤寒杂病论序》中有"遇灾值祸，身居厄地，蒙蒙昧昧，惷若游魂"一句。考之《伤寒论》各个版本，流传最广的赵开美本《伤寒论》仲景序作"惷若游魂"①，日本安政本亦作"惷"②。孙思邈《千金要方》序作"戆若游魂"③。现代的一些整理本如《伤寒论校注》作"惷"④，人民卫生出版社梅花本《注解伤寒论》则直接作"蠢"⑤。那么《伤寒杂病论序》中这个字到底是"惷"还是"惷"？"惷""惷"二字字形相近，文献传抄整理过程中常有讹混。针对文献中二字混乱的情况，有必要对其形音义进行详细考察。

一、"惷"之形音义及相关诸字

惷，《说文·心部》："惷，愚也。从心，春声。"⑥ 文献中常见"惷愚"连用，为先秦时常用语。《周礼·司刺》"三赦曰惷愚"注云："惷愚，生而痴騃童昏者。"《仪礼·士昏礼》："某之子惷愚"陆德明释文：

① 钱超尘. 伤寒杂病论. 影印本. 北京：中医古籍出版社，2018.
② 钱超尘，郑丰杰.《伤寒杂病论》版本通鉴：日本安正本《伤寒论》. 北京：北京科学技术出版社，2017：28.
③ 李景荣. 备急千金要方校释. 北京：人民卫生出版社，1998：14.
④ 刘渡舟. 伤寒论校注. 北京：人民卫生出版社，2013：24.
⑤ 汪济川. 注解伤寒论. 北京：人民卫生出版社，2012：17.
⑥ 许慎. 说文解字. 北京：中华书局，2001：220.

258

中医文献与中医文化研究

"惷，愚也。"《礼记·哀公问》："寡人惷愚冥顽"陆德明释文："惷，愚也。"① 《玉篇·马部》："䮝，钝马。"《集韵·钟韵》："䮝，驽马。"《龙龛手鉴·马部》："䮝，䮝𩧢，钝马也。"② "䮝𩧢" 当从 "惷愚" 取义。

《说文·见部》："𪩘，视不明也。一曰直视。从见，春声。"③ 段注："此与心部惷愚也音义同。""（'直视'）别一义，于从春取义。"④ 段氏谓 "𪩘" 与 "惷" 音义同是说二字的词源相同，皆取义于声符 "春"。"春" 即撞也，舂米之撞，迅疾直下。"惷" 从春得义，指为人处世直来直去，缺少灵活性，不明事理，犹今言莽撞、懵懂也。

"惷" 与 "戆" 音近义同，当为同源词。《说文·心部》："戆，愚也。从心，赣声。"⑤ 与 "愚" 字互训。大徐音陟绛切。段注："按师古《张陈王周传》注曰：'旧音下绀反，今音读竹巷反。' 此音有古今之证也。"⑥ 徐灏《说文解字注笺》"惷" 字下云："《表记》释文引《字林》（'惷'）丑降反，按丑降反读与戆同。"《说文通训定声》云："与戆义同。"⑦ 《广雅·释诂》："戆、惷，愚也。"王念孙《广雅疏证》："惷亦戆也，方俗语有轻重耳。"⑧ 张舜徽《说文解字约注》："戆字声在知纽，惷在彻纽，是旁纽双声也。并训为愚，语原一耳。戆有直义，故惷亦有直义。直心谓之惷，犹直视谓之𪩘也。今语谓愚为蠢，本当作惷。"⑨ 盖 "戆" 与 "惷" 本为一词，早期因方言读音差异而造二形。《集韵·用韵》："惷，或作戆。" 《资治通鉴·晋纪三十》"素惷弱" 胡三省注："惷，愚也。与戆同。"⑩ 在文献中我们也常常见到 "戆""愚" 连用，

① 宗福邦，陈世铙，萧海波. 故训汇纂. 北京：商务印书馆，2003：819.
② 汉语大字典编辑委员会. 汉语大字典. 2版. 成都：四川辞书出版社，2010：4869.
③ 许慎. 说文解字. 北京：中华书局，2001：178.
④ 段玉裁. 说文解字注. 上海：上海古籍出版社，2003：409.
⑤ 同③220.
⑥ 同④509.
⑦ 丁福保. 说文解字诂林［M］. 北京：中华书局，1988：10422.
⑧ 王念孙. 广雅疏证. 北京：中华书局，2004：32.
⑨ 张舜徽. 张舜徽集·说文解字约注. 上海：华中师范大学出版社，2009：2589.
⑩ 宗福邦，陈世铙，萧海波. 故训汇纂. 北京：商务印书馆，2003：819.

与“惷愚”义同。《大戴礼记·文王官人》：“困而不知其止，无辨而自慎，曰愚戆者也。”《墨子·非儒下》：“其亲死，列尸弗敛，登堂窥井，挑鼠穴，探涤器，而求其人矣，以为实在，则赣愚甚矣。”“赣愚”即“戆愚”。《韩非子·南面》：“是以愚赣窳惰之民，苦小费而忘大利也。”王先慎集解引顾广圻曰：“今本赣作戆……按赣或省字也。”① 朱骏声《说文通训定声》“戆”字下云：“按（戆）字亦作憨。《尔雅·释鸟》‘鶭鸠’注：‘为鸟憨急群飞。’《释文》：‘憨，愚也。’”②

《楚辞·王逸〈九思·逢尤〉》：“车轫折兮马虺隤，惷怅立兮涕滂沲。”李善注：“忧悴而涕流也。惷，一作惷，一作惆，一作怊。”③“惷”在此为“惆”之同音借字。

二、“惷”“蠢”之形音义及其在文献中的使用

（一）“惷”与“蠢”同源

《说文·心部》：“惷，乱也。从心，春声。春秋传曰：王室日惷惷焉。一曰厚也。”④ 段玉裁注：“昭二十四年《左传》文，今本作‘王室实蠢蠢焉’，杜注‘动扰貌’。”⑤《玉篇·心部》：“惷，扰动也。乱也。”《广韵·准韵》：“惷惷，扰动貌。”⑥

在传世文献中表疆土不安之动乱义者，皆作“蠢”。《说文·䖵部》：

① 汉语大字典编辑委员会. 汉语大字典. 2版. 成都：四川辞书出版社，2010：3904.
② 丁福保. 说文解字诂林［M］. 北京：中华书局，1988：10421-10422.
③ 同①2506.
④ 许慎. 说文解字. 北京：中华书局，2001：221.
⑤ 段玉裁. 说文解字注. 上海：上海古籍出版社，2003：511.
⑥ 宗福邦，陈世铙，萧海波. 故训汇纂. 北京：商务印书馆，2003：806.

"蠢，虫动也。从蚰，春声。"① 段注谓："引申为凡动之称。"②《尚书·大诰》："有大艰于西土，西土人亦不静，越兹蠢。"孔安国传："四国作大难于京师，西土人亦不静，于此蠢动。"孙星衍疏："蠢者，《释诂》云：'动也。'"《书·大禹谟》"蠢兹有苗"孔安国传："蠢，动也。"《诗·小雅·采芑》"蠢尔蛮荆"毛传："蠢，动也。"《尔雅·释训》："蠢，不逊也。"注云："蠢动为恶，不谦逊也。"③ 用"蠢"来形容蛮荆或边疆之人的妄动、不安分。

"惷"与"蠢"皆有动扰义，语出同源，从其声符"春"取义。《说文·艸部》："春，推也。从日艸屯，屯亦声。"④ 段注："此于双声求之。《乡饮酒义》曰：'东方者春，春之为言蠢也。'《尚书大传》曰：'春，出也。万物之出也。'"⑤ 郑玄注："春犹蠢也。蠢，动生之皃也。"《释名·释天》："春，蠢也，万物蠢然而生也。"王先谦《疏证补》引苏舆引《玉烛宝典》："春，蠢也，蠢动而生也。"⑥ "春"从"屯"声，《说文·屮部》"屯"下云："屯象草木之初生。"⑦ 春季万物萌动，故从"春"之字有动义，有乱义。

（二）"惷"字本无愚义

"惷"字在《说文》中释为"乱"，但在文献中皆通用"蠢"，未见用"惷"为动乱义之例。《汉语大字典》"惷"下列有"愚蠢"义项⑧。引 3 条文献用例，如下：

① 许慎. 说文解字. 北京：中华书局，2001：284.
② 段玉裁. 说文解字注. 上海：上海古籍出版社，2003：676.
③ 宗福邦，陈世铙，萧海波. 故训汇纂. 北京：商务印书馆，2003：2035.
④ 同①27.
⑤ 同②47.
⑥ 同③1109.
⑦ 同①15.
⑧ 汉语大字典编辑委员会. 汉语大字典. 2 版. 成都：四川辞书出版社，2010：2484.

（1）《战国策·魏策一》："寡人惷愚，前计失之。"

（2）《淮南子·氾论》："愚夫惷妇，皆能论之。"高诱注："惷亦愚，无知之貌也。"

（3）《汉书·刑法志》："三赦：一曰幼弱，二曰老眊，三曰惷愚。"颜师古注："惷愚，生而痴騃者。"

陈宝国曾对《汉语大字典》"惷"字第二个义项"愚蠢"提出质疑①，认为这三条例证都站不住脚。引何建章《战国策注释》与张双棣《淮南子校释》等对版本的考证，"惷"字在诸版本中或作"憃"，或作"惷"，当以作"憃"为是。而第三条经过核实原文，即《汉语大字典》所引班固《汉书》（中华书局，1962 年）的《汉书·刑法志》均作"憃"。

"憃愚"为古语，或作"憧愚""戇愚"，前文已有论述，第一条和第三条文献例证显然是"憃愚"讹作了"惷愚"。而第二条《淮南子》这一例，在《汉语大字典》中也出现在了"憃"的义证中，导致前后矛盾（这一点，陈文中也已经指出）。这几例中的"惷"实际上都应该是"憃"之讹。可见《汉语大字典》所谓的愚蠢义的"惷"皆为"憃"之讹，"惷"字本身并无愚蠢义。

《故训汇纂》中"惷""憃"二字下所列义训文例中有多条同时出现在两处的情况②，除上论《汉语大字典》中的《淮南子·泛论》"愚夫惷妇"一条，还有《礼记·哀公问》："寡人惷愚冥顽"陆德明释文："惷，愚也。"《玄应音义》卷二十一"愚惷"注引《苍颉解诂》："惷，愚无所知也。亦钝也。"在"憃"字条下，诸"惷"字则皆作"憃"。"惷"字亦皆当为"憃"之讹。

① 陈宝国.《汉语大字典》"惷"字义项②质疑. 汉字文化，2004，（1）：55.
② 宗福邦，陈世铙，萧海波. 故训汇纂. 北京：商务印书馆，2003：806，819.

（三）"蠢"之愚蠢义出现较晚

"蠢"在早期的文献中皆用作动乱、骚动义，用为愚蠢义应该是比较晚才产生的。潘晓晶《"蠢""笨"的历时演变》一文认为"蠢"最早在战国时已有愚义[1]，仅见于《韩非子·忠孝》："古者黔首悗密蠢愚，故可以虚名取也。"但周勋初《韩非子校注》作"悗密惷愚"[2]，注云："同'蠢'。"四部丛刊本的《韩非子》则作"惷"。

潘文考察两汉时期文献认为《淮南子》和《论衡》之"蠢"皆为愚义，其引用文例如下：

（1）北方幽晦不明，天之所闭也，寒冰之所积也，蛰虫之所伏也。其人翕形短颈，大肩下尻，窍通于阴，骨干属焉。黑色主肾，其人蠢愚禽兽而寿。（《淮南子·地形训》）

（2）愚夫蠢妇，皆有流连之心，凄伦之志。（《淮南子·本经训》）

（3）蠢乎若新生之犊，而无求其故。（《淮南子·道应训》）

（4）存亡之迹，若此易知也，愚夫蠢妇，皆能论之。（《淮南子·泛论训》）

（5）夫法令者同其奸邪，勒率随其踪迹，无愚夫蠢妇，皆知为奸之无脱也，犯禁之不得免也。（《淮南子·泛论训》）

然考之《淮南子》诸本，这些用例中的"蠢"均作"惷"或"惷"。例（1）之"蠢愚"，湖北崇文书局本及四部丛刊本、诸子集成本皆作"惷愚"，高诱注："惷读人谓惷然无知之惷也，笼口言乃得。"后几例各版本多作"惷"，当为"惷"之讹。无作"蠢"者。

---

① 潘晓晶. "蠢""笨"的历时演变. 唐山师范学院学报，2018，（5）：23-28.

② 周勋初. 韩非子校注. 南京：江苏人民出版社，1982：702.

　　另有《论衡·自然》："时人愚蠢，不知相绳责也。"《汉语大词典》
"蠢"之愚蠢、愚昧义下亦引此例①。然四部丛刊本《论衡》"愚蠢"作
"愚惷"。扬雄《法言》："或曰：《易》损其一也，虽惷，知阙焉！"四部
丛刊本《法言》亦作"惷"。

　　我们可以看到在先秦两汉时期"蠢"皆用为动乱、骚动义，而表愚
蠢义，与"愚"连用的一直都是"惷"字。直至魏晋南北朝时期仍是如
此，潘文所引《魏书·刑罚志》："宥不识，宥过失，宥遗忘；赦幼弱，
赦耄耋，赦蠢愚。"中华书局本《魏书》作"惷愚"②，宋刊本《魏书》
作"惷愚"。《汉语大词典》"愚蠢"词条下引《后汉书·虞诩传》："愚
蠢之人，不足多诛。"③ 然查之四部备要本作"愚惷"，百衲本《后汉
书》作"愚惷"。在唐以前的文献中并未见到用作愚蠢义的"蠢"字。

　　"惷"与"惷"楷书字形虽然相近，但二字的篆体相差较远，"惷"
作"𢝊"，"惷"作"𧍙"，隶变之后二字字形才趋近。日本空海所编《篆隶万
象名义》保存了唐时的一些手写字形，《名义·心部》"惷"写作
"𢝊"，"惷"则写作"𢝊"，仅有一竖之别。辽僧行均撰《龙龛手
鉴·心部》："惷，俗；惷，正。"可见二字在唐以后俗写已经相混。
"惷""惷"二字声母亦相近，俗写常以"惷"代"惷"，故时人以为
"惷"有愚义，而"蠢"作为"惷"的文献通用字形，也就具有了愚
蠢、愚昧义。《书·大禹谟》"蠢兹有苗"蔡沈集传云："蠢，动也，蠢蠢
然无知之貌。"《大诰》"越兹蠢"蔡沈集传："蠢，动而无知之貌。"
《诗·小雅·采芑》"蠢尔蛮荆"朱熹集传云："蠢者，动而无知之貌
也。"④ 蔡沈及朱熹皆南宋时人，盖宋时"蠢"之愚蠢义已经常用，故
蔡、朱二人增以无知释早期动扰之"蠢"。

---

　　① 汉语大词典编辑委员会. 汉语大词典：第八卷. 上海：上海辞书出版社，2008：
990.

　　② 魏收. 魏书. 北京：中华书局，1974：2871.

　　③ 同①623.

　　④ 宗福邦，陈世铙，萧海波. 故训汇纂. 北京：商务印书馆，2003：2035.

三、《伤寒杂病论》序之"惷若游魂"

张仲景《伤寒杂病论序》是《医古文》教材中必选的一篇重要文章，其"遇灾值祸，身居厄地，蒙蒙昧昧，惷若游魂"一句之"惷"字，在全国中医药行业"十二五""十三五"规划教材《医古文》皆作"惷"①，注"愚笨"。而其他版本的教材中皆作"惷"②。前文已经论述过《伤寒论》各版本仲景序文"惷若游魂"之"惷"的字形，在现存较早和影响较广泛的版本中皆作"惷"，只是在后人的一些注本和整理本中作"惷"或改作"蠢"。如清人张遂辰注《伤寒论》、章楠《伤寒论本旨》皆作"惷"，而柯琴《伤寒论注》则作"蠢"。

通过对"惷""惷""蠢"诸字的分析，我们知道"惷"在文献中的常用义为愚昧，"惷"与"蠢"可通，文献中常用作动乱、骚乱义。曾有学者认为此处当为"惷若游魂"，译为"其动作行为若游魂一样"③。但前文我们通过对文献用例的考察已经指出，"惷"字虽然在《说文》中释为"乱"，但在传世文献中皆通用"蠢"字，未见用"惷"为动乱义之例者，"惷"释为"乱"仅存于历代字书中。且文献中使用"蠢"的动乱义，皆指疆土不靖、部族判乱等而言。从"遇灾值祸，身居厄地，蒙蒙昧昧，惷若游魂"之语境来看，"惷"之愚蠢义正与前

① 王育林，李亚军. 全国中医药行业高等教育十二五规划教材：医古文. 北京：中国中医药出版社，2012：48；王育林，李亚军. 全国中医药行业高等教育十三五规划教材：医古文. 北京：中国中医药出版社，2016：214.

② 上海中医学院，浙江中医学院《医古文》（上海：上海科学技术出版社，1978：13）作"惷"，注"同蠢"；钱超尘，王育麟《医古文》（贵阳：贵州人民出版社，1990：88）作"惷"，注："'蠢'的异体字，乱动，动摇"；张其成《医古文》（北京：人民卫生出版社，2001：78）作"惷"，直接释为"愚蠢"；段逸山《医古文》（北京：中国中医药出版社，2000：128）、王兴伊，傅海燕《医古文》（国家卫生和计划生育委员会"十三五"规划教材，北京：人民卫生出版社，2001：47）皆作"惷"，注云："'蠢'的异体字。"未释义。

③ 刘琦. "惷"与"蠢". 中医药文化，1985，（5）：30.

"蒙蒙昧昧"相承。皇甫谧《甲乙经》序云："夫受先人之体，有八尺之躯，而不知医事，此所谓游魂耳。"与"惷若游魂"义近似。《备急千金要方》序结尾部分引《伤寒杂病论》序文的内容，作"戆若游魂"，以"戆"代"惷"，亦可证在仲景原序中该字本作"惷"，而非"蠢"字。

综上，本文对"惷""蠢""蠢"诸字从形音义和词源等方面进行了分析论述，"惷"与"蠢"楷书字形虽然相近，但二字的篆体相差较远，隶变之后二字字形才趋近。文献中的讹混现象应该在唐代以后，"惷"与"蠢"字形混同之后，"蠢"作为"惷"的文献通用字才有了愚蠢义项。后世的字书辞书由于对"惷""蠢"辨识不清也往往导致一些错误引文和虚假义项。通过全面的考察，我们可以判定《伤寒杂病论》序中的"惷若游魂"之"惷"是正字，在现存早期的《伤寒论》版本中也确实是写作"惷"的，只是在后世特别是近现代整理的文本中往往讹作"蠢"，或直接改作"蠢"。我们在学习和使用传世文献过程中遇到这几个字应该多加注意。以上诸说还乞方家指正。

（杨明明）

《素问》《伤寒论》《金匮要略》"几几"考

"几几"是重言词，在《素问》《伤寒论》《金匮要略》中都有用例。《素问·刺腰痛篇》："腰痛侠脊而痛至头，几几然，目肮肮欲僵仆，刺足太阳郄中出血。"《伤寒论·辨太阳病脉证并治上》："太阳病，项背强几几，反汗出恶风者，桂枝加葛根汤主之。"《辨太阳病脉证并治中》："太阳病，项背强几几，无汗恶风，葛根汤主之。"《金匮要略·痉湿暍病脉证治》："太阳病，其证备，身体强几几然，脉反沉迟，此为痉，栝蒌桂枝汤主之。"

由于"几几"的解释历来众说纷纭，使它成为中医词汇考据的经典案例。本文在梳理古今考据的基础上，运用形音义互求互证的训诂学方法，全面系统地考证"几几"的形、音、义、用，以期对研究有所推进。

一、已有考证述评

关于"几几"的多种解释，以下主要按照时代顺序，简要梳理代表性观点运用的材料和得出的结论，以见考据演进的脉络：

据南宋许叔微《普济本事方·卷第九·伤寒时疫下》记载，北宋谢复古把"几"解释为"病人羸弱，须凭几而起"[①]。南宋成无己《伤寒明理论·项强第十二》也说："非若几案之几而偃屈也。"[②] 可见宋人多

---

① 许叔微. 普济本事方 [M]. 上海：上海科学技术出版社，1963：129.
② 成无己. 伤寒明理论 [M]. 上海：上海科学技术出版社，1963：11.

用"几案"义解释"几几"。

南宋成无己在《注解伤寒论》《伤寒明理论》中以字形为突破口，把"几几"解释为《说文解字》"鸟之短羽飞几几也"之"几几（shūshū）"，认为项背强急的人伸颈的动作如短羽鸟飞之貌，俯仰不能自如①②。这个观点影响深远，明代方有执《伤寒论条辨》、清代陆懋修《内经难字音义》、何任主编《金匮要略校注》等都取这一解释。现代权威的大型辞书也还在沿用，如《中医大辞典》："几几（shū），项背强硬，俯仰不舒，不能自如的症状。"③《汉语大词典》："几几（shū），拳曲不伸的样子。"④《汉语大字典》："几几（shū），病貌。"⑤

《说文》"几几"的短羽鸟飞貌义与医籍"几几"指项背强急的语境仍有隔膜，且"几"是罕用字缺乏文献例证，因此驳正成无己之说者往往有之。一些考证用《诗经·豳风·狼跋》"赤舄几几"之"几几"辅证《伤寒论》的"几几"。明代王肯堂《证治准绳·伤寒·太阳病》根据《诗经》毛传"几几，絢貌"、郑玄《仪礼·士冠礼》注"絢之言拘也"，认为《诗经》"几几"指屦头的"絢"有拘束的作用，与《伤寒论》"几几"指项背拘强相类似⑥。章太炎在《论痉》中用相同的材料得出近似的结论。这一观点在现代仍有影响，任应秋《伤寒论语译》赞同陆渊雷相似的说法，并同意"几几"读音当如"几案"之"几"。由于《诗经》"赤舄几几"存在异解，赵桂玉认为《诗经》"几几"是"盛"义，《伤寒论》"几几"也有"盛""甚""急"义，应读作jǐ⑦。宋子然以考察《诗经》"几几"为主，兼及医籍的"几几"，认为《诗经》"几几"是"曲"义，《素问》《伤寒论》"几几"是"直"义，归结为传统

中医文献与中医文化研究

268

①　成无己. 伤寒明理论［M］. 上海：上海科学技术出版社，1963：11.
②　成无己. 注解伤寒论［M］. 北京：人民卫生出版社，2004：54，61.
③　李经纬. 中医大辞典［M］. 北京：人民卫生出版社，2005：46.
④　罗竹凤. 汉语大词典［M］. 上海：上海辞书出版社，2008：282.
⑤　汉语大字典［M］. 成都：四川辞书出版社，2010：303.
⑥　王肯堂. 证治准绳［M］. 北京：中国中医药出版社，1997：733.
⑦　赵桂玉. 《伤寒论》"项背强几几"当读作"项背强几几"［J］. 国医论坛，1995，10（5）：44.

的反训①。

钱超尘根据《说文》的2处读若——《己部》:"弖,读若《诗》云赤舄己己",《手部》:"擘,读若《诗》赤舄擘擘",以及徐铉给"弖"注的反切居隐切,认为《伤寒论》《诗经》的"几几"都是"擘擘"的通假字,当读作jǐnjǐn;意义上,也认为《伤寒论》《诗经》的"几几"都有拘紧不舒义②③。刘渡舟主编的《伤寒论校注》吸收了这个观点。

郭霭春在《黄帝内经素问校注》中,根据《素问》"腰痛侠脊而痛至头,几几然"的"几几"在《太素·卷第三十·杂病·腰痛》中作"沉沉"这处异文(引者按:实为"沈沈",下同),以及《灵枢·杂病》中相似的文本"厥挟脊而痛者至顶,头沉沉然",认为"几几"是"沉沉"的坏字,取其"重"义④。贾延利与此观点相同,认为《伤寒论》的"几几"也是"沉沉"的坏字⑤。

庞景三指出"几几"是张仲景故乡南阳的方言,音jī,"几几"指隐微、不明显,"项背强几几"指项背轻微发强⑥。赵绍军进一步指出"强几几"应读作qiāngjǐjǐ,指项背有强硬拘紧之感但不严重;"几几"在"强"后是起弱化作用的叠音词缀,轻声,没有实际意义也不单独使用⑦。

此外还有一些学者的结论结合了上述多种观点并有所发展。沈澍农赞同钱超尘考证的"几几"为"擘擘"通假字,读jǐn,也注意到河南方言把"强几几"读jī,进而认为"几几""擘擘"音义相通;对于《素问》与《灵枢》《太素》的异文,认为因"几几"不易解,《灵枢》

《素问》《伤寒论》《金匮要略》「几几」考

① 宋子然. 释"几几"[J]. 汉语史研究集刊, 2001, 4 (1): 157-161.

② 钱超尘. 中医古籍训诂研究 [M]. 贵阳: 贵州人民出版社, 1988: 169-173.

③ 钱超尘. 伤寒论文献通考 [M]. 北京: 学苑出版社, 1993: 464-466.

④ 郭霭春. 黄帝内经素问校注 [M]. 北京: 人民卫生出版社, 1992: 540.

⑤ 贾延利. 《伤寒论》"几几"辨正 [J]. 医古文知识, 2003, 20 (2): 43.

⑥ 庞景三. 《伤寒论》南阳方言举隅 [J]. 中医文献杂志, 2005, 23 (2): 33-34.

⑦ 赵绍军. 《伤寒论》"强几几"音义考辨 [J]. 北京中医药大学学报, 2009, 32 (1): 18-20.

《太素》改成了字形相似的"沈沈"①。范登脉指出《素问》《伤寒论》《金匮要略》的"几几"不可能全都是"沉沉"的坏字;《诗经》与医籍的"几几"都有"直"义;《诗经·狼跋》的"几"与"尾"押韵,如果读为"擎",则无法押韵;《说文》读若涉及的"几几""己己""擎擎""叴叴"的读音都与"几几"相同或相近;"几几""擎擎""沉沉"意义相同,是不同的方音变体②。林绍志同意赵绍军"强几几"是南阳方言的观点,对与这种解释相矛盾的2处"几几然"做了说明,认为《素问》的"几几然"是"沉沉"坏字,《金匮要略》的"几几然"应把断句改为"身体强几几,然脉反沉迟"③。

由上可见,《伤寒论》"项背强几几"之"几几"非《说文解字》"鸟之短羽飞几几也"之"几几"已经基本成为共识。大型辞书之所以仍然以此设立义项,一方面因为没有吸纳新的考据成果,一方面也因为在古代字书、文献中,确有一些"几几"写作"几几",下文将专门说明这种情况。

现有考据的矛盾的焦点在于"几几"的音义,以及医籍《素问》《灵枢》《伤寒论》《金匮要略》《太素》和《诗经》《说文》的相关词句解释。具体问题有:"几几"究竟是"盛""紧""曲""直"哪个意义?"几几"的读音是什么?"几几""几几然""强几几""强几几然"等不同组合的语法结构怎么解释?怎么解释《说文》的读若?怎么解释"几几"和"沈沈"的异文?下文将尝试解决这些问题。

二、"几""几"在古籍中的使用情况

《说文》小篆"几"作"", "几"作"",字形差异较大。

① 沈澍农. 中医古籍用字研究 [M]. 北京:学苑出版社,2007:309-310.
② 范登脉. 黄帝内经素问校补 [M]. 北京:学苑出版社,2007:240-247.
③ 林绍志. 《伤寒论》"强几几"音义释疑 [J]. 中医杂志,2012,53(14):1252-1254.

隶变之后，"几""几"字形非常相似，极易相混。如日本狮谷莲社刻本慧琳《一切经音义·卷第八·大般若波罗蜜多经·第五百七十一卷》："凫雁：……《考声》：野鸭之小者。《字书》：从鸟几声也。几音殊。鸟之短羽飞几几然。形声也……"和《卷第十一·大宝积经卷第一》："凫雁：……《考声》云：野鸭之小者。《文字释要》云：从鸟几（音殊）声也。几者，鸟之短羽飞则几几然。上形下声也……"——在这两处内容近似的文本中，前一处作"几"后一处作"几"。再如《集韵·平声·十虞》"殊"小韵："几：《说文》鸟之短羽飞几几然。象形。"南宋潭州刻本、金州军刻本、明州刻本如上作"几"，清代曹氏栋亭本、文渊阁四库本则作"几"。

　　随着"几""几"相混，学者在字书中开始有意识地区分二者的字形。北宋郭忠恕《佩觿·卷中·平声上声相对》："几……几，上市朱翻，鸟羽也……下居水翻，案属。"南宋毛晃《增修互注礼部韵略·上声·五旨》："几：举履切，凭器，亦作机。钩挑者为几案之几，不钩挑者为几，音殳，鸟短羽也。""几"在《说文》中被设为部首字，因为它参与构成了"凫""殳"等字，所以一些学者在辨析字形时也兼顾"凫""殳"等字。元代李文仲《字鉴·上声·五旨》："几：举履切，凭器。与几字异，几音殊。钩挑者为几，不钩挑者音殊，凫殳字从之……"元代熊忠《古今韵会举要》、明代梅膺祚《字汇》等也直接采纳了毛晃用有无钩挑区分"几""几"的观点。

　　至此再来看医籍中对"几几""几几"关系及"几几"字形的处理，就会更加清楚其时代背景。成无己之所以以《说文》"几几"释《伤寒论》"几几"，除了认为"几几"解作几案义不可信，《说文》"鸟之短羽飞几几也"与《伤寒论》"项背强几几"意义相似之外，很可能还因为成氏注意到"几""几"在文献中经常相混，也注意到当时学者从字形上对"几""几"的辨析。

　　清代医籍注释大都持医籍"几几"即《说文》"几几"的观点，字形处理上则继承了宋代以来字书中以有无钩挑区分"几""几"的做法。如清代程林在《金匮要略直解》"身体强几几然"下注有："按《说文》

几字无钩挑，有钩挑者乃几案之几字也。几乃鸟之短羽，象小鸟毛羽未盛之形飞几几也，故凫字从几。盖形容其颈项强急之意。"[1] 清代医籍中多见行文全部改作"几几"并说明读音为 shū 的情况。检索清代类书《古今图书集成·医部全录》、丛书《医宗金鉴》，指项背强急时一律用的是"几几"。古籍传承过程中这种系统的改字很容易对后人造成误导。如《汉语大词典》在"几几，拳曲不伸的样子"这个义项下与《说文》并引的医籍用例转引自《医宗金鉴》[2]，而《医宗金鉴》的用字已经改变了字形原貌，所以引证无效。

三、"几几"辨正

事实上，"几几"不必解释为讹字或通假字，立足于原本的音义也能解释得通，并且可以通过"几几"的聚合关系、组合关系得到证明。

（一）"几几"的音义

在医籍的语境中，"几几"指强急的状态是确知的，主要指从后背部（有时范围能到腰部）到颈项到头部的强急疼痛，多为太阳病。存有疑问的是"几几"的本义及读音。从"几几"指强急的状态来看，肌肉紧张就会表现得僵直，所以相对于"直"，"紧"是"几几"更根本的词义特点。

至于《诗经·豳风·狼跋》的"几几"，在上下文"狼跋其胡，载疐其尾。公孙硕肤，赤舄几几"中，跋胡疐尾的老狼是喻体，这个形象是具体的；公孙是本体，根据《集韵·平声·九鱼》"臄、膚：凌如切，

① 程林. 金匮要略直解 [M]//故宫博物院. 故宫珍本丛刊：第373册. 海口：海南出版社，2000：28.

② 罗竹凤. 汉语大词典 [M]. 上海：上海辞书出版社，2008：282.

《说文》皮也，一曰腹前曰膓，籀省"，硕肤之"膚"当为"膓"的异体字，指腹前，则公孙大腹便便的形象也是具体的；那么"几几"很可能也是形容赤舄的具体样貌。也就是说，相对于《广雅·释训》"几几，盛也"的笼统释义，《诗经》毛传"几几，絇貌"的指履头形貌的具体释义与上下文更为协调。郑玄《仪礼·士冠礼》注"絇之言拘也，以为行戒，状如刀衣鼻，在屦头"，从词源角度说明"絇"的功能在于"拘"。那么不论拘束的是人的行走还是行为，都可以认为"赤舄几几"的"几几"有"紧"的词义特点，这与从医籍"几几"中分析出的"紧"的词义特点是一致的。若把"几几"的"紧"义带入《诗经》的语境，也能看到被红鞋拘紧着的肥胖公孙恰与行动被胡、尾牵绊的老狼形神相似。虽然"句"声字多有"曲"义，但是被训释词"几几"和训释词"絇""拘"的词义特点并不完全相同，只是在"拘紧"义上有交集，不能根据故训直接推导出"几几"有"曲"义。朱熹《诗集传》把《诗经》的"几几"解释为"几几，安重貌"则有可能直接概括自文意，与"几几"的词义有一定的距离。

　　既然医籍"几几"与《诗经》"几几"的意义统一为"紧"，那么医籍"几几"的读音也可以参照《诗经》"几几"的读音。《汉语大字典》① 《汉语大词典》② 根据"几"的《广韵》反切居履切把"几几"的汉语拼音确定为 jǐjǐ，则医籍的"几几"也应读作 jǐjǐ。

　　汉代扬雄《太玄·亲》中也用到过"几几"："次四：宾亲于礼，饮食几几。测曰：宾亲于礼，宾主偕也。"晋代范望注："几几，偕也。"司马光《太玄集注》引唐代王涯："几几，有法度也。"③ 通过《太玄》的上下文可见，范望以"偕"注"几几"是由于测辞作"宾主偕"，而王涯以"有法度"注"几几"则是根据语境对"偕"所做的进一步阐发，这两个训释都是对文意的概括，并没有直接说明"几几"的词义。"几

---

① 　汉语大字典［M］. 成都：四川辞书出版社，2010：303.

② 　罗竹凤. 汉语大词典［M］. 上海：上海辞书出版社，2008：282.

③ 　扬雄，司马光，刘韶军. 太玄集注［M］. 北京：中华书局，1998：71.

几"在《太玄》中的词义不明，"饮食几几"有可能是对《诗经》"赤舄几几"的模仿，待考。

（二）"几几"的同源词

"几几"的音义可以通过同源词得到更确切的证明。

《诗经》"赤舄几几"在《说文》读若中分别引作"赤舄己己""赤舄掔掔"，通过《说文》文本及相关注释可以系联得到几个同源词。

《说文·己部》："𢀖（jǐn），谨身有所承也，从己丞，读若《诗》云赤舄己己。"段玉裁《说文解字注》："几几各本作己己，非韵，《昏义》释文作几几，今据以正之。许读同几，今居隐切。十五、十三部之转也。"徐灏《说文解字注笺》："𢀖之言谨也，屈己以承人故曰谨身有所承，丞犹承也。赤舄几几，《豳风·狼跋》文。几、谨一声之转。"

《说文·手部》："掔（qiān），固也，从手臤声，读若《诗》赤舄掔掔。"段注："掔之言坚也、紧也，谓手持之固也……掔掔当依《豳风》作几几。传曰：几几，绚貌。掔在十二部，几在十五部，云读若者，古合音也。"徐灏《注笺》："读若二字疑衍。赤舄几几盖三家有作掔掔者，故许引之，言其履绚之固也。掔之声转如几。"

《说文》"𢀖"下的"赤舄己己"，段玉裁根据《诗经·狼跋》尾（微部）、几（脂部）押韵，己（之部）不押韵，把《说文》文本改作"赤舄几几"，几、𢀖音转；徐灏指出以"谨"训"𢀖"是声训，几、谨音转。"掔"下的"赤舄掔掔"，段玉裁没有直接改动《说文》，但是认为"掔掔"当作"几几"，掔、几合音；徐灏则推测"赤舄掔掔"为三家《诗》的文本，《说文》衍读若二字，掔、几音转。《说文》读若反映的《诗经》版本异文以及相关字之间的声音关系，说明几与𢀖谨、几与掔之间音近。几，《广韵》居履切，见纽脂部；𢀖、谨，《广韵》居隐切，见纽文部；掔，《广韵》苦坚切，溪纽真部。几与𢀖、谨是见纽双声脂文旁对转，几与掔是见溪旁纽脂真对转。而徐灏的"几谨一声之转"、段玉裁的"掔之言坚也紧也"则提示了几与谨、坚（《广韵》古贤切，见纽真部）、紧（《广韵》居忍切，见纽真部）音近义通。也就是说，"几几"与"㞮""谨""擎""坚""紧"是同源关系，有共同的词义特点"紧"。虽然"几几"与构成它的"几"的常用义"几案"不相关，根据"几"的字形也很难推断它与"紧"义的关系，但是同源词系联说明"几几"这个词形可以约定俗成地记录"紧"义。所以既不必认为"几几"是某一个同源词的通假字，也不必按照同源词的读音改变"几几"原有的读音。

医籍中还有"肌肌"这个用法。《灵枢·阴阳二十五人》："质徵之人，比于左手太阳，太阳之上肌肌然也。"晋代皇甫谧《甲乙经·阴阳二十五人形性血气不同》："太徵之人，比于左手太阳，太阳之上肌肌然。"东汉刘熙《释名·释形体》："肌，懃也，肤幕坚懃也。"《史记·货殖列传》："人民矜懃忮，好气。"南朝宋裴骃《史记集解》引臣瓒："今北土名强直为懃中也。"张灿玾主编的《针灸甲乙经校注》据此认为："肌肌，犹懃懃也。坚懃貌。"①《释名》以声训的方式把"肌"的名源推求为"懃"，根据故训可以看到"懃"有坚、强等义。"懃"在医籍中见于唐代孙思邈《备急千金要方·养性序》："是以养性之士，唾不至远，行不疾步，耳不极听，目不极视，坐不久处，立不至疲，卧不至懃。""懃"当指身体强急的状态，在语境中是说卧不要至于身体发紧的地步。可见，《释名》认为肌肤之所以被命名为"肌"，是因为肌肤有坚、紧的特点。懃，《广韵》几利切，肌、懃见纽双声脂部叠韵，二者音近义通是同源词。"肌肌"连用成为形容词，词义特点与"肌"一致，《汉语大词典》把"肌肌"解释为"肌肉强直貌"②是正确的。在《灵枢》《甲乙经》的语境中，"太阳之上肌肌然"当指手太阳经经脉上部肌肉强急的状态，对应肩、颈、头部，与《素问》《伤寒论》"几几"所指的部位相当。还需要说明一下"几几"与"肌肌""懃"的关系："肌肌"是在"几几"之上增加"肉"旁产生的分化字，二者是同词异形；

《素问》《伤寒论》《金匮要略》"几几"考

---

① 张灿玾，徐国仟. 针灸甲乙经校注 [M]. 北京：人民卫生出版社，1996：244.

② 罗竹风. 汉语大词典 [M]. 上海：上海辞书出版社，2008：1166.

"几几""懔"是同源词。之所以不说"几几"是"懔懔"的借字，因为"懔"出现得较晚，清代毕沅《释名疏证》："《说文》无此字，当止作冀"，文献中也未见有"懔懔"的用例；从意义上看，"懔"除了指身体的强直，还多指人的强力，与"几几"有别。

以上"乷""谨""擎""坚""紧""懔"可以与"几几（肌肌）"系联为同源词，双音词如"斤斤""靳靳"（见纽文部）等也与"几几"音近义通有同源关系。这里所做的只是不完全的平面系源，目的在于佐证"几几"的音义；至于历时推源，即拟定"几几"等词的源词、按照产生顺序排列衍生词，则尚待研究。

（三）"几几"及相关组合的结构

既然"几几"与"紧""懔"等词同源，也就是说"几"这个声音能表示"紧"的意思，那么作为重言词的"几几"应该是合成词而非单纯词，重叠的"几几"表示"紧"的状态的持续。只是"几"的本字已经很难确定了，也有可能最初就是用"几"这个字记录表示"紧"义的"几"这个语音。

"几几"有"几几""几几然"（"肌肌然"）"强几几""强几几然"等用法。从文献时代上看，《诗经》《素问》"几几"的使用在先，张仲景在撰写《伤寒论》时采用了《素问》，也理应熟习《诗经》，"几几"经历了由"几几""几几然"到"强几几""强几几然"的变化过程。"几几""几几然"的用法说明"几几"是有实在意义的形容词。"强"在《素问》《伤寒论》《金匮要略》中都有"僵硬"义的用例，在这个意义上读作 jiàng。"强"常指腰、脊背、颈项等部位的"僵硬"，与有"紧"义的"几几"所指的部位多有重合，也就是说，"强""几几"连用可以表现"僵硬""紧"这两种状态，"强几几"属于并列式短语①。在《伤寒论》中，"强"有"项强""背强"等用法，但是当主语是

---

① 石毓智. 汉语形容词重叠形式的历史发展［M］. 北京：商务印书馆，2010：185.

"项背"时，则只用作"项背强几几"。项、背单独强急的状态称"强"，项、背都强急的状态称"强几几"，二者强急的痛感类似且相连，据此可以推测，"几几"重叠表示"紧"的状态的连续。

在《汉语方言大词典》① 中多见"某几几"（或写作"某叽叽"），也有带儿化音的"某几几儿"。如："嫩几几"在吴语中指蔬菜很嫩的样子，"潮叽叽"在江淮官话、吴语中指很湿，"扁几几儿"在晋语中指人身体很瘦，"酸几几儿"在中原官话中指很酸；"咸几几"在吴语中指比较咸，"痒几几"在吴语中指有些痒，"湿叽叽"在西南官话、吴语中指有些湿，"酸叽叽"在中原官话、西南官话中指味道比较酸，在西南官话中还指略微酸痛。方言用例中"几几"的重叠既可以表示程度重、也可以表示程度轻，虽然不同方言的"几几"的来源待考，但是方言的用法与作为并列式短语的"强几几"并不在同一历史层面。

四、结　语

综上所述，《素问》《伤寒论》《金匮要略》之"几几"非《说文》之"几几"；医籍及《诗经》的"几几"为"紧"义，读作 jǐn；通过《说文》的读若系联的"乻""谨""擎"以及"坚""紧""慬"等词是"几几（肌肌）"的同源词；"几几"是合成词，重叠表示"紧"的状态的连续，"强几几"是并列式短语。

在考察"几几"的基础之上，再来看几处文献异文的理解。《素问·刺腰痛篇》："腰痛侠脊而痛至头，几几然。"② 《太素·卷第三十·杂病·腰痛》："腰痛侠脊而痛，至头沈沈然。"③ 《灵枢·杂病》："厥挟脊而痛者至顶，头沈沈然。"④ 《甲乙经·卷七·六经受病发伤寒热病第

① 许宝华，宫田一郎. 汉语方言大词典 [M]. 北京：中华书局，1999.
② 郭霭春. 黄帝内经素问校注 [M]. 北京：人民卫生出版社，1992：540.
③ 杨上善. 黄帝内经太素 [M]. 北京：中医古籍出版社，2016：520.
④ 刘衡如. 灵枢经 [M]. 北京：人民卫生出版社，1964：116.

一（中）》："厥侠脊而痛，主头项几几。"① 《太素·卷第二十六·寒热·厥头痛》："厥侠脊而痛至项，头沈沈然。"② 引文的断句皆照录自所引文献。《素问》的"几几然"在《太素·腰痛》中作"沈沈然"，构成异文。《素问》的上下文指从腰部、脊背到头部都疼痛发紧，"几几然"描述了具体的痛感，所以应在"至头"后点断，若断在"至头"前，则容易误解为"几几然"（或"沈沈然"）仅指头部发紧。《灵枢》与《素问》的文本近似，把《甲乙经》《太素·厥头痛》与《灵枢》的异文对读，可以看到：《灵枢》的"顶"当为"项"的讹字；《甲乙经》的"主"当为"至"的讹字。这句话说的是从脊背到颈项、头部都疼痛发紧，断句当断在"至项头（或头项）"之后。至于"几几"的异文"沈沈"，当为近义词换用，取其"沉重"义，而并非"几几"的坏字，也不必与"几几"音近。

（宁　静　王育林）

① 张灿玾，徐国仟. 针灸甲乙经校注［M］. 北京：人民卫生出版社，1996：1342.
② 杨上善. 黄帝内经太素［M］. 北京：中医古籍出版社，2016：429.

论"髁"的释义及演变

"髁"在现代医学词汇和中医古籍词汇中都是比较常用的词。以当代权威的中医辞书、语文辞书为例,《中医大辞典》对"髁"的解释只有"髁骨,即髋骨"[①] 1 条;《汉语大字典》作为历史字典提供的义项较为丰富,"髁"在 2 个音项下有"股骨""尾骨""踝骨""膝骨""膝端为髁,踵两旁圜骨为髁""髋骨"等 6 个义项[②]。很难想象"髁"的这些义项使用于同一共时平面,那么,"髁"的本义是什么?是什么原因导致"髁"指称多处部位从而产生这样的历时累积?这其中是否有误解和误释?

一、"髁"的释义

"髁"的本义可以得到早期文献用例的证明,也可以通过系联同源词印证。

(一)"髁"在《素问》及王冰注中的解释

"髁"最早的文献用例见于《素问》。《素问·刺腰痛篇》:"腰痛引

———

① 李经纬. 中医大辞典 [M]. 北京:人民卫生出版社,2004:1966.

② 汉语大字典编辑委员会. 汉语大字典 [M]. 成都:四川辞书出版社,2010:4702.

少腹控䏚，不可以仰，刺腰尻交者，两髁肿上，以月生死为痏数，发针立已。王冰注：腰尻交者，谓髁下尻骨两傍四骨空，左右八穴，俗呼此骨为八髎骨也……两髁肿，谓两髁骨下坚起肉也……髁骨，即腰脊两傍起骨也。侠脊两傍，腰髁之下，各有肿肉陇起，而斜趣于髁骨之后，内承其髁，故曰两髁肿也。下承髁肿肉，左右两肿，各有四骨空，故曰上髎、次髎、中髎、下髎。上髎当髁骨下陷者中，余三髎少斜下，按之陷中是也。"①《素问·长刺节论篇》："病在少腹，腹痛不得大小便，病名曰疝，得之寒，刺少腹两股间，刺腰髁骨间，刺而多之，尽炅病已。王冰注：腰髁骨者，腰房（引者按：'房'为'旁'之讹）侠脊平立陷者中，按之有骨处也。"②

根据《素问》及王冰注，基本可以确定"髁"所指的位置：《素问》的"两髁肿""腰髁骨"说明"髁"指腰附近的部位；王冰注的"髁骨，即腰脊两傍起骨也""腰髁骨者，腰旁侠脊平立陷者中，按之有骨处也"说明"髁"在腰脊两旁，是体表可扪及的突起的骨；"髁下尻骨两傍四骨空，左右八穴，俗呼此骨为八髎骨也"说明"髁"在有 4 对骶孔的骶骨（即"尻骨""八髎骨"）之上；"两髁肿，谓两髁骨下坚起肉也……侠脊两傍，腰髁之下，各有肿肉陇起，而斜趣于髁骨之后，内承其髁，故曰两髁肿也。下承髁肿肉，左右两肿，各有四骨空"说明了"髁"上附着的肌肉的走向；"上髎当髁骨下陷者中，余三髎少斜下，按之陷中是也"说明上髎在两处"髁"的中间。综合来看，"髁"当指现代解剖学所说的髂骨的一部分，即与骶骨相连、向后的两处突起，大致相当于从髂嵴到髂后上棘的部分。

（二）后代的医籍和注释关于"髁"的阐释

元代滑寿《十四经发挥·卷中·十四经脉气所发篇》："其支者：从

---

① 郭霭春. 黄帝内经素问校注 [M]. 北京：人民卫生出版社，1992：542.
② 同①659.

腰中循腰髁，下挟脊，历上髎、次髎、中髎、下髎。[注]按腰髁即腰监骨，人脊椎骨有二十一节，自十六椎节而下为腰监骨，挟脊附着之处，其十七至二十凡四椎，为腰监骨所掩附，而八髎穴则挟脊第一二空云云也。"①

清代吴谦《医宗金鉴·卷八十·周身名位骨度》："下横骨髁骨楗骨[注]其骨（引者按：指下横骨，即今之耻骨）左右二大孔，上两分出向后之骨，首如张扇，下寸许附着于尻骨之上，形如马蹄之处，名曰髁骨。"②

清代沈彤《果堂集·释骨》："骶之上侠脊十七节至二十节起骨，曰腰髁骨，曰两髁。其旁临两股者，曰监骨，曰大骨，曰髂。一身之伸屈司焉，故通曰机关。关之旁曰髀枢，亦曰枢。机者，髀骨之入枢者也。"③

滑寿的注释描述了"髁"和脊椎骨的位置关系，用现代解剖学术语来说，从第五腰椎一直到骶正中嵴最下面一处突起的位置，也就是合成骶骨的上面4块椎骨，都被"髁"所遮掩。《医宗金鉴》形象地指出"髁"是耻骨上、与骶骨相连的"首如张扇""形如马蹄"之骨，这说的就是髂骨从髂嵴到髂后上棘的部分。沈彤《释骨》把"髁""髂"对举，既明确了"髁"的位置，也说明"髁"不同于"髂"，"髂"与现代解剖学所说的髂骨也不完全相同。"髁"指髂骨与骶骨相连、向后的两处突起；"髂"主要指髂骨外侧、下侧面积宽大的部分；而髂骨与坐骨、耻骨构成的髋臼即所谓的"髀枢"。也就是说，现代解剖学的一块髂骨，古人在命名时根据不同部位的特点给予了不同的名称。

① 承澹盦. 校注十四经发挥 [M]. 上海：上海卫生出版社，1956：42.

② 吴谦. 医宗金鉴 [M]. 沈阳：辽宁科学技术出版社，1997：748.

③ 沈彤. 果堂集 [M] //清代诗文集汇编编纂委员会. 清代诗文集汇编. 上海：上海古籍出版社，2010：355.

（三）从词源学角度证明"髁"的词义特点

清代徐灏《说文解字注笺》已经注意到："髁之言果，以其形圜果赢然也……尻骨谓之骶，其上圜而隆起者曰腰髁骨。"① 果声字有一些有突起、圆形的词义特点，如："颗"指圆形或粒状的物体；"窠"指动物的巢穴，巢穴近似于圆形且向内部突起；"蜾蠃"是一种细腰土蜂，细腰使蜾蠃的身体部分接近圆形。所以当古人把髂骨向后突起的部位命名为"髁"时，很可能注意到的正是它突起且近似于圆形的特点，选用了语言中的果声，写成文字就是果声字。虽然从事物特征上看"髁"的圆形的特点并不明显，但是在同源词的聚合关系中观察，"髁"应该具有圆形的词义特点，而这一词义特点也决定了"髁"在使用中能够指称其他具有相似特点的部位。

从词源学角度还可以看到，《汉语大字典》"踝骨"这一义项涉及的"踝"也应与"髁"为同源关系。"髁""踝"都是果声字，都有突起、圆形的词义特点。相对于"髁"，脚踝的突起、圆形更容易观察到，如清代段玉裁《说文解字注》："按踝者，人足左右骨隆然圜者也，在外者谓之外踝，在内谓之内踝。"② 在文字使用上，"髁""踝"是由同源通用产生的通假字，明清以降的文献中常见混用。如明代楼英《医学纲目·卷八》（明代嘉靖曹灼刻本）："上髎二穴在第一空腰踝下夹脊陷中。"《铜人针灸经·卷六》（四库本）："阳蹻二穴在外髁前一寸陷者宛宛中……阴蹻二穴在足内踝陷者中宛宛。"③ 前一例腰髁用"踝"字，后一例内踝用字为"踝"，外踝用字为"髁"，可见"髁""踝"可以互相替代。

---

① 丁福保. 说文解字诂林 [M]. 北京：中华书局，1988：1730.
② 段玉裁. 说文解字注 [M]. 上海：上海古籍出版社，1981：81.
③ 瀚堂典藏数据库 [M/OL]. http://www.hytung.cn/

二、"髁"的误释

基于"髁"在古医籍中的具体所指以及它的词义特点，可以看出历史和现代的一些误释。开篇所举的《汉语大字典》对"髁"的 6 个释义中，"股骨""尾骨""髋骨"3 个解释都不准确。

（一）"髁"误释为股骨

股骨的解释源于《说文解字·骨部》："髁，髀骨也。"[1] 段玉裁《说文解字注》："髀骨犹言股骨也，医经亦谓之股骨。"[2] 髀骨即现代解剖学的股骨。"髁，髀骨也"的训释影响很广，很多字书都收有这个训释。但是把"髁"训作髀骨有误，因为未见用"髁"指股骨的文献用例，早于《说文解字》的《素问》用"髁"指髂骨的一部分。"髁"误训作髀骨大概由于"髁"与股骨的位置相近。唐代慧琳《一切经音义·卷第二十·宝星经第四卷》"髁已下"下引《说文解字》："髁，髀上骨也。"[3] 这个训释提供了另一种可能，即传世的《说文》在"髀骨"之间脱漏了"上"字。"髀上骨"指股骨以上，比"髀骨"更接近"髁"所指的部位。

（二）"髁"误释为尾骨

尾骨的解释来自"尻骨""臀骨"等训释。唐代玄应《一切经音义·卷第十四·四分律第二十九卷》"柠髁"下引《三苍》："尻骨

---

① 许慎. 说文解字［M］. 北京：中华书局，1963：86.

② 段玉裁. 说文解字注［M］. 上海：上海古籍出版社，1981：165.

③ 徐时仪. 一切经音义三种校本合刊［M］. 上海：上海古籍出版社，2008：843.

也。"① 慧琳《一切经音义·卷第六十二·根本毗奈耶杂事律第十七卷》"腰髁"下引《苍颉篇》:"髁,臀骨也。"② 尻骨、臀骨相当于现代解剖学的尾骨,尻骨也指骶骨。但是从字面上看,尻骨、臀骨就是指臀部附近的骨,古籍中把"髁"训作尻骨、臀骨是笼统的解释。而经由尻骨、臀骨的训释把"髁"对应于现代所说的尾骨、骶骨,则是误解。

(三)"髁"误释为髋骨

髋骨的解释主要来自与"胯"相关的训释,这种解释与"髁"的异读还有着密切的关系。在唐代《一切经音义》中,对"髁""胯"的解释已经相混:

玄应《一切经音义·卷第十四·四分律第二十九卷》:"柠髁:口化反。《三苍》:尻骨也。《字林》:𩩲也。腰骨也。口亚反。今以𩩲为髁。律文作胯,口故反,股也。又作跨,《字林》:跨,踞也。二形并非此义。"③

慧琳《一切经音义·卷第十四·大宝积经第五十六卷》:"腰髁:夸化反。又上声,亦通。《考声》云:髀上骨也。或作屃,古字也。《韵英》云:腰下骨也。或作胯,从肉夸声,夸音与上同。经作胯,俗字,误也。"④

慧琳《一切经音义·卷第七十八·经律异相第二十一卷》:"左髋:夸寡反,上声字,俗字也。《埤苍》:髋,腰也。《古今正字》作𩪡,又作𩩲,亦作髁,又作屃。经文从客作髂,总无定体。诸儒率意作之,音亦不一,并云腰骨也。方言不同,未知孰是?今并书之。"⑤

以上第一条意在区分髁(𩩲)、胯(跨)所指的意义;第二条指出

① 徐时仪. 一切经音义三种校本合刊[M]. 上海:上海古籍出版社,2008:304.
② 同①1612.
③ 同①.
④ 同①736.
⑤ 同①1897.

胯（跨）是髁的俗字，但是又认为俗字用法有误；第三条的"总无定体。诸儒率意作之，音亦不一，并云腰骨也。方言不同，未知孰是"则明言唐人对髁、骻等记录腰骨义的词的音、形已经混淆。

"髁"在《说文解字》中只有"髀骨"一个训释，南唐徐铉的注音是苦卧切。但是在《切韵》系韵书中，"髁"的注音、释义都不止一个：

唐代王仁昫《刊谬补缺切韵·上声·马韵》："髁，口瓦反，腰骨。"《去声·简韵》课小韵苦卧反："髁，臀骨。或作屙。"①

《广韵·下平声·八戈》科小韵苦禾切又苦卧切："髁，膝骨，《说文》口卧切，髀骨也。"②　《上声·三十五马》："髁，腰骨，苦瓦切。"③《去声·三十九过》课小韵苦卧切："髁，髁（引者按：'髁'为'髀'之讹）骨也。屙，上同。"④

"髁"的腰骨义在《切韵》《广韵》中都为马韵，《一切经音义》中"髁"也有此音义。所不同的是，《一切经音义》中相当于髀骨、臀骨义的"髁"，其反切也多相当于马韵而非戈韵等。

从语音史的角度上看，"髁"在上古属歌部，到中古时期有一部分歌部字变为麻韵及其上去声，《一切经音义》中"髁"的反切大都相当于马韵就反映了这种语音变化，而《刊谬补缺切韵》《广韵》等字书则保留了"髁"由历史音变产生的异读。同时，"骻"也由上古的鱼部变为隋唐时期的麻韵的上去声，也就是说在《一切经音义》的时代"髁""骻"的读音已经趋同。意义方面，"髁"指腰附近的骨，"骻"《说文解字》训作"股也"⑤，二者所指部位接近。相同相近的音义导致了"髁""骻"释义的混误。

由于唐宋时期对"髁""骻"关系的解释已经较为混乱，后世以"骻"为中介、认为"髁"即"髋"的解释也成为"髁"的常见释义

①　瀚堂典藏数据库［M/OL］. http://www.hytung.cn/

②　陈彭年. 宋本广韵［M］. 南京：江苏教育出版社，2005：46.

③　同②89.

④　同②122.

⑤　许慎. 说文解字［M］. 北京：中华书局，1963：88.

之一：

明代张介宾《类经·二十二卷针刺类·四十七刺胸背腹病》："［注］刺腰髁间者，凡腰中在后在侧之成片大骨，皆曰髁骨。"① 《类经图翼·经络一·周身骨部名目》："腰髁［注］髁，苦瓦切，中原雅音作去声，即腰骻骨，自十六椎而下，侠脊附着之处也。"② 清代吴谦《医宗金鉴·正骨心法要旨·四肢部》："骻骨，即髋骨也，又名髁骨。"③

张登本、武长春主编《内经词典》："髁 kuà【髁】骻骨，又作髋骨。【髁骨】骻骨。"④ 郭霭春主编《黄帝内经素问校注》："髁（kē）：慧琳《音义》卷十四引《韵英》云：'髁，腰下骨也，或作骻。'即现代医学人体解剖部位的髋骨，由髂骨、坐骨和耻骨组成。"⑤

结合《类经》《类经图翼》的解释，可以看到，张介宾认为"髁""骻"同音，髁骨为"腰中在后在侧之成片大骨"，即骻骨。《医宗金鉴》直接在骻骨、髋骨、髁骨之间画上了等号。《内经词典》《黄帝内经素问校注》的解释以及开篇所引的《中医大辞典》的"髁骨，即髋骨"则是未加考辨地沿袭了前代的误释。

从词语命名的角度观察，"髁"的词义特点是突起、圆形，具体指髂骨向后突起的部位；"骻"的命名当是因为它是横跨腰间的骨，可以指髂骨的整体；"髋"的名源来自"宽"，即横向的、面积大的骨，也可以指髂骨的整体；"髋""骻"的所指虽然基本相同，但是它们在命名时选取的特点不同。总之，把"髁"解释为骻骨、髋骨，一方面因为所指的位置相近，而"髁""骻"在历史音变中的读音相近则直接导致了它们释义相混。从文献用例的时代上看，指髂骨向后突起处的"髁"当读作 kē。

---

① 张介宾. 类经［M］. 北京：人民卫生出版社，1965：754.
② 张介宾. 类经图翼［M］. 北京：人民卫生出版社，1965：80.
③ 吴谦. 医宗金鉴［M］. 沈阳：辽宁科学技术出版社，1997：818.
④ 张登本，武长春. 内经词典［M］. 北京：人民卫生出版社，1990：577.
⑤ 郭霭春. 黄帝内经素问校注［M］. 北京：人民卫生出版社，1992：543.

（四）其他误释

在上述"髁"的股骨、尾骨、髋骨的误释之外，一些考据的辨析不当也产生了新的误释。如段玉裁《说文解字注》："腰髋旁临两股者曰坚骨，曰大骨，曰髂。一身之伸屈司焉，故通曰机关。关之旁曰髀枢，亦曰枢。机者，髀骨之入枢者也。""髁者，髀与髋相按之处。人之所以能立、能行、能有力者，皆在于是，故医经谓之机。"① 郭霭春主编《黄帝内经素问校注》根据后一句把"髁"用现代术语解释为"似为股骨头，即指髋关节部位而言"②。问题在于段玉裁的解释只是一种推断而并无实际依据，徐灏《说文解字注笺》就已指出："段谓髀与髋相接之处为髁，其说殊误……诸书未有以机为髁。"③《校注》未加详考而致误。

三、"髁"的演变

"髁"在使用过程中，基于其词义特点，从指髂骨向后突起的、圆形的部位，发展为指其他一些具有相同特点的部位。开篇所举的《汉语大字典》中"膝骨""膝端为膝，踵两旁圜骨为髁" 2 个义项就属于这种情况。

（一）"髁"引申指膝骨

以"髁"称膝盖见于古往今来的方言俗语之中：
《广韵·下平声·八戈》："髁，膝骨。"南宋戴侗《六书故·卷十

---

① 段玉裁. 说文解字注［M］. 上海：上海古籍出版社，1981：165.
② 郭霭春. 黄帝内经素问校注［M］. 北京：人民卫生出版社，1992：660.
③ 丁福保. 说文解字诂林［M］. 北京：中华书局，1988：1730.

二·人五》："髁，口禾切，郄端骨也。［注］《说文》曰：髀骨也。按：今人以郄端为髁，踵两旁圜骨为踝。"① 清代洪亮吉《北江诗话·卷五》："又昼夜行戈壁中，沙石吓人，没及髁膝，而后知岑诗'一川碎石大如斗，随风满地石乱走'之奇而实确也。"② 清代徐灏《说文解字注笺》："戴氏侗曰：髁，口禾切，郄端骨也。按此盖相传旧称，至今俗语犹谓郄盖曰髁头。"③

宋代字书中已经有以膝骨训"髁"的训释，虽然检索到的"髁"指膝盖的文献用例迟至清代洪亮吉的《北江诗话》，但是这一用法在口语中应该较为普遍，所以仍不妨像徐灏那样做出推断，"此盖相传旧称"。《汉语方言大词典》中收录有"脚膝髁""脚髁头"④ "膝髁""膝髁头"⑤ 等相当于普通话"膝盖"的吴语词汇，可见以"髁"指膝盖的用法在现代方言中依旧很普遍。"髁"之所以可以用来指称膝盖，正是因为膝盖也具有突起、圆形的特点，与"髁"的词义特点一致。

（二）"髁"对译英文的 condyle

随着西方解剖学术语的系统引进，"髁"被赋予了新的用法。在全国自然科学名词审定委员会公布的《人体解剖学名词（1991）》中，与"髁"相关的解剖学名词有枕骨的"枕髁"（英文 occipital condyle、拉丁文 *condylus occipitalis*）⑥，下颌骨的"髁突"（英文 condylar process、拉丁文 *processus condylaris*）⑦，肱骨的"肱骨髁"（英文 condyle of humerus、拉丁文 *condylus humeri*）⑧，股骨、胫骨的"内侧髁"（英文 medial

① 戴侗. 六书故［M］. 北京：中华书局，2012：264.
② 洪亮吉. 北江诗话［M］. 北京：人民文学出版社，1983：86.
③ 丁福保. 说文解字诂林［M］. 北京：中华书局，1988：1730.
④ 许宝华，宫田一郎. 汉语方言大词典［M］. 北京：中华书局，1999.
⑤ 同④7130.
⑥ 解剖学名词审定委员会. 人体解剖学名词［M］. 北京：科学出版社，1992：12.
⑦ 同⑥26.
⑧ 同⑥34.

condyle、拉丁文 *condylus medialis*）① 和 "外侧髁"（英文 lateral condyle、拉丁文 *condylus lateralis*）② 等。

在用汉语翻译西方解剖学术语时，"髁" 系统对译了英文的 condyle（拉丁文为 *condylus*）。《英汉人体解剖学词典》把 "枕髁" 解释为 "位于枕骨下面，枕骨大孔前外侧，为椭圆形隆起"③，把 "髁突" 解释为 "下颌支伸向后上方的突起包括下颌头和下颌颈"④，把 "股骨内侧髁" 解释为 "股骨下端内侧向后突出的膨大"⑤，把 "胫骨外侧髁" 解释为 "胫骨上端向外侧突出的膨大部"⑥。虽然这些词所指的骨的具体部位不同，但是这些骨的部位都具有相同的特点。该词典把 "髁（condyle）" 解释为 "骨端的椭圆形膨大"，相对于形态近似的骨的部位 "突（process，骨面突然高起的部分）" "棘（spine，骨面尖锐的小突起）" 等，"髁" 的突起、圆形的特点有较强的区别度。⑦ 而以 "髁" 对译 condyle，正是因为 "髁" 在古医籍中所指的骨就具有突起、圆形的特点，这一特点也符合 "髁" 的词源义。所以从命名的角度上看，以 "髁" 译 condyle 比较准确。

四、结　语

综上所述，"髁" 音 kē，本义指髂骨上与骶骨相连、向后的两处近似于圆形的突起；引申指膝骨；又引申指骨端的椭圆形膨大，对译英文的 condyle、拉丁文的 *condylus*；通 "踝"，指踝骨。

---

① 解剖学名词审定委员会. 人体解剖学名词［M］. 北京：科学出版社，1992：40.
② 同①41.
③ 王海杰. 英汉人体解剖学词典［M］. 上海：复旦大学出版社，2006：7.
④ 同③12.
⑤ 同③25.
⑥ 同③25.
⑦ 同③4.

至于《汉语大字典》设立的"膝端为髌，踵两旁圜骨为髌。如：肱骨髌；股骨髌"这一义项，则是完全把"髌"的3种不同的古今用法混为一谈了："膝端为髌"是"髌"在使用过程中基于本义特点产生的引申用法；"踵两旁圜骨为髌"是"髌"与"踝"由于同源通用产生的通假用法；而"肱骨髌；股骨髌"则是在汉译西方解剖学术语时基于"髌"的词义特点产生的引申用法。

在考察"髌"的过程中，我们注意到两个相关问题值得展开研究：一是字典编写的问题，目前语文辞书对医词、医籍的关注明显不够，在设立义项时对医词的考证犹为薄弱；二是传统医学词汇和西方医学术语汉译词汇对应的问题。期待学界对此投以关注。

（宁　静）

原版式中医古籍阅读教学的探讨与实践

在高等中医药院校的课程设置中，医古文课程的作用在于培养学生的中医古籍阅读能力，这一点基本可以说是学校、教师、学生的共识。然而，怎样才能更好地实现对学生中医古籍阅读能力的培养，从而提高医古文课程的教学水平？这是所有医古文课程教师共同面对的课题，也是我们在教学过程中时常思考并做出了一定探讨的问题。

王育林、崔锡章在《浅谈中医古籍阅读能力培养与医古文课程改革》一文中指出："医古文课的直接作用就是为后来的专业课程起到先行铺垫的作用。具体说，这种先行铺垫的作用就是扫除专业学习中的古籍阅读的障碍。诚然，中医古籍阅读涉及各个方面的知识。宽泛地说，古籍文本所载荷的知识蕴涵和文本本身的知识，举凡学术、思想、文化、制度和语言文字以及书籍刻写制作、流传演变等等，无不关涉阅读。但就各个方面因素在整个阅读活动中的重要性而言，仍以语言文字的理解最为关键。阅读能力的核心是语言理解能力。也就是说，医古文课是从汉语典籍语言入手，培养中医古籍阅读能力，来发挥自身的中医专业基础作用的。"[1] 我们同意上述观点，在培养中医古籍阅读能力方面，医古文课程教学的重点在于从古籍中的语言文字入手，为其他有中医古籍阅读需求的课程做好铺垫，是基础中的基础。同时，医古文课上的中医古籍阅读教学也要避免与相关课程重复，最好能形成互补，比如探讨中医经典古籍中涉及的医理和临床经验等是内经、伤寒论、金匮要略等课程

① 王育林，崔锡章. 浅谈中医古籍阅读能力培养与医古文课程改革 [J]. 中医教育，2008，27（6）：31.

的任务，全面系统探讨中医古籍范畴、源流、结构等是中医文献学课程的任务，① 所以即便是面对同一部中医古籍，医古文课程也应围绕其侧重点展开教学。

本文通过回答以下几个问题，来展开说明我们对原版式中医古籍阅读教学的探讨与实践。

一、开展原版式中医古籍阅读教学的原因

原版式中医古籍阅读教学指的是运用原版中医古籍的影印件进行的古文阅读教学。之所以要在医古文课程中加入原版式中医古籍阅读教学，我们基于这样一些考虑：

（一）学生学习研究的需求

任何教学上的探讨与实践，都应以学生的学习研究需求为导向，并且符合相应学科的专业规律及教学规律。从我们自己的学习研究和教学经验来看，现代整理的中医古籍与原始的中医古籍还是有一些不同，并不是能阅读整理的中医古籍就可以无障碍地阅读原版式中医古籍。而对于高等中医药院校中医及相关专业的学生而言，在深入学习研究的过程中，是有很大的必要和可能去阅读原版式以至原版中医古籍的。因为相对于整理的中医古籍，原版式的中医古籍才是第一手材料，整理的古籍不论质量多高，相对于原始的古籍都难免有不同程度的失真。当对整理的中医古籍有疑问时，当梳理整理的中医古籍的来源时，当需要重新整理中医古籍时，当面对没有整理版的中医古籍时，都不可避免地要回到原版式的中医古籍。

① 马继兴. 中医文献学［M］. 上海：上海科学技术出版社，1990：1.

（二）原版式中医古籍的特点

原版式中医古籍的用字有大量异体字，还有通假字、避讳字等情况。以异体字为例，医古文课程的古代汉语知识部分会讲到，但是一般限于教材上的举例，医古文文选中的用字大都经过整理，异体字并不多见，而原版式中医古籍的异体字使用情况相比之下要复杂得多。此外，原版式中医古籍以竖版、繁体字、无标点的文本为主，这与现代的阅读习惯有很大的差异。这些特点和差异，决定了若要掌握阅读原版式中医古籍的能力，就需要一定的教学和训练。

（三）高等中医药院校的课程设置

虽然掌握阅读原版式中医古籍的能力是必要的，但是从高等中医药院校课程设置的现实着眼，不太可能设立专门的必修课。而且中医药院校的学生在本科阶段也不可能像综合大学文史专业的学生那样有众多导读、精读的古籍阅读课，甚至不可能有那么多时间用于古籍阅读实践。所以我们认为可以尝试在医古文课程中加入原版式中医古籍阅读教学的内容，并且与已有医古文课程内容进行整合。原版式中医古籍阅读的入门并不困难，但是熟练掌握需要经过长期的实践，基于这样的课程特点，也完全可以把这项内容加入医古文课程，让学生更早接触到。

（四）学生的兴趣

兴趣是最好的老师。医古文课程的性质偏于理论课，以教师的讲授为主，这样相对单一的教学方式不容易让学生产生持续的兴趣。因此我们不断地尝试挖掘学生的兴趣点，希望让学生更多地参与其中，获得更好的课堂效果。原版式中医古籍阅读的教学要做到人手一份中医古籍的复印件，绝大多数学生在此之前没有如此直观地接触过中医古籍，所以大都表现出浓厚的兴趣。而在教学及与学生交流的过程中，我们发现，虽然原版式中医古籍阅读有一定难度且学生比较陌生，但是恰恰给他们带来了挑战性和新鲜感，是学生乐于接受的形式。此外，走近古籍走进古籍也有助于学生更加亲近传统文化，从而激发他们对传统文化的认同和担当。

综合考虑上述这些因素，我们认为可以在医古文课程中加入原版式中医古籍阅读教学。在高等中医药院校的学生刚进入大学校门之际，就帮助他们打开直接阅读中医古籍之门，让他们敢看不怕看、能看会看中医古籍，为他们将来看得顺畅、能看出问题、会解决问题打下基础。

二、原版式中医古籍阅读教学的教学内容

既然把原版式中医古籍阅读教学加入医古文课程，就需要按照医古文课程的教学规律来安排其教学内容。围绕以下问题，我们通过实践摸索得出一套行之有效的方案。

（一）原版式中医古籍阅读教学在医古文课程中的安排

医古文课程通常安排在大学一年级，学生经过高中阶段的训练具有一定的古文阅读能力，但是他们的知识储备普遍还没有达到直接进入原版式中医古籍阅读学习的程度。因此，我们通常把原版式中医古籍阅读教学安排在医古文课程的后半段。在此之前，学生通过课上课下的学习、练习，已经可以认识常见的繁体字，做过一些繁体字的白文断句练习，并且掌握了一些古代汉语、中医古籍的常识。

（二）原版式中医古籍阅读教学与医古文课程其他教学内容的关系

我们的初衷是让原版式中医古籍阅读教学丰富医古文课程的课堂，而非与医古文课程现有的教学内容产生冲突，因此最有效的办法是在有

限的课时内对二者进行适当的交叉。首先是阅读文本的交叉，医古文教材中已经有数量丰富的医古文篇目，原版式中医古籍阅读教学完全可以使用原有教学计划涉及的篇目。

再就是与医古文知识部分的交叉，若要原版式中医古籍阅读教学顺畅进行并取得较好的效果，学生需要有一定的知识储备，以目前使用较为广泛的"全国高等中医药院校规划教材（第十版）"《医古文》为例①，包括：辞书部分涉及的辞书的检索与常用辞书，古医籍部分涉及的古医籍与目录知识，汉字部分涉及的汉字的结构与字际关系，词义部分涉及的词的内部系统与词际关系等。这些知识在之前的教学中主要以系统性的形式呈现，在原版式中医古籍阅读教学中，则侧重于活学活用。此外，在《医古文》（第十版）教材中，训诂部分特别是其中的训诂实例分析、古医籍部分的医籍的校读，乃至音韵部分的一些音韵学常识都是针对古籍阅读实践的知识，这些内容可以直接融入原版式中医古籍阅读教学。

（三）原版式中医古籍阅读教学的具体内容

在阅读文本的选择方面，我们选择原有教学计划中的《黄帝内经素问序》《素问·宝命全形论》《左传·秦医缓和》，分别用明代顾从德影印宋本《黄帝内经素问》讲解《素问》王冰序、《宝命全形论》，用清代阮元《十三经注疏》本《春秋左传正义》讲解《秦医缓和》。之所以如此选择，主要因为"中医古籍阅读学以研究医学经典为核心"②。《素问》是毫无疑问的中医经典，文本时代早、后代注释丰富，涵盖了较为充分的古籍阅读中可能遇到的问题，适于作为教学文本。《左传》虽然不是中医经典，但是《秦医缓和》是医古文文选必讲篇目，《十三经注疏》作为传统儒家经典注释的范式，足以作为镜鉴。

① 王育林，李亚军. 医古文［M］. 北京：中国中医药出版社，2016.
② 王育林. 中医古籍阅读学［M］. 北京：高等教育出版社，2008：2.

在古籍阅读知识方面，训练学生全面运用已学的知识，包括但不限于：自己动手检索大型语文辞书获取字词信息，通过古籍目录了解版本信息，试着分辨古籍中的异体字、分化字、通假字、避讳字等，运用词义引申规律辅助理解词义。另一方面，在教学过程中，引领学生学会读古注，了解古人的注音方式，理解校勘、训诂工作的过程及其对古籍阅读、古籍整理的意义。

三、原版式中医古籍阅读教学的教学效果

我们在连续5届的中医学五年制实验班（2014级—2018级）的古代汉语课上开展了原版式中医古籍阅读教学，从课堂效果和课下交流看，学生的接受程度普遍较好，比学习一般的医古文文选和知识部分的积极性还要更高一点。根据学生的反馈和掌握情况，我们在这几年间做出了一些调整，形成了较为稳定的原版式中医古籍阅读教学的方案，并取得了一定的教学效果。

（一）调整教学内容

阅读文本方面，我们在开始阶段（2014、2015级）试行过用原教学计划以外的篇目进行原版式古籍阅读教学，比如讲过《左传·郑伯克段于鄢》《说文解字·叙》《素问·上古天真论》。但是一来课时紧张，二来如果所讲篇目不作为期末考试内容，学生的重视程度不够。经过调整，从2016级开始，只采用教学计划内的篇目。

课时分配方面，在2015、2016级，古籍校勘、训诂等基本常识我们是放在医古文知识部分讲的，与古籍阅读实践相脱离，占2~4课时，讲2篇古籍阅读，占6~8课时。这样的问题是，由于学生对古籍阅读的理论和实践都比较陌生，不容易融会贯通，且阅读的时长有些短。经过调整，从2017级开始，我们把相关古籍知识融入阅读实践当中，讲解的古

籍阅读增加为3篇，课时调整为12课时。

相关练习方面，我们从2014级开始探讨整合已有的课上课后练习和原版式中医古籍阅读教学所需的练习，经过几年摸索出一些较为可行的办法。首先是课后作业，开始布置的是繁体字白文断句，后来发现学生普遍不认识繁体字，就改作了用繁体字抄写《黄帝内经素问》，认识常见的繁体字是进入古籍阅读必不可少的步骤。白文断句训练同样重要，我们把它调整为课上练习，除了教材课文后的断句练习以外，在进行原版式中医古籍阅读教学时，对于成段的古注，我们尽可能先让学生自己断句再做讲解。再就是鼓励学生尽早进入中医经典的学习，向他们推荐适合的读本，这几年都有一些学生在课下甚至结课后就具体的中医古籍阅读问题提问。

（二）量化测试反映的教学效果

我们以教学方案相对稳定之后的2017级中医学五年制实验班（70人）为例，简要说明我们在量化测试方面所做的尝试。这个实验班的古代汉语课有81课时，多于一般医古文课的72课时，且期末试卷是单独命题，这使得对原版式中医古籍阅读教学效果进行闭合的量化测试成为可能。

我们目前的做法是，在第一节古代汉语课上请学生完成一份《中医古籍阅读能力调查问卷》，围绕2页影印版《黄帝内经素问》作答，问题包括解释文中字词（3分），在阅读理解的基础上回答问题（5分）；在期末试卷的课外阅读部分，有类似的题型和同样的分值，以此考查学生对原版式中医古籍阅读的掌握情况并检测教学效果。

我们对学期初问卷、学期末试卷的学生得分进行了比对分析。相对而言，学期末的试卷比学期初的问卷难度大，从满分人数可见，在70人中问卷有1人总分满分，试卷不仅无人总分满分，最高分7分也只有1人。但是即便试卷难度更大，学生的完成情况却明显好于问卷，70人中有48人的试卷得分比问卷得分高。从总分（8分）的平均分上看，问卷

2.8 分，试卷 3.8 分。更重要的指标是 0 分人数，问卷总分有 14 人 0 分，字词题、理解题各有 23 人、37 人 0 分。这说明很多学生在开始学习之前，对原版式中医古籍非常陌生、不知从何入手，这与我们和学生交流得到的印象是一致的，在刚拿到古籍影印件时，会有学生问从哪里开始读，大多数学生不了解古注和正文的关系。经过教学，期末试卷的 0 分人数明显减少，总分无人 0 分，字词题、理解题各有 7 人、1 人 0 分，这说明大多数学生对原版式中医古籍阅读有了初步的掌握。不论问卷还是试卷，学生的及格率都比较低，期末试卷字词和理解题的及格率只有 30%（期末试卷及格率 86%，平均 72 分），在整张试卷中属于难题。虽然如此，我们看到了学生原版式中医古籍阅读能力的从无到有，教学效果符合预期且较为明显。

四、问题和展望

我们对原版式中医古籍阅读教学的探讨还在继续，希望可以在这些问题上有所进展：教学内容方面，古籍阅读的范围和类型有待扩展，计划增加一些学生自主学习的内容，逐渐形成系统的原版式中医古籍阅读材料；教学方法方面，在运用古籍影印件教学的起始阶段，学生很感兴趣，但是过程中会有起伏，还要想办法发掘学生的兴趣点，增强课堂互动；教学对象方面，我们已经在古代汉语课以外的医古文课上推广了原版式中医古籍阅读教学，但是由于医古文班级统考的原因，还没有实现相应的测试，我们希望通过更多的尝试，使原版式中医古籍阅读教学普遍适用于医古文课堂并取得更好的教学效果。

（宁　静　王育林　肖红艳　杨明明）

试论中国传统医德思想"仁"的内涵

医德隶属于医业伦理学范畴，是一种职业道德，是指从事医学职业的人们在医疗工作中应遵守的行为原则和规范的总和，也是医务人员在接受道德教育和自我修养后所具有的职业操守。

德，作为道德、品德之意，古写作"悳"，《说文解字》曰"外得于人，内得于己也。从直，从心。"《段注》曰："外得于人，谓惠泽使人得之也"，"内得于己，谓身心所自得也"①。那么医生该持有什么样的道德标准和内在的品格，并以此惠泽于人且能身心自得呢？这就是历代医家借以自律的"仁德"思想，即中医医德的核心。

仁，《说文解字》曰："仁，亲也。从人从二。"仁，亲爱。徐铉注："仁者兼爱（同时爱别人），故从二"。"仁"字的古文写作"忈"，从千心。徐灏《段注笺》"千心为仁，即取博爱之意"②。从本义来看，"仁"含有爱自己、爱别人、博爱之意。这里的爱是没有先后高低之分的，是兼爱，即爱自己的同时爱别人，是博爱，大爱，广泛浩瀚的爱。

在我国古代医家的论述中，"仁"的内涵极其丰富，主要体现在医道之"仁德"即"医乃仁术"和医者之"仁德"即"医者仁心"两个方面。

一、医乃仁术

《孟子·梁惠王上》曰："无伤也，是乃仁术也"，这就界定了医学的

---

① （东汉）许慎著；汤可敬撰. 说文解字今释. 长沙：岳麓书社，2001.
② 同①.

宗旨和本质，那就是"仁"和"术"两个方面，"仁"是"术"的前提，并靠"术"来实现其宗旨和归宿，"术"是中性的，其结果的善恶标尺就是"仁"。"'医乃仁术'界定了医学应当做什么和不应当做什么的范围……还提示我们，医学在任何时候都不能忽视人，不能脱离人"①。明代汪机在《针灸问答》中更明确地指出："夫道，仁也；夫医，仁术也。"

1. 医乃关乎性命之道　晋代王叔和《脉经》序中说："医药为用，性命所系"。宋代朱肱《活人书》序中指出"夫术至於托生命，则医非小道矣"。从宇宙万物和人类生命的角度而言，医疗技术的最大特点就是存好生之德，解疾病痛苦，责任重大。

2. 医乃爱人爱己之道　从个人的现实生活而言，医道是表达爱人、爱己的术业，"上以治民，下以治身，使百姓无病，上下和亲，德泽下流，子孙无忧，传于后世，无有终时"（《灵枢经·师传第二十九》）。东汉张仲景在《伤寒论》序中批评"怪当今居世之士，曾不留神医药，精究方术，上以疗君亲之疾，下以救贫贱之厄，中以保身长全，以养其生……而进不能爱人知人，退不能爱身知己，遇灾值祸，身居厄地，蒙蒙昧昧，蠢若游魂"。

3. 医为济世救人之道　"昔伊尹著汤液之论，周公设医师之属，皆所以拯救民疾……将使家自能医，人无夭横，以溥济斯民於仁寿之域，以上广国家博施爱物之德。"（金·杨用道《附广肘后方》）。站在治国的高度而言，医道具有济世救人使国泰民安的社会职能。"夫医道者，以济世为良，以愈疾为善"（金·刘完素《素问病机气宜保命集·自序》），"道符济国，志在救人也"（《太平圣惠方·卷第一》），所以说业医者当弘扬医之仁道。

4. 医乃通天地人之道　唐代杜光庭在《玉函经》序中说："能通天地人三才之谓儒，则亦能通天地人三才之谓医"。明代张介宾在《类经》序中称赞医道："上极天文，下穷地纪，中悉人事，大而阴阳变化，小而草木昆虫，音律象数之肇端，脏腑经络之曲折，靡不缕指而胪列焉。大

①　杜治政，许志伟. 医学伦理学词典. 郑州：郑州大学出版社，2003.

中医文献与中医文化研究

哉！至哉！垂不朽之仁慈，开生民之寿域，其为德也，与天地同，与日月并，岂直瞑瞑治疾方术已哉！”中医的整体性特点反映出医道与天道相合，与地道相应，与人道相通。

二、医者仁心

民国时期宋国宾提出“为名医易，为良医难”，他在《医业伦理学》中说“医乃仁术、唯仁者为能爱人，盖仁者能近取譬，人之有疾，若己有之，此种美德，医者不仅藏之于心，且能发于动静云为。”并将仁爱之心分为三种：“爱有数种，曰怜爱，谓医者当具恻隐之心，怜惜之意，使病者觉医师能痛其所痛，而得精神上之安慰；曰和爱，谓医者当举止温和，不可粗暴，尤于贫苦病人为然；曰博爱，谓爱人之心当始终如一，不因好恶而变更，宜博施济众，不因贫富而轩轾”。纵观历代医家言论，“仁心”主要体现在以下几个方面：

1. 大慈恻隐之心　孟子说“恻隐之心，仁之端也”。唐代孙思邈《大医精诚》中要求大医治病要“先发大慈恻隐之心”“其有疮痍、下痢，臭秽不可瞻视，人所恶见者，但发惭愧、凄怜、忧恤之意，不得起一念蒂芥之心，是吾志也”。充满同情心的医生是形成理想医患关系的主体，而现代医疗活动中医患关系物化和非人格化趋势突出。如果不唤醒医生最基本的大慈恻隐之心，现代医德将无从谈起。

2. 舍己为人之心　汉代刘安在《淮南子·修务训》中记载：“神农尝百草之滋味，水泉之甘苦，令民知所避就。一日遇七十毒，和药济人”。中医药事业的发展，无处不体现着良医以身试药，和药济人，不顾自身安危，舍己为人的高尚的自我牺牲精神。这种精神“并不因现代实验医学的发展，实验手段的科学而减色，而是在赋予新的内容与新的形式下更加发扬光大”①。

---

① 　张鸿铸，何兆雄，迟连庄. 中外医德规范通览. 天津：天津古籍出版社，2000.

3. 推己及人之心　《孟子·梁惠王上》中说"老吾老，以及人之老；幼吾幼，以及人之幼"，这是治国之道，也是为医之道。清代喻昌在《医门法律》中指出"医，仁术也……视人犹己，问其所苦，自无不到之处。古人'闭户塞牖，系之病者，数问其情，以从其意'，诚以得其欢心，则问者不觉烦，病者不觉厌，庶可尽求本末，而治无误也"。

"当代的医患关系功利趋势增长和商业化趋势增强，医患关系的人道主义传统受到冲击，医务人员的责任感和使命感降低了，谋利动机增长了"①，患者往往是充满希望地来，满腹疑惑而失望地走。作为医生，如能像清代徐延祚在《医粹精言》中所说，"我之有疾，望医之救我者何如？我之父母妻子有疾，望医之相救者何如？易地以观则利心自淡矣。利心淡则良心现，斯畏心生。……以局外之身，引而进之局内，而痛痒相关矣"，那么医患关系何愁不融洽和谐呢？

4. 一视同仁之心　孙思邈认为："若有疾厄来求救者，不得问其贵贱贫富，长幼妍媸，怨亲善友，华夷愚智，普同一等，皆如至亲之想"（《大医精诚》）。明代医家陈实功所立"医家五戒"，一戒便是"凡病家大小贫富人等，请视者便可往之，勿得延迟厌弃，欲往而不往，不为平易"。

"由于医学模式的改变，现代的医疗保健机构实际上是一种追求利润的商业活动"②，医生已经很难做到一视同仁，救贫济困，因贫困而无钱就医者大有人在，医患关系的人道主义基础正在受到削弱，如何才能让"一视同仁"的崇高道德理想，在现实医疗实践中得以实现，确实是当前的一大问题。

5. 救人水火之心　唐代孙思邈在《备急千金要方·序》中指出"人命至重，有贵千金"，因而在患者求救时要"深心凄怆，勿避险巇，昼夜、寒暑、饥渴、疲劳，一心赴救，无作功夫形迹之心，如此，可为苍生大医"（《大医精诚》）。救病如救火，瞬息不容缓。当一个生命危在

---

① 杜治政，许志伟. 医学伦理学词典. 郑州：郑州大学出版社，2003.
② 同①.

旦夕的时刻，是勇担风险地挺身而出，还是为逃脱责任怯懦地回避旁观？作为医生救人于水火之仁德如何与规章制度达成平衡呢？

6. 不私其有之心　无论岐黄写《内经》、仲景著《伤寒》，还是后世各家著书立言，先师们皆不秘私藏，以良方传于世，以济世救人的胸怀在传承医道。明代薛立斋指出"不忘其亲之谓孝，不私其有之谓仁，孝则仁，仁则公，公则溥。"（《女科撮要·序》）；汪机认为"医乃仁术也，笔之于书，欲天下同归于仁也。今若刻布以广其传，则天下病者有所益，而天下医者有所补，其仁惠及于天下大矣！"（《推求师意·序》）；刘纯序感叹"良方录传，不唯及于一家一国，且遍于天下而传于后世，岂不愈于身亲为之者耶？"（《杂病治例》）

如今，很多医院的科室或者社区诊所都将很有效验的方子编成"某某一号药""二号药"等，实习医生跟随代教老师学习，也根本无法知道某证该给什么方。宋代医家陈自明批评"今之医者，或泥古，或吝秘，或嗜利，以惑人，其得罪于名教多矣"，清代陆以湉称这种"每见得一秘方，深自隐匿，甚至藉以图利，挟索重贽"（《冷庐医话》）的行为"殊堪鄙恶"。清代静光更是担忧"射利之徒，私秘良方，行同市侩，所以人多轻视而医学扫地矣。"（《胎产新书·女科后叙》）。

今天我们重构医之仁德，良方要不要不私其有？良方秘而不传，以为射利与传家之具该不该指责？在良方上的为医之道应该是："良方要传于世，不要据为己有；良方要传良医，不传不肖之徒；良方要保持原本，不要妄自篡改；良方以救人为务，不要以奇货可居。良医要珍视手中的良方，用于急需的病人；掌握良方的人越多，救治的病人就越多"①。只有敞开心胸传承医道，使他人有所得，自己的内心也会有所得，则医之仁德可现矣。

（周晓菲）

---

① 张鸿铸，何兆雄，迟连庄. 中外医德规范通览. 天津：天津古籍出版社，2000.

《太平经》"神"的观念初探及其
与疾病的关系

一、"人神"来源于天地万物之元气

《太平经》认为，人身中的神来自太阳天气，属阳，主生，"凡事人神者，皆受之于天气，天气者受之于元气"① 元气是太阳天气、太阴地气、中和之气合一的混沌形态，"元气有三名，太阳、太阴、中和；形体有三名，天、地、人。"② 所以，天地人是同质的，精气神本于天地人三气，三者合一"乃成一神器。"③

神器就是指人的生命体，从生命体的来源上讲，《太平经》认为，万事万物的本原和起点是元气，"元气惚恍自然，共凝成一，名为天也；分而生阴而成地，名为二也；因为上天下地阴阳相合施生人，名为三也。"④ 因为神与元气是同质同体的，"神乃与元气并同身并行"⑤，所以"人本生受命之时，与天地分身，抱元气于自然。"⑥，在这同时，神也与元气一道成为人的生命体的来源，因而《太平经》认为"人本生时乃名神也，乃与天地分权分体分神分精分气分事分业分居，故为三处，一气

---

① 王明. 太平经合校. 中华书局，1960：96.
② 同①19.
③ 同①27.
④ 同①305.
⑤ 同①.
⑥ 同①43.

为天，一气为地，一气为人，余气散备万物。①"，天、地、人"三气共
一，为神根也"②

所以，《太平经》认为，人初生时就是神，当与天地分别后，神便
分居三处，为天、为地、为人及万物，这也是"天人合一"思想的理论
来源，是人与天地万物的信息能量沟通感应的基础，生命的精气神合一
状态，就可以实现内在信息与外在世界的信息交换，当三气共为一体，
相互交织在一道时，就是通神的境界。所以说神无处不在，万物皆有神。
越趋近于自然本真的状态，越易达到神的境界。

二、天地万物运行的机枢为"九神"

"神不过大道与天地之性"③，四时五行就是天地万物之性，就是宇
宙间的大道，"道者，乃天所案行也"④，"天地之道，四时五行"⑤，天地
虽然不会说话却能长存，是其春夏秋冬四时生长收藏、木火土金水五行
生克制化的自然法则给予天地神气。经文说："夫皇天乃以四时为枝，厚
地以五行为体，枝主衰盛，体主规矩，部此九神，周流天下，上下洞极，
变化难睹，为天地重宝，为众神门户。"⑥ "故天地不语而长存，其治独
神"⑦。九神周流天下，无所不至，通透至极，变化难查，是天地万物的
重要宝器。

元气因道而化生万物，道的九个基本法则就是四时五行。元气之神
按照四时五行的法则分为九神主宰天地万物，并且天地万物的九神是同

《太平经》『神』的观念初探及其与疾病的关系

---

① 王明. 太平经合校. 中华书局，1960：726.

② 同①728.

③ 同①699.

④ 同①32.

⑤ 同①268.

⑥ 同①262.

⑦ 同①26.

质的，是相通的。当元气依道化生万物的时候，神就依四时五行之道进入天地万物，天地万物就具备了元气之神，并按四时五行之神春生、夏长、秋收、冬藏，生长壮老已来完成生命的自然过程。

三、四时五行之精神入人身中为"五脏神"

《太平经》认为，要使人间太平气到、阴阳调和的关键在于"神灵"的完全协和。"太平气垂到，调和阴阳者，一在和神灵"①。四时五行就是天地神明的宝器，它有使人通神而心灵明澈之光，使人随着五行着色，即"青赤黄白黑"，随着春夏秋冬四时之气兴衰。四时五行就是天地的使者，来生成人民和万物，天地阴阳间没有不被其德而化生的。

四时五行之气随着天地元气进入人体，就成为人身的五脏神，为内神，即肝神、心神、脾神、肺神、肾神；出为四时五行神，为外神，即阳神，与人身较近的为五德之神，即仁、义、礼、智、信；较远的名为"阳历"，字为四时兵马，可以驱使邪气，也随着四时之气的盛衰而兴亡。"此四时五行精神，入为人五脏神，出为四时五行神精。其近人者，名为五德之神。与人藏神相似；其远人者，名为阳历，字为四时兵马，可以拱邪，亦随四时气衰盛而行。"②

四、身中神随年寿盛衰

人身中神可随着年龄成倍提升，这是五脏之精神在人体内发生作用的征兆："年十岁，二十年神。年二十，四十年神。年三十，六十年神。年四十，八十年神。年五十，百年神。年六十，百二十年神。年七十，

① 王明. 太平经合校. 中华书局，1960：291.

② 同①292.

百四十年神。年八十到百二十，神尽矣。少年神加，年衰即神灭，谓五脏精神也，中内之候也。"①

罗炽在《太平经注译》中解释道：人身中"总共有一千二百二十个体内神供人来驱遣，对人的意念进行监控，万神都服从于人，随人盛衰而盛衰。这是天地间永恒不变的常理"②，如果能用神来筑起防邪壁垒，并且善于驾驭神，静身存神，就可以防止疾病，年寿增长，得到神明护佑。

《太平经》主张人要经过精神修炼而达到度世登仙的目的，"度世"一词，在《太平经》中指超过一百二十岁的寿命，这是天地的界极之数，而活不到六十岁就死亡的就是夭亡。并把人的寿命分为三个等级，经文指出："凡人有三寿，应三气太阳、太阴、中和之命也。上寿一百二十，中寿八十、下寿六十。百二十者，应天大历一岁，竟终天地界也；八十者，应阴阳分别八隅等应地，分别应地，分别万物，死者去，生者留；六十者应中和气，得六月《遁》卦。遁者，逃亡也，故主死生之会也。如行善不止，过此寿谓之度世；行恶不止，不及三者，皆夭也。"③ 可见，人的行为善恶也关系着人的寿命长短，这是《太平经》生命观的主要论点之一。

五、身中神与疾病寿命的关系。

为什么会有人活不到六十岁就夭折了呢？《太平经》认为，一方面"胞胎及未成人而死者，谓之无辜承负先人之过"。另一方面是身中神游离于身体之外，而疾病攻击身体之内所造成的。"此盖神游于外，病攻其内也。"④

胞胎及未成年就死亡是"承负先人之过"，这是《太平经》的一种

---

① 王明. 太平经合校. 中华书局，1960：722.

② 罗炽. 太平经注译. 西南师范大学出版社，1996：1235.

③ 同①23.

④ 同①723.

系统的善恶报应理论，指先辈的善恶给后人带来的祸福，此不在本文论述之列。此外的夭亡多指人体神、精、形分裂不能合一而失神，五脏神游离在形体之外，不能按时回到人腹中，不能滋养身体而得病造成的。《三洞珠囊》卷一《救导品》引《太平经》第三十三云："故肝神去，出游不时还，目无明也；心神去不在，其唇青白也；肺神去不在，其鼻不通也；肾神去不在，其耳聋也；脾神去不在，令人口不知甘也；头神去不在，令人目旬冥也；腹神去不在，令人腹中央甚不调，无所能化也；四肢神去，令人不能自移也。"①

神在人体的去留是由心思意念来决定的，"夫阳精为神，属天，属赤，主心。心神，乃天之神也"②"心则五脏之王，神之本根，一身之至也。"所以要使神明精气不离人身，就要自亲自爱，在自身内部多用心意，"夫神明精气者，随意念而行，不离身形，神明常在，则不病不老，行不遇邪恶；若神明亡，病者立死，行逢凶恶，是大效也。"③

六、"人神"境界有九个等级

"人乃道之根柄，神之长也"④，四时五行的规律是万物生长变化之道，万物与道相应的程度，就可判断其通神的程度。《太平经》按照"凡事各以类相理"的原则，将人分为九个等级，九等人职责分工明确："夫人者，乃理万物之长也。其无形委气之神人，职在理元气；大神人职在理天；真人职在理地；仙人职在理四时；大道人职在理五行；圣人职在理阴阳；贤人职在理文书，皆授语；凡民职在理草木五谷；奴婢职在理财货。"⑤。

① 王明. 太平经合校. 中华书局，1960：27.
② 同①696.
③ 同①698.
④ 同①12.
⑤ 同①88.

可以看出，这九等人所理的正是"神"从元气无为到天地、四时五行、人间万物化生过程的各个阶段和层级。越是与元气相近的级别越高，也就是越能与神相通，与道相合；而与元气越远则反之。经文进一步解释了九等人各司其职的原因：最高级的"委气神人"是无形的，"乃与元气合形并力，与四时五行共生。"① 因为与元气相似，故理元气；"大神人"是有形的，"德君桉行，是名为大神人，悉坐知天下之心、凡变异之动静也。"② 大神与天相似，故理天；"真人专又信，与地相似，故理地；仙人变化与四时相似，故理四时也；大道人长于占知吉凶，与五行相似，故理五行；圣人主和气，与阴阳相似，故理阴阳；贤人治文便言，与文相似，故理文书；凡民乱愦，无知，与万物相似，故理万物；奴婢致财，与财货相似，富则有，贫则无，可通往来，故理财货也。"③

这九等人所理的元气、天气、地气、四时气、五行气、和气、真气、顺气、财气，如果能"九气合和，九人共心"就能达到太平。这九种气是次第更迭地生成，而现在的人都不能洞察了解，过去的圣贤也没有陈述，所以其真道已经在世间封闭很久了。"此九事乃迭相生成也，但人不得深知之耳，先圣贤未陈之也，故久闭绝乎！"⑤

九等人的通神境界表

九等人	形态	特　　点	与道相似	职责	应九气
委气神人	无形	与元气合形并力 与四时五行共生	元气	理元气	元气
大神人	有形	悉坐知天下之心 凡变异之动静	天	理天	天气
真人	有形	专又信	地	理地	地气
仙人	有形	变化与四时相似	四时	理四时	四时气

① 王明. 太平经合校. 中华书局，1960：96.

② 同①360.

③ 同①88.

⑤ 同①89.

309

《太平经》「神」的观念初探及其与疾病的关系

九等人	形态	特　点	与道相似	职责	应九气
大道人	有形	长于占知吉凶	五行	理五行	五行气
圣人	有形	调和阴阳	阴阳	理阴阳	和气
贤人	有形	治文便言	文	理文书	真气
凡民	有形	乱愦无知	万物	理草木五谷	顺气
奴婢	有形	致财。富则有，贫则无，可通往来	财货	理财货也	财气

七、身中神的修炼方法有九等

如果人要达到由奴婢到圣贤神人的等级，就要按照神道的次第进行修炼。"故上士修道先当食气，是欲与元气和合，当茅室斋戒，不睹邪恶，日炼其形，无夺其欲，能出入无间。"①《太平经》将汉代流行的修炼术进行归纳，按照由高到低把修炼的道术分成上中下三个层次，一共九种修炼方法，九个等级，每一个等级里又有九种道术，一共是八十一种方法，这些方法虽异，但都是有共同根源和目的，都是以"神"为驱使对象，以服务于人为出发点。

在《太平经·真道九首得失文诀》中，天师对真人说："其欲闻洞极，知神灵进退邪？"并明示"道有九度……一事名为元气无为，二为凝靖虚元，三为数度分别可见，四为神游出去而还反，五为大道神与四时五行相类，六为刺喜，七为社谋，八为洋神，九为家先。一事者各分为九，九九八十一首，殊端异文密用之，则共为一大根；以神为使，以人为户门"。②

---

① 王明. 太平经合校. 中华书局，1960：91.
② 同①282.

在这九度中，上三种为度世登仙术，是最接近于道的术；中三种可以利用真道、驱使神真；下三种是一些不能精修道术之人常容易走火入魔的驱神术。经文说"其上三九二十七者，可以度世；其中央三九二十七者，可使真神吏；其下三九二十七者，其道多耶，其神精不可常使也，令人惚惚悦悦，其中时有不精之人，多失妄语，若失气者也。"

经文对这九种道术的具体修炼方法也进行了阐释：

"其上第一，元气为者，念其身也，无一为也，但思其身洞白，若委气而无形，常以是为法，已成，则无不为，无不知也。故人无道之时，但人耳，得道则变易成神仙，而神上天，随天变化，即是其无不为也。

其二为虚无自然者，守形洞虚自然，无有奇也，身中照白，上下若玉，无有瑕也。为之积久久，亦度世之术也，此次元气无为象也。

三为数度者，积精还自视也，数头发下至足，五指分别，形容身外内，莫不毕数，知其意，当常以是为念，不失铢分，此亦小度世之术也，次虚无也。

四为神游出去者，思念五脏之神，昼出入，见其行游，可与语言也。念随神往来，亦洞见身耳，此者知其吉凶，次数度也。

五为大道神者，人神出，乃与五行四时相类，青赤白黄黑，俱同藏神。出入往来，四时五行神吏为人使，名为具道，可降诸邪也。

六为刺喜者，以刺击地，道神各亦自有典，以其家法，祠神来游，半以类真，半似邪，颇使人好巧，不可常使也。久久愁人。

七为社谋者，天地四时、社稷山川，祭祀神下人也。使人恍惚，欲妄言，其神，暴仇狂邪，不可妄为也。

八为洋神者，言神洋洋，其道无可系属，天下精气下人也，使人妄言，半类真，半类邪。

九为家先，家先者，纯见鬼，无有真道也。其有召呼者，纯死人之鬼来也。此最道之下极也，名为下士也。得其上道者，能并使下；得其下道者，不能使其上也。"

"仔细推敲，便可发现《太平经》在排列这九度修炼法时，遵循着一定的规则，这就是以证道度世为标准来评判各种方术的优劣"。①《太平经》指出，道术的高低与人的行为有关，持守根本，践行真道的人可以修得上等道术，喜欢身中神出入游荡的得中等道术，愚人损本守末，招徕身外之神，得下等道术。掌握前三种道术的，便能驾驭后六种道术，只会后三种道术则无法达到前六种道术。这九种道术有的可使人度世登仙，有的舍本逐末，易被迷惑而失误，招徕凶邪，"故凡学者，乃须得明师；不得明师，失路矣。故师师相传，乃坚于金石；不以师传之，名为妄作，则致凶邪矣。真人慎之慎之！"

总之，《太平经》中神的概念是其宇宙观的重要组成部分，也是汉代天人合一，天人感应的理论基石，其身中神与天地万物的联结构建起等级分明的人神系统，使其将"道"进行宗教化改造成为可能。

（周晓菲）

① 张广保著. 《太平经》——内丹道的成立//陈鼓应主编. 道家文化研究：第十六辑. 上海古籍出版社，1996：123.

中医医德溯源

　　我们这里探讨的医德是指医疗行业从业人员的职业道德，是医务人员在医疗活动中的职业心理素质，职业精神和职业传统习惯，是以善恶标准评价医务人员品质和依靠社会舆论、内在信念、传统习惯来调整医患之间、医务人员之间、医务人员与社会之间关系的行为规范总和①。寻找中医医德思想的源头，了解不同时期医德理论和基本观点，掌握医德发展规律，是构建新的实践形势下的中医医德规范所必由途径。

一、上古时期——医德理想出现

　　医德的协调性特征决定它是医务人员的行为规范，医德的进取性特征要求医务工作者要树立崇高的医德理想。上古时期，人们对神圣人物发明中医药的传说故事中就倾注了一直鼓舞后世医家的医德理想。

　　远古时期的先民们生活艰苦，卫生条件极差，各种伤痛疾病时有发生，人类学者研究发现，到山顶洞人时期，童年死亡率高达43%，能活到50～60岁的只占14%②，对疾病的无能为力使原始先民对生命有了敬畏和渴望，据《帝王世纪》记载，"伏羲氏……尝味百药而制九针，以拯夭枉矣""黄帝使岐伯尝味草木，典主医药，经方、本草、素问之书出焉"。《淮南子·修务训》记载，神农"尝百草之滋味，水泉之甘苦，

中医医德溯源

---

① 曹正逵. 弘扬传统医德　树立行业新风［J］. 管理论坛，2006，14（4）.

② 甄志亚. 傅维康主编. 中国医学史［M］. 上海科学技术出版社，2001：10.

令民知所避就。"宋·刘恕《通鉴外记》亦称"民有疾病，未知药石，炎帝始味草木之滋，尝一日而遇七十毒，神而化之，遂作方书，以疗民疾，而医道立矣"。这些传说说明先民最初的医疗活动就已明确医疗的目的是治病救人，这是医学的职业特征，也是最基本的医德要求。其中蕴含的为拯民夭枉的献身精神，就是人们渴望医者具有的高尚品德，而伏羲、神农、黄帝就成为具有高尚医德的典范人物。

上古时期的医疗道德生活我们无从考证，从一些典籍的记载，我们可以推测当时社会的一个基本道德风貌。《礼记》的《礼运》篇是这样描绘的："大道之行也，天下为公，选贤与能，讲信修睦。故人不独亲其亲，不独子其子。使老有所终，壮有所用，幼有所长，鳏寡孤独废疾者皆有所养。"

当然，我们并不回避原始社会的愚昧野蛮、氏族复仇等道德生活的消极一面，但一个氏族团体内部的公有观念、平等观念和互助观念，确实是原始社会道德的基本特征①。这种"大同"观念正是人们所向往追求的完美伦理道德关系，为后世思想家构筑自己的理想社会和理想道德提供了来源。后来的《墨子》《太平经》等就是举着这种道德观念的大旗在民间广为传播，基本上居于社会中下层的医生群体也以此为追求，深得老百姓的爱戴。

二、夏商西周时期——中医医德规范的萌芽阶段

公元前 21 世纪，夏禹之子启承袭了禹的职位，结束了"禅让制"而拉开中国阶级社会的序幕。当时的文化学术皆集于王官，《周礼·天官·冢宰第一》记载了我国最早的医学分类，"唯王建国……设官分职，医师上士二人，下士四人，府二人，史二人，徒二十人。食医中士二人，疾医中士八人，疡医下士八人，兽医下士四人。"可见西周时期已经建

---

① 沈善洪．王凤贤．中国伦理思想史［M］．北京：人民出版社，2005：45．

立起相对完备的医政制度，医德规范也开始萌芽。

1. 最古老的医德评价体系　《周礼·天官·医师》记载，"医师掌医之政令，聚毒药以供医事。凡邦之有疾病者、疕疡者，造焉，则使医分而治之。岁终则稽其医事，以制其食。十全为上，十失一次之，十失二次之，十失三次之，十失四为下。"定期用治疗疾病成功和失误的次数评判一个医生的医疗技术优劣，并据此分配俸禄，这是医生追求技术完善和道德责任心的内在动力，这种规范对提高医生的医术和医德水平也是一种社会约束力。

2. 医学人道出现　对病人、老人、幼儿有特别的优待。《周礼·地官·大司徒》中记载，"以保息六养万民，一曰慈幼，二曰养老……五曰宽疾。以本俗六安万民"。《中国医德史》援引林尹先生的解释，"慈幼：爱护幼小的儿童；养老：尊养年高德劭的老人；宽疾：宽免有残疾人的卒役。"[1] 这就是西周出现的"保民"思想和"惠民"措施的体现。

3. 勿妄施试医药的医疗行为规范　《易经·天雷无妄》记载，"九五，无妄之疾，勿药有喜。《象》曰：无妄之药，不可试也。"就是说，凡所患的不是大病不要小病大治，妄施针药。与疾病不对症的药物，不可以在人身上试用。这就要求医生在诊治疾病时要非常的细心、准确，用药要审慎、恰当，切忌妄施针药和妄试针药[2]。这既要求了医术要精益求精，更体现了认真、负责的医德要求。另一方面，说明了当时人们已经意识到药物的副作用以及医药的双向作用，即可治人，又可害人，医生执掌医术一定要慎之又慎啊。

三、春秋战国——中医医德规范初步形成

春秋战国时期我国思想界出现空前繁荣的"百家争鸣"局面，作为

---

①　何兆雄. 中国医德史 [M]. 上海：上海医科大学出版社，1988：30.

②　张鸿铸. 何兆雄. 迟连庄. 中外医德规范通览 [M]. 天津：天津古籍出版社，2000：73.

人类行为准则的道德规范成为社会讨论的核心问题，孔子提出"仁""礼"为中国伦理思想的主题；孟子把"仁义礼智"树为社会道德标准；管仲将"礼义廉耻"作为"守国"的"四维"规范；墨子提出"兼相爱，交相利"的道德理想；老庄学派则认为"见素抱朴"的纯朴自然的人性最圆满，主张"尊道贵德"的道德思想原则。这些都成为建构医德的丰富材料。

1. "仁术"确立医德的核心 "仁术"的概念发端于孟子，《孟子·梁惠王上》提出"无伤也，是乃仁术"，指出恻隐之心要以"无伤"为原则，实现"仁"要有方法，那就是"术"。其思想被医家接受，并以"医乃仁术"为医德核心，医学之"术"必须以"仁"为宗旨和归宿，"仁"又要以"术"为前提，"医乃仁术"界定了医学应当做什么和不应当做什么的范围①。

2. 推己及人伦理观念形成 孟子在与梁惠王谈论国家政事的时候指出"古之人所以大过人者，无他焉，善推其所为而已矣"，正如老子所说"圣人常无心，以百姓心为心。"（《老子·四十九章》）医学之道从自己养生推而救助他人，"上以治民，下以治身，使百姓无病，上下和亲，德泽下流，子孙无忧，传于后世，无有终时"（《灵枢·师传》）真正的善德就是这种推己及人、恩泽于民、将心比心、待患若亲、"无弃人""无弃物"的品格。

3. 最早的行医准则"六不治" 《史记·扁鹊仓公列传》记载的秦越人扁鹊提出："骄恣不论于理，一不治也；轻身重财，二不治也；衣食不能适，三不治也；阴阳并，藏气不定，四不治也；形羸不能服药，五不治也；信巫不信医，六不治也"。"六不治"的行医准则一方面是从心理上劝说患者改变生活观念以利于疾病的诊治，另一方面，由于当时医疗手段的局限，患者病情恶化，很难说明是病情发展的必然还是医疗的过失，所以医生站在自我保护的角度，这六种情况下不要轻易施治。"六不治"原则即体现了当时的社会现实状况和医生面临的风险，也给

---

① 杜治政，许志伟. 医学伦理学辞典［M］. 郑州：郑州大学出版社，2003：230.

后世个别医家为保全自己名声而袖手旁观、逃避责任带来负面影响。

4. 为医"四德" "五过""四失"的道德规范。在《黄帝内经》中，首次列专篇来讨论医德，在《素问·疏五过》《素问·征四失》中详细评析医疗行为与医疗态度的种种过失。

"五过"就是，良工所失，不知病情，一过也；愚医治之，不知补泻，二过也；不善为脉，不以比类奇恒，为工不知，三过也；医不能严，不能动神，外为柔弱，乱至失常，病不能移，则医事不行，四过也。医不能明，不问所发，唯言死日，五过也。

要避免上述"五过"，就要遵守为医"四德"，《素问·疏五过》文中虽未明确列出四德，但提出：诊病"必问尝贵后贱"；欲诊"必问饮食居处"；为脉"必以比类奇恒"；遵守"诊有三常"；诊者"必知终始"。从中可见"四德"之立意，即"诊病务详病因，治病务重扶正，操作务遵常规，明察（病情变化）务求始终（负责到底）"。"五过"与"四德"是紧密相连的，无过既有德，重德可疏过①，《素问·疏五过论》堪称中医医德规范轮廓形成的标志。

不遵守"四德"，就会带来"四失"，即《素问·征四失》篇指出，"诊不知阴阳逆从之理""受师不卒，妄作杂术，谬言为道，更名自功，妄用砭石，后遗身咎""不知比类，足以自乱""妄言作名，为粗所穷"。要作良医就要杜绝这四种过失，必须精研医术，熟谙治病方法，否则，粗枝大叶，草率诊治，形同骗人而误病害命。

5. 治未病的预防思想形成 在《道德经》中，老子谈到的养生之道就是"知不知，上；不知知，病。"知道未病之前就预防是上策，不知道防病于未然就会变得被动，这是治未病的一方面含义，所以《难经·第七十七难》说"上工治未病，中工治已病"，并诠释了治未病的另一方面含义，就是既病防变思想："所谓治未病者，见肝之病，则知肝当传之于脾，故先实其脾气，无令得受肝之邪，故曰治未病焉"。《素

中医医德溯源

---

① 张鸿铸. 何兆雄. 迟连庄. 中外医德规范通览［M］. 天津：天津古籍出版社，2000：88.

问·四气调神大论》明确主张预防思想是医生的重要品德，"圣人不治已病治未病，不治已乱治未乱。夫病已成而后药之，乱已成而后治之，譬犹渴而穿井，斗而铸锥，不亦晚乎！"正如扁鹊通过望色、听音而预知齐桓公之疾病变化，劝其及早从治，认为"使圣人预知微，能使良医得蚤从事，则疾可已，身可活也"（《史记·扁鹊传》），所以防患于未然，早期诊断，早期治疗，防微杜渐，既病防变的预防思想是评价医德的重要指标。

6. 传道授业的准则——非其人勿教，非其真勿授。得其人乃言，非其人勿传 《素问·金匮真言论》提出"非其人勿教，非其真勿授"，这里有两层含义，一是对传授对象要有选择，二是对传授者进行要求，自己都没有完全领会的知识不能传授给别人。另外，也要因材施教，"明目者，可使视色；聪耳者，可使听音；捷疾辞语者，可使传论……各得其能，方乃可行，其名乃彰；不得其人，其功不成，其师无名。"（《灵枢·官能》）选材而教是为了造就上工，杜绝庸医和不负责任的人掌握医治生命的权柄，并不是保守和不传授，"得其人弗教，是谓重失，得而泄之，天将厌之"（《阴阳二十五人》），《黄帝内经》明确了良方要传后世的思想，《病传》中说"生神之理，可著于竹帛，不可传于子孙"因为"明为良方，著之竹帛，使能者踵而传之后世，无有终时者，为其不予遭也。"（《玉版》）就像《黄帝内经》这样的医学经典被传承下来，让中华民族的子孙代代受益几千年，至今仍是指导中医实践的宝典。

7. 尊重病人的思想 《灵枢·师传》篇告诫医生要"入国问俗，入家问讳，上堂问礼，临病人问所便"，强调医生必须要建立尊重患者、耐心聆听、待患若亲、病本工标的医患关系。并且主张对待患者要"举乃和柔、无自妄尊"。不得以施恩者自居，更不得利用医疗职业谋财、猎色。诊治疾病的一个关键就是"因得之"，从与病人的接触中得知病情，"闭户塞牖，系之病者，数问其情，以从其意。"（《素问·移精变气论》）选择一个安静的环境，关闭门窗，与病人密切联系，取得病人的信任，耐心地询问病情。务使病人毫无顾虑，尽情倾诉，从而得知其中的真情。所以"良工皆得其法，守其数，亲戚兄弟远近，音声日闻于耳，五色日见于目"（《素问·汤液醪醴论》）一个好医生都能懂得法度，操守术数，与病人像亲戚兄弟一样亲近，声音的变化每天都能听到，五色的变化每日都能看到，做到这样还治不好病，就是因为"病为本，工为标，标本不得，邪气不服"（《素问·汤液醪醴论》），病人为本，医生为标，病人与医生不能很好合作，病邪就不能治服。

总之，到这一时期，中医医德规范基本形成，尤其在《黄帝内经》中，关于医生个人修养、社会责任、业务素质等方面都有明确的专门论述，虽零散，但已相当全面，并且一直成为后世医家所遵守和自我要求的准则，奠定我国传统医德学的基础，对我国传统医德学的形成和发展起了决定性作用①。我们当以此为源头，提炼总结出中医职业的心理特点和习惯，构建有特色的现代中医医德规范。

（周晓菲）

---

① 温长路. 医以术为精—再谈《黄帝内经》中的医德思想［N］. 中国中医药报，2006-10-11（5）.

学宗乾嘉考医经　师承章黄播杏林

——敬贺钱超尘老师八十寿诞（2015 年）

翻开 2003 年聆听钱超尘老师授课笔记，十二年前先生谆谆教诲映入眼帘："圣人之道，譬若宫墙，文字训诂，其门径也。门径苟误，跬步皆歧，安能升堂入室？学人求道太高，卑视章句，譬犹天际之翔，出于丰屋之上，高则高矣，户奥之间，未实窥也。或者但求名物，不论圣道，又若终年寝馈于门庑之间，无复知有堂室矣。——《清史稿·列传二百六十七·儒林传一·总叙》。"反复吟读，倍觉亲切，深感于当下乃至今后治学，其现实指导意义，仍不可限量。

自明末华夏遭剃发易服之变，中原板荡，顾炎武、傅山等诸先生为使华夏文脉不绝、圣贤之道不坠，披肝沥胆，呕心沥血，开返经穷源之学，后世因而得传古圣先贤仁义礼乐、内圣外王教化之本。清儒朴学三百年，以文字、音韵、训诂小学治经史，旁及诸子，以逮医经，依考据得义理古貌、史实真相，重身体力行，不尚坐而论道，故六经诸子，典章制度，华夏文明，上古至清，一以贯通，古学得存。清末，太炎先生等人倡导种族革命，推翻帝制，恢复中华，传承道统。民国虽然创建，文化未能大行，内忧外患，国故凋零。太炎晚年愈加发奋，由国学而入中医，借古文经学底蕴，乾嘉朴学方法，精研上古医经，实践汤液治疗，俾华夏文明德泽民众，炎黄子孙因以不致淡忘中华故有文化。其为民族文化传承，苦心孤诣、卧薪尝胆，为后人传承中华文脉，指出知行合一、体用一如之大道，功德无可限量矣！

钱老师师承慈溪颖明（又作颖民）陆先生宗达，得章黄之学一脉嫡传，将太炎先生所开创运用乾嘉朴学研治医经，于当代中医院校发扬光大。自 1972 年 11 月 22 日来北京中医学院（现称北京中医药大学）工作，至今已 43 年矣。朝乾夕惕，焚膏继晷，考校医经，著作等身，见解精深，引领梯航，接引后学，无私殷切。反复强调：中医之学犹如黄金宝鼎，由三足承托而起，一为《黄帝内经》体系，包括《素问》《灵枢》《太素》《甲乙经》《难经》等相关古籍；一为《伤寒杂病论》体系，包括《伤寒论》《金匮要略》《金匮玉函经》《千金翼方·卷九、十》《脉经·卷七、八、九》等相关古籍；一为《神农本草经》体系，包括《本草经集注》《唐本草》《证类本草》《本草品汇精要》《本草纲目》《本经》各家辑本等相关古籍。此三部汉以前古书，为中医理论之渊薮，学术大厦之基石，医籍文献之根本。钱老师多次深情地说：我今天的成就来源于我的老师！我感谢导师陆宗达先生传授我乾嘉朴学治学方法，感谢萧璋先生（萧龙友先生之子，余嘉锡先生弟子）给予我经学训诂学专业的指导，他们的传授奠定我一生治学基础。分配到北京中医学院工作后，感谢任应秋教授，在《黄帝内经》文献研究领域指点我版本学、古音学研究的方向；感谢王玉川教授，提供我《黄帝内经》重点古籍研读书目；感谢刘渡舟教授，在我《伤寒论》文献研究道路上，给予充分信任、热情支持、真诚帮助；感谢刘衡如教授（同时感谢其子刘山永先生），无私介绍学术经验、校勘技巧，我从事金陵本《本草纲目》校勘，受益良多。没有上述老师、前辈们的教导，就不会有今天的超尘。

　　钱老师曾说：读书贵得善本。章太炎先生针对当时中医读书不注重善本指出："近世治经籍者，皆以得真本为亟；独医家为艺事，学者往往不寻古始。"这不利于深研医理，又说："信乎，稽古之士，宜得善本而读之也。"阅读中医经典，尤当根据目录学为线索，求其善本、珍本，端本以正末，溯流以讨源。钱老师耳提面命，传道授业，余总结所学，体会如下：研治中医经典古籍，首先备集众本，择其精善，参照启发，互校取当，尽可能复现中医经典原始风貌。

一、《黄帝内经》，选择校勘《素问》《灵枢》《太素》《甲乙》其中任何一书，均宜与他书互校。

（一）《素问》可供参考善本

甲、明嘉靖二十九年庚戌（1550）武陵顾从德翻宋二十四卷刻本

乙、金二十四卷刻本（残卷，含《素问遗篇》）

丙、元读书堂二十四卷刻本（含《素问遗篇》）

丁、元后至元五年己卯（1339）菖节胡氏古林书堂十二卷刻本（含《素问遗篇》）

戊、明成化鳌峰熊宗立种德堂十二卷刻本（含《素问遗篇》）

己、明嘉靖四年乙酉（1525）山东等处承宣布政使司刻历城县学教谕田经校正十二卷本（含《素问遗篇》）

庚、明嘉靖赵康王朱厚煜居敬堂十二卷刻本（含《素问遗篇》）

（二）《灵枢》可供参考善本

甲、元后至元五年己卯（1339）菖节胡氏古林书堂十二卷刻本

乙、明成化鳌峰熊宗立种德堂十二卷刻本

丙、明嘉靖赵康王朱厚煜居敬堂十二卷刻本

丁、明嘉靖四年乙酉（1525）山东等处承宣布政使司刻历城县学教谕田经校正十二卷本

戊、明无名氏仿宋刻二十四卷本

（三）《黄帝内经太素》可供参考善本

甲、日本仁和寺旧藏丹波赖基古卷子钞本（原三十卷，今存二十五卷，其中卷二十一与卷二十七藏日本杏雨书屋）

乙、清光绪二十三年丁酉（1897）袁昶渐西村舍通隐堂刻本

丙、民国十三年甲子（1924）萧延平校注兰陵堂刻本

（四）《黄帝三部针灸甲乙经》可供参考善本

甲、明万历二十九年辛丑（1601）新安吴勉学翻刻顾从德《医学六经》刻本（《古今医统正脉全书》四十四种之一）

乙、明蓝格古钞本

丙、清文渊阁《四库全书》钞本

此外，校勘以上诸书，还当对照《黄帝内经明堂》（日本古卷子钞本残卷）、《巢氏诸病源候论》（南宋绍兴坊间据北宋天圣刊本之重刻本）、《备急千金要方》[南宋初年刻本，或日本嘉永二年己酉（1849）江户医学馆据南宋初年刻本影刻本]、《千金翼方》[元大德十一年丁未（1307）梅溪书院刻本，或日本文政十二年己丑（1829）江户医学馆据元大德梅溪书院刊本影刻本]、《外台秘要方》（南宋绍兴间据北宋刊本之重刻本）、《医心方》[日本御本—半井家藏古钞本，或日本江户医学馆安政六年己未（1859）影刻本]等书相关文字。

二、《难经》可供参考善本

（一）《难经》白文，明内府司礼监经厂刻本（《医要集览》礼乐射御书数之"数"部）

（二）《难经本义》，明万历二十九年辛丑（1601）新安吴勉学刻本（《古今医统正脉全书》四十四种之一）

（三）《王翰林集注八十一难经》，日本庆安五年壬辰（1652）武村市兵卫刻本

（四）《难经集注》，日本文化元年甲子（1804）濯缨堂刻本

（五）《黄帝八十一难经纂图句解》，明《正统道藏》刻本

此外，还当与《素问》（版本见上）、《灵枢》（版本见上）、《脉经》（版本见下）、《甲乙经》（版本见上）、《备急千金要方》（版本见上）、《千金翼方》（版本见上）、《外台秘要方》（版本见上）、《太平圣惠方》（版本见下）、《史记正义·扁鹊仓公列传》（南宋光宗绍熙末年建安黄善夫家塾刻本）等书相关文字对照校勘。

三、《伤寒论》，选择校勘《伤寒论》《注解伤寒论》《金匮玉函经》《千金翼方·卷九卷十》《脉经·卷七》其中任何一书，均宜与他书互校。

（一）《伤寒论》可供参考善本

甲、明万历二十七年己亥（1599）海虞赵开美据北宋元祐三年国子监刊刻小字本翻刻、沈琳仝校、长洲赵应期刻本（台北故宫博物院、沈阳中国医科大学图书馆藏修刻本）

乙、明万历二十七年己亥（1599）海虞赵开美据北宋元祐三年国子监刊刻小字本翻刻、沈琳仝校、长洲赵应期刻本（中国中医科学院图书馆、上海图书馆、上海中医药大学图书馆藏初刻本）

丙、敦煌残卷《伤寒论》甲本（S202）、乙本（P3287）、丙本（P3287）

（二）《注解伤寒论》可供参考善本

甲、《伤寒论注解》，元刻本

乙、明嘉靖二十四年乙巳（1545）汪济川刻本

丙、明万历二十七年己亥（1599）海虞赵开美刻本

（三）《金匮玉函经》可供参考善本

甲、清康熙五十六年丁酉（1717）上海陈世杰据何焯钞宋本校勘、起秀堂刻本

（四）《千金翼方·卷九卷十》可供参考善本

甲、元大德十一年丁未（1307）梅溪书院刻本

乙、日本文政十二年己丑（1829）江户医学馆据元大德梅溪书院刊本影刻本

（五）《脉经·卷七》可供参考善本

甲、明嘉靖间佚名氏据南宋嘉定十年丁丑（1217）何大任翻刻北宋"绍圣小字监本"刊本之重刻本

乙、元天历三年庚午（1330）广勤书堂刻本

丙、清光绪十九年癸巳（1893）邻苏园影明嘉靖间翻宋刻本

此外，校勘以上诸书，还当对照《小品方》（日本前田育德会尊经阁文库藏古卷子钞本残卷）、《太平圣惠方·卷八卷九》[南宋绍兴十七年丁卯（1147）刻本]、《金匮要略方》（版本见下）、《肘后备急方》（明刊本或明《正统道藏》本）、《备急千金要方》（版本见上）、《千金翼方》（版本见上）、《外台秘要方》（版本见上）等书相关文字。

四、《金匮要略》可供参考善本

（一）《新编金匮方论》，元后至元六年庚辰（1340）樵川邓珍序刻、明嘉靖修补本

（二）《金匮要略方》，明洪武二十八年乙亥（1395）吴迁据祝均实

藏古本钞本

（三）《新编金匮要略方论》，明嘉靖间俞桥刻本

（四）《金匮要略方论》，明万历二十七年己亥（1599）海虞赵开美刊、沈琳仝校刻本

（五）《金匮玉函要略方论》，明万历十三年乙酉（1585）徐镕校勘、明万历二十九年辛丑（1601）新安吴勉学刻本（《古今医统正脉全书》四十四种之一）

此外，还当与《脉经·卷八卷九》（版本见上）、《小品方》（版本见上）、《太平圣惠方·卷十》（版本见上）、《伤寒论》（版本见上）、《肘后备急方》（版本见上）、《备急千金要方》（版本见上）、《千金翼方》（版本见上）、《外台秘要方》（版本见上）、《证类本草》（《大观本草》或《政和本草》，版本见下）等书相关文字对照校勘。

五、《神农本草经》辑复，需关注《本草经集注》《新修本草》中朱书经文，《大观本草》《政和本草》中白字经文，《本草纲目》《太平御览》中引用《神农本草经》经文。

（一）《本草经集注》可供参考善本

甲、敦煌出土古卷子钞本残卷（仅存《序录》）

乙、吐鲁番出土古卷子钞本残片（仅存豚卵、鹳屎、天鼠屎、鼹鼠鼠部分经文及注文）

（二）《新修本草》可供参考善本

甲、敦煌出土古卷子钞本甲、乙、丙、丁四种残卷

乙、日本仁和寺藏古卷子钞本残卷

丙、清光绪十五年己丑（1889）傅云龙据日本古卷子钞本摹写籑喜庐丛书刻本

（三）《经史证类大观本草》可供参考善本

甲、南宋庆元元年乙卯（1195）江南西路转运司据南宋淳熙十二年乙巳（1185）本修板再刊本

乙、南宋嘉定四年辛未（1211）刘甲据南宋淳熙十二年乙巳（1185）江南西路转运司刊本重校刻本

丙、元大德六年壬寅（1302）宗文书院据宋刊重刻本

丁、清光绪三十年甲辰（1904）武昌柯逢时影刻杨惺吾藏元宗文书院本、附参阅诸善本校勘语刻本

（四）《重修政和本草经史证类本草》可供参考善本

甲、蒙古定宗四年己酉（1249）山西平阳晦明轩主人张存惠刻本

乙、明成化四年戊子（1468）山东巡抚原杰据元大德十年丙午（1306）平水许宅刊本重刻本

（五）《本草纲目》可供参考善本

甲、明万历二十一年癸巳（1593）金陵胡承龙初刊刻本

乙、明万历三十一年癸卯（1603）巡抚江西督察院右副都御史夏良心序、江西按察司按察使张鼎思序据金陵本重刻本

丙、明崇祯十三年庚辰（1640）武林钱蔚起六有堂据江西本改绘附图重刻本

（六）《太平御览》可供参考善本

甲、民国二十四年乙亥（1935）商务印书馆涵芬楼据南宋蒲叔献蜀刊本，配以南宋闽刊本，补以日本闻久间喜多氏活字本影印本

此外，可参考明代卢复，清代过孟起、孙星衍、孙冯翼、顾观光、黄奭、姜国伊、王闿运、苏龙瑞，民国刘复，现代尚志钧、马继兴、李鼎，日本狩谷棭斋、森立之等人，考证、辑复、校订本。《本草衍义》《本草品汇精要》《本草和名》《和名类聚钞》《五十二病方》《武威汉代医简》《伤寒论》《金匮要略》《肘后备急方》《备急千金要方》《千金翼方》《医心方》，以及《诗经毛传》《尔雅注疏》《说文解字》《释名》《经典释文》《山海经》《淮南鸿烈》《博物志》《抱朴子》《齐民要术》《艺文类聚》《初学记》《北堂书钞》《玉海》等书，均当参阅相关内容。

钱老师秉承乾嘉朴学治学心要，进而指出：求得善本之后，当据版本学考察古医籍版本流传始末、文本演变，比较其优劣，确定底本、主校本、次校本、旁校本，从具体情况出发，综合运用古文字学、俗字学、上古音韵学、训诂学、考据学等古文献学知识，进行古医籍校勘，尽可能客观地恢复古医籍原貌。

俞曲园先生曾说："治经之道,其道有三:曰正句读,审字义,通古文假借。治诸子亦然。治子难于治经。经自汉以来,经师递相传授,无大错误;子则历代虽亦著录,然视之不甚重,雠校不精,讹阙尤甚。凡诸子书之拮据为病者,皆由阙文讹字使然。"古医籍校勘是否精准,事关司命,其考讹正误,察阙剔衍,釐清错倒,判定取舍,对于正确理解医理,从而更好地指导临床,意义极为深远。

以《黄帝内经》为例,众本互校,难在取舍;诸家训解,孰为本义?钱老师指出:上古音韵学为治《内经》校勘、训诂,解惑定疑之锁钥。刘师培《左盦集》曰:"考《内经》一书,多属偶文韵语。唯明于古音古训,厘正音读,斯奥文疑义,涣然冰释。"钱老师步清儒之芳躅,运用上古音知识校勘《黄帝内经》,硕果累累,诠释古义,精妙连连,业内耆宿,海外俊彦,无不交口称赞。数百年绝学,不绝如缕,启迪后生,功莫大焉!

以《黄帝内经·灵枢·九针十二原》为例:

繁体字版:"知機之道者,不可掛以發;不知機道,叩之不發。"

简体字版:"知机之道者,不可挂以发;不知机道,叩之不发。"

《灵枢经》在这里谈到用针守机之重要。邪正之气各有盛衰之时,其来不可迎,其往不可及。宜补宜泻,须静守空中之微,待其良机。当刺之时,如发弩机之速,不可差之毫发,于邪正往来之际而补泻之;稍差毫发则其机顿失。粗工不知机道,敲经按穴,发针失时,补泻失宜,则血气尽伤而邪气不除。简体字把"髮""發"统写为"发"字,给理解经文造成了障碍。

繁体字版:"方刺之時,必在懸陽,及與兩衛,神屬勿去,知病存亾。"

简体字版:"方刺之时,必在悬阳,及与两卫,神属勿去,知病存亡。"

"衛",《甲乙经·卷五第四》《太素·卷二十一》均作"衡"。"阳""衡""亾"皆在段玉裁《六书音韵表》古韵第十部阳韵;作"衛"则于韵不协。"衡"作"眉毛"解,《灵枢·论勇第五十》曰:"勇士者,

学宗乾嘉考医经 师承章黄播杏林

327

目深以固，长衡直扬。""两衡"即"两眉"，经文的意思是："准备针刺之时，一定要仔细观察患者的鼻子与眉毛附近的神采；全神贯注不离开，由此可以知道疾病的传变、愈否。"于医理为通；"衡"又作"眉上"解，《战国策·中山策》鲍彪注："衡，眉上。""两衡"指"两眉之上"，于医理亦通。而作"兩衞"则于上下文句医理难明。故"衞"乃"衡"形近钞误之字，若刊印为简化字"卫"，则难以知晓其当初为"衡"形近致误。

学宗乾嘉考医经，师承章黄播杏林。钱老师就是这样考据医经，著述传道，诲人不倦，倾囊相授，使中华文脉相续如缕，圣贤之道德泽后世。

感恩钱老师对我们人生正确的引航，循循善诱，因材施教，言传身授，无私奉献，如春鸟哺雏，和蔼慈爱。唯当自强不息，掌握朴学，精研医典，登堂入室，以报师恩！

敬祝先生健康长寿！

（邱　浩）

中医典籍与语言文化研究学术传习班
（2014—2017）师承心得*

　　钱超尘先生师承慈溪颖明（又作颖民）陆先生，得到陆先生章黄学派乾嘉朴学音韵、训诂、考据的一脉嫡传。自1972年11月22日来北京中医学院（现称北京中医药大学）工作，至今（2016年11月22日）已整整44年。

　　清末，章太炎先生倡导种族革命，推翻帝制，恢复中华，传承道统。然民国虽然创建，文化未能大行，内忧外患，国故凋零。太炎先生晚年愈加发奋，由国学而入中医，借古文经学底蕴，乾嘉朴学方法，精研上古医经，实践汤液治疗，使华夏文明德泽民众，而使炎黄子孙不致淡忘中华故有文化。其为民族文化传承，苦心孤诣、卧薪尝胆，为后人传承中华文脉，指出知行合一、体用一如之大道，功德无可限量矣！

　　钱老师将太炎先生所开创运用乾嘉朴学研治医经的心法、纲领，于当代中医学界发扬光大。下面我谈一谈跟随先生在"中医典籍与语言文化研究学术传承班"学习的点滴心得。

一、朴学在中华文化中的地位

　　当今，中华民族正值全面复兴的伟大历史时期，中华文化的复兴势

中医典籍与语言文化研究学术传习班师承心得

---

　　*（清）江有诰撰，邱浩整理. 江氏音学十书·内经韵读//钱超尘主编. 清儒《黄帝内经》小学研究丛书. 北京：北京科学技术出版社，2017.

所必然。中医是中华文化的脊梁，是中华文化走向世界的桥梁。学好中医要有中华文化的底蕴，深刻领悟中华文化需要学习中医。朴学是学好中华文化的基础。掌握朴学也是学好中医的基础。

中华传统文化学术史大概分为三期（参考周予同、钱穆、张岱年诸先生之说），每一期又可细分各自时代的学术特色：

第一期：上古至两汉，中国本土文化起源、发展时期。按时序学术特色：上古巫、史、诗，春秋战国百家争鸣，汉初黄老之学，两汉经学。主流：儒、道、墨。

第二期：从后汉到明末，本土文化与印度文化由接触而融变时期。按时序学术特色：后汉谶纬，魏晋玄学，隋唐佛学，宋明理学（程朱理学、陆王心学、张王气学）。主流：儒、释、道。

第三期：从明末到现代，中国文化与西洋文化由接触而融变时期。按时序学术特色：明末启蒙，清代朴学，晚清中体西用，民国科学民主。主流：中、西、印。

朴学在中华传统文化学术史中居有不可替代的重要地位。

《说文·卷六·木部》曰："朴，木素也。从木菐声。"老子《道德经》曰："复归于朴，朴散则为器。……朴虽小，天下莫能臣也。侯王若能守之，万物将自宾。……吾将镇之以无名之朴。"上海博物馆藏出土战国楚简《恒先》曰："恒先无有，朴、静、虚。朴，大朴；静，大静；虚，大虚。"可见，"朴"有真素无华、质朴原始、浑沦以涵万有的含义。"朴学"正是提倡朴实求真、探本索原的学风，通过目录辨伪、文献考据、版本校勘，以溯流讨源、端本正末、求实存真，力图恢复古代经典的原貌，通过文字、音韵、训诂之学，解读古代经典，从而把握古圣先贤初衷本旨的学问。

满清入关，明末遗老诸如顾炎武、黄宗羲、王夫之等大儒，反思明亡的教训，复古返圣，追原《六经》，力寻古圣先贤之本怀，以切天下家国之民用，从而找到华夏文化的源头与在现实中的生命力所在。清前期实施高压的民族政策，如严酷推行"文字狱"、禁毁篡改汉文古书等，迫使明末兴起的返本圣学、彰显人性、提倡实学、经世致用的治学理念，逐步转向考据名物、训诂典籍、返本还淳的"朴学"路径。清代汉民族士大夫中蕴含着明朝遗民海量而通透地精研古书、考证史实，以此保存并传承汉文化的潜在意识，主流学者们迫于政治形势，刻意避开了宋明之学天道性理的探讨、历史时政的评论，上寻汉儒章句解经、口耳授受之学，从而逐渐开辟出音韵训诂解读经史、考据辨章文字史实、校勘辑佚董理古籍的治学道路，这就形成了根于汉儒、不同于汉儒的清代朴学。

清代朴学是对原始儒学的回归，对明代王学末流空谈误国、淡忘儒家忧时济世传统的否定。大约清道光、咸丰以后，朴学家在研经读史的同时，开启了对子学古籍的全面研究，比如医学方面，校勘训诂《黄帝内经》、辑佚考订《神农本草经》、探源梳理《伤寒论》文献史等。朴学家秉承的"实事求是"宗旨，与现代"唯物辩证"的科学精神相呼应。故此，朴学在中华文化历史长河中，具有返本穷源、考镜学脉、承前启后、继往开来的重要作用。

清代朴学主要由被后世尊为学术开山、明末清初的顾炎武奠定学术方向与方法，乾隆、嘉庆年间发展到极致。根据各学派治学取向、传承崇尚等不同，大致可分为三个流派：以惠栋等为代表的"吴派"（苏学）——主张"崇汉好古"；以戴震等为代表的"皖派"（徽学）——主张"实事求是"；以阮元等为代表的综合"徽学""苏学"之长的"扬学"——主张"贯通致用"。

近人梁启超评价"吴派"，"学术广博，笃守古训"，但"凡古必真，凡汉必好"，有崇古而泥古的倾向。晚清民国，伴随教育体制、选拔机制的革新，纯粹"经学"研究趋向弱化，"吴派"之学更加少有传人。

"皖派"特色是：推崇汉学，尤重《说文》；一切治学根于"小学"，首先从诠释文字入手，由音韵通训诂，解读古书本义；进而从事考订经史、校勘谬误、辨别真伪、辑佚亡书；注重资料的收集和证据的罗列，主张"无征不信"（《礼记·中庸》）；对历代典章制度、天文历法、地理沿革、水利营造、数算音律、医药卫生等等，多有阐述、研究。扬州刘师培在《近代汉学变迁论》中指出："江、戴之学，兴于徽、歙，所学长于比勘，博征其材，约守其例，悉以心得为凭。且观其治学之次第，莫不先立科条，使纲举目张，同条共贯，可谓无信不征矣。"清代道、咸以降，学者多由"皖派"治学方法，从"经学""小学""史学"研究旁及"子学"，故此，对后世学术影响上，"皖派"超过了"吴派"。

今人张舜徽先生说："余尝考论清代学术，以为吴学最专，徽学最精，扬州之学最通。无吴、皖之专、精，则清学不能盛；无扬州之通学，则清学不能大。然吴学专宗汉师遗说，屏弃其他不足数，其失也固。徽学实事求是，视夫固泥者有间矣，而但致详名物度数，不及称举大义，其失也褊。扬州诸儒承二派以起，始由专精汇为通学，中正无弊，最为近之。夫为专精之学易，为通学则难，非特博约异趣，亦以识有浅深弘纤不同故也。"(《讱庵学术讲论集·扬州学记自序》)"扬州学派所以能极一时之盛，不是偶然的。他们治学的规模、次第和方法，集吴、皖二派之长，但是又有他们独具的特点和风格，远非吴皖所能及。……再把它简约一下，便可用'能见其大，能观其通'八个字来概括他们的学风。"(《清代扬州学记》)

因"扬州学派"的主要人物王念孙、王引之、阮元等与"皖派"代表戴震、段玉裁等有着千丝万缕的学术关联；戴震、段玉裁等诸多"皖派"代表，又都有客居扬州设馆或求学等经历，故而，学界通常忽略"扬学"名家江藩、黄奭等的"吴派"传承，粗线条把"扬学"归到"皖派"传承大系。

由于上述原因，近代以来一般意义所谓"乾嘉朴学"，主要指"皖派"的学术方法。

中国历代圣贤哲人的智慧结晶，基本上都是以书籍、文章的形式流传下来。汉字是古人作文、表意的符号，是上古时期各大文字体系中唯一传承不衰、连续使用、沿用迄今时间最长的文字。中国数千年来皆以汉字为正统的官方文字。汉字是形、音、义的统一体，因此，学会运用"小学"，即文字、音韵、训诂之学，是通向真正理解、掌握中华传统文化学术思想的必由之路。这也正是"皖派"学术生命力旺盛之所在。

南宋郑樵《通志·六书略·六书序》曰："经术之不明，由小学之不振。小学之不振，由六书之无传。圣人之道，唯藉《六经》。《六经》

之作，唯藉文言。文言之本，在于六书。六书不分，何以见义？"

宋末元初戴侗《六书故》曰："夫文字之用，莫博于谐声，莫变于假借。因文以求义，而不知因声以求义，吾未见其能尽文字之情也。"

明末清初顾炎武《答李子德书》曰："愚以为读《九经》自考文始，考文自知音始。以至诸子百家之说，亦莫不然。"

清戴震《六书论·序》曰："经之至者，道也；所以明道者，其词也；所以成词者，字也。由字以通其词，由词以通其道。必有渐。""六书也者，文字之纲领，而治经之津涉也。载籍极博，统之不外文字；文字虽广，统之不越六书。"

清段玉裁《六书音均表·序》曰："夫《六经》字多假借，音声失而假借之意何以得？训诂音声，相为表里。训诂明，《六经》乃可明。后儒语言文字未知，而轻凭臆解以诬圣乱经，吾惧焉。"

清王念孙《说文解字注·序》曰："训诂、声音明而小学明；小学明而经学明。"

清张之洞曰："由小学入经学者，其经学可信；由经学入史学者，其史学可信；由经学、史学入理学者，其理学可信；以经学、史学兼词章者，其词章有用；以经学、史学兼经济者，其经济成就远大。"（《书目答问》附《国朝著述诸家姓名略》）"此类各书（指小学），为读一切经史子集之钤键。"（《书目答问·卷一》）

民国章太炎曰："今欲知国学，则不可不先知语言文字之学。此语言文字之学，古称"小学"。周秦诸子、《史记》、《汉书》之属，皆多古言古字，非知小学者，必不能读。"（《国学讲习会讲演记录·第一章·小学略说》）"韩昌黎说：'凡作文章宜略识字。'所谓'识字'，就是通小学的意思。作文章尚须略通小学，可见在现在研究古书，非通小学是无从下手的了。""研究国学，无论读古书或治文学、哲学，通小学都是一件紧要的事。"（《国学概论·第一章》）

综上所论，"朴学"于古于今，乃至后世，对探寻、保护、传递中华传统文化，均无法迥避，不可或缺，具有广泛而持久的、健康的学术生命力。

二、章-黄-陆学脉根植乾嘉师承考

钱超尘老师常说："我所传授的，是自明末清初顾炎武开始，下传江永、戴震、段玉裁-王念孙、陈奂-阮元、俞樾-孙诒让、章太炎、黄侃、陆宗达，一直到我，一脉传承、未曾中断的清代朴学。"

对此师师相承的学术传承谱系，考证如下。

1961 年，钱老师被北京师范大学保送，成为著名汉语言文字学家陆宗达（1905～1988）先生的研究生，得到陆先生章黄学派关于朴学音韵、训诂、考据等方面的心法传承。陆宗达先生是黄侃（1886～1935）先生的磕头弟子。黄侃师承章太炎（1869～1936）先生，章太炎《自定年谱》曰："季刚尤善音韵、文辞。"太炎、黄侃、陆宗达诸先生之学根于乾嘉诸师。

太炎先生二十三至三十岁曾在浙江杭州俞樾（1821～1907）先生主持的"诂经精舍"学习小学、经学。后因排满，曲园先生将他逐出师门，因作《谢本师》。之后太炎先生至浙江瑞安看望孙诒让（1848～1908）先生，仲容先生对其曰："他日为两浙经师之望，发中国音韵、训诂之微，让子出一头地。有敢因汝本师而摧子者，我必尽全力卫子。"是太炎又得仲容先生之传。据太炎先生好友刘成禺《世载堂杂忆》记载："是太炎又增一本师矣。故太炎集中署名'荀羕'者，即孙诒让也。以'荀子'亦名'孙子'；诒让二字，反切为'羕'。仲容与太炎来往书札，皆用此姓名。"

俞樾先生"尝受学长洲陈奂"（《清代学人列传·俞樾传》），"主杭州诂经精舍三十馀年，最久。课士一依阮元成法……其治经以高邮王念孙、王引之父子为宗。"（《清史稿·列传二百六十九·儒林三·俞樾传》）由是可知，俞樾先生传陈奂（1786～1863）、阮元（1764～1849）二家之学。

《清史稿·列传二百六十九·儒林三·陈奂传》记载："奂始从吴江

沅治古学……沅尝假玉裁《经韵楼集》，奂窃视之，加朱墨。后玉裁见之，称其学识出孔、贾上，由是奂受学玉裁。高邮王念孙暨子引之……咸与缔交。"《清史稿·列传二百六十九·儒林三·段玉裁传》曰："玉裁弟子……而奂尤得其传。"是陈奂先为段玉裁（1735～1815）学生江沅门生，后为段玉裁得意弟子，且与王念孙（1744～1832）、王引之（1766～1834）父子学术交往甚密。

阮元《揅经室二集·卷七·南江邵氏遗书序》云："岁丙午，元初入京师，时前辈讲学者有高邮王怀祖……元咸随事请问，捧手有所授焉。"《揅经室续集·卷二·王石臞先生墓志铭》曰："元于先生，为乡后学。乾隆丙午入京，谒先生。先生之学，精微广博，语元，元略能知其意，先生遂乐以为教。元之稍知声音、文字、训诂者，得于先生也。"又："昔余初入京师，尝问字于怀祖先生，先生颇有所授。"（《经义述闻·序》）是阮元得王念孙声音、文字、训诂治学之道传承。

故此，俞樾先生由陈奂、阮元上承段玉裁、王念孙，得乾嘉之学一脉正传。孙诒让先生幼承家学，其治学方法亦一秉段、王，与俞樾同为晚清一流朴学大师。太炎先生师承俞樾、孙诒让，可见其下传黄侃等人之小学，为乾嘉朴学之正宗。

金坛段玉裁、高邮王念孙俱为休宁戴震（1724～1777）高徒。《清史稿·列传二百六十八·儒林二》记载："段玉裁……乾隆二十五年举人，至京师见休宁戴震，好其学，遂师事之……初，玉裁与念孙俱师震，故戴氏有段、王两家之学。""王念孙……初从休宁戴震受声音文字训诂，其于经，熟于汉学之门户。"又，《戴东原集·年谱》云：

（高宗纯皇帝乾隆）二十一年（1756年），丙子，三十四岁。是年，盖馆于大宗伯高邮王文肃公第，公子念孙从学。今永定河道王君怀祖是也。是时，怀祖方受经，而其后终能得先生传。

又云：

中医典籍与语言文化研究学术传习班师承心得

（高宗纯皇帝乾隆）三十一年（1766年），丙戌，四十四岁。……始，玉裁癸未（1763年）请业于先生，既先生南归，玉裁以札问安，遂自称弟子。先生是年至京，面辞之；复于札内辞之……直至己丑（1769年），相谒先生乃勉从之。朱文正公（朱珪）尝曰："汝二人竟如古之师弟子，得孔门汉代之家法也。"

章太炎《清儒》则云：

震生休宁，受学婺源江永。……弟子最知名者，金坛段玉裁、高邮王念孙。玉裁为《六书音均表》以解《说文》，《说文》明；念孙疏《广雅》，以经传诸子转相证明，诸古书文义诘诎者皆理解。

《清史稿·列传二百六十八·儒林二·戴震传》载：

戴震……从婺源江永游。震出所学质之永，永为之骇叹。永精《礼经》及推步、钟律、音声、文字之学，唯震能得其全……震之学，由声音、文字以求训诂，由训诂以寻义理。谓："义理不可空凭胸臆，必求之于古经。求之古经而遗文垂绝，今古悬隔，必求之古训，古训明则古经明。古经明则贤人、圣人之义理明。而我心之同然者，乃因之而明。……震卒后，其小学，则高邮王念孙、金坛段玉裁传之。

《清史稿·列传二百六十八·儒林二·江永传》曰：

江永，字慎修，婺源人。……弟子甚众，而戴震……尤得其传。

据上所述，段玉裁、王念孙之学，俱出戴震。戴震之学，师从江永而得传。

江永（1681～1762），生于清康熙二十年辛酉七月十七，学贯天人，博通《六经》。步清学开山顾炎武（1613～1682）之芳躅，其于古音之学，尤能前修未密，后出转精，得顾氏心法要义。

江永于古音、训诂之学，当属私淑顾炎武。清康熙二十一年壬戌（1682年）正月初九，顾炎武于山西曲沃归道山，是时江永年方二岁（《江慎修年谱》），可知江永未曾亲受顾炎武之教。顾炎武"不坐讲堂，不收门徒，悉反正德以来诸老先生之夙习，庶无遗议于后人"（《亭林诗文集·馀集·与潘次耕札三》），考《清史稿》、《清史列传》、江藩《国朝汉学师承记》、戴震《江先生永事略状》、钱大昕《江先生传》、王昶《江慎修先生墓志铭》以及江锦波、王世重《江慎修先生年谱》，未见江永拜师顾炎武门人求学经历。

《清史稿·列传二百六十八·儒林二·顾炎武传》云："清初称学有根柢者，以炎武为最。"顾氏毕生倡导明经识体、经世致用之学，摒开坐而论道、奢谈性理的习气，力行好古敏求、实事求是的学风。"有亡国，有亡天下。亡国与亡天下奚辨？曰：易姓改号，谓之亡国。仁义充塞，而至于率兽食人，人将相食，谓之亡天下。……知保天下然后知保国。保国者，其君其臣，肉食者谋之；保天下者，匹夫之贱与有责焉耳矣。"（《日知录·第十三·正始》）明清鼎革，他认为防止用夷变夏，保存中夏尧舜禹汤、文武周公、孔孟仁义之道，不至于"亡天下"，唯有返诸《六经》；明晓《六经》本义，必通文字训诂；训诂不失其真，始于通达古音。

《亭林诗文集·卷四·答李子德书一》谈到明晓上古音韵与后世不同之特点为解读先秦两汉《六经》、诸子、史传、文赋的必备学养：

> 三代《六经》之音，失其传也久矣！其文之存于世者，多
> 后人所不能通；以其不能通，而辄以今世之音改之，于是乎有
> 改经之病。始自唐明皇改《尚书》，而后人往往效之，然犹曰：

"旧为某，今改为某，则其本文犹在也。"至于近日锓本盛行，而凡先秦以下之书率臆径改，不复言其旧为某，则古人之音亡而文亦亡，此尤可叹者也！开元十三年敕曰："朕听政之暇，乙夜观书，每读《尚书·洪范》，至'无偏无颇，遵王之义'，三复兹句，常有所疑。据其下文并皆协韵，唯'颇'一字实则不伦。又《周易·泰卦》中'无平不陂'，释文云：'陂字亦有颇音。'陂之与颇，训诂无别，其《尚书·洪范》'无偏无颇'字宜改为'陂'。"盖不知古人之读"义"为"我"，而"颇"之未尝误也。《易·象传》："鼎耳革，失其义也。覆公𫗧，信如何也。"《礼记·表记》："仁者右也，道者左也；仁者人也，道者义也。"是"义"之读为"我"，而其见于他书者，遽数之不能终也。王应麟曰："宣和六年诏：《洪范》复旧文为颇。"然监本犹仍其故。而《史记·宋世家》之述此书，则曰"毋偏毋颇"，《吕氏春秋》之引此书，则曰"无偏无颇"，其本之传于今者，则亦未尝改也。《易·渐·上九》："鸿渐于陆，其羽可用为仪。"范谔昌改"陆"为"逵"，朱子谓以韵读之良是。而不知古人读"仪"为"俄"，不与"逵"为韵也。《小过·上六》："弗遇过之，飞鸟离之。"朱子存其二说，谓仍当作"弗过遇之"，而不知古读"离"为"罗"，正与"过"为韵也。《杂卦传》："晋，昼也；明夷，诛也。"孙奕改"诛"为"昧"，而不知古人读"昼"为"注"，正与"诛"为韵也。……《诗》曰："汎彼柏舟，在彼中河。髧彼两髦，实唯我仪，之死矢靡他。"则古人读"仪"为"俄"之证也。《易·离·九三》："日昃之离，不鼓缶而歌，则大耋之嗟。"则古人读"离"为"罗"之证也。……嗟夫！学者读圣人之经与古人之作，而不能通其音。不知今人之音不同乎古也，而改古人之文以就之，可不谓之大惑乎？故愚以为读九经自考文始，考文自知音始。以至诸子百家之书，亦莫不然。

章太炎《清儒》曰："始，故明职方郎昆山顾炎武，为《唐韵正》、《易·诗本音》，古韵始明。其后言声音、训诂者禀焉。""训诂声音明而小学明，小学明而经学明"（《说文解字注·王念孙序》），经学明则圣贤之道彰，圣贤之道彰则天下可保，天下可保即用夏变夷。顾炎武被后世尊为"清学开山"，某种意义上讲，正是由于他所开创的学风与治学方法，在大明江山亡于异族、华夏文化面临天崩地裂之际，保存了圣贤之道的核心与通达圣贤之道的途径，有清一代绝大多数学人因他的倡导而找到安身的归宿与立命的心法。

江永治学，正是沿着顾炎武指示的方法与途径，继续做了溯源先秦《六经》本义、考证《六经》古今演变，俾中夏圣贤道统得以延续、而不至于"亡天下"的学术。他的《古韵标准》六卷、《音学辨微》一卷、《四声切韵表》四卷等古音学著作，是对顾炎武所开创的古音学的进一步深化，是后世认为他作为顾氏学术一脉传承的标志。《说文解字注·陈奂跋》曰："闻诸先生曰：'昔东原师之言：仆之学，不外以字考经，以经考字。'"《广雅疏证·王念孙自序》曰："训诂之旨，本于声音。"江永的古韵十三部分类、数韵同一入等古音学见解，为戴震、段玉裁、王念孙等人继续完善古韵分部、以古音求古义，起到了承前启后的作用。

《亭林诗文集·卷三·与友人论门人书》曰："然欲使之效暴者二三先生，招门徒，立名誉，以光显于世，则私心有所不愿也。……唯是斯道之在天下，必有时而兴。而君子之教人，有私淑艾者，虽去之百世而犹若同堂也。"太炎先生说："从来提倡学术者，但指示方向，使人不迷；开通道路，使人得入而已。转精转密，往往在其门下与夫闻风私淑之人。"（《章太炎全集·与恽铁樵书》）江永正是"闻风私淑"顾炎武，得其治学心法要义，与顾氏"犹若同堂"之人。

综上所述：明末中原板荡，华族遭剃发易服之变，故明遗老顾炎武等诸先生为使中夏文脉不绝、圣贤之道不坠，披肝沥胆，呕心沥血，开返经穷源之学，后世因而得传古圣先贤内圣外王、仁义礼乐教化之本。顾炎武而江永，而戴震，再传段玉裁、王念孙诸人，下传陈奂、阮元诸人，以至俞樾、孙诒让等，斯文丕振。清儒"朴学"三百年，尚小学，以文字、音韵、训诂之法治经，结合目录、版本、校勘之法研史，至乾、嘉时期为最盛。道、咸以降，上述方法旁及诸子，以逮医经。清儒依考据，发明义理古貌、忠实历史真相，且重通经致用、身体力行，不尚坐而论道，故《六经》诸子，史传文赋，历算医药，上古至清，古学一以贯通，华夏文化得存。民国肇兴，章太炎、黄侃一脉学人，学术根底深植乾嘉，得朴学正宗之传。章黄学脉，流风所衍，至今方兴未艾。

三、清儒奠定《内经》古音研究基础

通过钱超尘老师传承班的面授，我了解到：以朴学方法研治古医籍，清代朴学家们为我们开辟了道路，奠定了坚实基础，做出了可循榜样。明末冯舒《诗纪匡谬》一书曾说："《素问》一书，通篇有韵。"就《内经》古音学研究而言，清初顾炎武《音学五书·唐韵正》开启了征引《黄帝内经》押韵文句，作为上古音古韵分部依据的先河，使后世了解《黄帝内经》存在大量合乎古韵的韵文。嘉、道年间，江有诰《音学十书·内经韵读①》则开拓出圈注《素问》、《灵枢》篇章押韵文句，作为他总结古韵分部的佐证，同时利用他总结的古韵廿一部及通韵、合韵、借韵规律，分析其具体押韵特点的道路。夏炘总结了顾炎武、江永、戴震、段玉裁、孔广森、王念孙、江有诰的古韵分部成果，定古韵为二十二部。后世古韵划分，章太炎二十三部、黄侃二十八部、王力三十部，都是在从顾炎武到夏炘古韵研究基础上的再细化。《诗古韵表廿二部集说》虽然没有运用古韵直接校勘、韵读、训诂《黄帝内经》，但夏炘集前人之长，他的古音见解对我们理解从顾炎武至江有诰古韵部分合、古

---

① 《音学十书》：本文对《江氏音学十书》的简称。《内经韵读》：本文为方便称述，对《江氏音学十书·先秦韵读》中《素问》《灵枢》所作韵读分别命名为《素问韵读》《灵枢韵读》，并合称其《内经韵读》。

四声分配，极有裨益。清道、咸以至光、宣，江有诰以外，顾观光（1799～1862）、张文虎（1808～1885）、陆懋修（1818～1886）、俞樾（1821～1907）、胡澍（1825～1872）、黄以周（1828 年～1899）、袁昶（1846～1900）、孙诒让（1848～1908）、冯一梅（1849～1907）、萧延平（1860～1933 年）、于鬯（约 1862～1919）、田晋藩（？～1903）、钱培杰、冯承熙、丁士涵、姚凯元等学者，均有关于《黄帝内经》古音、训诂、校勘等的论述或著作。下面简单介绍江有诰《音学十书·内经韵读》、夏炘《诗古韵表二十二部集说》，以期朴学有关古音学的成果对今人中医古籍研究起到积极的作用。

（一）江有诰生平及古音学简介

江有诰，字晋三，号古愚，生年未详，卒于清咸丰元年辛亥（1851），安徽歙县人。属"皖派"朴学名家，清代古音学研究代表人物之一。他穷毕生精力钻研古音，独立治学，古音研究成就集前人之大成。段玉裁于七十八岁高龄见到他的古音论著，盛赞"精深邃密"（《江氏音学十书①·段序》），王力先生评价他是"清代古音学的巨星"（《清代古音学②·第九章江有诰的古音学》）。

《清史稿③·卷四百八十一·列传二百六十八·儒林二》记载：

> 江有诰，字晋三，歙县人。通音韵之学，得顾炎武、江永两家书，嗜之忘寝食。谓江书能补顾所未及，而分部仍多罅漏，乃析江氏十三部为二十一，与戴震、孔广森多暗合。书成，寄示段玉裁，玉裁深重之，曰："余与顾氏、孔氏皆一于考古；江

---

① 《续修四库全书·经部·小学·江氏音学十书》：《续修四库全书》编纂委员会编，上海古籍出版社，2013 年 5 月第一版。以下引用《江氏音学十书》均据此书。

② 《清代古音学》：王力著，中华书局，2013 年 10 月第一版。以下引用王力先生论述均出此书。

③ 《清史稿》：赵尔巽等撰，中华书局，1977 年 12 月第一版。

氏、戴氏则兼以审音。晋三于前人之说择善而从，无所偏徇，又精于呼等字母，不唯古音大明，亦使今韵分为二百六部者得其剖析之故。韵学于是大备矣。"著有《诗经韵读》《群经韵读》《楚辞韵读》《先秦韵读》《汉魏韵读》《唐韵四声正》《谐声表》《入声表》《二十一部韵谱》《唐韵再正》《唐韵更定部分》，总名《江氏音学十书》，王念孙父子胥服其精。晚岁著《说文六书录》、《说文分韵谱》。道光末，室灾，焚其稿。有诰老而目盲，郁郁遂卒。

《民国歙县志^①》（民国石国柱等修、许承尧等编纂）之《卷七人物志·儒林》记载：

江有诰，字晋三，号古愚，城人。弱冠举学官弟子，不屑屑为科举业，而一志古学。尝慨周秦以降，古音日失，谓江永《古韵标准》能补顾炎武《音学五书》所未及，而分部尚多罅漏。因于江氏十三部，析幽侯为二，之支脂为三，又于脂部中别出祭部，又析真文为二。嗣得金坛段玉裁《六书音均表》，持论多合，益自信。分古韵为廿部，继见曲阜孔广森《诗声类》，析东冬为二，遂改冬部为中，统为廿一部。书成，寄玉裁，玉裁曰："余与顾氏、孔氏皆一于考古；江氏、戴氏则兼以审音。晋三于二者尤深造自得，不唯古音大明，亦且使今韵分为二百六部者得其剖析之故。"其推服如此。

所著书已刻者：《诗经韵读》《群经韵读》《楚辞韵读》《先秦韵读》《汉魏韵读》《唐韵四声正》《谐声表》《入声表》。

未刻者：一曰《廿一部韵谱》，本玉裁《十七部韵谱》之例，更为剖析；二曰《唐韵再正》，正顾氏之讹。三曰《唐韵

更定部分》，取之幽宵侯鱼支脂分四声，歌元文真耕阳东蒸侵谈分三声无入，祭分二声无平上，中分二声无上入，叶缉无平上去，总六十四部，各分粗细二音，得一百廿八，而韵学于是大备。晚岁造诣益深，著《说文六书录》《说文分韵谱》《说文质疑》《说文更定部分》《说文系传订讹》。又著《经典正字》《隶书纠缪》，以祛俗学之失。谓："《尔雅》者，小学之祖。"因取《说文》九千馀字，仿《尔雅》例，分隶十九部之下，核其同异。道光丙午，家不戒于火，所镌版及未刻稿皆为煨烬。时有诰目已瞽，不能复著书。子锡善、锡钺取其已行之书，重加校刊。

有诰制行甚卓，仁和龚丽正守徽州，礼重之。有诰自论学外，绝不以私干谒。后进以疑义质者，必使人各得其意以去。

咸丰辛亥卒。

甲、《江氏音学十书》简介

江有诰不屑科举，潜心治学，全面、深入、系统地研究了古音学。他的代表作《音学十书》包括：《诗经韵读》《群经韵读》《楚辞韵读》《先秦韵读》《汉魏韵读》《唐韵四声正》《谐声表》《入声表》《二十一部韵谱》《唐韵再正》《唐韵更定部分》，其中《汉魏韵读》未刊。《音学十书》卷首有段玉裁七十八岁高龄为其做的《序》，江氏与段玉裁、王念孙往来论韵的信件，以及《古韵廿一部总目》、《凡例》、《古韵总论》。通过上述这些材料，我们可以了解江有诰的撰述，"悉本顾亭林、江慎斋、段茂堂三先生之说，而推阐之。精益求精，密益求密，不敢妄为立异，亦不苟为雷同"。江氏之前未曾见过戴震、王念孙的著作，但"闭门造车"，学术观点与戴、王"出而合辙"。这得益于他"论古韵必以《诗》《易》《楚辞》为宗"、兼以其他先秦韵文为据，反复体会原文，不先入为主。他"止就经文，平心涵泳，证合他书，不强古以就我，不泥一以窒全"，推原古音，归类古韵，综合运用了诸多方法，如：总结先秦以《诗经》为代表韵文的韵例——互韵、半句互协、两句字字协、一句二韵或三四韵、一句首尾为韵、全用一韵、一句一转韵、两三句一转韵、一三句二四句交互换韵等进行查考；结合双声、叠韵现象进行考证；参考《说文》谐声、偏旁，"取三代有韵之文，证之《说文》谐声"进行推求；利用等韵切音作为参考，"字母之学，虽出于后世，然实天地自然之理。今音虽与古异，而母则不异"、"故注古音者，必从字母转纽，乃确不可易"；根据经文本校、《石经》等不同版本对校、古书引文他校为证，以及通过判断原文本义、避讳改字、形近致误、同音假借及传钞换字、倒文等进行理校作据；等等。从而在段玉裁古韵十七部基础上，得出创见：

其一、移段氏归于真部的"质、栉、屑"三韵及"术、物、迄、没并黠之半，同为脂入"；

其二、将"去之祭、泰、夬、废，入之月、曷、末、鎋、薛"独立为一部；

其三、将"缉、合及洽之半"别立为一部；

其四、将"盍、叶、帖、狎、业、乏及洽之半"另立为一部；

其五、参考孔广森东、冬分立之说，改"冬"名"中"与"东"部并立。

遂将古韵分为二十一部。其次第为：

当以之弟一，幽弟二，宵弟三。盖之部间通幽，幽部或通宵，而之、宵通者少，是幽者，之、宵之分界也。幽又通侯，则侯当次四。侯近鱼，鱼之半入于麻，麻之半通于歌，则当以鱼次五，歌次六。歌之半入于支，支之一与脂通，则当以支次七，脂次八。脂与祭合，则祭次九。祭音近元，《说文》谐声多互借，则元次十。元间与文通，真者，文之类，则当以文十一、真十二。真与耕通，则耕次十三。耕或通阳，则阳次十四。晚周、秦、汉多东阳互用，则当以东十五。中者，东之类，次十六。中间与蒸、侵通，则当以蒸十七、侵十八。蒸通侵而不通谈，谈通侵而不通蒸，是侵者，蒸、谈之分界也，则当以谈十九。叶者，谈之类，次二十。缉间与之通，终而复始者也，故以缉为殿焉。

如此专以古音联络，而不用后人分配入声为纽合，似更有条理。

王力先生称赞到："江氏认为侯部有入声，这是完全正确的。……《入声表》是江氏古音学最精彩的部分。因为他精于字母呼等之学，所以他对于入声和阴声的对应，了如指掌。"《江氏音学十书·入声表》"专据《说文》之偏旁、谐声，及周、秦人平、入同用之章"，尤举《诗经》《楚辞》韵例，甄论了郑庠、顾炎武、江慎斋、段玉裁等人古音入声韵分配的得失，考证了《切韵》入声韵字在上古的韵部归属——叶、缉二部无平上去、故不论且未制表；以等韵图表、标明等呼对应的形式离析了入声韵与相关阴声韵的关系。江氏依照先秦韵文来做客观归纳，阳声韵部没有入声韵的字；沿袭了顾炎武等人的惯例，不将入声韵字从阴声韵部中独立出来，入声韵字仍包含在阴声韵部中作为对应韵部的一类入声调的字。因此，江氏古韵分部没有形成阴、阳、入声三组韵部并列的体系。釐清阴、入分配的同时，他理清了各韵部字古音平、上、去、入四声相配的关系。

江氏还依据"古人同声之字，是必同部"的原则，制作了《谐声表》。他起初持"古无四声"说，后来认识到先秦不少字古音四声声调到陆法言《切韵》时代已发生了较大变化，《唐韵四声正·再寄王石臞先生书》曰："古人实有四声，特古人所读之声与后人不同。……一以三代、两汉之音为准，晋、宋以后迁变之音不得而疑惑之。于此，悟古无四声之说为拾人牙慧。而古人学与年俱进之说，诚不诬也！"

江有诰的古音学成就，对于后人勾画先秦古音系统的概貌，进一步完善古音韵部，构拟古音，认清古音如何发展为今音的轨迹，贡献意义非常大。

乙、《素问》与《灵枢》韵读

《江氏音学十书·先秦韵读》中选择了《素问》《灵枢》篇章中部分押韵的原文，予以圈出韵脚字（原文"之""也"一般不入韵），注明

345

中医典籍与语言文化研究学术传习班师承心得

韵部或说明通韵、合韵、借韵现象，明确《素问》《灵枢》文句押韵特点，注释声调、读音，并依韵作简略校勘。就目前所知，江有诰是第一个运用上古音划分的韵部为《黄帝内经》篇章有韵原文作韵读的人。他为清代道光直至今天，运用上古音知识校勘、训诂《黄帝内经》起到了很好的先导作用。

子：正韵、通韵、合韵、借韵

《素问韵读》篇章：《上古天真论篇第一》《四气调神大论篇第二》《生气通天论篇第三》《阴阳应象大论篇第五》《脉要精微论篇第十七》《三部九候论篇第二十》《宝命全形论篇第二十五》《八正神明论篇第二十六》《离合真邪论篇第二十七》《刺要论篇第五十》《刺禁论篇第五十二》《调经论篇第六十二》《天元纪大论篇第六十六》《气交变大论篇第六十九》《五常政大论篇第七十》《六元正纪大论篇第七十一》《至真大要论篇第七十四》《著至教论篇第七十五》《示从容论篇第七十六》《疏五过论篇第七十七》《微四失论篇第七十八》《阴阳类论篇第七十九》《方盛衰论篇第八十》，共二十四篇。

《灵枢韵读》篇章：《九鍼十二原第一》《邪气藏府病形第四》《根结第五》《官鍼第七》《终始第九》《经脉第十》《营气第十六》《脉度第十七》《营卫生会第十》《师传第二十九》《决气第三十》《胀论第三十五》《病传第四十二》《外揣第四十五》《五变第四十六》《禁服第四十八》《五色第四十九》《论勇第五十》《官能第七十三》《刺节真邪第七十五》《卫气行第七十六》，共二十一篇。

江氏挑选上述《素问》《灵枢》篇章有韵原文，凡韵脚字均圈以"○"，以作韵读。依据归纳的古韵廿一部次第：之一，幽二，宵三，侯四，鱼五，歌六，支七，脂八，祭九，元十，文十一，真十二，耕十三，阳十四，东十五，中十六，蒸十七，侵十八，谈十九，叶二十，缉二十一，韵脚凡属正韵者，于韵部相同文句之末注明其古韵廿一部名称，例：《素问·上古天真论篇第一》："虚邪贼风，避之有(时)，恬惔虚无，真气从(之)，精神内守，病安从(来)之部。"

江氏提出：古有正韵，有通韵，有合韵。最近之部为通韵，隔一部为合韵。韵脚凡属通韵、合韵者，于相应文句之末注明通韵、合韵的具体韵部，例：《素问·四气调神大论篇第二》："春三月，此谓发(陈)，天地俱(生)，万物以(荣)。夜卧早起，广步于(庭)，被髪缓(形)，以使志(生)真耕通韵。"《灵枢·官能第七十三》："乃言针意，法于往古，验于来(今)；观于窈冥，通于无(穷)中侵合韵。"

王力先生指出："此外还有借韵。借韵不止隔一部，往往是对转。"江氏所谓"借韵"，是指韵脚字相隔两个以上韵部相押，因涉及到阴、阳、入声韵部对转，这里不展开介绍。韵脚凡属借韵者，于相应文句之末注明借韵的具体韵部，例：《灵枢·根结第五》："阴阳相移，何写何(补)？奇邪离经，不可胜(数)，不知根结，五藏六(府)，折关败枢，开阖而(走)，阴阳大失，不可复(取)。九针之元，要在终(始)之侯鱼借韵。"

合韵、借韵，往往涉及三个或四个韵部相押。例：《灵枢·刺节真邪第七十五》："各行其(道)：宗气留于(海)，其下者注于气街，其上者走于息(道)。故厥在于足，宗气不(下)；脉中之血，凝而留(止)；弗之火调，弗能(取)之之幽侯鱼借韵。"

丑：声调、注音

《素问》和《灵枢》韵读对《黄帝内经》篇章韵文韵脚字之古声调、古读法亦作了注释。凡韵脚字声调于韵不协者，注明古之四声所属，例：《素问·脉要精微论篇第十七》："生之有(度)平声。"《灵枢·五变第四十六》："以知其(时)上声。"《素问·四气调神大论篇第二》："使气得(泄)去声……若有私(意)入声。"凡韵脚字一字多音或古音、今音不同致韵不协者，或直音、或反切、或叶音，注明其依韵当读为何。例：直音：《灵枢·根结第五》："真邪相(搏)步、入声。"反切：《灵枢·五色第四十九》："察其散(搏)徒元反。"《素问·宝命全形论篇第二十五》："不可更(代)徒力反。"叶音：《素问·阴阳应象大论篇第五》："阳在外，阴之(使)叶音溲也。"

中医典籍与语言文化研究学术传习班师承心得

寅：据韵校勘

《素问》和《灵枢》韵读依据韵脚字韵部相押的规律，对《黄帝内经》原文传抄倒、衍之句，做了简单校勘。有的文句出注指明，例：《灵枢·官能第七十三》："不知所(苦)，两跷之(下)鱼部；男(阴)女阳当作"男阳女阴"，良工所(禁)侵部。"江氏依韵校勘注曰："当作男阳女阴。"考《甲乙经·卷五·第四》、《太素·卷十九·知官能》，此句正作："男阳女阴。"男阳女阴，治疗上同性相斥，犯了"实实虚虚"之戒，故此为"良工所禁"。证之版本，佐以医理，可知江氏依韵校勘颇为的当。有的文句径改调整，例：《素问·著至教论篇第七十五》："合之四时阴(阳)，别星辰与日月(光)，以彰经术，后世益(明)，上通神农，著至教拟于二(皇)阳部。"合之四时阴阳：《素问》元古林书堂、元读书堂、明顾从德刻本均作："四时阴阳合之。"依韵脚字均押阳部韵校勘，显为倒文，则此句或为江氏依韵乙正。又，此句中"拟"字：《素问》元古林书堂、元读书堂、明顾从德刻本均作"疑"，宋林亿等《新校正》云："按，全元起本及《太素》'疑'作'拟'。"疑、拟，均为古韵"之部"字，形音相近，易致讹误，则此字或为江氏依韵更正。

卯：需要注意三点

其一，江氏总结的韵部次序，今天从语音的系统性来看有不尽恰当处，故而他的"通韵"、"合韵"、"借韵"定义需要注意对照后世不断成熟的古韵成果来审正。钱超尘先生在《中国医史人物考》①中说："建议使用王力先生确定的'通韵''合韵'内涵和术语，因为王力先生确定的'通韵''合韵'概念是以明确的语音学理论作为依据的。"王力先生指出："所谓最近之部为通韵，实际上是母音相近。所谓隔一部为合韵，实际上是母音稍远。……江氏通韵、合韵的理论是可以成立的；但他凭韵部次第来决定通韵、合韵和借韵，则是错误的。"原因是："各家韵部次第不同，未必江氏所定韵部次序是唯一合理的……还有韵部次第相隔较远的叫做借韵，尤其不妥。江氏于借韵的字就读叶音（例如《北

———————————————

① 《中国医史人物考》：钱超尘著，上海科学技术出版社，2016年9月第一版。

门》'敦'叶音'低'），那和朱熹《诗集传》何异？"

其二，根据文句押韵特点判断《黄帝内经》成书年代，需要注意参照各家论述对江氏《内经韵读》作进一步综合考察。据今人钱超尘先生《黄帝内经太素研究》① 考证：王念孙撰有《易林、新语、素问合韵谱》，王氏罗列了丰富的合韵材料，证明《素问》大量文句的合韵特点与《易林》《新语》类似，即符合西汉音韵特点，故此王念孙把这三种书看成是同一时代作品。而江氏将《素问》《灵枢》两书韵读归属《音学十书之四·先秦韵读》，位于《韩非子》《吕氏春秋》《鹖冠子》之后，《鬼谷子》《秦文》之前，可见他视《素问》《灵枢》成书于战国末年。钱先生在《内经语言研究》② 中列举了《黄帝内经》表现汉代音韵特点的理由，如：鱼、侯两部合用；真、文两部合韵多于两部分用；质部、物部既分用又合用，且有大量均与月部合韵的例子；鱼、歌两部合韵，且不仅鱼部麻韵的字，就连鱼语御、模姥暮中的字都有与歌部相押的现象；"明"字、"行"字押阳部韵，同时出现与耕部字相押，《运气大论七篇》"明""行"基本都押耕部韵；"风"字先秦属侵部，出现与冬、蒸、阳、东、耕部字相押现象，说明渐入冬部。钱氏的结论是：《黄帝内经》肇端于先秦，个别篇章保留了战国、秦代语言特点，但大多数篇章成书年代应该在西汉，其中《运气大论七篇》成书于东汉的可能性极大。

其三，阅读江氏《内经韵读》时，需要注意与通行本《黄帝内经》存在的版本差异。江氏著书所据《素问》《灵枢》底本，今已不可考。根据上海古籍出版社 2013 年 5 月出版的《续修四库全书·经部·小学·江氏音学十书》，其底本为影印南京图书馆藏清嘉庆间江有诰自刻、道光间其子锡善、锡钺补刻本，对勘公认的《素问》善本：《中华再造善本》收载影印元·至元五年（1339 年）胡氏古林书堂刻本，日本经络学会影印明·嘉靖二十九年庚戌（1550）顾从德翻宋刻本等，《灵枢》善

中医典籍与语言文化研究学术传习班师承心得

---

① 《黄帝内经太素研究》：钱超尘著，人民卫生出版社，1998 年 1 月第一版。
② 《内经语言研究》：钱超尘著，人民卫生出版社，1990 年 6 月第一版。

本：人民卫生出版社影印明嘉靖间赵康王朱厚煜居敬堂刻本，日本经络学会影印明·无名氏刻本等，发现江氏所选《素问》《灵枢》韵读原文存在一定讹、脱、倒文之处。例：《灵枢·论勇第五十》："肠胃挺，胁下。气不能满其东部。"据诸刻本，空字下脱"虽方大怒"四字。又："阴气者，静则神，躁则消。饮食自倍，肠胃乃阳部。"这段话诸刻本均在《素问·痹论篇第四十三》，《素问韵读》则列于《素问·生气通天论篇第三》中，不知所据底本为何？还是江氏著书时记忆有误？

本文认为，江有诰《内经韵读》开拓出运用古音学上古韵部划分成果对《黄帝内经》原文圈注韵脚、昭示《内经》押韵规律的道路，对中医古籍研究是一个很好的启示；但他当时的主要目的，还是把归纳《素问》《灵枢》韵文作为他总结古韵分部的佐证来使用。因此，运用古音学研究《黄帝内经》有关韵文、韵例、校勘、训诂、断代等许多具体学术工作，尚有待在江氏以来前人的基础上步踵前贤、对比择善、逐步深入。

（二）夏炘生平及古音学简介

夏炘，字心伯，号弢甫，生于清乾隆五十四年己酉（1789），卒于清同治十年辛未（1871），安徽当涂人。夏銮长子。道光五年乙酉科（1825）举人，任武英殿校录，议叙吴江、婺源教谕。他深晓音韵训诂，长于考据，著作等身，不求闻达；且急公好义，修身立德，一生宗奉朱子之道。因朱文公号紫阳先生，故称书房作"景紫堂"，以示仰慕。《清史稿·列传二百六十七·儒林传一·总叙》曰："圣人之道，譬若宫墙，文字训诂，其门径也。门径苟误，跬步皆歧，安能升堂入室？学人求道太高，卑视章句，譬犹天际之翔，出于丰屋之上，高则高矣，户奥之间，未实窥也。或者但求名物，不论圣道，又若终年寝馈于门庑之间，无复知有堂室矣。"夏炘恰能学兼汉宋，是为一代通儒。

《民国当涂县志①》之《人物志·文学》（此卷民国陈鹏飞等编纂）记载：

夏炘，字心伯，号弢甫。銮长子。由举人校录，官吴江、婺源教谕，保升内阁中书四品卿衔。年二十后，于汉、宋及明、清来诸儒书无不读，而归宿于朱子。官婺时，以为幼读朱子之书，长好朱子之学，老官朱子之乡，殆有天幸。见诸生必以朱子学勖之。自颜其斋曰"景紫堂"，以见志。

因博考朱子一生学术著述、师友出处诸大节，著《述朱质疑》十六卷。于诸经尤邃于《诗》《礼》，著《朱子诗集传校勘记》一卷、《诗章句考》一卷、《诗乐存亡谱》一卷、《读诗札记》八卷、《学礼管释》十八卷、《三纲制服、尊尊述义》三卷、《檀弓辨诬》三卷。杂著则《学制统述》二卷、《六书转注说》二卷、《古韵表集说》二卷、《汉唐诸儒与闻录》六卷、《訏谟成竹》一卷、《息游咏歌》一卷、《贾长沙政事疏考补》一卷、《陶主敬年谱》一卷、《文集》十四卷。

曾文正见《质疑》《辨诬》两书，叹为"东南岿宿"，频邀入幕。左宗棠属集各种，汇为一编，书《景紫堂全书》，颜于首。全书外，复有《易君子以录》二卷、《闻见一隅录》三卷、《圣谕十六条，附律易解》一卷、《墨稼堂诗钞》二卷、《自订年谱》一卷。

门人胡肇智侍郎以《附律易解》及《述朱质疑》《檀弓辨诬》三书进呈，奉"年届耄耋，笃学不倦"之谕，着武英殿将《易解》刊刻颁发，馀留览。其在婺源借筹保障，别有《儒林亦政编》二册，为及门所订，并公建崇报生祠。

① 《民国当涂县志》：民国二十五年丙子（1936）成书。见《中国地方志集成·安徽府县志辑》第39、40册，江苏古籍出版社编选，凤凰出版传媒集团，2010年11月第一版。

炘尤善承先志，捐田三百馀亩入宗祠，为兴复义田、义仓、救溺、赈贫费。卒年八十三。复经左宗棠奏请国史馆立传，奉"学有经术，通知时事"之谕，入祀婺源名宦祠、本邑乡贤祠。《清史》《通志》均入《儒林传》。……（夏燮撰《弢甫先生行状》《左宗棠奏议》《乡贤录》《崇报生祠记》）

夏銮、夏炘父子两代人均与江有诰有音韵学术方面的交往。《皖志列传稿》卷四：《吴定、夏銮、苏惇元传》曰："歙江有诰之音韵，皆受銮教。"《汪莱、江有诰传》曰："吾之通古韵，乃吾师之力也。"夏炘《诗古韵表廿二部集说》自序称："江君与炘夙契。"他为其弟夏燮《述均》作序谈到："予兄弟少随先大人官新安，得见慎斋等韵之书，后又于《贷园丛书》中读其所著《古韵标准》，参以亭林《音学五书》，复与歙江晋三茂才交，于是古音等韵之学始识。"

清代古韵分部研究，"前修未密，后出转精"，至夏炘"古韵廿二部"之说，可谓全面总结了前人古韵分部之成果，王国维曰："古韵之学，自崑山顾氏而婺源江氏、而休宁戴氏、而金坛段氏、而曲阜孔氏、而高邮王氏、而歙县江氏，作者不过七人。然古音二十二部之目遂令后世无可增损。"（《观堂集林》卷八《周代金石文韵读序》）

《诗古韵表廿二部集说·卷上》列举了前人成就：南宋郑庠仅分《唐韵》为《诗》六部：阳、支、先、虞、尤、覃。顾炎武《音学五书》中，"郑氏东、阳、耕、蒸不分，顾氏析而四之；又鱼、歌不分，顾氏析而二之，故得十部。"江永针对顾氏"考古之功多，审音之功浅"，将其真部分为真、元二部，萧部分为萧、尤二部，侵部分为侵、覃二部，共得十三部。继而，段玉裁在江永基础上，将其脂部分为之、脂、支三部，"以尤、幽为一部，侯与虞之半别为一部"，将真部分为真、谆二部，共得十七部。江有诰移段氏归于真部的"质、栉、屑"三韵及"术、物、迄、没并黠之半，同为脂入"；且采取孔广森之说，将东部析为东、冬二部；又分祭、缉、叶各自独立一部。故得二十一部。王念孙与江氏观点多不谋而合，也认为祭、缉、叶当各自独立成部；但是不同意孔氏东、冬分部说；王氏另有自己观点，"去声之至、霁二部，及入声之质、栉、黠、屑、薛五部"，"固非脂之入声，亦非真之入声"，而当独立出一至部。故亦得二十一部。

夏炘在江有诰古韵二十一部基础上，采纳了王念孙至部独立说，以《诗经》韵字为标准，结合相关的《说文》谐声韵字，将先秦古韵统分为二十二部。《卷上·自序》曰："斟酌两先生之说，定为二十二部。窃意增之无可复增，减之亦不能复减。凡自别乎五先生（按：指顾炎武、江永、段玉裁、王念孙、江有诰）之说者，皆异说也。"

《诗古韵表廿二部集说·卷下》罗列了古韵二十二部名称，部类命名悉依陆法言《切韵》，《卷下·缀言》强调："凡论古音，必于二百六部。以外别立名目者，非也。"每部之下先列《说文》谐声字根，再按平、上、去、入悉录《诗三百篇》用韵之字，每字注以古音之反切、声调等，间或附该字属某古韵部之考证。夏炘赞同"古有四声说"，只是"古人所读之四声有与今人不同者也"（《缀言》）。

四、古音学解读古医籍运用举隅

为了帮助大家深入地了解朴学对学习中医的重要价值，更好地掌握古音学在研读古医籍时所起的特殊作用，钱老师在传承班课堂面授之后，给学员留了利用古音学研治古医籍的作业。下面就我完成的作业，简述运用古音学知识研读古医籍过程中的学习体会。

汉以前古医书多有押韵的韵文，只是医书非文学作品，其押韵文字不像《诗经》、《楚辞》那样严格、规范，韵式相对宽泛、随意。我们可以根据朴学家们在上古音古韵分部取得的成果，研究古医书韵文的特点；通过分析韵文，考证古医经的成书年代，判断版本正误、决定校勘取舍，识别通假、从而训诂医理。《黄帝内经太素》、《黄帝三部针灸甲乙经》、《伤寒论》、《金匮要略》、《金匮玉函经》、《脉经》、《本草经集注》等传世古医书，武威、马王堆、张家山、老官山等地出土的古医书，都可以利用上古音韵学方法进行研究解读。

明医家缪希雍曰："凡为医师，当先读书；凡欲读书，当先识字。"（《神农本草经疏》卷一《祝医五则》之二）而"训诂之旨，本于声音"（清王念孙《广雅疏证·自序》），古音学对于训诂古医书有著极其重要的作用。限于篇幅，这里仅简单介绍利用上古音韵学方法，识别古医书韵文，判断其成书年代，校勘其版本差异。

以下内容：以○、□分别表示韵脚不同的入韵字，▲表示韵脚不入韵字；依据王力先生古韵分部①，参考段玉裁《六书音均表》。

（一）古医籍韵式举例

甲、《素问·疏五过论篇》

第一句：治病之道（幽），气内为宝（幽），循求其理（之），求之不得（职），过在表里（之）。

韵式为：○○○□□。此例之职合韵，均在段玉裁《六书音均表》弟一部。

第二句：守数据治（之），无失俞理（之），能行此术，终身不殆（之）；不知俞理（之），五藏菀熟，痈发六府。

韵式为：○○▲○○。

第三句：诊病不审，是谓失常（阳），谨守此治，与经相明（阳）。

韵式为：▲○▲○。

第四句：上经下经，揆度阴阳（阳），奇恒五中（冬），决以明堂（阳），审于始终（冬），可以横行（阳）。"

韵式为：○□○□○。

乙、《灵枢·小针解》

第一句：神客者，正邪共会（月）也。神者，正气（物）也。客者，邪气（物）也。

---

① 查找其弟子唐作藩《上古音手册》，确定韵脚字所在韵部。

韵式为：○○○。此例月物合韵，均在段玉裁《六书音均表》弟十五部。

第二句：上守机（微）者，知守气（物）也。机之动不离其空中者，知气之虚实（质），用鍼之徐疾（质）也。

韵式为：○○▲□□。此例微、物均在段玉裁《六书音均表》弟十五部。

第三句：其来不可逢者，气盛不可补（鱼）也。其往不可追者，气虚不可写（鱼）也。

韵式为：▲○▲○。

第四句：迎而夺之（之）者，写（鱼）也。追而济之（之）者，补（鱼）也。

韵式为：○□○□。

第五句：言实与虚（鱼），若有若无（鱼）者，言实者有气（物），虚者无气（物）也。

韵式为：○○□□。

第六句：为虚与实（质），若得若失（质）者，言补者怂然若有得也，写则怃然若有失（质）也。

韵式为：○○▲○。

第七句：所以察其目（觉）者，五藏使五色循明（阳），循明则声章（阳），声章者则言声与平生异（职）也。

韵式为：○□□○。此例觉职合韵。

（二）考证著作年代

甲、《伤寒论·平脉法》"问曰"一段

第一句：脉有三部，阴阳相乘（蒸），荣卫血气，在人体躬（冬）。

韵式为：▲○▲○。此例蒸冬合韵。

第二句：呼吸出入，上下于中（冬），因息游布，津液流通（东）。

韵式为：▲○▲○。此例冬东合韵，均在段玉裁《六书音均表》弟

中医典籍与语言文化研究学术传习班师承心得

九部。

第三句：随时动作，效象形容（东），春弦秋浮，冬沉夏洪（东）。

韵式为：▲○▲○。

第四句：察色观脉，大小不同（东），一时之间，变无经常（阳）。

韵式为：▲○▲○。此例东阳合韵。

第五句：尺寸参差，或短或长（阳），上下乖错，或存或亡（阳）。

韵式为：▲○▲○。

第六句：病辄改易，进退低昂（阳），心迷意惑，动失纪纲（阳）。愿为具陈，令得分明（阳）。

韵式为：▲○▲○▲○。

以上韵文四字一句，大致四句一小节，每小节韵脚押"阳韵"或"东阳合韵"。

乙、《伤寒论·平脉法》"答曰"一段

第一句：师曰："子之所问（文），道之根源（元），脉有三部，尺寸及关（元）。

韵式为：○○▲○。此例文元合韵。

第二句：荣卫流行（阳），不失衡铨（文），肾沉心洪（东），肺浮肝弦（真）。

韵式为：○□○□。此例阳东合韵，文真合韵。

第三句：此自经常（阳），不失铢分（文），出入升降（冬），漏刻周旋（元）。

韵式为：○□○□。此例阳冬合韵，文元合韵。

第四句：水下百刻，一周循环（元），当复寸口，虚实见焉（元）。

韵式为：▲○▲○。

第五句：变化相乘，阴阳相干（元），风则浮虚，寒则牢坚（元）。

韵式为：▲○▲○。

第六句：沉潜水滀，支饮急弦（真），动则为痛，数则热烦（元）。

韵式为：▲○▲○。此例真元合韵。

第七句：设有不应，知变所缘（元），三部不同，病各异端（元）。

中医文献与中医文化研究

韵式为：▲○▲○。

第八句：大过可怪，不及亦然（元），邪不空见（元），终必有奸（元）。

韵式为：▲○○○。

第九句：审察表里，三焦别焉（元），知其所舍，消息诊看（元）。

韵式为：▲○▲○。

第十句：料度府藏，独见若神（真），为子条记，传与贤人（真）。"

韵式为：▲○▲○。

以上韵文四字一句，四句一小节，每小节韵脚押"元韵"或"元真合韵"。

考证：《伤寒论》为东汉末年张仲景"勤求古训"所作，《伤寒论·平脉法》"问曰"内容韵脚出现：东阳合韵。据段玉裁《六书音均表·一》："弟九部独用说：上平一东……为古韵弟九部，古独用无异辞。""弟十部独用说：下平十阳……为古韵弟十部，古独用无异辞。"可知先秦东、阳是分部的。又据王力先生《汉语史稿》的论述：

东韵：上古（东汉以前）为［oŋ］，中古（隋唐至宋）为［uŋ］。（东韵）oŋ和（阳韵）aŋ声音相近，因此，从很古的时候起，东阳就能合韵。虽然在《诗经》里东阳的界限是清楚的，但直到西汉，东阳仍然有合韵现象。东汉以后。东阳渐渐疏远了，因为东韵的元音已经高化（［oŋ］——》［uŋ］），而阳韵没有跟着高化，所以不能再合韵了。

可知"东阳合韵"的现象西汉仍有，但到东汉"东阳合韵"基本不见。

又，《平脉法》"答曰"内容韵脚出现了"元真合韵、文真合韵、文元合韵"。据段玉裁《六书音均表·一》曰："弟十二部、弟十三部、弟十四部分用说：上平十七真……为古韵弟十二部；……二十文……为古韵弟十三部；二十二元……为古韵弟十四部。《三百篇》及群经、屈赋分用画然。汉以后用韵过宽，三部合用。郑庠乃以真、文、元、寒、删、先为一部，顾氏不能深考，亦合真以下十四韵为一部。仅可以论汉魏间之古韵，而不可论《三百篇》之韵也。"可知先秦真、文、元是分部的。故"答曰"内容当为秦以后、汉末之前文字。参考"问曰"韵例，"东阳合韵"东汉基本不见，从上古音韵学角度分析，《伤寒论·平脉法》此两段文字当成书于西汉时期。

（三）判断正误、决定取舍

甲、据古韵判断形近致误

《灵枢·九针十二原》繁体字版作："方刺之时（之），必在悬阳（阳），及与两卫（月）；神属勿去（鱼），知病存亡（阳）。"

此段经文"卫"，《甲乙经·卷五·第四针道》、《太素·卷二十一·九针要道》均作"卫"；北宋林亿等校《甲乙经》于"衡"字下注曰："一作卫。"

判断：首先，阳、衡、亡皆押古音阳部韵，若作"卫"则于韵不协。其次，"衡"作"眉毛"解，《灵枢·论勇第五十》曰："勇士者，目深以固，长衡直扬。""两衡"即"两眉"。《尔雅·释诂》曰："在，察也。"故《九针十二原》此句意思是："准备针刺之时，一定要仔细察看患者鼻子及两眉之间的神彩；全神贯注而不离开，由此可以知道疾病的传变、愈否。"如此于医理为通。又，"衡"还作"眉上"解，《战国策·中山策》鲍彪注："衡，眉上。""两衡"指"两眉之上"，于医理亦通。但作"两卫"，则上下文句于医理费解，后世注家解释有牵强之嫌。

故经文原当作"衡"，"卫"乃"衡"形近钞误之字。简化字本《黄帝内经》，"衛"刊印为简化字"卫"，很难联想到其当初写作"衡"，后世因形近，导致传钞舛误——但掌握了古韵学，结合版本学、训诂学，还是可以推断版本正误、推原经文本义的。

乙、据古韵判断义近致误

《素问·六微旨大论篇》：黄帝问曰：呜呼远（元）哉！天之道也，

如迎浮云（文），若视深渊（真）。视深渊尚可测（职），迎浮云莫知其极（职）。

韵式为：○▲○○□□。此例前句元文真合韵，后句"职"、"职"押韵。

《素问·疏五过论篇》：黄帝曰：呜呼远（元）哉！闵闵（文）乎，若视深渊（真），若迎浮云（文）。视深渊尚可测（职），迎浮云莫知其际（月）。

韵式为：○○○○□▲。此例前句元文真合韵，后句"职"、"月"不押韵。

判断：此例《素问·六微旨大论篇》与《素问·疏五过论篇》文句基本相同，前句均为元文真合韵，后句《六微旨大论》"职"、"职"押韵，《疏五过论》"职"、"月"不押韵。此例两段文字末字作"极"、作"际"，于义均通，难断取舍。但据古韵，《六微旨大论》作"极"、属职部韵，与上句末字同韵部，义胜当从；《疏五过论》作"际"、属月部韵，与上句末字属职部不能押韵，可能为词义相近、传钞致误。

丙、据古韵判断习语致误

《素问·移精变气论篇》：治之要极（职），无失色脉（锡），用之不惑（职），治之大则（职）。

韵式为：○▲○○。

《太素·卷十五·诊候之二·色脉诊》：治之要极（职），无失脉色（职），用之不惑（职），治之大则（职）。

韵式为：○○○○。

判断：此例两段经文均四字一句，《太素·卷十五·诊候之二·色脉诊》韵脚押职部韵，韵式为"○○○○"，于义为胜，当从之。《素问·移精变气论篇》第二短句作"色脉"，职、锡不能合韵，其韵式为"○▲○○"；对照《太素》，推论可能因习惯用语导致传钞失韵，故此段经文当据《太素》倒乙作"脉色"。

结　语

通过钱超尘先生"中医典籍与语言文化研究学术传承班"面授的学习，我真切感受到朴学治学与中医学治病是相通的。

原则上：朴学治学尚"求实存真"，中医治病尚"病为本，工为标"，均要求研究者尊重探寻客观规律、避免师心自用。目标上：朴学治学"探本索原"目的是"通经致用"，中医治病"必求其本"目的是"寿世康民"，均追求钩沉研究对象的原始本质、从而更好地解决现实问题。思维方式上：朴学考据把问题放到历史背景、语言环境中，中医把患者放到"自然-六淫、社会-七情"所生存的时空中，均不脱离事物之间的相互关联、而综合查考，具有整体观念。操作方法上：朴学治学强调"去伪存真，去粗取精；条别源流，甄论得失"，中医治病强调"观其脉证，知犯何逆，随证治之"，具体而言：朴学要求"全面收集材料，无征不信，孤证不立"，中医学要求"望闻问切，四诊合参，辨证识机论治"；朴学有"对校、本校、他校、理校、古音、俗字"等校勘方法，中医学有"八纲、六经、藏府、三焦、卫气营血、经络"等辨证方法；朴学有"因形求义，因声求义，同义互训，反义相训，歧义为训，通义递训"等训诂方法，中医学有"七方、十剂、八法、七情和合、加减化裁、炮制煎服"等处方用药方法。

总之，朴学利用"文字、音韵、训诂、目录、版本、校勘、辑佚、辨伪"等手段，治疗"学术的病"，促进中华文化学术生命健康长青、绵延久远；中医利用"汤液醪醴、丸散膏丹、针刺灸疗、火罐砭石、吐纳导引、食疗静坐"等手段，调治"得病的人"，促进人的机体恢复生机，从而健康长寿。从这个意义上讲，钱老师是治疗古医书"错讹衍倒误"现象的良医；是考据查证中医古籍版本、医史人物史实等存在问题，给予如实解答的良医；是端正中医文献学人学风，纠正治学方向、方法之偏颇、差缪的良医。

愿随钱超尘老师继续学习的过程中，深入、全面掌握朴学研治中医古籍、考证医史人物、辨章医学流派的心法要义与具体方法。衷心感谢钱老师谆谆教诲！祝福先生身体健康、快乐吉祥！

（邱　浩）

孟河明医隐故里　只因全豹历沧桑

——杨博良先生家世暨生平简介

杨博良先生，名尔厚，又名镜清，字博良，乳名莲生，号芳茂山农等。生于清德宗光绪六年庚辰（1880），卒于中华人民共和国第一壬辰1952年，身历前清光绪、宣统二帝，民国北洋政府、南京政府、日伪时期、光复之后四期，新中国成立后四年。内妇儿外、喉齿眼耳各科均通，疗效显著，治愈患者无数。青衿之岁即已声名鹊起，传誉四方，但不求闻达，隐归故里，治病救人。谨遵师授古训，恪守孟河家法，课徒传艺，平脉辞世。其古人所谓大贤隐于医卜者乎？

一、家世拾零

杨博良先生世居江苏省常州府武进县横山（即芳茂山）桥镇西崦村。横山桥镇居武进县东南，毗邻无锡；孟河镇居武进县西北，地接丹阳。武进县孟河一带，依山临江，水网交织，有"齐梁故里""兰陵古墟"之美誉，山清水秀，人杰地灵，尤当清代道光、咸丰以降，直至民国，以孟河镇为代表的常州武进地区，名医踵出，灿若云星，蔚为大观，渐成医派，号曰孟河。先生为孟河医派中佼佼者，毕生精力，致力岐黄，刀圭济世，活人无算。

（一）杨氏先祖

先生出生书香世家，据明嘉靖残存《杨氏族谱》记载："芳茂山前杨氏，系本出宋杨龟山龙图阁直学士文靖公之后，由锡邑垂庆里徙居学宫之旁，九传至大宗伯瑄。瑄侄英为莆田教授，徙居郡东北韩堰。曾孙肮轩公赘百丈，范氏生高高祖长蓓公，元末明初，卜筑芳茂山阳西崦。长蓓公为始迁祖，堂号惇叙堂，此为百世不刊之定论。"① 其先祖是否确为北宋大儒杨时龟山文靖公，嘉靖《族谱》未能代代记述昭穆。但杨肮轩公入赘范家，与范氏生子长蓓公（人称处士），元末明初从百丈村迁居西崦村，恢复祖姓，建立杨氏惇叙堂，家乘凿凿可考。西崦村清初析隶阳湖，今复并为武进县；杨氏宗祠惇叙堂，新中国成立后改做小学，祖像、牌位、祭器等悉毁于"文革"。2008 年杨氏族人缀合旧族谱，第十次修谱，2010 年印行《毗陵西崦杨氏增修族谱》（称"庚寅十修本"，以下凡《杨氏增修族谱》内容，均引自此书）。2013 年又于原址复建惇叙堂，堂内设供，一依祖制，每年冬至祭祖，孝悌传家，敦睦乡邻，古风犹存。

（二）杨父桂亭公

先生之父桂亭公，行一，名唯昌，又名裕诚，字桂亭，乳名"小阿七"，生于清文宗咸丰三年癸丑（1853），卒于民国二年癸丑（1913），享寿六十有一。《杨氏增修族谱》载其为长蓓公下第十八世，先娶安徽省方氏，无出。继娶北京通州廪贡生张氏讳凤阁女。又继配常城观子巷屠氏，又四川重庆刘氏。博良先生为张氏夫人所生。

《杨氏增修族谱》中，武进殷灏于民国八年己未（1919）仲秋所撰

孟河明医隐故里　只因全豹历沧桑

① 惇叙堂杨氏族人. 毗陵西崦杨氏增修族谱·卷一·探源［M］. 常州：惇叙堂印行，2010：149.

《杨桂亭先生家传》曰："先生生有异禀,颖悟逾常儿。二岁丧父,九岁丧母……会逢太平军蹂躏桑梓……时咸丰辛酉岁(1861)也。"其叔父万和公携其避居沪上,于登泰栈随浙江余杭县世家子沈鸿公学商。沈鸿先生善于相术,"见先生貌秀而文,眉宇间时露英气,有勃勃不可遏之概,头角崭然,知非凡器"。沈视桂亭先生同义子,"暇辄教之读,而联床夜话,勉以大志"。桂亭公遂"有志于学,中宵展卷,字字成诵。沈愈异之,而讲授倍力,如是者三易寒暑。先生粗诵文义,凡商场书牍,往来皆手自缮写,其文磊落有生气"。

根据《杨桂亭先生家传》可知:同治年间,沈鸿受命任甘肃兵备道,晋京谒见同治帝,令桂亭先生佐行幕中事。先生处事谨慎,百无一失,沈愈器重之。同治十三年甲戌(1874),时任陕甘总督左公宗棠(1812~1885)议修嘉峪关:"去冬本大臣爵阁部堂于肃州凯旋时亲临阅视……嘉峪雄镇最为西路第一要隘,当此关陇全境肃清,本应及时补修完好。……据禀前情,候饬章镇(指肃州总兵章洪胜)赶趁秋晴,刻期派拨兵勇分段兴修具报。唯工程颇大……"① 沈鸿向当朝恭亲王奕□保荐桂亭公督工,"旋奉上谕,监督嘉峪关工程。先生星夜前驰,抵任未及三月而工竣。陕督左文襄上其事,奉谕钦赐同知衔,赏戴花翎。"② 嘉峪关为连接陕甘、新疆之咽喉要冲,于战略上进退在握,保障供给、援兵,至关重要;此番修缮,为左宫保发兵新疆、收复疆土,奠定牢固基础,俾出师后顾无忧,功莫大焉。光绪元年(1875),清廷任命左宫保为钦差大臣、督办新疆军务;光绪二年(1876)收复北疆,三年(1877)克复南疆;光绪六年(1880),为收复被沙俄强占之疆土伊犁,时年六十九岁的左宫保表示:"至马革桐棺,则固非所计矣。"③ 再出嘉峪关督师,后伊犁回归祖国怀抱。

---

① 左宗棠. 肃州李牧宗笏禀请修嘉峪关边墙以便稽查税务由//刘泱泱. 左宗棠全集:14. 长沙:岳麓书社,2014:352-353.

② 惇叙堂杨氏族人. 毗陵西崦杨氏增修族谱·卷二十八上·杨桂亭先生家传[M]. 常州:惇叙堂印行,2010:27.

③ 左宗棠. 答吴清卿观察//刘泱泱. 左宗棠全集:12. 长沙:岳麓书社,2014:536.

光绪元年（1875），桂亭先生佐幕沈鸿留京，四月，于府邸迎娶通州张氏女完婚。未一月，四月二十九日乙未，沈鸿族人沈秉成公任四川按察使①，又以佐幕秉成公抵任四川重庆府。沈秉成（1823～1895）字仲复，浙江归安人，咸丰六年丙辰科（1856）进士，改庶吉士，授编修。由日讲起居注官出为苏松太兵备道，同治十三年甲戌（1874）十一月升河南按察使，次年四月迁四川按察使，六月二十四己丑病免。沈氏赏识桂亭公精明强干，曾保举为漕督守御所千总（武官衔，官阶从五品）之职。

约光绪十九年癸巳（1893），沈秉成任安徽巡抚，欲重用之，而桂亭公泣谢曰："鄙人宦三十年矣，门衰祚薄，终鲜兄弟，先人之邱垄断绝纸钱麦饭久矣。若不一归故乡，略展孝思，此百身莫赎罪也。"② 孝道为由，陈情坚却；沈氏准辞，益加敬重。《杨桂亭先生家传》载先生回乡以开设"裕丰"商号营生，"廿余年间，债券盈尺不索逋"；先生"执乡行政二十年，凡遇地方公益事务，靡不以毅力为之"，赔垫私费，架桥铺路，赈灾建校，赒贫赒枯，息讼济艰，扶弱锄强，德重乡党。于民国二年癸丑（1913）十一月二十四日寿终正寝。据上推算，桂亭公大约于光绪十九年癸巳（1893）左右归故里武进横山桥西崦村。

（三）杨母张孺人

博良先生之母张氏孺人，北京通州人，父张凤阁公为廪贡生。温柔贤淑，善于持家。《杨氏增修族谱》载武进殷灏于民国八年己未（1919）仲冬所撰《张孺人传》曰："有西崦张孺人，博良君之慈母也。幼性柔敏，能知书，年及笄归于杨。时桂亭公以佐幕留京，遂就邸行合卺礼。未一月，即随沈知府秉成入蜀抵任，孺人与焉。"殷灏赞曰："古鄙谚有

① 钱实甫. 清代职官年表：第3册 ［M］. 北京：中华书局，1980：2178.
② 惇叙堂杨氏族人. 毗陵西崦杨氏增修族谱·卷二十八上·杨桂亭先生家传 ［M］. 常州：惇叙堂印行，2010：27.

云：'生男如虎，犹恐其尪；生女如鼠，犹恐其虎。'盖男德以刚为贵，女德以柔为美，刚柔相济，然后可以成家室。张孺人纯乎柔德，其得坤之正，夫何待言？余距西崦不及二里，朝市必过其门。十余年间，未闻里族内外有间言。盖德柔则无不和，室和则谤掩，不和则恶扬，《易》曰：'同心之言，其臭如兰。'德如张孺人，于妇道母仪皆足以式乡里矣，故为之传。"①

（四）杨氏家资文化背景

据颜正华老师回忆：杨博良老师的父亲曾辅助"舆榇出关"（今人穆渊《左宗棠"舆榇出关"新探》② 一文考证：此说源于清代王安定《湘军记·卷十九》："（光绪六年）四月乙卯，宗棠发肃州，舁榇以行。"王氏运用"舆榇"典故形容左宗棠出关，势必收回新疆失土的决心及悲壮心情，乃修辞之说）——晚清收复新疆的民族英雄左宗棠修复嘉峪关。杨老师家里宝物很多，一个约两尺高的葫芦，据说是他父亲修嘉峪关从那带回来的；还有玉如意、玉雕大白菜等。名人字画很多，他家里大厅上挂有丈余长的字画，有说是圆明园流散出的；一幅相传是"唐朝画"，过节挂一下，平时锁在柜子里，到了六月晒书画的时候才拿出来晾一下；有曾国藩的弟弟曾国荃送他父亲的亲笔书画；还有一幅某位状元抄的《法华经》，相传挂在家中能避火……据杨博良先生嫡孙杨锡佩先生补充：我家老宅前后有六进院落，天井花园，古香古色。小时候见过有一只近二尺高哥窑花瓶，为曾祖父从嘉峪关带回，当初文物商店某行家鉴定为稀世之珍。印象最深是一幅临摹古扇面的画，裱成中堂，画的题款有一句"不是小儒怀管见，只因全豹历沧桑"，记忆刻骨铭心。之后经历下放农村、文革抄家、从临时工做到厂长……这句话始终伴随

---

① 惇叙堂杨氏族人. 毗陵西崦杨氏增修族谱·卷二十九·张孺人传 [M]. 常州：惇叙堂印行，2010：101-104.

② 穆渊. 左宗棠"舆榇出关"新探 [J]. 新疆大学学报（哲学社会科学版），1987（01）：56-60.

我，快乐活到今天。

二、生平简介

《毗陵西崦杨氏增修族谱》载："唯昌……子十：长庆生、殇，次尔厚，张出，兼嗣唯畴。"博良先生曾祖父杨绍松公生有二子：长名星煜，生子唯畴；次名致和，生子唯昌。博良先生为唯昌（桂亭公）之子，兼嗣长房唯畴（小名"大阿七"）。

（一）不为良相　当为良医

博良先生天资聪颖，饱读诗书，舞勺之年应考秀才不第。光绪二十年甲午（1894），武进一带瘟疫大流行，先生生母张氏孺人出资，炼制"观音丹药"施送，救活乡人无数。不久张孺人亦染疫，农历六月去世。《杨氏增修族谱·张孺人传》记载："临危唤其子连生，泣告曰：'我死后，尔当学轩岐术，可济世也，汝识之。尔事后母当如事我，可和室也，汝又当识之。'越日遂逝。时光绪二十年六月日也。"当年中日甲午海战，北洋水师全军覆没；次年中日《马关条约》签署，割地赔款，朝野上下人心涣散。目睹清廷朝纲不振，日益腐败，先生深感仕途艰险，乃恪守母训，尊父教不为良相，当为良医，舞象之年，锐志学医。时孟河名医马培之（1820～1903）老先生尚在，欲拜为师，马老先生辞以年迈体衰，恐难善教，推荐得意门生、无锡中医世家之后邓星伯（1861～1937），遂拜邓先生为师。由是，博良先生为孟河医派第三代传人。

（二）仁术济世　功同扁鹊

出师后，先生于常州茅司徒巷赁地皮，自建五间二进医馆，取名"博厚堂"，悬壶济世。民国十三年甲子（1924），第二次直奉战争爆发；

十四年乙丑（1925），原直系军阀孙传芳投靠皖系段祺瑞，自浙起兵，控制沪宁，旋过江与奉系军阀张宗昌开战。期间，先生应邀给伤兵看病，被五省联军总司令孙传芳任命为江苏警备队第一团少校军医官。因战乱，百姓缺医少药，难得救治，常州医药界同仁承槐卿（1862～1945，名恩诏，字槐卿，别号鼎文、亦农，世居常州市郑陆镇焦溪。舞象之年即中秀才，后又补优附贡生。出生岐黄世家，高祖承弼、字宗华、号南溪，始业儒通医，曾祖承蓉绶、字秀山，祖父承湘坪、字鸿训，父承钟岳、字顺昌、号蓉坡，至槐卿五代为儒医）等发起义诊活动，推荐先生借助军医身份，向常州军政首脑时任陆军部少将江苏警备队第一团统带俞佑甫请愿。乃获准于常州天宁寺设堂，为广大民众施诊义治。天宁寺施诊堂同仁扶危济厄，善行卓著，民国间常州地方志有相关记述。因先生医术高超，救活颇众，常州各界名人联名致谢，由俞佑甫领衔，并亲书"功同扁鹊"匾额，赠予先生。

据张元凯《医刍融新·前言》[1] 记载：民国二十二年癸酉（1933），随师迁回武进横山桥西崦村，是年湿温（霍乱）大流行，先生回乡救人无数。

杨锡佩先生回忆其父梦龄公及长辈们的讲述：

民国二十二年癸酉（1933），武进地区瘟疫（中医称湿温，西医称霍乱）大流行，祖父于常州城、西崦村老家往来出诊，救人无数。时当民国，科学观念普及，常州市区部分民众不愿熬汤喝中药，有知名西医徐元谟先生，开办西医治疫培训班，为患者挂水输液救治瘟疫。为及时救治染疫患者，祖父命我伯父杨以苹（字梦章，新中国成立后入常州钟楼区人民医院为外科医生）、父亲以藻（字梦龄，新中国成立后入武进县卫生院、即武进人民医院前身为内科医生）报名学习。二老很快掌握西医诊疗专技，倾心救治患者，后来成为中西医兼通的大夫。民国二十六年丁丑，1937 年 11 月 29 日，常州沦陷，倭寇烧杀抢掠，无恶不作，逼迫祖父为其提供医药服务，祖父坚决不允！率全家连夜过江，逃至苏

---

① 张元凯. 医刍融新［M］. 南京：南京大学出版社，1996：前言，8.

北东台县时堰镇伍家垛村避难——记得五十年代伍家垛村还有当年祖父治愈的患者，专程过江来家看望。祖父在逃难苏北船至江北渡口时，曾赋诗一首："山河破碎家已无，倭寇作祟侵常州。举家逃难渡江北，三二灯火是瓜洲。"

当时从江阴过江，在江北靖江八圩登岸；而扬州瓜洲古渡在镇江西津古渡对面，与八圩有百里距离。我想祖父套用唐人《题金陵渡》诗中最后一句（典出唐代张祜《题金陵渡》："金陵津渡小山楼，一宿行人自可愁。潮落夜江斜月里，两三星火是瓜洲。"又，清人冯集梧注唐代杜牧《樊川诗集·杜秋娘》诗曰："二事皆在润州，则唐人谓京口亦曰金陵。"又曰："白居易有赐金陵将士敕书，皆京口事也。"），他应该是从渡口三二灯火中看到了希望的存在吧。

日军发现后，恼羞成怒，将常州城博厚堂诊所房屋财产烧毁殆尽。次年，全家悄悄回归故里武进横山桥西崦村，祖父仍以"博厚堂"为名行医——处方笺均有"博厚堂"字样，岐黄济众，直至终老。

博良先生早年以外科闻名，渐于内、妇、幼、五官等各科圆通无碍，屡起大恙沉疴。上至达官显贵，下逮走卒贩夫，远至宁、沪、浙、皖，近及常、锡、苏、润，武进地方，应诊者络绎不绝，往往日逾百人，门庭若市。晚年失明，乃平脉处方，时常乘小轿去四乡八镇应诊。一心救治，从不计较诊金，遇有贫苦患者，往往义诊且施药。临终前仍在诊病，去世当天，患者求医，由次子梦龄代其诊疗后，安然谢世。

曾有《临证手册》载内外妇儿各科医案不止数万言，前经抗战散佚，余则"文革"焚毁。文采出众，诗文盈筐，亦毁于"文革"抄家。此后，大弟子张元凯收集残稿，合并师弟王泽华抄本，《杨博良医案》遂得传世。

《毗陵西崦杨氏增修族谱》载：博良先生娶郑陆桥姚菊如，生光绪十二年丙戌（1886），卒于公元一九五九年。子二，长以苹，次以藻。女一，雪芳，嫁福建闽侯李于锐，民国期间，国民政府荐任李为苏州模范监狱典狱长。杨锡佩先生为博良先生次子以藻字梦龄之长子。

孟河明医隐故里　只因全豹历沧桑

三、承先启后

首届国医大师颜正华教授自述：杨博良先生是对其影响最大的授业恩师。先生临证"醇正尚和缓，平淡见神奇"，深得孟河神髓。尊《内经》为医道源头，奉《伤寒》《金匮》为论治根本，谙熟《本草》，师法前贤，理法方药，环环紧扣。

（一）孟河医宗　深得三昧

孟河医派四大家之首费伯雄先生曾曰："雄自束发受书……究心于《灵》《素》诸书，自张长沙下迄时彦，所有著述并皆参观。仲景复乎尚矣，其他各有专长，亦各有偏执。"（《医醇賸义·自序》[①] ）马培之先生亦曰："《灵》《素》不可不参，张、刘、李、朱四大家，尤不可不研究。"（《医略存真·辨陈氏〈外科正宗〉之说》[②] ）邓星伯先生临证提倡王道，如：赞赏张璐《张氏医通》溯源到流，又能由博返约，方药诊治，切中临证肯綮，"特别对虚症治疗，以甘温平补之法先调理脾胃，酌加滋阴生液药物收工"[③]。博良先生业医，始终遵循孟河代代师授"醇正和缓"心法。以经史功底，溯本《灵枢》《素问》，阴阳五行，脏腑经络，平病诊治，洞晓医理；讨源《伤寒》《金匮》，宋元诸家，明清前贤，孟河时彦，犹重实战。博览医书，兼采众长，疑难大症，屡获奇效。据颜正华老师回忆：杨老师家藏有很多古书，其中医书尤多精品。平日

　　① 朱雄华，蔡忠新，李夏亭等编纂. 孟河四家医集 [M]. 南京：东南大学出版社，2006：6.

　　② 同①416.

　　③ 邓星伯. 邓星伯临证医集·邓星伯生平事迹医德医风学术思想 [M]. 邓学稼，张元凯，编纂. 上海：上海科学技术文献出版社，2002：2.

尤喜读《临证指南医案》《张氏医通》《外科证治全生集》诸书，推崇医家叶天士。老师极其重视医理密切联系临证，我当年学医时吃住在老师家，白天抄方侍诊，晚上抄录医书，以医案居多，如：《梁溪黄昇塪先生三余记效》《常郡钱心坦医案》《李颙亮医案》《黄乐亭指要》《王九峰医案》《张聿青医案》《朱紫印先生医案》《尤氏喉科指南》等（颜师毛笔抄录医案等手抄本与范智超医师珍藏张元凯大夫所传毛笔手抄医案等，几乎完全一致）。

（二）岐黄传薪　桃李满门

先生不慕荣华，淡泊名利，一心救治疾患，岐黄传薪，金针度人，桃李满门。据其早年弟子张元凯大夫（1916～2002，江苏武进湟里人。约1932～1935年跟师学医。其医术高超，通晓奇门，习练丹功。主编《孟河四家医集》，参编《邓星伯临证医集》，著作《医刍融新》等）统计，先生亲传弟子可考者有：郑陆姚中明，礼河吕元英，新闸陆子立，十字街季志仁、蒋少枫，青果巷孙德然，陈塘桥王益之，丫河潘焕林，邹区张郊良，礼河谢绍安、吕元阳、吴寿生，加泽吴宣育，北岸徐铁之，湟里张元凯，丹阳颜绍棠（后用名颜正华），礼河戴民康、李培德，戚墅埝许伯羲，潞城江朝良、王泽华，鸣凤周少伯，潞城李中华等人[①]。

据颜正华老师（新中国中医高等教育中药学科奠基人之一，开创"临床中药学"专业，组建北京中医学院中药学系。2009年被评首届"国医大师"。养生临证，知行合一）回忆：我于1934至1936年在家乡丹阳随当地名医戴雨三先生（前清老秀才）学医。戴先生讲医经理论较多。为了提高临证水平，于1937年到常州拜杨博良先生为师学医。1940年师满，参加当时中医挂牌考试，考取丹阳县第一名。在我学医道路上，杨老师对我帮助最大、影响最深。患者就诊门庭若市，老师家宅宽阔，独辟诊室，当中置一大八仙桌，老师桌后正坐，患者就诊其右，学生侍

① 范智超，邱浩. 杨博良医案·序［M］. 北京：学苑出版社，2010：1.

诊围桌环坐。老师号脉、问诊、唸方，师兄誊录处方，其他学生随录脉案。大桌之上端放一块一尺见方、厚约一寸之古砚，古砚背面好像刻有"阅微草堂"等字（杨锡佩先生补充：古砚外有铜制墨盒保护，所刻为篆字），相传为一生嗜砚成癖清代纪晓岚之遗珍。老师时于砚中舔墨润笔，平脉辨证，斟酌方药。

颜老师记得：杨老师家大门悬一匾，某人赠送，上题"功同扁鹊"（即俞佑甫题赠）；大厅悬一匾"广被太和"（杨锡佩先生补充：听我祖母说是邓星伯先生赠给我祖父的，好像是清宫某御医所题写）。善哉题匾！此正是杨博良先生一生最好评价：医术妙手回春，堪称"功同扁鹊"；医德有口皆碑，诚为"广被太和"！

四、医案鸿爪

（一）劫后存珍　雪泥鸿爪

先生家学渊源，自幼饱读诗书，医学之外，书法、诗文均佳，惜因战乱劫火，文稿未见孑遗。有《临证手册》一书，约作于抗战前夕，载有内外大小方脉医案数万言，赠与弟子张元凯抄录。该《医案》手稿文革遭毁。"文革"后，张大夫缀辑劫后所见《医案》各种抄本，传范智超医师，名曰《杨博良医案》。2006～2010 年，笔者随颜正华老师抄方侍诊，颜师不时叨念：师兄张元凯 20 世纪 80 年代曾提议出版《杨博良医案》……遂请颜师提供线索，写信武进湟里寻其下落。张氏弟子程知惜大夫告知其师已于 2002 年驾鹤道山，并提供其师弟范智超医师联系方式。联系范医师，得到转抄其师《杨博良医案》缀辑本。然鱼鲁亥豕，归类较粗，且排列无序，略有重复。乃朝夕揣摩，玩味再三，据证细加归类，外感按时间、内伤按轻重重新排序，同一脉案不同弟子记录，并列一处，以见异同，逐句校点，前后九稿，并概括先生生平、学术，撰写《后记》，经颜师审定认可，2010 年于学苑出版社与范大夫联名出版。范医师名在前，意在纪念其师张元凯大夫保存、缀辑《医案》之功，同时感谢范医师慷慨提供先生医著。

（二）医文并茂　医案赏析

笔者在张、范师徒缀辑本基础上，整理《杨博良医案》，计得：内、妇、幼、外四科，二十一门。其中内科：外感六门，以六气分类；内伤五门，以五脏分类。妇科：四门，以经、带、胎、产分类。幼科：二门，以小儿外感、小儿杂病分类。外科：四门，以人体自然体位分类；喉、齿、眼、耳等五官科病案较少，其治法思路与外科大致相同，故随人体部位分类列于"头项门"。最后附博良先生集验方二十三则。

"夫疾病虽多，不越内伤外感，不足者补之以复其正，有余者去之以归于平，是即和法也、缓治也……天下无神奇之法，只有平淡之法，平淡之极，乃为神奇。"（《医醇賸义·自序》）先生顺天地中正之机，养万物平和之气，方药开具醇正尚和缓，平淡见神奇，医案中或药到病除、或起死回生、或渐趋平复之例比比皆是。得孟河之神髓，炉火纯青，技臻化境，堪称正宗。记述辞句古雅，用典自然，文言流畅，重点突出，病因病机，症候辨证，治法方药，令人一目了然。例：《杨博良医案·内科外感·暑门》① 云：

顾细根：丙子五月。暑邪疫疬之气，充斥三焦，清阳下陷，浊阴上泛。骤然吐泻交作，神识如蒙，螺纹凹瘪，肌肤如冰，舌苔腻布，脉象模糊不清。年近周甲，正气已衰，一任邪气缭绕，恐有意外之险！勉拟芳香蠲暑，升降阴阳。藿梗二钱，薄荷叶八分，蔻仁五分，制半夏一钱五分，姜川连五分，炮姜炭八分，广木香八分，猪、赤苓各三钱，制附片一钱，荷叶半张，紫雪丹先服，三分。

二诊：昨日危象环生，正气难支，邪疫蒙蔽，残阳垂灭之候。所为

① 范智超，邱浩. 杨博良医案［M］. 北京：学苑出版社，2010：61-62.

勒临崖之马，洄既倒之澜，尽心力而庆天春。药后得肢温脉和，吐泻均止，一派烟熏黯滞之色转呈光荣，如雷雨之乍霁。庶几和风朗日，可立而待也。广藿梗三钱，薄荷叶八分，制半夏一钱五分，川朴一钱，腹皮三钱，蔻仁五分，广木香八分，赤、白苓各三钱，滑石四钱，沉香曲三钱，荷梗尺许。

原本危殆将毙之证，先生悬崖勒马，力挽狂澜，初读惊心动魄，继而气舒神怡。由此可见，先生医案与马培之、邓星伯先生诊籍一脉相承，医理、文风一以贯之！古韵醇正，诚乃医文并茂之典范！

五、启迪致谢

2020年初，己亥岁末庚子新春，举国防瘟治疫，笔者曾就"新型冠状病毒肺炎"中医诊治，与友人探讨。参看先生当年湿温、暑湿等病案涉及瘟疫治疗，悟到中医治疫根本治则：切中病机，激发生机，给邪出路。

此次大疫，不能亲赴实地，年初据湖北武汉一线救治"冠肺"中医友人网络提供信息，患者舌苔多见垢腻厚浊，呼出尚可，吸入困难，胸闷呕恶，纳呆厌食，多伴便溏，倦怠无力，体力不支、治疗不当者，迅疾死亡。《内经》有论：己亥岁，"灾五宫"，武汉地处华中，受灾最重；终之气，"其病温厉"，武汉地区2019年底瘟疫发病。就武汉地区"冠肺"患者而言，病机当是湿毒戾气猖獗，湿邪闭肺，肺气窒塞，患者不得呼吸，症见凶险。转年庚子，乙庚化金，病位在肺不移；因太阴手足同气，故脾胃症状相对明显。子午之上，少阴君火司天，关注地方气候湿邪氤氲、患者体内湿浊垢腻之际，上半年当防阴火灼金。湖南长沙一线救治"冠肺"中医友人网络提供信息，患者舌像、症状则多见燥邪之征，养阴益气之方，反多治愈患者，即是明证。盖此次瘟疫，阴毒戾气胶结湿邪为患，直中太阴，病位在肺，或从己亥年底、庚子年初"数九天"本气寒化为阴证，或从庚子年上半年司天之气热化变燥证，传变迅猛，闭塞生机，稍稍不慎，死证立现。当四诊合参，细辨湿燥虚实，孰重孰轻，断不可一见舌苔垢浊厚腻，则草率投以苦温燥湿。一则人体阴液恒定，大量痰湿凝聚某处，当有他处阴液亏耗，易生内燥；一则湿痰凝滞，蓄久最易郁而化火，肺属金，为娇脏，最怕火克，苦温助火，易灼肺阴。然误用清降，熄火则闭扼宣发；妄投滋润，腻湿且胶膈困脾，邪恋缠绵，戾无出路，预后必凶。

2020 年春学习先生《医案》，深刻领悟：治疗瘟疫，需认准病机，巧用轻清灵动之品，激发生机，给邪出路，收四两拨千斤之效。参考先生上述治"暑湿"案：可芳香宣透、启水上闸（藿梗、薄荷叶），辛开苦降（半夏、川连），和中运脾（厚朴、蔻仁、炮姜炭、制附片），淡渗利湿、通利水道（猪苓、茯苓皮、白茯苓、滑石、大腹皮、荷叶），畅达三焦、气行水行（木香、沉香、荷梗），辟瘟除秽，戾有出路，则化疫毒于无形。若笔者在一线辨证识机，中医方法救治"冠肺"症见湿邪为主患者，定会效法先生，芳化、辛散、微苦、建中、淡渗、清透，巧妙配伍，谨辨寒化、热化，微温、微凉斟酌加减；力避大汗伤津、苦寒凝闭、滋腻呆胃、温燥动火。后证之报道：国家中医药管理局推广"清肺排毒汤"（含麻杏石甘、射干麻黄、小柴胡、五苓散、橘枳姜等数方）、襄阳中西医结合医院运用"麻黄附子细辛汤"为主方，辨证施治"冠肺"获得显著疗效，虽一以经方，一以时方，但"阴阳相得，其（正）气乃行；大气一转，其（戾）气乃散"[1]，中医治疫，理则一贯。先生辨证求因，据证立法，审因用药，《杨博良医案》值得当代中医临床家玩味处，良多矣！

回首 2010 年，杨博良先生诞辰一百三十周年之际，余在颜正华老师指导下，完成杨先生生平学术简介，颜师题写《杨博良医案》书名，并题词"醇正尚和缓，平淡见神奇"，该书正式出版。2019 年，颜师百岁，余增润旧文，谢颜师授学恩德。2020 年，值杨先生诞辰一百四十周年，访谈先生嫡孙杨锡佩先生（经李夏亭会长介绍得识），发文《孟河明医

孟河明医隐故里　只因全豹历沧桑

① 邱浩. 金匮要略·水气病脉证并治第十四［M］. 北京：学苑出版社，2014：78.

隐故里，只因全豹历沧桑》，以作纪念。掬水橘井以济世，遁身杏林以终老，德术双馨，博良先生不愧为孟河医派衣钵传人，杏苑隐士高贤，值得缅怀、学习。中医仁术，历久弥新；古为今用，造福苍生；代有传承，德泽无疆。

（邱　浩）

《医家秘奥》方伯屏原藏古钞本影印述要

一、本书简介

　　《医家秘奥》，原名《医学粹精》，为清初武进陈嘉璐汇集明代医家周慎斋本人医著，选录周氏弟子查了吾、胡慎柔以及陈嘉璐传承慎斋之学的论述，初由陈氏子陈孚校订刊刻。是《慎斋遗书》之外，直接体现周慎斋及其嫡传医学思想与临证经验的另一部重要著作。

（一）版本对比

　　《医家秘奥》，今能见最早版本为清乾隆十四年己巳（1749）道南堂刻本，扉页题名《医学粹精》，中华民国二十年庚午嘉平月（夏历庚午年十二月，公历1931年1月）莱州方伯屏先生藏"明钞本"北京翰文斋影印本卷端题名《明周慎斋先生医家秘奥》，简称《医家秘奥》，两种版本内容基本一致，翰文斋影印本较前者略有阙文。道南堂刻本前有清康熙三十四年乙亥（1695）周清原《脉法解序》、康熙三十三年甲戌（1694）林有栋《脉法解序》、江重庆《脉法解弁言》及陈嘉璐《自序》；翰文斋影印本书前均无，代之以民国纪元庚午嘉平月（夏历庚午年十二月，公历1931年1月）伯屏先生自述学术传承、影印原委的《明周慎斋先生医家秘奥书序》。道南堂刻本陈氏《自序》后接《医学粹精总目》全书目录；翰文斋影印本阙如。道南堂刻本《脉法解》之前，冠以陈氏为提示《脉法解》读法所作《例言》；翰文斋影印本则代之以不

《医家秘奥》方伯屏原藏古钞本影印述要

知撰人所作提示《医家秘奥》全书读法的《例言》。

以下正文，道南堂刻本、翰文斋影印本均按《脉法解》《慎斋三书》《正阳篇选录》《慎柔五书》《陈氏笔谈》五部分内容排序。道南堂刻本接《周慎斋先生脉法解》上下卷；翰文斋影印本接相同内容《明周慎斋先生医家秘奥脉法》上下卷。道南堂刻本《周慎斋三书》前，有清顺治十五年戊戌（1658）顾元交（字勇尹）《慎斋三书题语》，石震（字瑞章）丁酉夏（明朝遗民回避清代年号，即清顺治十四年，1657）《序》《凡例》，查第《周慎斋先生列传》；翰文斋影印本阙如。道南堂刻本下接《周慎斋先生三书》三卷；翰文斋影印本下接相同内容《明周慎斋先生医家秘奥三书》三卷。道南堂刻本以下接《查了吾先生列传》（查第撰）、《查了吾先生正阳篇选录》一卷；翰文斋影印本以下接《查了吾先生正阳篇选录》一卷，《列传》则移至书末。道南堂刻本再以下接《慎柔师小传》（石震、字瑞章撰）、《胡慎柔先生五书要语》一卷；翰文斋影印本再以下接《胡慎柔先生五书要语》一卷，《小传》则移至书末。道南堂刻本以下为《笔谈小引》（清康熙三十三年，即公元1694年，陈嘉璲题）、《陈氏笔谈目》及《笔谈》一卷；翰文斋影印本以下仅有陈氏《笔谈摘要》一卷，因其内容较道南堂刻本有所阙遗，故称"摘要"。道南堂刻本书末殿以名松源者执笔《先严行状略录》；翰文斋影印本书末殿以《查了吾先生列传》《胡慎柔医家列传》、中华民国二十年一月一日（夏历庚午年十二月，公历1931年1月）方伯屏《慎斋医家秘奥校勘记》。

值得注意的是：翰文斋影印本称《明钞本周慎斋先生医家秘奥》，据道南堂刻本载清顺治年间顾元交《题语》、石瑞章《序》《凡例》，可知《慎柔五书》首刊于清顺治四年丁亥（1647）；丁酉年夏（清顺治十四年1657）石瑞章将其师胡慎柔亲传《慎斋三书》《查了吾正阳篇》"稍加综核"，次年请顾元交"经理锓刻"。再据清康熙年间周清原、林有栋《脉法解序》、江重庆《脉法解弁言》及陈嘉璲《自序》《笔谈小引》，可知陈嘉璲收集到周慎斋医书，为《脉法》作解、有感而作《笔谈》，时在康熙甲戌（1694）编辑《医学粹精》成书，乙亥（1695）清明最后得序。故此，方伯屏先生得到其师谈镜人传授《医家秘奥》七卷本不可能是"明钞本"。因该古钞本未钞录道南堂本清代序言等，亦阙四篇石瑞章于顺治丁亥（1647）刊刻《慎柔五书》所作《题辞》，故伯屏先生误将陈嘉璩看作慎斋亲传弟子，误认所得《医家秘奥》为"明钞本"。

（二）篇章介绍

甲：《脉法解》上下卷：录周慎斋《脉法》七十八条，发古人脉书未发之秘，尤精于内伤脉象，并明示对应方药治法。陈嘉璩为之逐条作解，"绅绎慎斋先生之旨，而发明其微蕴者也"（江重庆序），"更即血阴气阳、五行生克，与夫表里虚实而分调治之法"（周清原序）。《脉法》论脉精微，陈氏解其要旨，反复叮咛"教人宝其阳气，再指出脾胃气血以为人身生命攸关"（第七十八条陈氏解）。

乙：《慎斋三书》三卷：卷一《慎斋师口授记录》，卷二《内伤杂语》，卷三《医案》。石瑞章《凡例》曰："先生之书，从无刻本……多出自门人记札……是书乃其高足上座了吾、慎柔亲授笔记，而予又重加删订。"因"瑞章亲炙其教于慎柔，出自原遗的本，与后来添附者不侔"（顾元交题语），可知《慎斋三书》保存了周慎斋医学思想、临证方药本貌。据其书载，慎斋长于以阴阳五行阐述天人相参、脏腑生克制化、病机、治疗，突出"人身以阳气为主，用药以扶阳为主"，宗东垣"补肾不若补脾"，运用补中益气汤出神入化，临证尤其擅长治疗内伤虚损引发的诸多疾患。陈嘉璩《自序》曰："《慎斋三书》，片言只语皆从肺腑中流出，词简义深，真乃开示愚蒙、承先启后之宝筏也。"

丙：《正阳篇选录》一卷：为查虚中之子、查了吾弟子查国良字孩初者传人查第"谨叙所由，就正四方"（查了吾先生列传）之作，重辑、选录查了吾追随周慎斋学医所记脉理要诀、病机分析、用药心法，凡"已见慎斋书者俱不录"。内伤杂症、妇科验案，大法顾护中州、益气升阳，从《正阳篇》命名，亦可窥该篇主旨推重"阳气"。文中按语解释"补中益气"，以《老子》"多言数穷不如守中"释"中"字，以丹道

"先天一气""坎中之阳"等术语释"气"字，又见其医学思想深受道家丹道影响。

丁：《慎柔五书》一卷：毗陵石瑞章与故友顾夑尹合作整理胡慎柔医著，于丁亥年（清顺治四年1647）刊刻行世，陈嘉璨基本收录全书，省略《题辞》、汤方等，以冀全面展示慎斋医学精粹奥妙。《师训》第一：道南堂刻本篇题下有"查了吾之言，慎柔述之"，翰文斋影印本作"查了吾言之，慎柔述之"，但置于书名《胡慎柔先生五书要语一卷》之下；据清顺治刻本《慎柔五书》载石瑞章《师训题辞》，知本篇为"查了吾先生尘头之言，而慎柔述之者也"，即胡慎柔记述查了吾口授治疗内伤杂病临证心要。《医劳历例》第二：为胡慎柔治愈虚损病证举例，引用了"慎斋师"虚损病脉证治法。《虚损》第三：道南堂刻本、翰文斋影印本开头均有"石瑞章曰"一节，即石氏《虚损题辞》内容，记述胡慎柔传损病、劳病治疗泾渭分明，将虚损、痨瘵分为二门；后为胡慎柔分别论述虚损病之脉法、损脉致病次序、五脏逆传、死证、寒热、病由、亢害承制、误药、秘诀、汤药加减。《痨瘵》第四：为胡慎柔对痨瘵脉象病机、治则治法、方药灸疗、情志调养之论述。《医案》第五：道南堂刻本篇题下有"采录十之二三"，翰文斋影印本无此数字，为胡慎柔治疗内、妇、儿、外科医案，但仅占清顺治刻本《慎柔五书》载录十分之二三。

戊：《陈氏笔谈》一卷：为陈嘉璨"广慎斋之意所不及"（周清原序），"每于静定中，察夫天地阴阳之理，与病情之变化，觉前人之说所未备，而为吾心所独得者，辄以笔代舌微露其端……选存已二十首"（笔谈小引）之作。《笔谈》最末一篇为《五脏六腑衰旺论》，为陈氏学慎斋，悟出人体五脏六腑对应十天干，十天干隶属五行，五行寄生"长生、沐浴……胎、养"地支十二宫，十二宫对应十二月，李东垣《脾胃论》正是借此阐发医理，论述脏腑之生旺衰绝。陈氏此论后绘《五脏六腑衰旺论附图》，有助于直观领悟以五行十二宫阐述脏腑天干所属，寄生十二宫生旺衰绝，便利医者临证中关注脉象虚实对应不同月令脏腑之旺衰，从而把握治疗补泻，防止"实实虚虚"之祸。翰文斋影印本《附图》脏腑对应月令，原本钞写有个别不规范，读者需注意据医理核对。

二、作者简介

（一）周慎斋

　　名之干，号慎斋，据石瑞章《序》："太仓王文成公患危证……偶卜卦得《蛊》之干，与先生讳合，千里相招。"可知后世凡言先生名"子干"者为误。生于明正德（1505～1521）、卒于万历（1572～1620）年间，享年七十九岁。查第《周慎斋先生列传》称周氏为："宛陵太邑人。"石瑞章《序》："江南太平人。"宛陵，古地名，后称宣城、宣州。周氏籍贯，一说太平府，即今安徽省当涂县，据顾元交《题语》曰："姑熟周慎斋先生。"姑熟，即姑孰，为当涂县治，当涂古属宣州，明代属太平府。一说太平县，即今安徽省黄山市黄山区，《康熙江南通志》《乾隆江南通志》之《人物·艺术》载周氏为江南省宁国府条下太平县人，清嘉庆十四年己巳（1809）序刻本《太平县志·卷八·艺术》录周氏生平较详，盖太平县古属宣州，南宋升宣州为宁国府，明代太平县隶宁国府。二说孰是，笔者倾向于后。

　　据《周慎斋先生列传》，周氏"为人刚毅不阿，好读书"，中年患中满疾，屡治不效，后悟得"阳气通畅，则阴翳顿消"，自制和中方丸，服之遂愈，感慨"阳生阴长，不易之理"，"于是潜心《灵》《素》，私淑张（元素）李（东垣），参以河间。亦綦明矣，犹不敢自是，就正于薛立斋先生"。薛己得其父薛铠薪传，并私淑唐王冰、北宋钱乙、金李杲，对元丹溪传人明王纶《明医杂著》择善而从。周氏宗师传，善用补中益气汤调理脾胃、六味地黄丸滋养肾水、八味地黄丸补益命火，但不泥其迹，灵活治疗各种疑难杂症。慎斋擅长立足阴阳五行阐医论治，贯彻天地运气、脏腑经络、病机气化、色脉辨证、施治要诀、处方用药，讲述

《医家秘奥》方伯屏原藏古钞本影印述要

精辟切当；极精脉法，据脉象推论病机、变化方药，丝丝入扣；崇尚阳气，调养后天脾胃，培补先天肾气，最擅医治内伤。《慎斋三书》曰："伤风用温肺汤，是金位之下，火气承之。肝病用白芍，是木位之下，金气承之。脾病用柴胡、防风，是土位之下，木气承之。肾病用白术，是水位之下，土气承之。心病用地黄，是火位之下，水气承之。故不克不生，五脏皆然。人徒知克我者为贼邪，而不知克我者为夫也。盖女无夫则不生，五脏无克亦不生。如水生木是矣，而江河湖海之中不见木生，以其无土克也。故相生之道人皆知之，相克之义举世莫知。《经》云：'承乃制，制则生化。'有志者宜详味焉。"由慎斋所述，可见"五行学说"应用于中医临证之精微奥妙处，"五行"不可废，良有以也。

"慎斋先生抱膝深山，麋鹿为友，不求闻达……生平出处，大约有古南阳之风"（顾元交题语），"隐居山壑，迟暮晚成，不急求售"（石瑞章序），"越明年六十，倾心味道"（周慎斋先生列传），可知慎斋颇具道家修养，淡泊名利。《慎斋遗书》勾吴通人名球者（姚球?）原序曰："明季江东周之干慎斋氏，生乎二千年后，而独得仲景之精髓，直驾李、刘、朱、张而上，有非季世俗医所能仿佛二三也。"因其医道高深，医技卓绝，故传其学者不绝如缕，清嘉庆、道光年间武进杨时泰《本草述钩玄》卷前引《武进阳湖合志》曰："自明以来，江南言医者类宗周慎斋。慎斋善以五行制化、阴阳升降，推人脏气而为剂量准。……慎斋阐奥，尤善以脉之并见变见，揣测人脏腑寒热虚实。"弟子知名者查了吾、查虚中、查竟水、陈希阳、胡慎柔等。

《周慎斋三书》三卷，今存最早清康熙刻本。此外，清代勾吴通人收集整理周氏门人之师授记录，删繁校订、编次为《慎斋遗书》十卷，乾隆间由王琦、赵树元校刻刊行，今可见清乾隆四十一年丙申（1849）刻本、清道光二十九年己酉（1849）目耕堂刻本等。另有《周慎斋医书》四卷清钞本、《周慎斋医案稿》三卷钞本、《周慎斋先生经验秘传》二卷钞本，内容不详。《幼科医学指南》四卷，传世有清乾隆三十年乙酉（1765）刻本、清乾隆五十四年己酉（1789）吴潘两氏校刻本宜兴道生堂藏板等；《秘传女科》二卷，传世有清光绪四年戊寅（1878）刻本、清刘有忠钞本等。此二书署名周慎斋撰，未详确否为其著作。

（二）查了吾

名万合，号了吾。生于明嘉靖三十五年丙辰（1556），卒于天启四年甲子（1624），享年六十九岁。宛陵泾县人（今安徽泾县）。据《查了吾先生列传》，查氏"幼习举子业，恬淡自尚，不以青紫为荣。二十五岁师从姪孟常先生，先生理学道长也，又负经济实学……寓良相之意于鍼砭之中。因得鍼砭学"。《江南通志·人物·艺术》载其"针术最精，人称半仙"。二十八岁，阅《灵》《素》，读之生意勃然，在其姪查虚中引荐下，"复师周慎斋先生，旦夕承训，尽得其奥"。慎斋对其评价甚高，"了吾纯静，可得全学"。了吾"济世之暇，唯阐发医义，讨明性学。其所得馈遗，用供理学之会，弗吝"。明天启四年甲子十一月冬至日拂晓，了吾踞坐榻上唱道："大道无垠兮，日欲西；车马相将兮，予应归；岐扁张李不再世兮，医学废；彼生民疾痛兮，孰依回？"沐浴，焚香拜谢天地君亲师，面南坐，嘱僮日红则报。请友人谈论理学，欣然倾听。僮报日已红，曰："静坐片时。"闭目静坐，安然辞世。查第赞曰："周慎斋从悟入者，医中之圣也，仲景后一人焉；查了吾从学著者，医中之王道也，东垣后一人焉。"

了吾弟子甚众，"如周诚生、吴慎柔、姪友悌、孙元甫、许文豹、薛理环、陈仲希，各得了吾之一体。贞乙独受其全"。新安陈贞乙，阳羡（宜兴）谓之名医，清嘉庆十一年丙寅序刻本《泾县志·卷二十·艺术》曰："素以医自负，及遇万合，深悔所学，执弟子礼唯谨。或问万合：医所活几何？应曰：吾非能生人，但不杀人耳。"

（三）胡慎柔

字慎柔，法名住想。生于明隆庆六年壬申（1572），卒于崇祯九年丙子（1636），享年六十五岁。毗陵人，清光绪五年己卯（1879）序刻本《武进阳湖合志》有传，知其为今江苏常州武进人。《慎柔师小传》载："本儒家子，生而敏慧，稚年寄育僧舍，长寻薙髮……性喜读书，凡一切宗乘以及儒家经史诸书无不究览。"因读书过勤苦，患痨瘵，几亡。后往求治于查了吾，年余痊愈。了吾喜其聪颖沉静，欲授以医术；遂执礼物师事了吾，随学十余年。了吾嘉善其学识过己，乃令往从慎斋先生，以便深造。慎斋先生医名海内，但忙于诊务，未暇著书，慎柔"随侍，每得其口授语，辄笔之。先生初无著述，今有《语录》数种行世，多师所诠次也"。慎柔得二师薪传，医术大进，应病辄效，"然性好施，虽日入不下数金，而贫如昔"。《武进阳湖合志》曰："慎柔精于医。与泾县查了吾善，遂师周慎斋，尽得其传。所著《慎柔五书》能发慎斋所未发。"明崇祯九年丙子（1636）仲夏，慎柔示疾，将慎斋"先生书数种"（慎斋三书石序）及"生平所著书"五篇传与弟子石瑞章。"又数日，竟脱然去"。

（四）石震

名震，字瑞章。明末清初人。其序《慎斋三书》曰："吾乡慎柔师。"清顺治刻本《慎柔五书》扉页题："毗陵石瑞章、顾勇尹同订。"清末恽毓鼎《澄斋日记》云："有《慎斋三书》……乃武进石瑞章震所辑。……石瑞章为慎柔弟子，乃慎斋四传也。"知瑞章亦为毗陵、即今江苏常州武进人。《慎柔师小传》载：明崇祯五年壬申（1632），瑞章始学于慎柔，"时习岐黄家十余年，雅慕师，每相过从，谈论辄达曙忘倦"。崇祯十二年己卯（1639），瑞章于嘉禾县初识查了吾弟子毗陵薛理还，得赠"了吾生平所验案及禁方"若干。

明崇祯九年丙子仲夏，慎柔临寂前将贴身慎斋医书、亲笔著述等，交付瑞章。瑞章视若生命，《慎斋三书序》曰："寻至乙酉（清顺治二年1645），避兵远窜，囊无阿堵，唯恐卒灰兵燹。"先于丁亥年（清顺治四年1647）与毗陵故友顾元交合作，将《慎柔五书》刊刻行世；后于丁酉年夏（清顺治十四年1657）整理慎斋"先生书三卷，并查了吾一帙，以成全璧"，于次年交顾元交刊印。清顺治刻本《慎柔五书》前，有顾元交《序》，石震《慎柔师小传》；每篇之前，均有瑞章撰《题辞》钩玄该篇要旨。《武进阳湖合志》胡慎柔传曰："其徒石震为之注释，名亦埒焉。震字瑞章，尝曰：治病必先固其元气，而后伐其病根。不可以欲速计功利。"

（五）陈嘉璘

名嘉璘，字树玉，号友松。生于清顺治十二年乙未（1655），享年约八十岁。先祖太傅公，自唐代入福建，理学传家，代有闻达，《医学粹精》友松《自序》落款称"题于道南堂中"，推论陈氏"道南堂"命名或源于此。祖父霁庭公，崇祯元年戊辰（1628）侨居毗陵卒焉，父孝卿公以孝义闻名州县，《自序》落款自称"晋陵友松居士"，是为迁居今江苏常州武进人。据友松子陈孚请陈家世讲名松源者代撰《先严行状略录》，知友松幼习举业，聪慧多才，一目十行，笔扫千军，诗文书画围棋俱佳。因体弱多病，留心岐黄，访得明医真传，遍读医经医论，默识精思，晓悟医理，"尝曰：为人子不可不知医。"孝义敦睦传家，为人奉行"宁人负我，我不可一毫负人"。义务抚养宗亲子弟，体谅农人，让利吃亏，乐善好施，"周急施惠不能悉数"。年逾不惑，学道玄门，危坐练功，终夜恬然。又精研佛典，纂辑藏经，批注不辍，手录三百余卷。持斋三十余年，早晚参拜颂经，每月初一放生，年近八十，始终不辍。每月十五讲诸经于楞严静室，"座右一联曰：正在梦中能自觉，全于假处见真如"。可知友松乃儒学传家、道德高尚，习练道功、修悟佛法，通达医理之仁人君子也。

据《医学粹精》友松《自序》，知其崇尚医学，"九流中有医，其道直可与圣贤之教比肩，不当列之方技已也。夫轩岐之学，贯彻古今，搜玄晰奥，举天地人物，以至昆虫草木，靡不究其精而殚其微"。折服《慎斋三书》，又得慎斋《脉法》一篇，感慨"道在是矣"！遂"条分而节解之"。"更于静定之中偶有所见，另为《笔谈》一卷"。据康熙三十

《医家秘奥》方伯屏原藏古钞本影印述要

三年甲戌（1694）江重庆《脉法解弁言》可知，树玉于家"道南堂"中，积年收集周慎斋相关医书，并注解发凡，康熙甲戌"强仕之年"，汇集整理，自序成编《医学粹精》。因道南堂刻本《脉法解》《笔谈》卷前均有"男孚敬刊"字样，《先严行状略录》文末署名下有"公同参订共四十余位，皆一时端方正直诸君子也"，故可知友松子陈孚曾以陈氏道南堂名义将《医学粹精》校订刊刻行世。江重庆《弁言》赞曰："慎斋其轩岐之功臣！而陈子（陈嘉璨）又慎斋之功臣矣！"

三、阅读注意

中医生命力根本在疗效。中医大夫临床疗效之有否、深浅，关键在于能否领悟中医哲学方法、掌握中医理论、运用中医技能。"读经典、跟明师、勤临证"为传统老中医所倡导。读诵古医籍原典，私淑古人，回归中医自身学术本位，以此认知天地人物，调治各科疾患，是有效、可行的传承中医途径之一。读诵古医籍原典需注意，其一，择善本，善本古籍或影印本为首选，精心校勘之繁体竖排本亦佳。其二，明句读，读诵背诵，钞写默写，借助文献学即文字、音韵、训诂、目录、版本、校勘之学解读原文，晓畅医理。其三，一门深入，恭敬至诚专注一家之书，反复玩味原文，如从己出，考镜所学医家传承源流，真正吃透，牢牢掌握，不失规矩，灵活运用。其四，融会贯通，各家医著，顺藤摸瓜，触类旁达，择善化裁，为我所用，左右逢源，得心应手。其五，大医宗道，究天人造化之机，通古今医家之变，悟临证自家之得。

"读经典"学中医，最忌纸上谈兵。例如读慎斋之书，赞叹其疗效卓著之余，须知"大抵先生之学，尤深于内伤一门。盖从内伤立辨，而外感与诸杂证俱错见于中矣"（石瑞章序）。故潜心原著，相关著作互参，真正透彻领悟慎斋治内伤阴阳升降、五行生克、气血消长、方药对证入微处，达到运斤成风、出神入化，无刻舟、胶柱之偏，临证补中益气、六味、八味、和中等等常用之方便可通治内外妇儿。亦有不治者何？

前提：病机往往必有内伤，否则前方不能包治一切疾患。"一家之长亦是一家之偏"，必师其长，当用则用，不当用必不用。色脉辨证，方随法出，效如桴鼓；不是此证，病机不对，固执成法，不能变通，祸不旋踵。

　　学医时要专，尚谦诚；行医后要博，尚精熟。医贵圆通，盖大医宗道，应时发药，对证处方，无心成派。汉唐以降，名医代出，为便学用，得师其长，后世因此大抵归纳前贤医学特色，遂有"医之门户分于金元"（四库全书总目提要·子部·医家类）医家分派之说。故医道欲登峰造极，临证需圆机活法，最忌执此非彼、坐井观天，应以最便捷、最可靠、最持续疗效提供患者。彻悟一家，立定脚跟，病证虽千变万化，治疗能随方就圆；进而避免"各承家技，终始顺旧"，而能慎思明辨、取长补短，他山之石、可以攻玉。书不尽言，医理永远为疗效服务，随临证需求变化、丰富，"医之治病也，一病而治各不同，皆愈"（素问·异法方宜论），医门各派均有独到疗效、难以逾越处，一般而言：外感病：风寒证，伤寒方最适用；温热证，温病法施行多；疫戾之邪，首推吴又可。内伤杂病：火热胜者，刘完素最可宗；邪气实者，张子和最可法；气血两亏，汪机最可崇；阴寒盛、元阳虚者，郑钦安最可学。从脏腑论治：脾胃不足者，当祖李东垣；肾阴不足者，当师朱丹溪；命火不足者，当从孙一奎；肾阴阳俱不足，当推张景岳；脾肾俱不足者，当尚薛己；肝气不调者，可参王旭高……万千医论，不一而足；溯流讨源，归根《黄帝内经》《伤寒杂病论》。

四、影印缘起

　　中医学术最重传承，《慎斋三书》顾元交《题语》曰："至先圣黄岐之后，首推仲景为圣人流亚，然亦曾往师张伯祖。从古贤人艺士，建继往开来之业者，概未有无师之智而自成不朽者也。""读经典"学中医，得到宗某部医典明师真传，最易成功。《医家秘奥》一书流传脉络清晰，慎斋学有宗本，医派传承有序。祖《内》《难》，宗东垣，薛铠—薛己—周慎斋—查了吾—胡慎柔、查孩初—石瑞章、查第—陈嘉璓—陈孚，以周慎斋为核心作者，直接师承可考六代，历五代医家成书，内容由三代医家刊刻完全。"《医家秘奥》之为书，寿世有功，是可传也。学医者若研求而果，进于秘奥，媲美于先圣先贤，庶几之在此乎？……夫医术，活人术也，秘何为乎？伯屏之受传慎斋先师之医术也，志在公之于世为日已久，今乃措资而付于印垂。先师不朽之仁术开共和生民之寿域，而吾医界同仁，有志于慎斋先师之学者，藉此尤可为自渡、渡人之津梁宝筏。此伯屏之凤愿也。"清末民初，山东莱州方伯屏先生得查了吾高徒陈贞乙传薪后人涿鹿谈镜人先生真传，学医四年毕获古钞本《医家秘奥》七卷，临证用之，效如桴鼓。遂措资于民国二十年庚午年嘉平月（夏历庚午年十二月，公历 1931 年 1 月）由北京翰文斋影印广其传。

方鸣谦先生为伯屏先生哲嗣，是北京中医学院 1956 年建院时最早教师之一，尽得家传，曾参与《医家秘奥》出版校字，脉诊证治深得该书奥旨。王沛教授 1956 年考入北京中医学院，1962 年毕业，拜师方鸣谦先生，1962 年 6 月 1 日，鸣谦先生题赠家传《医家秘奥》翰文斋影印本，作为传学精要。近十年间，余常向慎斋医学传人北京中医药大学马郁如老师（1922 年生人，2022 年步入百岁，犹神清气爽，动作灵活）问学，马老师每每回忆 20 世纪 30 年代中叶曾在北平隆福寺街方伯屏先生家中随方老学医情景，历历在目，恍若昨日。方老学重经典，要求熟背，马老师感念受益终身，曾说：中医基本功，经典必须熟背，一生受益。《内经》《伤寒论》《金匮要略》《温病条辨》条文要做到脱口即出，《医学三字经》《药性赋》《濒湖脉学》《汤头歌诀》要滚瓜烂熟。《伤寒论》等经典条文，要反复吟咏，慢慢细品其中奥义……因马老师关系，访得王沛教授。王老师慷慨笃诚，古道热肠，将珍藏方师亲传翰文斋影印本《医家秘奥》托付，交待于我："影印出版一切事宜你全权办理。"

《医家秘奥》学有统绪，翰文斋影印本较道南堂刻本等虽略有阙文，然据慎斋医派正宗嫡传谈镜人先贤所传古钞本影印，谈镜人—方伯屏—方鸣谦—王沛，师师相传，古貌存真。余因问学马郁如老师多年，由此因缘，发愿接续伯屏先贤之夙愿，医书广布，道济天下。今（2018年）以伯屏先贤原刊《医家秘奥》为底本再版影印，愿海内外医药人士敬之宝之、学之用之。

注：

一、以上凡《医学粹精》引文，均据清乾隆十四年己巳（1749）道南堂刻本。

二、民国二十年庚午年嘉平月（1931年1月）翰文斋影印本原刊题签《影明本医家秘奥》，实际本书非明钞本，当名《影师传古钞本医家秘奥》。

（邱　浩）

《医家秘奥》方伯屏原藏古钞本影印述要

清宫成药配方的整理与研究

清宫御药房主要为"宫眷近臣"服务，编制近百人，其职责为"掌详慎供用药料，和合丸散之事"，并由太医院监视其成药修合。根据档案文献，康熙帝服用过肺胸舒丸、龙涎香露等，雍正帝修合过龟龄集、金鸡丹药（济吉丹）等，乾隆帝常用八珍糕、蟠桃丸、松龄太平春酒等，光绪帝服用过葆真固本丸、长春益寿广嗣丹等，慈禧太后用过沤子方、玉容葆春酒等。御药房修合成药的记录形成配方与治方配本，现保存在中国第一历史档案馆的有御药房丸散膏丹配方、药库丸散膏丹配方档、丸药配方档、修合成方、上用丸散膏丹配方簿等；晚清亦有多个清宫配方与治方手抄本从宫廷传出。

经过近较为系统地收集与整理，清宫成药配方约有1300多首，包括风痰、伤寒、暑湿、燥火、补益、脾胃、痰嗽、气滞、泻痢、眼目、疮科、妇科、小儿、咽喉、口齿、杂治等门类，居多的是疮疡方（159首）、补益方（157首）、妇科方（140首）、脾胃方（122首）等。剂型按数量多少依次为丸剂、膏剂、散剂、丹剂、酒露剂、锭剂、饼剂、糕剂等。总结清宫配方的命名方法，典型的方名是组成药物—功效主治—剂型，如黄连上清丸等；更多的是以组成药物命名，如益母草膏等；最多的是以功效主治命名，如补益延龄露等；也有根据制剂、服用特点命名的，如紫雪、八厘散等；还有一些较特别的方名，如诸葛行军散、打老儿丸等，蕴含历史与文化典故。

清宫配方与治方对于医理的论述颇为丰富，多为精当之论。如沉香化气丸下论及气血，另可见论脾胃、小儿、妇科、眼科、痰饮、疮疡、暑湿等证治的方论，在古庵心肾丸、金匮种子丸、萃仙丸、孔圣枕中丹等配方中论及补益之理。至于清宫成药的配伍，在档案文献中很少谈及，仅在七宝美髯丹、琼玉膏、二味枳术丸中说明了配伍情况；而梁会大津丹、代天宣化丸根据五运六气学说，在不同年份采用不同的药物为君，表明清宫成药修合时还是很在意君臣佐使配伍的。

清宫成药对药物的炮制极为讲究。修合成药之前先要对各个药味进行炮制，但如法制半夏、法制贝母、法制槟榔、法制黑豆、法制杏仁、九制黄芪、七制香附丸、九制大黄丸、四制楝实丸、九转黄精丹等如法炮制后即可作为成药使用。药味炮制后修合诸药也是不惮其烦，如秘传壬水大金丹、龟龄集等的修合过程可谓极其繁琐。清宫成药的服用方法多种多样，内服媒介除了白开水，还有盐汤、米汤、姜汤、酒、茶、蜜水、枣汤、梨汤、藕汤等；常常需要配合其他汤药引经报使；随症调引的配方也很多。注明"孕妇勿服"的成药有 56 种，丸药配方档中有近一半的成药说明了注意事项与禁忌，强调需要调节心情、饮食、生活方式等。

清宫成药配方中小方与大方并见，含一味药物的配方有 24 首，二味44 首；含 30 味以上药物组成的配方有 22 首，其中用于内服的回天再造丸含 55 味中药，活络丹含 52 味中药，外用的金不换膏含 86 味中药，为最大的成方。清宫成药中含有毒药材的配方很多，其中含砒石、水银的13 种，含川乌的 38 种，含雄黄的 93 种，含朱砂的 167 种；梅花点舌丹、紫金锭等含有多种有毒成分，但现代临床报道它们可以治疗多种疾病，其抗肿瘤的作用值得进一步验证与研究。清宫配方约有三分之一的方剂可被认为是通治方。

根据方名考察丸药配方档中方剂的来源，其原始出处以金元时期的居多占 26.5%，其次来源宋代占 26.3%，明代占 25.6%，唐代占 8.5%，清代占 5.7%。具体来说，出自宋《和剂局方》的最多（12.7%），其次出自明代龚廷贤（9.2%）、金元朱丹溪（8.8%）、明代王肯堂（8.3%）、元代李东垣（6.6%）的方也很多，唐孙思邈、金刘河间、宋严用和、宋钱乙、明张景岳的方也引用不少，经验方占 6.3%。因此清宫成药配方可谓"博采众方"，撷取历代中成药经验的精华。新中国成立以后，以丸药配方档为代表的清宫配方有 30%（128 首）被纳入《中华人民共和国药典》，说明清宫配方相应的成药得到了一定的继承与发展。

（谢元华）

原本《玉篇》残卷隶定古文考释四则

南朝梁顾野王所撰《玉篇》，成书于武帝大同九年（543），全书共30卷，是中国现存最早的一部大型楷书字典，在中国语言文字学史上占有极其重要的地位。《玉篇》原本在我国久已佚失，流传至今者为宋真宗大中祥符六年（1013）陈彭年等所重修，后名之为《大广益会玉篇》，已非顾氏原貌。清光绪年间，黎庶昌、杨守敬出使日本发现了唐写原本《玉篇》残卷，"观其注文翔实，内多野王案云"，遂断定为"真顾氏原帙也"①，陆续印出。残卷为手抄本，从中可窥见当时文字的真实面貌，其注文博引群书，保存了珍贵的文献资料。残卷所收录的古文、籀文多注明出处，是不可多得的早期隶定古文字形数据。这些字形资料对古文字考释和文字学研究有着不可替代的价值，也是古文献、古汉语研究的重要参考资料。本文利用出土文字材料与传世文献的相关资料，就其中四个存在疑问的隶定古文字形进行了考释，乞正于方家。

1. 《卷十九·水部》："，《字书》古文溲字也。"（444 页②）

按：《说文》"溲"字无古文，小篆字形作𤽄。残卷引《字书》古文作𤽄，其下所从当为雪之隶定，其上所从之𢇛形，令人费解。结合形音寻绎其源，盖为"铸"字之省，金文"铸"字作𨮯（国差𦉢·集成③

---

① 黎庶昌. 原本玉篇残卷：《玉篇》跋. 中华书局，1985：412.

② 本文所标原本《玉篇》残卷页码出自 2002 年上海古籍出版社出版的《续修四库全书》第 228 册《玉篇》.

③ 中国社会科学院考古研究所. 殷周金文集成（全 18 册）. 中华书局，1984。简称"集成"，以下皆同。

10360)，会双手持鬲在火上加热，注入皿中①。或省"皿"旁作 鬲（宜桐盂·集成 10320）、鬲（侯马盟书② 353）。鬲当为此类字形之隶定，其上中间所从之囚内正为"火"形。"铸"上古为章母幽部字③，"溲"为山母幽部字，故"铸"之省形亦可为"溲"之声旁。《古文四声韵·尤韵》引《崔希裕纂古》"溲"之古文作 鬲，《篆隶万象名义·水部》"溲"之古文作 鬲，《集韵·有韵》"溲"之古文作 鬲，《类篇·水部》作"鬲"《字汇补·曰部》作"鬲"，此类古文盖皆源于残卷，传承中稍有讹变。

2. 《卷二十二·厂部》："厔，《字书》古文舒字也。"（505 页）

按：徐在国④认为"舒"古训"遟"，此"厔"应读为"厔"，属义近误置。其说可疑。残卷原文如下："厔，徒泥反。《说文》：'唐厔也。'《埤苍》：'厔，石也。'《字书》：'古文弟字也。'鐯锑，火齐也。鐯锑，瓷也，在金部也。"从其反切读音和上下文判断，"弟"当为"锑"字之讹，二字手写字形有相近之处。厔为"锑"字古文。《说文·厂部》："厔，唐厔，石也。从厂，厔省声。"段注云："唐厔，双声字，石名也。""唐厔"又作"鐯锑"。宋本《玉篇·厂部》："厔，徒尼切。唐厔石。又古锑字。"

3. 《卷二十七·系部》："缙，《说文》籀文缙字。"（600 页）

按：《说文·系部》"缙"字下云："缙，籀文缙，从宰省。"残卷字形为《说文》籀文之隶定，其所从"辛"下多一横划，这是保留了隶书的写法，如"梓"字史晨碑作 梓（《隶辨·止韵》），"辛"字孔龢碑作 辛（《隶辨·真韵》）。段玉裁注："（从宰省）宰省声也。不曰辛声定为宰省声者，辛与曾有真蒸之别，宰省与曾为之蒸之相合，通转最近者也。"段氏从字音上解释此处为何不直言从"辛"而言"从宰省"。《说文》有"宰省声"之例，《说文·木部》："梓，楸也。从木，宰省

① 何琳仪. 战国古文字典. 中华书局，1998：205.
② 山西省文物工作委员会编. 侯马盟书. 山西古籍出版社，1976.
③ 本文采用郭锡良《汉语古音手册》所定之上古音。
④ 徐在国. 隶定古文疏证. 安徽大学出版社，2002：87.

声。，或不省。"从"辛"旁之字上古来源有二：一本作 ￥（合集①22960）或 ￥（合集 36752），象凿形刀具，单用时多用为天干之"辛"，"亲"字从此作 ￥（合集 30757）；一本作 ￥（合集 14049"辭"之所从）或 ￥（玺汇 2261"辥"之所从），隶定作"丯"，裘锡圭②认为该形为"乂"之初文，"辠""辞""宰"等字皆从此。二形之不同在于其所从竖画下端的曲直，在早期的古文字材料里区别比较严格，到春秋战国时期相混之例较多，《说文》小篆则已不分。汤余惠③释陶文 ￥为《说文》"繒"之古文 ￥，但不同意《说文》"从宰省"及段注"从宰省声"的解说，理由为古文字资料未见从"宰"不省的"縡"字，认为 ￥本从"辛"得声，真蒸通转。这可以说明"縡"可能不是从"宰"省，但并不能判定其所从为真部之"辛"。从字形来看，￥所从的"￥"还是应该属于第二种即"乂"之初文一类，而非"辛"。从"辞""宰"二字上古音皆在之部来看，"￥"形本身很可能本来就有之部读音。裘锡圭④认为卜辞时代"丯"（莳）亦兼有"司"一类读音。与"嗣"相通之"辞（辞）"，西周金文或作 ￥（兮甲盘·集成 10174），殷墟卜辞中'司屮父工'亦作'莳屮父工'皆可证。结合古陶文 ￥字形与《说文》"繒"字籀文 ￥的读音，我们认为 ￥本当为从"丯"声之字，《说文》变作从"辛"。

4.《卷二十七·系部》："￥，《字书》古文纷字也。"（630 页）

按：《说文》"纷"字无古文。残卷引《字书》古文作 ￥。《汗简》5.67"纷"字古文作 ￥、￥，并出《义云章》。黄锡全⑤以"￥"从"緐"字讹省，认为"￥"所从之 ￥乃"每"之讹。徐在国⑥从黄说认

① 中国社会科学院历史研究所. 甲骨文合集. 中华书局，1978-1982.
② 释銔秴//裘锡圭. 古文字论集. 中华书局，1992：35.
③ 汤余惠. 战国文字考释五则//古文字研究：第 10 辑. 中华书局，1983：283-285.
④ 裘锡圭. 说"妇"（提纲）//李宗焜. 古文字与古代史：第 2 辑. 中央研究院历史语言研究所，2009：117-121.
⑤ 黄锡全. 汗简注释. 武汉大学出版社，1990：426.
⑥ 徐在国. 隶定古文疏证. 安徽大学出版社，2002：269.

为 乃 之讹变。楚简中"民"字或作 （郭店·忠信之道 2）、
（语丛 1.68）者，与 形近，不必以之为"每"字之讹。以原本《玉
篇》为蓝本所编撰的日本字书《篆隶万象名义·糸部》"纷"字古文作
，与《碑别字新编·十三画》"愍"字引《齐宋显伯造塔铭》之
""同，可知其为"愍"字之变。宋本《玉篇·心部》："，眉
陨切。悲也。《说文》曰：'痛也。'，同上。"由此可知，""
""实当为"愍"之异写，"愍"与"纷"古音近可通，故古文借为
"纷"字。

（杨明明）

段玉裁校跋本《玉篇》的文献价值

南朝梁顾野王所撰《玉篇》，成书于武帝大同九年（543），全书共30卷，是中国现存最早的一部大型楷书字典，在中国语言文字学史上占有极其重要的地位。《玉篇》原本在我国久已佚失，流传至今者为宋真宗大中祥符六年（1013）陈彭年等所重修，后名之为《大广益会玉篇》，已非顾氏原貌，而此本在流传中版本亦有变异，有宋本与元本之别①。清康熙年间朱彝尊从毛氏汲古阁藏书中发现宋版《大广益会玉篇》，由当时著名出版家张士俊翻刻出版，即康熙四十三年（1704）苏州张氏泽存堂本《大广益会玉篇》，道光三十年新化邓氏仿宋版、曹寅所刊《棟亭五种》版、小学汇函本皆以其为底本。此本出版后便广为流行，清代学者以此本优于元明诸本而多用之。此南京图书馆藏段玉裁校跋本所用底本亦为尚友堂印张氏泽存堂翻刻之宋版《大广益会玉篇》，该本见录于《中国古籍善本书目》之"经部"②。书内批校为朱批，正文旁朱笔加注标记，多为圆圈、三角或竖线，批校文字则多为同行之眉批或脚注。录者未言姓名，其书末有朱书跋语：

　　缺张士俊跋一页并朱书云：
　　此书四十年前置于琉璃厂，批阅既久，每一部略知其或本许，或顾以后孙强辈所妄增，皆得其梗概。略有批点改正，亦注《说文》之一助也。

---

① 黄孝德.《玉篇》的成就及其版本系统. 辞书研究，1983，（2）：145–152.
② 中国古籍善本书目编辑委员会. 中国古籍善本书目. 上海古籍出版社，1989：429.

癸酉九月茂堂老人书于枝园。

道光庚寅七月十七日重校

（作者按：首末两行当为录者之语）

　　从其所用别号"茂堂老人"及其所居之"枝园"可知校者确为清代著名训诂学家段玉裁。书中有校改标注之处，以字头为条目，共 1343 条，批校内容涉及字形、部首、反切、释义、引书等各个方面，与相关字书文献相互参证，具有多方面的文献价值。其中与今本《说文》① 对校者最多，且多与段氏《说文解字注》② 所引《玉篇》相合，正如其跋语中所言此乃"注《说文》之一助也"。今就该本批校之内容及其价值初加探讨，以便于该文献的有效利用及深入研究。

一、对《玉篇》的校释

　　段氏曾言："以三代小学之书多不传，今之传者，形书《说文》为之首，《玉篇》以下次之。"③ 可见其对《玉篇》的重视程度仅次于《说文》。段氏对《玉篇》的批校除文字校勘外，对其中一些字之间的关系，对其部首的分立、字的归部等皆有关注，其批校内容对《玉篇》一书的研究无疑具有重要价值。

（一）文字校订

　　古籍在传抄刊刻的过程中总是会出现很多错落的情况，《玉篇》作为一部广为流传的字书，年代久远，且版本复杂，其中衍、脱、讹、倒

---

　　① 即广泛流行的大徐本《说文解字》，北京：中华书局，1963.

　　② 段玉裁. 说文解字注. 上海古籍出版社，1988（为行文简洁，下文皆简称"段注"，旁标页码）.

　　③ 段玉裁. 经韵楼集·卷八. 上海古籍出版社，2008：188.

之误在所难免，段氏对此多有校正，其中包括对字头、释文用字、反切用字，引用文献等内容的校勘。

校订字头者，如《土部》第九之"垦"上部所从偏旁改为"狠"。按，大徐本《说文》新附字篆作，从土，狠声。《耳部》第五十五"聾，古活切，无知儿。""聾"改为"聾"。按，《说文》作，为"聲"之古文，从"昏"，非"昏"。《且部》第二百四十九"且，古文。"眉批："小徐《说文》《汗简》《古文四声韵》皆作几"

校订释文用字者，如《手部》第六十六"掖，……从手持人臂也……"之"从"改为"以"。《禾部》第一百九十四"穄，……关西糜似黍不黏。""关西"后加"谓之"二字。《臼部》第二百二"舀，……杼臼也……""杼"改为"抒"。按，《说文》谓"抒臼也"。《厂部》第三百四十八"厘，……石文见也。"眉批："间讹闻，闻又讹文。"按，此处亦据《说文》改，并推测"间"讹为"文"的过程。

段氏精通音学，重视字音，所以对反切用字的校正亦用力颇多，有如下诸例可见：

《人部》第二十三"傞，思何、古何二切。""古"改为"七"。

同部之"偡，壮救、休救二切。""休"字脚注为"床"。

《目部》第四十八"眥，方巾、芳微切。""巾"改为"市"。

同部之"睨，古例切。""例"改为"侯"。

《车部》第二百八十二"轼，尺戈切。""尺"改为"尸"。

《山部》第三百四十三"嶞，天果切。""天"改为"大"。

《麤部》第三百八十四"羼，平犬切。""平"改为"乎"。

《卩部》第四百三十七"卷，九免、力媛二切。""力"改为"九"。

其校订引用文献文字者，如《王部》第六"皇，……大夫帝……"之"夫"改为"天"。《邑部》第二十"鄍"字释文引"《左氏传》曰：

段玉裁校跋本《玉篇》的文献价值

'战于井鄄。'"眉批云:"今《左》'升鄄'。"《人部》第二十三"俅,渠鸠切。《诗》云'载弁俅俅',《笺》云:'恭慎也。'""笺"字旁划红线,眉批:"《传》。"《人部》第二十三"侠,……注云:'同事非为侠……'"之"事"改为"是"。《口部》第五十六"噪,五弔切。叫也。"眉批:"噪。"又同部"咸,……《书》云:'咸绩咸熙。'"引《书》之前一"咸"字改为"庶"。《骨部》第七十九"骱"释文引"《左氏传》云:'拉公骱而杀之。'""左氏"改为"公羊"。《土部》第九"墦"释文曰:"刘盟曰:'壁之方大也。'"眉批云:"此必《孟子》注刘熙。"

(二) 文献疏证

原本《玉篇》引证丰富,"总会众篇,校雠群籍"①,宋本《玉篇》② 之释文较顾氏原本虽有删减,但其征引古籍仍存有不少,段氏对其所引文献多有覈校,有些释文未言出处,段氏则加注之。文献有异文者,段氏亦每每标出。下分列其例:

1. 加注出处之例

《言部》第九十"詑"字释文云"詑谩而不疑","詑"前加"《楚辞》曰或"四字,言其出自《楚辞》。

《艸部》第一百六十二"菇,菇蓿,花皃。"旁加注云:"见《吴都赋》。"

《高部》第三百四十九"亭"字释文引《汉书》云:"大华亭里一亭,亭有长留也。"段校"华亭"改为"率十","亭"后补重文符号,删"留"字。眉批云:"《百官公卿表》。"

《马部》第三百五十七"冯"释文云"相视也",眉批云:"《周礼·相氏》:'冯,乘也。相视也。'"

---

① 顾野王. 大广益会玉篇. 中华书局, 1987:1.
② 宋本《玉篇》. 北京市中国书店据张氏泽存堂本影印, 1983.

《虫部》第四百一"蜎"释文云"蜀兒",眉批云:"出《诗》。"

2. 文献异文

《肉部》第八十一"胹",眉批云:"今《内则》作胹。"

同部之"骰",眉批云:"《仪礼》作骰。"

《㚛部》第一百十六"翠",眉批云:"《毛诗》作绎,《尔雅》作驿。"

《水部》第二百八十五"潯",脚注:"《史》作乌。"

《日部》第三百四"晔",脚注:"今《诗》字从火。"

(三)字际关系的辨析

《玉篇》作为《说文》之后的一部重要字书,除传承《说文》小篆字形外,还广泛收集了当时社会通用的新增字和异体字。段氏对《玉篇》中一些字之间的关系进行了校注或说解,涉及多种字际关系,从中亦可窥见段氏的一些文字学理念。

其中关于异体字的数量最多,如《女部》第三十五有"嫛""嫕"二字,眉批云:"必一字也。"此二字《集韵》《类篇》《四声篇海》皆以为一字之异体。《歹部》第一百五十有"殔""殣"二字,眉批云:"不当为二。"《集韵·至部》:"殔,或作殣。"《矛部》第二百六十一有"矜""殳"二字,眉批云:"此一字也。"《集韵》《类篇》皆以"矜"为"殳"之或体。《舟部》第二百八十三有"艊""航"二字,眉批云:"航即艊。"《说文·舟部》:"艊,船行不安也。从舟从凡省,读若兀。"段注云:"《广韵》曰:'俗作航。'"《集韵·没韵》:"艊,或从兀。"《谷部》第二百九十五有"谸""豃"二字,脚注云:"谸豃一字。"《集韵》《类篇》《字汇》皆以"谸"为"豃"之或体。《见部》第五十二"覙"字眉批云:"即覬。"《集韵·鱼韵》:"覬,或作覙。"《日部》第三百四"曙"字脚注云:"即睹。"同部"睹"字眉批云:"即曙。"《说文·日部》:"睹,且明也。从日,者声。"大徐本新附字有"曙",云"晓也,从日署声。"段注则云:"许书有睹无曙,……古今字形异耳。"

《集韵·御韵》："曙、睹，旦也，或省。"

段氏对俗字之批校多云"某之俗"，或直言"俗字"，如《见部》第五十二"觅"眉批云："覍之俗。"《鹿部》第三百七十二"麢"字眉批："即麠之俗。"《金部》第二百六十九"铈，舒力切。糒也。"眉批云："此盖饰字之讹俗。"《广部》第三百四十七"庙"字脚注"俗字"。

段氏认为古今字的确定标准因时而异，曾在段注[94]中论述："凡读经传者，不可不知古今字。古今无定时，周为古则汉为今，汉为古则晋宋为今，随时异用者谓之古今字，非如今人所言古文、籀文为古文，小篆、隶书为今字也。"《玉篇·邑部》第二十"邠"字眉批中段氏论及"邠""豳"二字的关系云："此非希冯之旧。开元十三年始改豳为邠。古原有邠字，开元乃舍豳用邠。汉人多用邠字，故《说文》《玉篇》多用邠。"段注[285]认为此二字为古今字，亦可为其言论作注。

（三）重出字

《玉篇》中有很多重出字，有异部重出，也有同部重出，原因各异。段氏对其中的一些重出字作了标记，如《艹部》第一百六十二"菩"字标注"重出"，此重出二"菩"字实为同形字，一曰："防诱切。香草也。又音蒲。"一曰："薄胡切。菩萨。又步亥切。草也。"同部有"藏"字亦两见，眉批云"重出"，两处一云："慈郎切。藏郎。草名。又隐匿也。又才浪切。库藏。"一云："慈郎切。隐也。又慈浪切。库藏。"可合二为一。《金部》第二百六十九有"钡，本妹切。柔铤。"眉批："重出。"另一处云："钡，布外切。锋也。"二者音同义异。《宀部》第一百三十八"寊，食质切。古实字。"眉批："上云'补道切'矣，又重见而云古实字，何也？"另一处云："补道切。藏也。或作賮。"二者亦为同形字。

（四）对《玉篇》所收文字时间层次的关注

《玉篇》流传时代久远，唐代时有孙强增删修订，宋时又有陈彭年等重修，积淀了不同时间层次的汉字，段氏批校中对此亦有揭示，如《土部》第九"塔"字释文有"《说文》云：'西域浮屠也。'"眉批："《说文》无塔字，徐铉始入新增，此乃南宋元人增入语。"《人部》第二十三"倒……《说文》云仆也。"眉批云："《说文》无倒字，此孙强以后所添。"《穴部》第一百五十四"盆"有眉批云："详此等乃希冯不收而孙强辈补入者。"由此也可以看出段氏对《玉篇》的研究是全面而深入的。

二、与今本《说文》对校

段氏校《玉篇》乃为注《说文》之辅，故其批校内容中与今本《说文》对校者最众，与《广韵》对校者仅有数例。其内容涵盖部首分立至释文用字等各方面，有的仅指出二书之不同，有的则予以判断取舍，亦有提出疑问者。这些内容多可在段氏《说文解字注》中找到相应论述，二者互补互注。现详述如下：

（一）部首分立有异者

从《说文》的 540 部首到《玉篇》的 542 部首，其中存在着一些部首的分合情况，且部首顺序亦有差异。段氏对部首的分立颇为重视，在此校跋本中多有此类标注。如，《父部》第二十五有眉批云："《说文》无此部"，《说文》"父"在"又"部。《枭部》第一百五、《尢部》第一百二十一只在卷前部首目录中作圆圈标记，《说文》"枭"在"品"部，"尢"在"冂"部。《冂部》第十八又收"尢"字，故段氏眉批云："《玉篇》既别立尢部，知此尢字孙强所沾也。"《单部》第四百九十四段氏眉批云："《说文》在叩部。"《兆部》第二百七十八有段氏眉批："此野王添立。"《索部》第四百三十一有眉批云："此部冯所立。"此类皆为《玉篇》新立之部。亦有《说文》之部首而《玉篇》并入他部者，如，《黍部》第一百九十三"䅳"字旁注："《说文》立部。"《壬部》第二百二十七有"重"字，眉批云："《说文》有重部。"《壶部》第二百五十二有"壹"字，眉批云："《说文》有壹部。"《水部》第二百八十五有"瀕"字，眉批云："《说文》别为部。"

（二）字头归部有异者

《说文》《玉篇》二书中有归部不同之字，段氏亦多关注，如：《身部》第三十二"躬"字有脚注云："《说文》在吕部。"《心部》第八十七"憙"字有眉批云："《说文》在喜部。"《食部》第一百一十二"饰"字有眉批云："《说文》在巾部。"《大部》第三百二十一"夺"字有眉批云："《说文》在奞部。"《宋部》第一百八十三"隷"字有眉批云："隶部。"《刀部》第二百六十六"削"字旁有标注云："在舟部。"《雨部》第二百九十七"霓"字有眉批云："覞部。"《軋部》第三百七"乾"字有眉批云："乾入乙部是也。入此则非矣，后人妄沾耳。"

（三）部内字序有异者

《说文》列字自有其条例，段氏对《说文》列字规律非常重视，在段注[19]中提出"通乎《说文》之条理次第，斯可以治小学。"故在《玉篇》批校中对字序也颇为关注，如，《山部》第三百四十三"峻"字有段氏眉批："《说文》次第亦当如此。"段注[439]此字后云："按，此篆各本在嶢嵬二篆之后，非其次，今依《玉篇》次第正。"同部"崇"字有眉批云："《说文》次第当从此。"段注[440]亦有相应之语："此篆旧在岊篆之后，解云'嵬高也'，必转写之误，今依《玉篇》移其次，依《毛传》《释名》易其解。"《犬部》第三百六十四"猰"字眉批云："此处无猰字，则知今本《说文》之猰乃后人增入，小徐无猰。""猰"字亦有眉批云："猰次此近是。"段注[475]"猰"字下云："按，此篆盖本谓犬，段借之言人。大徐本在狡猥二篆间，非是。今依小徐及《玉篇》次于此。"此皆依《玉篇》改《说文》字序之例。又《巾部》第四百三十二"帪"字眉批云:"不知帪何以在此,与《说文》大异。"段注⁽³⁵⁸⁾虽改"帪"字位置,但所据非《玉篇》。《金部》第二百六十九"镘"字有眉批云:"此处无镵、锐二大字,与《说文》异,锐在下文矛属也。"段注⁽⁷⁰⁷⁾此处字序未变。

(四)字头增减

《说文》收录小篆正体9353字,至宋本《玉篇》则增至两万有余,两相比较,多有增减之变,段氏于《玉篇》中的新增字和漏收字亦有标注。有些部中以红线隔开,注"以上《说文》"或"《说文》止此",如《网部》第二百十八"罾"下,《歹部》第一百五十"殇"下。有些后出字亦单独标出,如《人部》第二十三"倒"字释文有"《说文》云'仆也'",眉批:"《说文》无倒字,此孙强已后所添。"又《土部》第九"塔"字释文有"《说文》云:'西域浮屠也。'"眉批:"《说文》无塔字,徐铉始入新增,此乃南宋元人增入语。"此二字皆见于大徐本《说文》新附字。《巾部》第四百三十二部末注云:"无帠。"《说文·巾部》有"帠"字,《玉篇》未收。段注⁽³⁵⁸⁾"帠"下云:"《篇》《韵》皆无此字。"

(五)字头字形有异者

《玉篇》中有些字头的字形与今本《说文》有异,段氏在批校中也进行了辨析,段注中也可以找到相应的更详细的论述。如,《林部》第一百五十九有"埜,移者切。古文野"眉批云:"《说文》作壄。"段注⁽⁶⁹⁴⁾于"野"字古文下云"亦作埜"。《欠部》第一百十一"改,呼来切。笑不坏颜也。"眉批云:"《说文》作欯,从欠引省声。"脚注云:"此希冯时古本《说文》也。"又"欯,式忍切。笑不坏颜也。又音引。"眉批云:"此宋以后误本《说文》也。"段注⁽⁴¹¹⁾改"欯"为"改",

段玉裁校跋本《玉篇》的文献价值

云："各本篆作'欨'，今正。考《广韵》：'欨，式忍切，笑不坏颜也。'《集韵》《类篇》同。今按《曲礼》'笑不至矧'注云：'齿本曰矧，大笑则见此。'然则笑见齿本曰矧，大笑也。不坏颜曰改，小笑也。二义不当同音，浅人因己与弓略相似，妄合之耳。《玉篇》于'蚨''欣'二文下曰：'改，呼来切。笑不坏颜也。'此希冯时所据《说文》也。于'敛''歆'二文之间曰：'欨，式忍切。笑不坏颜也。'此孙强、陈彭年所据误本《说文》也。"《米部》第二百有"粩""粯""粠"，皆云"恶米"，"粩"字注云："此粲之误。""粯"字有眉批云："有粩又有粯，皆粲之别字。"而段注(331)则改"粠"为"粲"，云："各本篆作粠，解云北声，今正。粲在古音十五部，不当用一部之北谐声也。《经典释文》《五经文字》皆不误。若《广韵》作粠，注云：'《说文》作粩。'盖由《说文》之误久矣。《玉篇》作粩、作粯、作粠，皆云恶米，而皆粲之误。"

（六）释文用字有异者

段氏对《玉篇》的批校极为细致，对其释文中有与《说文》不合之字句亦加以校订。如，《示部》第三"禋，……《说文》絜祀也"，"絜"旁朱笔加"氵"作"洁"。段注(3)"禋"字下云："各本作'洁'，依《玉篇》作'絜'。"《人部》第二十三"價，……價，买也。"眉批云："徐铉本作卖也，非。"段注(374)改为："價，见也。"谓："大徐本窃取《周礼》，改见为卖，非是。《周礼》價训买。《玉篇》作'價，买也。'今又作卖，则误之中又有误焉。"同部"儗"字下有"《说文》云：'儗也。'""儗"字朱笔标〇。段注(378)依《玉篇》改今本《说文》，云："各本作假也，今依《玉篇》所引正。《广韵》亦云'拟也。'"

三、可与《说文解字注》互相参证

段氏把《玉篇》视为补充校正《说文》重要材料，其《说文解字注》引《玉篇》近 800 处。作为注《说文》之重要辅助，段氏对《玉篇》的批校多可在段注中找到相应内容，故二者可互相参证。甚至其中有些批校内容并非校《玉篇》之文字，实为以《玉篇》校《说文》之例，如《手部》第六十六"擧，居与切。《说文》曰：'对举也。'今作举。"眉批云："今《说文》兼载擧举二篆，非也。"又"攑，丘言切。举也。"眉批云："今《说文》讹为擧。"段注[603] 改《说文》"擧"为"攑"云："此篆各本作'擧'。……今按《玉篇》列字次第，'捀'下'扬'上作'攑'，'丘言切。举也。'《说文》'捀'下'扬'上则作'擧'，显是'攑'篆之讹。盖希冯作《玉篇》时所据《说文》未误也。《说文》本有'攑'无'擧'，后人自讹舛耳。"《尸部》第三百四十六"屺"字后注云："《列子》释文曰：'《说文》《字林》作屺'，屺与屺本一字，今《说文》一讹为二。"段注[442]"屺"字下云："按此盖即屺之或体耳。《玉篇》有屺无屺可证。"此皆据《玉篇》而校《说文》之例。

更有一些批校需与《说文解字注》相关条目对照才知其取舍，如，《土部》第九"壒，……《说文》曰：'天阴尘起也。'"眉批云："今本无起。"段注[692]"壒"字下云："依《玉篇》补'起'字较完。"《黑部》第三百二十九"黰，……浅黑也"，眉批云："《广韵》亦作浅，《说文》作沃。"段注[487]"黰"字下云："按，沃黑《玉篇》《广韵》皆作浅黑，疑沃字误，浅字长。"《玉篇》批校中虽未言其正误，但由段注可知此皆以《玉篇》校《说文》之例。

甚至仅有标记者参照段氏《说文解字注》亦可得其意，如，《邑部》第二十"郇"字释文云："郇伯，文王子也。""文"字旁仅用朱笔标圆圈。段注[290]"郇，周文王子所封"下注云："'文'各本作'武'，误，今依《篇》《韵》正。"知其标《玉篇》之"文"与今本《说文》"武"

之异也。

　　从段注与此校跋本相辅相成的内容来看，段氏言此为"注《说文》之一助"实非虚言，其《说文解字注》所引《玉篇》当即本于此，而其中有关《玉篇》的内容在此校跋本中亦多可寻绎其源。二者互相参照，此校跋本亦可为研究段注之一助也。

（杨明明）

唐代古体诗韵部演变考

一、引　言

笔者[1]曾穷尽考察了有唐一代古体诗的用韵，从整体上讨论了韵部分合及通押情况。我们发现，古体诗在唐代各时期的用韵差别显著，有必要进行更为细致的探讨。

学界一般将唐诗分为初、盛、中、晚4期，这其实是从文学史的角度划分的，与语音史的发展未必相侔。从语音史的研究角度来说，各时期的时间跨度最好大致相同。而传统分期中，盛唐只有40多年的时间，与其他几期的时间跨度相距甚远。若自唐朝建立（618）算起，至五代末年（959），共计342年。结合学界目前的分期习惯，我们将唐诗分为3个时期，即：初唐，武德（618）～先天（712）；中唐，开元（713）～太和（835）；晚唐（包括五代），开成（836）～五代末（959）。

我们将《全唐诗》制成了数据库，标注了每首诗歌的体裁，共析出古体诗12040余首，韵段19966个。根据《全唐诗》所载诗人小传及平冈武夫、市原亨吉编的《唐代的诗人》[2]，我们推测出每位诗人所处时期。最终，作者时期可考的韵段共计19073个。

本文拟按照上述分期对古体诗韵部的分合重新讨论，旨在展示初至晚唐古体诗韵部演变的过程。限于篇幅，异部通押及异调相押等现象，

唐代古体诗韵部演变考

---

① 李蕊. 唐代古体诗用韵研究之一. 贵州大学学报（社科版），2019，（1）.
② 平冈武夫，市原亨吉. 唐代的诗人. 上海：上海古籍出版社，1991.

容另文探讨。因上、去声用韵情况基本与平声一致，简略起见，本文只讨论平、入声的用韵。

二、古体诗用韵分析

讨论以 206 韵为序，每小节先列相关韵在初、中、晚唐独用、通押的韵段数，如，东 83 初，指初唐东韵独用 83 例；东冬 3 初，指初唐东、冬通押 3 例，余以此类推。限于篇幅，本文只列举了讨论中涉及的韵例，并未将古体诗全部韵例胪列。

表 1　东、冬、锺、江独用、通押例统计表

韵例	初	中	晚	韵例	初	中	晚	韵例	初	中	晚	韵例	初	中	晚
东	83	334	45	东冬锺	0	13	6	冬锺	1	8	1	江	1	10	2
东冬	3	21	3	东锺江	0	4	0	冬江	0	1	0	江唐	0	2	2
东锺	3	79	27	东冬锺江	0	2	0	锺	19	81	14	江阳唐	0	5	0
东江	0	1	0	冬	1	0	0	锺江	1	1	0				

初唐时，东、锺绝大多数独用，只有 3 例通押，其中许天正《和陈元光平潮寇诗》[①]东东雄东镕锺重锺从锺融东穷东，疑似换韵，果如是，则仅剩 2 例。中唐时，东、锺（冬）通押 113 例，已超过锺独用。可见，东、锺在初唐是分立的，中唐时合流。冬韵仅初唐有 1 例独用，崔玄童《祭汾阴乐章》[②]宗琮。冬既与东通押，又与锺通押，从通押用例上看，与东通押更多，鲍明炜先生[③]亦称：冬锺同用，"在押韵上看不出什么理由来"。

① （清）彭定求等编. 全唐诗. 北京：中华书局，1960：551.

② 同①763.

③ 鲍明炜. 初唐诗文的韵系——音韵学研究：第二辑. 北京：中华书局，1986.

江韵押入东（冬锺）10 例，只见于中唐以前（包括中唐，下同），李白《送王屋山人魏万还王屋并序》①双江窗江潥冬；押入阳唐 9 例，除徐延寿（开元间处士）《南州行》②、岑参（天宝三年进士）《陪狄员外早秋登府西楼因呈院中诸公》③，余皆见于贞元以后，李商隐《柳枝五首》④双江鸯唐。按：唐代近体诗中，江押入锺（冬）2 次、押入阳（唐）1 次。王力先生⑤曾据南北朝诗人用韵，说"江之归阳，并非在唐宋以后，而是在隋代以前"，从唐诗的用韵来看，至少中唐以前，江并未与阳唐合并，既押入东锺又押入阳唐，表明它不同于东锺、阳唐，是独立的。至晚唐，才并入阳唐。

（二）支脂之，微

表 2　支、脂、之、微独用、通押例统计表

韵例	初	中	晚	韵例	初	中	晚	韵例	初	中	晚	韵例	初	中	晚
支	39	99	7	支微	4	23	10	脂	0	15	5	之	18	43	6
支之	6	164	21	支之微	4	23	12	脂之	26	104	13	之微	6	25	8
支脂	3	58	12	支脂微	1	14	3	脂微	6	14	12	微	54	241	27
支脂之	7	197	37	支脂之微	2	80	19	脂之微	6	11	2				

初唐时，支独用 39 例，与脂（之）通押 16 例，王无竞《相和歌辞·凤台曲》迤支差支期之吹支姿脂；脂、之关系紧密，入韵时完全混同，褚亮《晚别乐记室彦》⑥悲脂时之帷脂怡之迟脂之之；微独用 54 例，

---

①　（清）彭定求等编. 全唐诗. 北京：中华书局，1960：1788.

②　同①1165.

③　同①2025.

④　同①6232.

⑤　王力. 南北朝诗人用韵考. 清华学报，1936，(3).

⑥　同①447.

与支（脂之）通押 29 例，寒山《诗三百三首·一九二》①奇_支时之挥_微巍_微师脂。中唐时，支独用 99 例，与脂（之）通押 419 例，李白《拟古》②眉_脂吹_支期之知_支；微独用 241 例，与支（脂之）通押 190 例，韦应物《杂体五首·二》③枝_支期之时之飞_微姿_脂鸥_脂。晚唐时，微独用 27 例，与支（脂之）通押 66 例，刘驾《贾客词》④迟_脂疑之追_脂岐_支归_微枝_支。

可见，初唐时，脂、之音读或已混同，而支、微与脂（之）异而近，因此，古体诗中支、微大量独用又与脂（之）经常通押，从通押关系看，支、脂（之）近而脂（之）、微远，脂（之）、微近而支、微远。中唐以后，支韵率先与脂之混同，微韵随后也并入其中。

（三）鱼，虞模

表3 鱼、虞、模独用、通押例统计表

韵例	初	中	晚	韵例	初	中	晚	韵例	初	中	晚	韵例	初	中	晚
鱼	19	172	19	鱼模	0	5	3	虞	4	19	3	模	4	14	4
鱼虞	1	51	2	鱼虞模	4	55	14	虞模	24	125	20				

从表3可知，虞、模显然更为紧密，鱼中唐仍有大量独用例，表明其实际音读与虞模不同。罗常培先生⑤认为鱼、虞两韵在六朝时候除了沿太湖周围的吴音有别，在大多数的北音都没有分别。潘悟云先生⑥对这个问题重新考订，结论大致可概括为：除河南及其周围地区，鱼、虞均有别。尽管二者结论龃龉，但一致认为吴音鱼、虞有别。初唐，鱼、

①　（清）彭定求等编. 全唐诗. 北京：中华书局，1960：9087.
②　同①1708.
③　同①1896.
④　同①6785.
⑤　罗常培. 《切韵》鱼虞的音值及其所据方音考. 中央研究院历史语言研究所集刊：第二本第三分，1931.
⑥　潘悟云. 中古汉语中的鱼和虞——语文论丛. 上海：上海教育出版社，1983.

虞（模）通押计5例，见于虞世南《奉和幸江都应诏》①图谟苏吾涂吴都芦湖枯歟樗_鱼、张九龄《初发道中赠王司马兼寄诸公》②居鱼舒余书虚车舆殊虞初闾嘘疏徐庐躇如馱、寒山《诗三百三首·一九六》③和《诗三百三首·二七二》④、孔德绍《登白马山护明寺》⑤。按：虞世南，余姚人，今属浙江；张九龄，韶州曲江人，今属广东；寒山，本长安人，后隐居浙东天台山；孔德绍，会稽人，今属浙江。"樗"为彻母字、"殊"为禅母字，超出了所谓"牙音""唇音"、喻来纽的限制。这是否预示着：初唐时，吴音鱼、虞或亦混淆？中唐以后，鱼、虞（模）通押更见平常，没有方言区和声纽条件的限制。

（四）齐，佳皆，灰咍，祭，泰，夬，废

表4　齐、佳、皆、灰、咍、祭、泰、夬、废独用、通押例统计表

韵例	初	中	晚	韵例	初	中	晚	韵例	初	中	晚	韵例	初	中	晚
齐	16	124	21	佳皆	0	4	3	灰	2	5	0	泰卦	0	1	0
霁	4	11	4	佳皆灰	0	1	0	灰咍	47	227	38	泰卦怪	0	0	1
霁废	0	1	0	佳皆灰咍	0	2	0	咍	20	54	11	泰怪	0	3	0
霁祭	9	40	12	佳麻	1	40	9	泰	6	19	3	泰怪代废	0	1	0
霁祭废	0	1	0	皆	1	5	0	泰代	0	7	2	泰怪队代	0	0	1
祭	2	13	2	皆咍	0	6	1	泰队	0	22	3	泰怪夬	0	2	0
佳灰咍	1	1	0	皆灰咍	2	5	2	泰队代	1	25	7	泰夬队	0	1	0

齐韵系的平、上声绝大多数独用，只有少量与支（脂之微）、咍

413

唐代古体诗韵部演变考

---

① （清）彭定求等编. 全唐诗. 北京：中华书局，1960：476.

② 同①607.

③ 同①9087.

④ 同①9097.

⑤ 同①8380.

（灰佳皆）通押，笔者将另文撰述，此不赘。而去声霁韵，初唐既已与祭韵同用不分，魏征《郊庙歌辞》①岁祭蕙霁帝霁币祭。

灰、咍，初唐亦已同用不分，骆宾王《畴昔篇》②开咍陨灰回灰台咍颓灰。皆虽有独用例，但与咍（灰）通押例多于独用例，张说《送尹补阙元凯琴歌》③台咍嚚皆嚚来咍徊灰开咍来咍来咍。

据笔者④，佳韵字一部分（"佳娃厓涯"）归麻，一部分（"钗柴扠呙"）归咍（皆灰），"崖"两属。鲍明炜先生⑤认为"这种分化起源很早，至少白居易时已是如此"了，其实初唐诗僧寒山的用韵既已体现了这种倾向，《诗三百三首·一九七》⑥嗟麻楂麻涯佳花麻家麻、《诗三百三首·二一五》⑦崖佳开咍埃咍灰灰。

泰韵，初唐保持独用，仅1例与代队通押，寒山《诗三百三首·二八九》⑧会泰背队盖泰代代外泰。中唐以后，与代队怪合流，韦应物《送元锡杨凌》⑨晦队爱代对队会泰。

夬韵韵窄，诗人极少使用，入韵字也仅见"迈败"。初唐不见用例，中唐以后与泰等韵通押，孟浩然《适越留别谯县张主簿申屠少府》⑩界怪会泰迈夬会泰。

废韵，无独用例。初唐未见，中唐以后，与祭韵通押最为频繁，关系最近。吕岩《赠刘方处士》⑪翠至肺废唳霁继霁世祭志志醉至事志累真逝祭。

---

① （清）彭定求等编. 全唐诗. 北京：中华书局，1960：98.
② 同①835.
③ 同①941.
④ 李蕊. 唐代古体诗用韵研究之一. 贵州大学学报（社科版），2019，（1）.
⑤ 鲍明炜. 白居易元稹诗的韵系. 语文集刊，1981，（2）.
⑥ 同①9088.
⑦ 同①9089.
⑧ 同①9099.
⑨ 同①1937.
⑩ 同①1621.
⑪ 同①9706.

（五）真谆臻，文欣，元魂痕，寒桓，删山，先仙

表5　真谆臻文欣元魂痕寒桓删山先仙独用、通押例统计表

韵例	初	中	晚	韵例	初	中	晚	韵例	初	中	晚	韵例	初	中	晚
真	42	213	36	真谆臻欣	0	5	0	元魂	16	78	5	删	5	6	0
真谆	65	219	46	真文欣	0	1	0	元痕	0	5	1	删山	19	179	17
真臻	1	2	1	真谆文欣	0	1	0	元魂痕	8	84	7	山	2	35	0
真谆臻	0	10	0	谆	0	0	1	魂	4	22	6	先	23	80	18
真文	4	35	7	谆文	0	5	4	魂痕	1	27	5	先仙	82	412	62
真谆文	2	27	9	臻文	0	1	0	痕	0	3	0	仙	3	29	5
真谆臻文	0	0	1	文	36	194	18	寒	7	36	9				
真欣	2	11	3	文欣	0	3	0	寒桓	17	131	18				
真谆欣	0	34	2	元	1	22	2	桓	1	6	1				

真、谆本为一韵，《唐韵》始分立为两韵，而实际用韵中仍是不分的，孟郊《偶作》[1]亲真身真轮谆神真。臻无独用例，与真（谆）通押，包佶《祀风师乐章》[2]陈真神真臻臻春谆。

文韵大多独用，表明其音值与真（谆臻）、魂（痕）不同。中唐时，文与真（谆臻）已有不少通押，计68例，韦应物《与友生野饮效陶体》[3]坟文人真春谆云文贫真。晚唐时，与真（谆臻）通押计21例，齐己《浮云行》[4]人真君文云文轮谆，超出文独用例，表明至少在晚唐时，真、文已趋于混同。

---

①　（清）彭定求等编. 全唐诗. 北京：中华书局，1960：4192.

② 同①2173.

③ 同①1897.

④ 同①9588.

欣无独用例，初唐已与真通押，则天皇后《制袍字赐狄仁杰》[①]勤欣臣真；与文韵通押共3例，均见于中唐，且入韵字都是"勤"，戴叔伦《江干》[②]纷文云文勤欣裙文。顾炎武[③]在《唐宋韵谱异同》中说："唐时二十一殷，虽云独用，而字少韵窄，无独用成篇者，往往于真韵中，间一用之……然绝无通文者。而二十文独用，则又绝无通殷者。"如此看来，顾氏只说对了一半，真欣固然相通，然文欣也并非无通者。《广韵》规定文、欣平上声同用，去入声独用，戴震考定平上去入皆独用，从唐代古体诗的用韵来看，文韵独用是对的，而欣韵是否独用，或可再论。

表6　元、魂（痕）、山摄、臻摄通押情况表

通押	初唐	中唐	晚唐
元、魂（痕）	24	167	13
元、山摄	5	75	19
魂（痕）、臻摄	10	62	20

元、魂、痕相互通押，同时又与臻、山摄通押，关系纷杂。因同用韵例太多，限于篇幅，我们没有在表5中一一列出，仅将这几组通押关系在各时期的用例总数进行了统计，见表6。此外，元、臻摄通押3例，魂（痕）、山摄通押5例。如表所示，初唐，元、魂（痕）通押用例远远高于元、山摄及魂（痕）、臻摄，中唐仍是，但差距已不如初唐悬殊，至晚唐，元、山摄和魂（痕）、臻摄通押用例则反超了元、魂（痕）。另外，元、魂（痕）的通押多少还会受到韵书同用关系的规定的影响，因此，至迟晚唐，元韵已转入山摄，魂痕则与真谆合流。至于元与山摄诸韵的关系，王力先生《汉语语音史》[④]晚唐—五代段，山摄归为寒桓、删

---

① （清）彭定求等编. 全唐诗. 北京：中华书局，1960：59.

② 同①3083.

③ （清）顾炎武. 顾炎武全集（2）. 上海：上海古籍出版社，2011.

④ 王力. 汉语语音史. 北京：中国社会科学出版社，1985.

山、元仙3部，依据的是朱翱反切；唐作藩先生[1]归为寒（桓）、先（仙删山元）2部。而从古体诗的用韵看，晚唐时，元与寒（桓）单独通押5例，司空图《冯燕歌》[2]言元难_寒冤元；与删（山）无单独通押例；与先（仙）单独通押也是5例，李建勋《迎神》[3]钱仙言元年先筵仙，似表明元既不同于寒（桓）也不同于先（仙），音值介于二者之间。

寒桓、删山、先仙3组6韵，初唐时既已以组内通押为主，3组间都有通押用例，但远少于组内通押例，组内各韵实已混同，郑义真《奉和圣制过温汤》[4]銮桓寒寒端桓鞍寒观桓、宋之问《初到陆浑山庄》[5]关删闲山山山还删、褚亮《奉和望月应魏王教》[6]天先圆仙弦先篇仙。以组内通押为主，说明3组具有较强的独立性，实际音值有差。至于组间具体通押情况，另文讨论，此不赘。

（六）萧宵，肴，豪，歌戈，麻

表7　萧、宵、肴、豪、歌、戈、麻独用、通押例统计表

韵例	初	中	晚	韵例	初	中	晚	韵例	初	中	晚	韵例	初	中	晚
萧	0	4	2	歌戈	26	134	21	宵肴	2	2	2	豪	3	67	11
萧宵	11	59	17	萧宵肴	1	5	0	戈	0	2	1	歌	7	48	11
萧肴	0	2	1	宵	3	37	5	肴	1	3	2	麻	44	137	25

萧、宵初唐已同用不分，陆敬《巫山高》[7]峣_萧霄_宵条_萧飙_宵飘_宵。

① 唐作藩. 汉语语音史教程. 北京：北京大学出版社，2017.
② （清）彭定求等编. 全唐诗. 北京：中华书局，1960：7282.
③ 同②8434.
④ 同②546.
⑤ 同②618.
⑥ 同②446.
⑦ 同②455.

肴、宵（萧）通押多于肴独用，应并入宵（萧），海顺《三不为篇·三》①朝宵交肴超宵肴肴谣宵条萧朝宵遥宵。

豪韵独用，李百药《渡汉江》②滔皋涛高毛劳。中唐以后，偶与宵（萧肴）通押。

歌、戈情况同真、谆，本为一韵，《唐韵》分立两韵，实际用韵中并不分，白居易《春晚寄微之》③波戈跎歌戈戈多歌何歌。麻韵独用，王绩《策杖寻隐士》④赊斜家花罝华，另有部分佳韵字并入麻韵，如前所述。

（七）阳唐，庚耕清，青，蒸登

表8　阳、唐、庚、耕、清、青、蒸、登独用、通押例统计表

韵例	初	中	晚	韵例	初	中	晚	韵例	初	中	晚	韵例	初	中	晚
阳	30	107	27	庚清	85	351	49	庚耕清青	3	38	11	清青	6	21	11
阳唐	96	397	89	庚青	3	20	6	耕	0	0	1	青	14	74	12
唐	4	20	2	庚耕清	9	74	10	耕清	0	10	1	蒸	11	19	4
庚	6	46	5	庚耕青	1	2	1	耕清青	0	1	0	蒸登	1	33	2
庚耕	1	8	4	庚清青	21	106	22	清	16	56	10	登	3	9	1

阳、唐同用不分，初唐已然，太宗皇帝《赋得残菊》⑤霜阳光唐香阳黄唐芳阳。

庚、耕、清初唐已同用不分，宋之问《奉使嵩山途经猴岭》⑥城清声清生庚情清耕耕。3韵中，似庚、清关系最密，大量通押。青独用比例最

---

① （清）彭定求等编. 全唐诗. 北京：中华书局，1960：9115.
② 同①533.
③ 同①4791.
④ 同①483.
⑤ 同①17.
⑥ 同①624.

高，足见其独立性最强，但与庚（耕清）通押用例也超出独用例，陈子昂《感遇诗三十八首·八》①冥青生庚冥青明庚成清停青。

蒸、登初唐独用为主，仅有 1 例通押，陈子昂《送魏兵曹使嶲州得登字》②登登憎登能登噌蒸。中唐以后，通押用例多于独用例，杜甫《最能行》③陵蒸征蒸能登。

（八）尤侯幽，侵，覃谈，盐添，咸衔，严凡

表9　尤侯幽侵覃谈盐添咸衔严凡独用、通押例统计表

韵例	初	中	晚	韵例	初	中	晚	韵例	初	中	晚	韵例	初	中	晚
尤	31	151	18	幽	0	1	0	盐添	2	1	1	咸衔	0	1	0
尤侯	36	211	33	侵	62	307	42	盐添咸衔严凡	0	1	0	咸衔酽	0	1	0
尤幽	5	33	3	覃	0	5	0	盐添衔	0	2	0	衔凡	0	1	0
尤侯幽	5	45	5	覃谈	4	4	1	盐咸严	0	1	0	严	0	1	0
侯	2	8	0	盐	0	6	1	添衔	0	0	1				

幽韵字少韵窄，入韵字大多是"幽"，初唐已与尤、侯同用不分，李峤《豹》④周尤猷尤筹尤侯侯幽幽。

侵韵独用，张九龄《在郡秋怀二首·二》心林深钦岑今吟。

咸摄 8 韵，用例不多。初唐，覃、谈通押，睿宗皇帝《石淙》⑤南覃惭谈潭覃三谈；盐、添通押，寒山《诗三百三首·七十六》⑥廉盐嫌添甜添厌盐，其他各韵未见用例。中唐以后，咸衔严凡用例依然很少，从通押

---

①　（清）彭定求等编. 全唐诗. 北京：中华书局，1960：890.

②　同①907.

③　同①2335.

④　同①722.

⑤　同①25.

⑥　同①9072.

关系看，近盐添而远覃谈，白居易《奉和汴州令狐令公二十二韵》①帆凡淹盐添添谦添廉盐阎盐铃盐襜盐严严髯盐衔衔檐盐帘盐衫衔沾盐纤盐黏盐咸咸瞻盐岩衔兼添厌盐，姑与盐添归为一部。

（九）屋，沃烛，觉，药铎

表10　屋沃烛觉药铎独用、通押例统计表

韵例	初	中	晚	韵例	初	中	晚	韵例	初	中	晚	韵例	初	中	晚
屋	18	92	23	屋烛觉	0	2	0	觉	0	8	5	药铎	11	80	23
屋沃	0	7	1	屋沃烛觉	0	1	0	觉药	0	6	1	铎	21	90	21
屋烛	7	204	54	沃烛	0	3	1	觉铎	2	15	3				
屋沃烛	1	14	2	烛	24	99	25	觉药铎	0	7	8				
屋觉	1	0	0	烛觉	0	4	1	药	1	2	5				

初唐，屋、烛独用为主，通押7例，拾得《诗·四十》②肉屋狱烛俗烛熟屋，显然比东、锺的通押比例高。中唐以后，屋（沃）、烛通押则见平常，远远超过独用例，元稹《望云骓马歌》③屋屋纛沃足烛哭屋蜀烛。从通押情况看，沃似与屋关系更近。

觉与屋（沃烛）通押，初唐1例，李百药《郢城怀古》④陆屋复屋陕屋服屋鹿屋谷屋筑屋伏屋逐屋蹙屋朴觉哭屋黩屋沐屋覆屋谷烛倏屋；中唐5例，卢仝《孟夫子生生亭赋》⑤伏屋朴觉欲烛；晚唐1例，贯休《送卢舍人三首·三》⑥璞觉觉觉曲烛。与药（铎）通押，初唐2例，杨炯《奉和上元

① （清）彭定求等编. 全唐诗. 北京：中华书局，1960：5018.

② 同①9108.

③ 同①4613.

④ 同①534.

⑤ 同①4386.

⑥ 同①9336.

酺宴应诏》①角_觉朔_觉乐_铎剥_觉；中唐 28 例，王维《苦热》②岳_觉涸_铎薄_铎濯_觉廓_铎浊_觉觉_觉乐_铎；晚唐 12 例，李商隐《河阳诗》③卓_觉薄_铎嚼_药。觉显然与药（铎）关系更近，通押用例也远超过觉独用，与江韵的入韵情形不同。

药、铎初唐已同用不分，上官仪《酬薛舍人万年宫晚景寓直怀友》④托_铎谑_药阁_铎若_药。

（十）质术栉，物，迄，月没，曷末，黠鎋，屑薛

表11 质术栉物迄月没曷末黠鎋屑薛独用、通押例统计表

韵例	初	中	晚	韵例	初	中	晚	韵例	初	中	晚	韵例	初	中	晚
质	6	51	11	术栉物	0	1	0	曷屑	0	1	0	末屑薛	0	1	0
质术	22	69	13	质术迄	0	0	1	曷末黠	0	0	1	黠	0	1	0
质栉	2	5	1	质术栉	6	8	3	曷末鎋	0	0	1	黠鎋	1	0	0
质物	2	8	2	质术物	1	12	4	曷末屑	0	0	1	黠薛	0	4	1
术	0	2	0	质术栉物	0	3	0	曷末薛	0	2	0	黠屑薛	0	2	0
术栉	0	0	1	月、山摄入⑤	12	188	76	末	0	6	0	鎋屑薛	0	1	0
术物	0	4	2	没、臻摄入	3	18	11	末黠	0	1	1	屑	0	7	0
物	1	2	1	没屑	1	0	0	末鎋	0	1	0	屑薛	21	107	31
月	13	56	6	没薛	2	0	2	末薛	0	3	0	薛	5	81	9
月没	4	52	9	曷薛	0	1	1	末黠屑	1	0	0				
没	2	19	2	曷末	1	4	2	末黠薛	1	0	1				

① （清）彭定求等编. 全唐诗. 北京：中华书局，1960：610.

② 同①1251.

③ 同①6239.

④ 同①506.

⑤ "山摄入"指山摄入声韵；"臻摄入"指臻摄入声韵.

质、术、栉初唐已同用不分，苏颋《晓济胶川南入密界》①密质出术实质瑟栉。

物与质（术栉）通押，初唐3例，寒山《诗三百三首·一八九》②蔚物日质出术物物；中唐28例，元稹《遣春十首·四》③日质溢质出术郁物；晚唐9例，苏拯《西施》④佚质出术物物，均多于同期独用例。

迄韵初、中唐未见用例，晚唐2例，1次与质术通押，见于贯休《寄杜使君》⑤；1次与质术栉物没黠屑通押，见于李商隐《骄儿诗》⑥。

曷、末、黠、鎋4韵字少韵窄，初唐用例少，难以断定曷末、黠鎋、屑薛之间的关系，但中唐时，曷（末）、薛（屑）通押用例已超过曷、末，黠、鎋同，因此至少中唐时，曷末、黠鎋已与屑薛混同。

月韵初唐已与山摄入非常密切。按：月、薛（屑）通押10次，卢僎《十月梅花书赠》⑦别薛发月雪薛；月、末通押1次，上官仪《和太尉戏赠高阳公》⑧发月袜末发月越末；月、曷、黠、薛通押1次，拾得《诗·十九》⑨发月辙薛杀黠萨曷；月、没通押4次，宋之问《明河篇》⑩歇月没没月。中唐，月、山摄入通押188次，白居易《秋池二首·二》⑪滑黠歇月说薛戛黠月月节屑；月、没通押52次，李白《古风·三十二》⑫月月歇月忽没没没发月。晚唐，月、山摄入通押76次，陆龟蒙《樵人十咏·樵叟》⑬发月热薛活末穴屑；月、没通押9次，皮日休《奉和鲁望樵人十咏·

---

① （清）彭定求等编. 全唐诗. 北京：中华书局，1960：797.
② 同①9087.
③ 同①4492.
④ 同①8248.
⑤ 同①9317.
⑥ 同①6244.
⑦ 同①1070.
⑧ 同①507.
⑨ 同①9105.
⑩ 同①627.
⑪ 同①4991.
⑫ 同①1675.
⑬ 同①7139.

樵叟》①发月骨没蕨月伐月。显然月与山摄入关系更近，且通押用例远超过月独用。

没除与月通押外，多与臻摄入通押。初唐3例，苏颋《奉和姚令公温汤旧馆永怀故人卢公之作》②出术实质卒没失质弼质密质述术日质。中唐18例，刘禹锡《磨镜篇》③漆质拂物溢质室质出术突没。晚唐11例，吕岩《鄂渚悟道歌》④毕质惚没物物屼没质质物物。

单看月、薛（屑）的通押与独用，似初唐即可并为一部，但中唐，没与月通押高达52例，远超与臻摄入通押例，同时与薛（屑）无单独通押例；至晚唐，没、臻摄入通押例才超过月、没。鉴于此，我们暂且初、中唐将月、没立为一部；晚唐，月归薛、没归质。

（十一）陌麦昔，锡，职德，缉，合盍，叶怗，洽狎，业乏

表12　陌麦昔锡职德缉合盍叶怗洽狎业乏独用、通押例统计表

韵例	初	中	晚	韵例	初	中	晚	韵例	初	中	晚	韵例	初	中	晚
陌	4	48	10	麦昔	1	5	2	德	4	26	12	叶怗业	0	6	2
陌麦	0	37	7	麦锡	0	2	0	缉	9	78	30	叶洽业	0	1	0
陌昔	13	93	10	麦昔锡	0	3	2	合	0	8	0	叶业乏	1	0	0
陌锡	1	31	2	昔	8	42	8	合盍	0	2	0	叶怗洽狎业	0	1	0
陌麦昔	3	35	3	昔锡	6	55	16	叶	3	4	3	怗	1	0	1
陌昔锡	1	43	4	锡	2	13	3	叶怗	2	19	6	洽狎	0	2	1
陌麦昔锡	1	57	1	职	38	124	19	叶狎	0	3	0	业乏	0	1	0
麦	0	1	0	职德	11	168	24	叶业	0	3	1				

① （清）彭定求等编. 全唐诗. 北京：中华书局，1960：7047.

② 同①796.

③ 同①3975.

④ 同①9708.

唐代古体诗韵部演变考

陌麦昔锡与庚耕清青的押韵情形相似，初唐既已同用，张九龄《南阳道中作》①适锡迹昔昔昔赫陌泽陌石昔陌陌怿昔客陌役昔索麦席昔白陌隙陌。

初唐时，职、德通押已远超过德独用，骆宾王《杂曲歌辞·从军中行路难二首》②极职国德勒德翼职，但不如职独用例多，中唐以后则以职、德通押为主，韦应物《杂体五首·一》③蚀职黑德饰职惑德色职息职。另与陌（麦昔锡）也有不少通押用例，此不赘。

缉韵独用，刘希夷《将军行》④立入隰急集级泣袭戢习。中唐以后，偶与咸摄通押。

咸摄 8 韵与相配阳声韵的用韵情况类似，合盍通押，元稹《志坚师》⑤衲合腊盍匣合塔盍合合，叶怗洽狎业乏通押，杜甫《八哀诗·故司徒李公光弼》⑥甲狎惬怗胁业业业压狎妾叶猎叶捷叶怯业帖怗叶叶睫叶堞怗匣狎接叶迭怗箧怗楫叶涉怗峡洽。

三、结　语

根据以上分析，我们将初、中、晚唐古体诗韵部进行联系、归纳，得出初唐 37 部、中唐 32 部、晚唐 30 部。初唐 37 部为：东（冬）、锺、江、支（脂之微）、鱼（虞模）、齐（祭）、咍（灰佳半⑦皆）、泰、真（谆臻欣）、文、元（魂痕）、寒（桓）、山（删）、先（仙）、宵（萧肴）、豪、歌（戈）、麻（佳半）、阳（唐）、庚（耕清青）、蒸、登、尤（侯幽）、侵、覃（谈）、盐（添）、屋（沃）、烛、药（铎觉）、质（术栉物）、月（没）、薛（曷末黠鎋屑）、陌（麦昔锡）、职（德）、缉、合

① （清）彭定求等编. 全唐诗. 北京：中华书局，1960：573.
② 同①349.
③ 同①1896.
④ 同①880.
⑤ 同①4631.
⑥ 同①2350.
⑦ "半"指佳韵的部分字，并非严格意义上的一半。

（盍）、叶（怗业乏）。有些韵在初唐未见用例，而在中晚唐出现，如咸衔严凡等韵。除此之外，初唐至中唐的主要变化有：东（冬）、锺合并，哈（灰佳⅟皆）、泰（夬）合并，文、真（谆臻欣）合并，蒸、登合并，屋（沃）、烛合并；中唐至晚唐的主要变化有：魂（痕）并入真（谆臻欣文），元转入山摄，没并入质（术栉物迄）、月并入薛（屑曷末黠鎋），江、阳（唐）合并。需要指出的是：支脂之微，初唐虽归为一部，但支、微独用用例很多，实际音读当与脂之有别，类似的情况还有鱼与虞模、文与真（谆臻欣）。鲍明炜先生①作有"初唐韵系与隋及中唐韵系比较表"，尉迟治平、黄琼先生②作有"隋唐五代诗文韵部分期对照表"，结论与本文互有参差，但因所取语料不尽相同，此不赘述。

比较初、晚唐韵部系统，可知汉语语音在有唐一代发生了显著变化。韵部系统总的发展趋势是简化，韵部归并基本在同摄内进行，跨摄归并仅见佳与麻、江与阳唐。入声韵比相配阳声韵的演变更超前，如觉与江、月与元等。

（李　蕊）

---

①　鲍明炜. 初唐诗文的韵系——音韵学研究：第二辑. 北京：中华书局，1986.

②　尉迟治平，黄琼. 隋唐五代汉语诗文韵部史分期简论. 语言研究，2010，（2）.

从唐代近体诗用韵看《广韵》
"独用""同用"例

一、引 言

　　《广韵》所标"独用""同用"例始用于何时，是宋人的发明还是承袭唐人而来？学界有不同意见。约而言之，有四种代表观点："唐初许敬宗所详议"①、"出自宋人，以为宋初应试作文的用韵标准"②、"源于许敬宗而邱雍又有所修订"③、"在开元五年就已确定并开始运用于科举考试之中"④。其中，最后一个观点系王兆鹏先生据唐代科举考试诗赋用韵所得，被鲁国尧先生认为解决了这个"纷纭不决的老难题"⑤。

　　科举考试诗赋严守官韵，最能反映唐人功令，自然是研究这一问题的最好材料，但流传下来的科举诗赋数量少，用韵范围有限，并未覆及所有韵系，因此难以窥探唐人功令全貌，需要另觅材料。唐代近体诗的用韵虽不如科举考试那样严格，却也是不肯轻易出韵的，且流传至今的

　　① （清）戴震. 戴震全书（叁）［M］. 合肥：黄山书社，2009：295.
　　② 张世禄. 中国音韵学史（下册）［M］. 台北：台湾商务印书馆，2000：104.
　　③ 方孝岳，罗伟豪编. 广韵研究［M］. 广州：中山大学出版社，1988：79.
　　④ 王兆鹏.《广韵》"独用""同用"使用年代考——以唐代科举考试诗赋用韵为例
［J］. 中国语文，1998（2）：144-147.
　　⑤ 鲁国尧. 说"识"——序王兆鹏《唐代科举考试诗赋用韵研究》［C］//唐代科举考试诗赋用韵研究. 济南：齐鲁书社，2004.

数量庞大，据我们统计，《全唐诗》中计收有 33548 首。本文拟系统整理唐代近体诗用韵，并与古体诗用韵进行比照，以期较为全面、准确地呈现唐人功令，进而探讨与《广韵》"独用""同用"例之关系。我们将唐诗分为初、中、晚三个时期（详见拙文《唐代古体诗韵部演变研究》①），作者不详或名具而所处年代不可考者均不在本文的考察范围。另，近体诗押平声韵居多，仄韵诗非常少见，且据我们观察，仄声韵的"独用""同用"情况基本同于对应平声韵，因此，为统计方便起见，本文只讨论平声韵。综上，本文讨论的近体诗共计 32147 首，其中初唐2116 首、中唐 15444 首、晚唐 14587 首。

　　张世禄先生②早在 20 世纪 40 年代就指出，若要探寻唐时功令，需遍考唐代名家作品的用韵系统，再加以比较研究，才可以得到一种可靠的决定。现在我们不仅将各名家纳入考察范围，还包括"非名家"，范围更广，材料更多，决定庶几更可靠乎？

二、近体诗用韵分析

　　每小节先列相关韵在初、中、晚唐独用、同用的用例数，如，东145 初，指初唐东韵独用 145 例；东冬 1 初，指初唐东冬同用 1 例，余以此类推。限于篇幅，表中只列举了讨论中涉及的韵例，并未将近体诗全部韵例胪列。

①　李蕊. 唐代古体诗韵部演变研究［J］. 古汉语研究，2021（1）：87-94.

②　张世禄. 杜甫诗的韵系［J］. 中央大学文史哲季刊，1944，2（1）：148.

（一）东独用，冬锺同用，江独用

表1 东、冬、锺、江独用、同用例统计表

韵例	初	中	晚	韵例	初	中	晚	韵例	初	中	晚
东	145	932	879	东冬锺	0	3	2	锺江	0	1	1
东冬	1	15	4	冬锺	1	6	13	江	1	28	39
东锺	1	15	30	锺	31	229	232	江阳唐	0	1	0

近体诗中东独用，极少与冬（锺）通押。冬既押入锺又押入东，均为20例，卢纶《与从弟瑾同下第后出关言别·四》①冬冬农冬逢锺、杜甫《雨晴》②风东农冬红东空东，从时期上看，冬东通押多见于中唐而冬锺通押多见于晚唐。因押锺韵的诗歌较押东韵为少，故从通押比例上看，冬锺通押略高于冬东通押。另，东锺通押46例，多见于晚唐，李商隐《少年》③功东封锺中东丛东蓬东。古体诗中（唐代古体诗的用韵情况，请参见拙文《唐代古体诗用韵研究之一》④《唐代古体诗用韵研究之二》⑤《唐代古体诗韵部演变研究》，下同），东初唐独用，中唐以后尤其晚唐时，已与冬锺混用不分，冬与近体诗的用韵相似。诗人在创作古体诗和近体诗时，是使用了两种不同的用韵系统，在创作时不免会交互影响⑥。中唐以后，东、冬、锺混用正与古体诗用韵相符。因此我们推断近体诗中

① （清）彭定求等编. 全唐诗. 北京：中华书局，1960：3131.

② 同①2420.

③ 同①6159.

④ 李蕊. 唐代古体诗用韵研究之一. 贵州大学学报（社科版），2019（1）：54-62.

⑤ 李蕊. 唐代古体诗用韵研究之二. 语言研究，2019（1）：63-67.

⑥ 张世禄. 杜甫诗的韵系 [J]. 中央大学文史哲季刊，1944，2（1）：154.

东、冬、锺之间的通押当是受了古体诗用韵系统的影响。唐代科举考试诗赋中，冬独用 5 例，与锺通押 3 例，未见与东通押例，可见，东独用、冬锺同用，当为唐人功令。

古体诗中，江中唐以前近东锺，晚唐并入阳唐。近体诗中，江独用，晚唐未见与阳唐通押例，仅与锺通押 1 次，殷文圭《玉仙道中》①江_江降_江玜_锺幢_江厖_江。可见，江独用当为唐人功令。

（二）支脂之同用，微独用

表 2　支、脂、之、微独用、同用例统计表

韵例	初	中	晚	韵例	初	中	晚	韵例	初	中	晚	韵例	初	中	晚
支	60	194	105	支脂之	1	330	464	脂	2	15	19	之	23	86	43
支脂	1	55	71	支之微	0	1	4	脂微	1	2	8	之微	1	3	4
支之	4	258	363	支脂微	0	2	1	脂之	47	331	161	微	148	790	659
支微	2	4	8	支脂之微	0	1	3	脂之微	0	1	0				

初唐，脂、之已混用不分，赵彦昭《奉和七夕两仪殿会宴应制》②期之帷_脂词_之眉_脂；支独用 60 例，与脂（之）通押 6 例，杜审言《望春亭侍游应诏》③池_支麾_支滋_之为_支；微独用 148 例，与支（脂之）通押 4 例，苏颋《边秋薄暮》④归_微支_支稀_微机_微；中唐，支独用 194 例，与脂（之）通押则高达 643 例，钱起《送万兵曹赴广陵》⑤离_支悲_脂衰_脂辞_之；微独用 790

---

① （清）彭定求等编. 全唐诗. 北京：中华书局，1960：8135.

② 同①1087.

③ 同①732.

④ 同①803.

⑤ 同①2640.

例，与支（脂之）通押仅 14 例，王建《原上新居十三首·五》①饥脂稀微迟脂篱支。晚唐，微独用 659 例，与支（脂之）通押 27 例，杜牧《题木兰庙》②眉脂妃微。

古体诗的用韵初唐时与近体诗相似，支、微独用而脂之混用，但中唐以后，支脂之微则混押不分。近体诗中唐以后只有支与脂之同用，而微一直独用，显然是受到了功令的限制。支与脂（之）初唐通押的 6 例分别散见于 6 位诗人的作品中，而王维、李白、高适、岑参等所谓盛唐诗人的近体诗中，支、脂（之）通押例都远高于支独用例。按：王维支独用 2 例、与脂（之）通押 7 例，《晚春归思》③帷脂墀脂枝支时之；李白支独用 3 例、与脂（之）通押 13 例，《初月》④时之眉脂儿支诗之；高适无支独用例，与脂（之）通押 4 例，《同颜六少府旅宦秋中之作》⑤悲脂时之嫠之知支疵支；岑参无支独用例、与脂（之）通押 11 例，《陪封大夫宴瀚海亭纳凉》⑥丝之罴支时之迟脂旗之。稍晚点的刘长卿近体诗中支、脂（之）通押更是高达 19 例，而支独用仅 3 例，《送李中丞之襄州》⑦师脂时之知支之之。这表明"独用""同用"例在开元、天宝间已确定并施行。此外，微、支（脂之）通押，中唐多于初唐，晚唐又多于中唐，反映了实际语音中微与支脂之的合流。

① （清）彭定求等编. 全唐诗. 北京：中华书局，1960：3395.
② 同①5987.
③ 同①1280.
④ 同①1889.
⑤ 同①2234.
⑥ 同①2083.
⑦ 同①1492.

（三）鱼独用，虞模同用

表 3　鱼、虞、模独用、同用例统计表

韵例	初	中	晚	韵例	初	中	晚	韵例	初	中	晚	韵例	初	中	晚
鱼	55	402	315	鱼虞	0	6	8	虞	10	75	32	模	3	20	44
鱼模	1	1	4	鱼虞模	0	5	4	虞模	22	201	265				

近体诗中鱼独用，初唐仅与模通押 1 例，张说《东都酺宴四首·一》①居鱼初鱼酺模余鱼；中唐与虞（模）通押 12 例，李贺《示弟》②余鱼书鱼无虞卢模；晚唐 16 例，徐铉《送和州张员外为江都令》③湖模都模无虞夫虞蹰鱼。虞、模初唐既已混用不分，王绩《独坐》④须虞租模夫虞壶模。古体诗的用韵初唐与近体诗相似而稍宽，中唐以后，鱼与虞模则大量通押。可见，鱼独用、虞模同用乃唐时功令。近体诗中鱼与虞模通押用例的不断增多，反映了实际语音中鱼、虞、模的混同。

（四）齐独用，佳皆同用，灰咍同用

表 4　齐、佳、皆、灰、咍独用、同用例统计表

韵例	初	中	晚	韵例	初	中	晚	韵例	初	中	晚	韵例	初	中	晚
齐	34	331	332	佳皆咍	0	1	0	皆灰咍	0	0	1	灰咍	180	608	618
齐咍	0	1	0	佳麻	1	85	126	皆咍	0	0	2	咍	25	185	185
佳皆	0	12	14	皆	1	25	13	灰	2	9	10				

①　（清）彭定求等编. 全唐诗. 北京：中华书局，1960：946.

②　同①4393.

③　同①8555.

④　同①482.

从唐代近体诗用韵看《广韵》「独用」「同用」例

齐独用,仅与咍通押 1 例,李贺《昌谷北园新笋四首·一》①开材泥齐。

无论是近体诗中还是古体诗中,佳韵字都一分为二,一部分字如"涯②厓佳娃鼃"归入麻韵、一部分字如"钗柴豺呙"归入佳皆、"崖"则两属,具体讨论见拙文《唐代近体诗用韵研究》《唐代古体诗用韵研究之一》,此不赘。这反映了当时的实际语音中,佳韵字确已分化为两组。据王兆鹏③,唐代科举考试诗赋,佳、皆韵系中只有怪韵入韵 1 次,独用;麻韵独用 19 次④,不杂佳韵字⑤。当时功令如何,难以遽断,从近体诗的用韵来看,似允许部分佳韵字与麻同用,尤其是"涯"字,近体诗中押入麻计 195 次。

灰、咍初唐既已混用不分,骆宾王《乐大夫挽词五首·四》⑥台咍来咍哀咍徊灰,古体诗用韵同。

皆或独用,或与佳通押,极少与灰咍通押,仅晚唐时有 3 例,李群玉《九日》⑦开咍台咍来咍怀皆回灰。古体诗中,皆与灰咍则混用不分。可见,唐人功令,皆与灰咍是分用的。

---

① (清)彭定求等编. 全唐诗. 北京:中华书局,1960:4409.

② 拙文《唐代近体诗用韵研究》(励耘语言学刊:第 28 辑. 北京:中华书局,2018:259-269)认为"涯"字兼属麻、皆,现更正为只归麻部。按:"涯",古体诗中只押入麻韵,近体诗中除元稹《痁卧闻幕中诸公征乐会饮因有戏呈三十韵》(注①4526)偕皆斋皆柴佳排佳街皆霾皆崖佳豺皆觥佳荄皆槐皆怪怪呙佳喈皆娃佳涯佳皆乖皆谐皆侪皆钗佳淮皆唯佳差皆怀皆阶皆埋皆骸皆痎皆裹皆,余皆押入麻韵。黄炳辉《中古"涯"字韵属证》(语文研究,1981 年第 2 辑第 116-118 页)中,统计了《全唐诗》中"涯"与"佳"韵字相押有二首,除上列元稹例,还有崔涂《赠休粮僧》:怀阶埋崖。实是"崖"押入"佳"韵,当为统计时的偶然失误。元稹例乃孤例,或为偶然通押,不能据此将"涯"归入皆部。

③ 王兆鹏. 唐代科举考试诗赋用韵研究 [M]. 济南:齐鲁书社,2004:205.

④ 同③208.

⑤ 同③183.

⑥ 同①852.

⑦ 同①6602.

（五）真谆臻同用，文欣同用

表 5　真谆臻文欣独用、同用例统计表

韵例	初	中	晚	韵例	初	中	晚	韵例	初	中	晚	韵例	初	中	晚
真	46	601	479	谆	0	3	5	真魂痕	0	0	1	文	64	452	403
真谆	136	757	621	真谆魂	0	0	1	真谆痕	0	0	1	文魂	0	2	3
真臻	1	1	3	真谆文	0	1	2	谆魂	0	1	0	文欣	0	2	0
真文	2	2	4	真谆欣	1	9	9	谆文	0	1	2	文元魂痕	0	1	0
真欣	0	13	5	真谆魂痕	0	1	0	谆魂痕	0	0	1				
真臻	1	1	3	真谆臻欣	0	1	2	谆文魂	0	0	1				
真谆臻	0	3	2	真谆文魂痕	0	1	0	谆元魂	0	0	1				

近体诗中真、谆、臻混用不分，李德裕《近腊对雪有怀林居》①人真榛臻亲真春谆。文独用，偶与真、谆、臻、魂、欣通押，殷尧藩《宫词》②人真麟真春谆茵真纹文。欣无独用例，与真（谆臻）通押 40 例，入韵字有"勤斤欣筋殷芹忻"，其中"勤"字最为常见，略举数例：张籍《舟行寄李湖州》③勤欣频贫人、朱放《杨子津送人》④津人斤欣、白居易《早春招张宾客》⑤新欣欣身春人、贯休《刘相公见访》⑥轮尘人因真新询

---

①　（清）彭定求等编. 全唐诗. 北京：中华书局，1960：5401.

②　同①5567.

③　同①4313.

④　同①3541.

⑤　同①5144.

⑥　同①9360.

筋欣人、李频《之任建安渌溪亭偶作二首·一》①殷欣人均邻、陆龟蒙《和袭美寄怀南阳润卿》②尘身人春芹欣、李中《献乔侍郎》③伸纶臻身陈人尘津新神邻真臣忻欣频春银伦亲钧。文、欣通押 2 例，都是"勤"字押入文韵，刘长卿《秋日夏口涉汉阳献李相公》④濆群勋闻云文分军勤欣纷。可见"文欣同用"绝非唐人功令，顾炎武⑤、戴震⑥、钱大昕⑦均认为《广韵》文、欣原作独用。胡建升⑧据唐宋科举诗赋用韵，认为《广韵》中"文欣同用"例是在景祐四年以后根据《礼部韵略》改定的。古体诗中，文初唐独用，偶与真（谆臻）通押，中唐时已与真（谆臻）大量通押，至晚晚唐时，二者已趋于混同；欣无独用例，多与真（谆臻）通押，与文通押仅 3 例。反观近体诗，文晚唐时仍极少与真（谆臻）通押，表明唐人功令中，文是独用的，欣似与真谆臻同用。

（六）元魂痕同用，寒桓同用，删山同用，先仙同用

表6　元、魂、痕、寒、桓、删、山、先、仙独用、同用例统计表

韵例	初	中	晚	韵例	初	中	晚	韵例	初	中	晚	韵例	初	中	晚
元	7	28	30	元魂痕桓	0	0	1	寒	12	197	184	桓仙	0	0	1
元寒	0	1	0	元先仙删	0	0	1	寒桓	52	314	262	山	3	85	49
元痕	1	17	8	魂	6	37	79	寒山	0	2	3	山删	21	448	357

---

①　（清）彭定求等编. 全唐诗. 北京：中华书局，1960：6839.

②　同①7193.

③　同①8522.

④　同①1542.

⑤　（清）顾炎武. 顾炎武全集（2）[M]. 上海：上海古籍出版社，2011：42.

⑥　（清）戴震. 戴震全书（叁）[M]. 合肥：黄山书社，2009：308-309.

⑦　（清）钱大昕. 十驾斋养新录（上）[M]. 台北：世界书局，2009：96.

⑧　胡建升. 从唐宋科举诗赋用韵看《广韵》"文欣"同用的起始时间 [J]. 语言研究，2010（2）：38-42.

韵例	初	中	晚	韵例	初	中	晚	韵例	初	中	晚	韵例	初	中	晚
元桓	0	1	0	魂痕	3	55	90	寒删	0	1	6	山先	0	1	0
元魂	14	157	86	痕	0	2	2	寒仙	0	3	1	删	18	10	9
元仙	0	0	1	寒山删	0	2	3	桓	0	2	10	仙	13	51	48
元先	0	0	1	寒桓山	0	1	1	桓山删	0	0	1	仙删	0	0	1
元桓山	0	0	1	寒桓仙	1	0	1	桓先仙	0	0	3	先	28	205	140
元魂痕	12	107	94	寒桓先	0	0	1	山先删	0	1	0	先删	0	1	1
元魂仙	0	0	1	寒仙删	0	0	1	山先仙	0	0	1	先仙	143	881	774
元先仙	1	1	2	寒山仙删	0	0	1	先仙删	0	0	1				

古体诗中，元与山摄、魂（痕）与臻摄中唐已有大量通押用例，至晚唐，它们之间的通押例超过了元与魂（痕）。因此，我们认为：至迟晚唐，元韵已转入山摄，魂痕则与真谆合流。近体诗中，元与魂痕同用，极少与山摄韵通押，共计 13 例，其中作者年代可考者 10 例，晚唐时最多，也不过 6 例，而晚唐时元、魂（痕）通押计 188 例。魂痕也极少与臻摄韵通押，共计 14 例，其中作者年代可考者 13 例，初唐未见，中唐 5 例，李贺《竹》①春谆根痕鳞真孙魂，晚唐 8 例，郑璧《奉和陆鲁望白菊》②群文魂魂纹文裙文。可见，"元魂痕同用"为唐人功令无疑。

寒桓删山先仙 6 韵以寒桓、删山、先仙组内通押为主，如：韦应物《陪王郎中寻孔征君》③难寒欢桓寒寒阑寒、白居易《过郑处士》④间山关删

① （清）彭定求等编. 全唐诗. 北京：中华书局，1960：4393.

② 同①7241.

③ 同①2010.

④ 同①4883.

山山、王维《送韦评事》①贤_先延_仙边_先。各组间也有通押用例，但非常少，初、中唐尤少，具体讨论见拙文《唐代近体诗用韵研究》，此不赘。"寒桓同用、删山同用、先仙同用"当为唐人功令。

（七）萧宵同用，肴独用，豪独用，歌戈同用，麻独用

表7 萧、宵、肴、豪、歌、戈、麻独用、同用例统计表

韵例	初	中	晚	韵例	初	中	晚	韵例	初	中	晚	韵例	初	中	晚
萧	0	3	3	萧宵肴	0	0	3	肴	1	14	33	歌戈	46	350	283
萧豪	0	0	1	宵	17	119	92	肴豪	0	0	3	戈	0	3	5
萧宵	22	175	190	宵豪	0	2	3	豪	7	139	186	麻	74	460	369
萧宵豪	0	0	2	宵肴	0	0	2	歌	8	100	65				

古体诗中，初唐萧、宵已混用不分，肴与宵（萧）通押用例也多于肴独用。近体诗中，肴与宵（萧）通押计6例，作者年代可考者5例，全部见于晚唐，赵璜《六月》②梢_肴条_萧遥_宵桥_宵，许是受到实际语音中肴已与萧宵混同的影响，初、中唐，肴仅见独用例。可见，萧宵同用、肴独用当为唐人功令。

豪韵独用，中唐以后，偶与萧、宵、肴通押，李贺《感春》③骚_豪腰_宵劳_豪槽_豪，与古体诗的用韵同。

歌戈同用，杨炯《送郑州周司空》④河_歌歌_歌多_歌过_戈。

除部分佳韵字押入麻韵，如前所述，麻韵独用。

---

① （清）彭定求等编. 全唐诗. 北京：中华书局，1960：1307.
② 同①9986.
③ 同①4418.
④ 同①613.

（八）阳唐同用，庚耕清同用，青独用，蒸登同用

表 8　阳、唐、庚、耕、清、青、蒸、登独用、同用例统计表

韵例	初	中	晚	韵例	初	中	晚	韵例	初	中	晚	韵例	初	中	晚
阳	32	269	306	庚青	1	2	5	耕	0	1	0	蒸	7	15	19
阳唐	90	622	635	庚清	116	986	839	耕清	0	26	27	蒸登	1	61	135
唐	2	21	26	庚耕清	5	69	137	青	14	181	238	登	1	43	58
庚	6	76	73	庚清青	0	2	10	清	26	174	152				
庚耕	1	8	12	庚耕清青	0	0	1	清青	1	7	7				

　　阳、唐混用不分，初唐已然，虞世南《侍宴归雁堂》①塘唐香阳行唐梁阳。

　　古体诗中，庚、耕、清初唐已混用不分，青虽有不少独用例，但不如与庚（耕清）通押例多，中、晚唐皆然。近体诗中，庚、耕、清初唐业已混用不分，宋之问《陆浑山庄》②情清耕耕行庚名清生庚。青与庚（耕清）通押共计42例，其中作者年代可考者36例，初唐2例，郑愔《中宗降诞日长宁公主满月侍宴应制》③荣庚生庚灵青明庚；中唐11例，李白《观胡人吹笛》④声清亭青缨清情清；晚唐23例，吕岩《别诗二首·一》⑤名清灵青英庚清清。可见，近体诗中青是独用的，当是受限于唐人功令，与庚（耕清）通押用例越来越多，则反映了实际语音中青与庚耕清的混同。

①　（清）彭定求等编．全唐诗．北京：中华书局，1960：474.

②　同①635.

③　同①1105.

④　同①1876.

⑤　同①9700.

蒸、登初唐时用例较少，但仍可大致看出独用为主的局面，蒸独用7 例，仅与登通押 1 例，见于林氏《送男左贬诗》①。中唐以后混用不分，贾岛《夏夜》②澄_蒸棱_登僧_登蒸_蒸。古体诗中，蒸、登初唐独用为主，中唐以后，通押用例多于独用。

（九）尤侯幽同用，侵独用，覃谈同用，盐添同用，咸衔同用，严凡同用

表 9　尤、侯、幽、侵、覃、谈、盐、添、咸、衔、严、凡
独用、同用例统计表

韵例	初	中	晚	韵例	初	中	晚	韵例	初	中	晚	韵例	初	中	晚
尤	57	326	298	覃衔	0	0	1	咸衔	1	2	3	盐添衔	0	0	1
尤侯	64	631	688	覃谈凡	0	1	0	添衔	0	1	0	盐添严	0	1	0
尤幽	11	48	15	覃谈盐	0	1	0	咸凡	0	1	1	盐咸衔	0	0	1
尤侯幽	8	28	21	覃谈咸衔	0	0	2	衔	0	4	1	盐衔凡	0	1	0
侯	3	9	6	谈	0	2	1	衔凡	0	2	0	盐添衔严	0	1	0
侯幽	0	0	1	谈咸	0	0	1	盐	0	5	12	盐添咸衔严凡	0	1	0
侵	93	629	616	谈严凡	0	0	1	盐添	0	16	25				
覃	3	23	16	咸衔凡	0	2	4	盐衔	0	1	1				
覃谈	4	22	32	咸衔严凡	0	1	2	盐严	0	0	1				

尤、侯、幽初唐既已混用不分，杜审言《和韦承庆过义阳公主山池五首·一》③求_尤游_尤楼_侯幽_幽。

---

①　（清）彭定求等编. 全唐诗. 北京：中华书局，1960：8984.

②　同①6642.

③　同①733.

侵韵独用。

咸摄8韵用例较少，只可看出覃谈同用，盐添同用，凡与咸衔关系亲密，严似与盐添近。唐代科举考试诗赋中咸衔同用，因此我们推测《广韵》中的"覃谈同用，盐添同用，咸衔同用，严凡同用"当与唐人功令同，北宋贾昌朝奏请的"合严于盐、添""合凡于咸、衔"，除韵窄的原因外，或与实际语音也有关。

三、结　语

综合以上分析，我们大致可以得出唐人功令的面貌：东独用、冬锺同用、江独用、支脂之同用、微独用、鱼独用、虞模同用、齐独用、佳皆同用、灰咍同用、真谆臻欣同用、文独用、元魂痕同用、寒桓同用、删山同用、先仙同用、萧宵同用、肴独用、豪独用、歌戈同用、麻独用、阳唐同用、庚耕清同用、青独用、蒸登同用、尤侯幽同用、侵独用、覃谈同用、盐添同用、咸衔同用、严凡同用。其中东独用、江独用、微独用、鱼独用、文独用、元魂痕同用、肴独用、青独用等例，因近体诗与古体诗的用韵差别悬殊，只能认为是近体诗受到了功令限制的影响。至于近体诗与古体诗用韵相合例，则表明某些功令规定正与语音的发展趋势相契合。事实上，同用例的规定正是因为这些韵一般人实难分辨，属文之士苦其苛细，而在实际语音发展中它们也逐渐合流了。

将《广韵》所标独用、同用例与唐人功令相较，可知二者几乎完全一致。唯《广韵》中欣独用，唐人真谆臻欣同用。《广韵》中，真谆臻与欣并不相连属，或许正因为此，才规定欣独用，戴震《声韵考》中亦认为"欣、隐、焮、迄宜改文、吻、问、物之前"。此外，《广韵》佳皆同用，唐人功令似允许部分佳韵字与麻同用，这大概为体例所限，即韵书以韵为单位规定独用、同用，个别字的归属无法在独用、同用例中体现，仍可认为《广韵》佳皆同用例是承袭唐人而来。

至于独用、同用例始用于何时，亦可从唐人近体诗与古体诗的用韵中得到些许线索。通过上文的比较，可知近体诗和古体诗在初唐用韵基本一致，比如东独用、支独用、文独用、元魂痕同用等，尤其是支独用值得我们注意。唐人功令规定支脂之同用，近体诗支初唐独用，中唐以后才与脂之同用，可见，初唐时并无"支脂之同用"之例，属文之士依据实际语音押韵。而王维等所谓盛唐诗人近体诗中支、脂之始频繁通押，同时微保持独用，而古体诗中则支脂之微通押不分，正与王兆鹏先生独用、同用例开元年间已确定并开始运用于科举考试的结论相应合。只有科举考试中开始实施，属文之士在日常创作中才有效法的标准和动力。因此，我们同意王先生的观点。

要之，中唐以后的近体诗用韵基本上反映出了唐代功令，结合唐代科举考试诗赋的用韵情况，可知唐人功令开元年间已确定并开始运用于科举考试，《广韵》独用、同用例正是承袭这种功令而来。

（李　蕊）

"气之清浊有体"之"浊"义辨析

曹丕在《典论·论文》里提出"气之清浊有体"[①] 的看法，而今人论诗文，多关注"清"在中国诗学、音乐等文艺思想中的正价部分之审美内涵[②]，并以之为尺度来评判论断甚至否定"浊"之义，造成人们对"浊"之含义和运用的混淆和误解。我们希望通过对历史上"浊"义内涵的梳理辨析，来还原曹丕"浊"义之所指。

一、"清阳"说辩误

目前一种比较普遍的看法是，"浊"为阴柔之气。郭绍虞先生释"清浊"："刚近于清，柔近于浊。""清是俊爽超迈的阳刚之气，浊是凝重沉郁的阴柔之气。"[③] 童庆炳先生沿用其说，认为"中国的简分法是将风格分为'刚'和'柔'两类……曹丕'以气分清、浊二体'正是中国文论以刚柔论风格之始。"[④] 张少康先生也认为："清浊只是最广义的

[①] 曹丕. 典论·论文//（梁）萧统编，（唐）李善注. 文选. 上海古籍出版社，1986：2271.

[②] 唯蒋寅先生《古典诗学中"清"的概念》一文，同时分析了"清"之美学内涵的负价部分，指出"'清'不是终极性的审美概念，而只是与中国诗歌的正统趣味——这种趣味本身就带有某种缺陷——相表里的概念，所以它就不可避免地具有某种弱点。""清直接给人的感觉就是弱。"（《中国社会科学》，2000 年 01 期，第 156 页）本文则将致力于"清"之内涵的负价部分特是"浊"之内涵的正价部分的论证。

[③] 郭绍虞. 中国历代文论选：第一册. 上海古籍出版社，2001：162，168.

[④] 童庆炳. 文学概论. 北京大学出版社，2006：333.

一种划分，它是就人是禀阴阳二气所生来说的。所谓清浊，实即阴阳，阳气上升为清，阴气下沉为浊。曹丕在这里实开后世以阳刚之美、阴柔之美论文学之先河。"① 罗宗强先生则对清浊之具体所指和划分，持存疑态度，"曹丕论及徐干、刘桢、孔融等人的不同情性，谁属于清气之所生，谁属于浊气之所施，他都并未加以说明。从他的评点看，似只论情性之特点，无关乎情性之好恶。对此，或可理解为均为清气中之不同类型。"②

甚至有的学者认为"浊"为贬义。几部重要的批评史美学史著作均持这一看法，如王运熙、杨明《魏晋南北朝文学批评史》："曹丕的意思，确是说文章作者凡禀清气者才性清明，作品便爽朗动人；禀浊气者才性暗昧，作品亦暗劣低下。作者之气有清浊，作品之气也就有清浊。后人论文，每以清者为美，浊者为恶，或许就与曹丕气之清浊的观点有关。"③ 李泽厚、刘纲纪《中国美学史》亦认为，东汉以来"用'清浊'来形容人物的人品高下，把人物分为'清流'和'浊流'，是一种普遍的社会风气"，并据王充《论衡·本性》中"清者为善，浊者为恶"的观念而推断曹丕清浊之内涵曰："'清'指文学家具有的气质、个性、才能是美好、优秀、卓越的，'浊'则相反，指的是文学家禀赋低下、其气质、个性、才能恶俗低劣平庸。"④ 另有一些论文，亦持类似观点，如袁行霈、孟二冬《中国文学批评史上的"文气论"》直言："气清则格高，气浊则格下。"⑤ 寇效信《曹丕'文以气为主'辨》认为："文的巧拙美丑，取决于气的清浊。……禀气清者为巧，禀气浊者为拙。"⑥

从历史上的思想材料看，确实有以"清"为阳的说法，但更有以"浊"为阳的传统。后世"清阳为天"的说法当源自汉代许慎，其《说

---

① 张少康. 中国文学理论批评史. 北京大学出版社，2005：150.

② 罗宗强. 魏晋南北朝文学思想史. 中华书局，1996：22.

③ 王运熙，杨明. 魏晋南北朝文学批评史. 上海古籍出版社，1996：33.

④ 李泽厚，刘纲纪. 中国美学史. 安徽文艺出版社，1999：34.

⑤ 袁行霈，孟二冬. 中国文学批评史上的"文气论"//中国古典文学论丛：第3辑. 北京：人民文学出版社，1985：205.

⑥ 寇效信. 曹丕"文以气为主"辨. 陕西师大学报（哲学社会科学版），1994，23（2）.

文解字》曰："土部：地：元气初分，轻清阳为天，重浊阴为地，万物所陈列也。"① 其中"轻清阳为天"的说法，因为表述简明而多为后人所引述。其实，许慎此说法亦有所本，将"清"与"阳"始而连用者当为《淮南子》，《淮南子·天文训》："气有涯垠，清阳者薄靡而为天，重浊者凝滞而为地。清妙之合专易，重浊之凝竭难，故天先成而地后定。"许慎注曰："薄靡者若埃飞扬之貌。"② 是说气中清薄的部分上升为天，浊重的部分下沉为地，"清阳"强调的是气之上升的过程。此处"清阳"当取"清扬"义，即"阳"通"扬"，取"飞扬"之"扬"义，而非"阴阳"之"阳"义，因为"阴阳"之气产生于"清阳者薄靡而为天"之后，所谓"天地之袭精为阴阳"③。以"阳"通"扬"义的例子在当时有很多，如汉代《释名》即释"天"曰："阳，扬也，气在外发扬也"④。如此，《说文》此句最好断句为"轻清，阳为天；重浊，阴为地"，阴阳描述的当为天地之性质，而非元气之性质。至此可知，后人将许慎"轻清阳为天"的说法演化为"阳气上升为清"⑤ 进而得出清气即阳气的说法似乎并不恰当。而之所以会产生这些理解上的偏差，恐怕在于传统观念中往往以"浊"为贬义。"浊"之本义，为饱含泥沙杂物的污水，引申为形容词，为混浊义。但是，"浊"与"清"相对来讲时，除了可以形容水之清浊外，还可以表示气之清浊。而"清浊"在形容气时，除了取清浊之本义外，更多的时候表示的是气之阴柔与阳刚，而且往往以浊为阳为尊。

『气之清浊有体』之『浊』义辨析

① 许慎著，段玉裁注. 说文解字注：第十三篇　释"地". 上海古籍出版社，1981：682.

② 何宁. 淮南子集释. 中华书局，1998：166.

③ 同②.

④ （汉）刘熙. 释名·卷一. 商务印书馆，1939：3（丛书集成初版）.

⑤ 张少康. 中国文学理论批评史. 北京大学出版社，2005：150.

二、乐论中的"浊阳"观

不少学者都注意到了曹丕"文气论"与音乐的关系。以"气"与"清浊"言乐，最早见于春秋时晏子论乐①。不过，气之阴阳与乐之清浊搭配体系的完整建立却始于汉代②。虽然音乐中的清浊，情况比较复杂，亦多有赞美清音者，但在涉及阴阳五行之刚柔气论时，往往是以浊为阳为尊的。

阴阳五行既存有尊卑之序，与之对应的五音、八风亦有高下之别，而这个分别的标准就是清浊。郑玄注《礼记·乐记》："宫、商、角、徵、羽，杂比曰音，单出曰声。"孔颖达疏："'声'者，是宫、商、角、徵、羽也。极浊者为宫，极清者为羽，五声以清浊相次。"③此处以清浊将声别为五类。《汉书·律历志第一》："协之五行，则角为木，五常为仁，五事为貌。商为金为义为言，徵为火为礼为视，羽为水为智为听，宫为土为信为思。以君臣民事物言之，则宫为君，商为臣，角为民，徵为事，羽为物。唱和有象，故言君臣位事之体也。"④以极浊者之宫为土为信为思，以极清者为水为智为听，看似并无高下之分，但说宫为君，羽为物，则显然是褒扬为宫之"浊"。

在以阴阳气论言乐时，往往以浊为尊。比如《乐记》："宫乱则荒，

① 《左传·昭公二十年》中晏子论乐云："声亦如味，一气，二体，三类，四物，五声，六律，七音，八风，九歌，以相成也；清浊、小大、短长、疾徐、哀乐、刚柔、迟速、高下、出入、周疏，以相济也。"（杨伯峻《春秋左传注》，中华书局，1981年，第1420页。）

② （汉）班固所撰《白虎通德论·礼乐》明确指出，五声、八音出于五行、八风，并以阴阳之气的运动消长为依据将他们进行了严格搭配，详见上海古籍出版社1990年版，第20-21页。

③ （汉）郑玄注，（唐）孔颖达疏. 礼记正义·卷三十七　乐记第十九//十三经注疏. 中华书局，1980：1527.

④ （汉）班固. 汉书·卷二十一上·律历志第一上. 中华书局，1962：958.

其君骄。"孔颖达疏:"按《律历志》,五声始于宫,阳数极于九,九九相乘,故数八十一。以五声中最尊,故云'以其最浊,君之象也'。"最浊之宫为五声之尊。《乐记》又注:"五者君、臣、民、事、物也。凡声浊者尊,清者卑。"① 声浊者尊,清者卑,而非相反。

至于清浊何以别尊卑,则是由气之阴阳性质所决定的。汉戴德《大戴礼记·文王官人第七十二》:"初气主物,物生有声,声有刚有柔,有浊有清,有好有恶。咸发于声也。心气华诞者,其声流散;心气顺信者,其声顺节;心气鄙戾者,其声斯丑;心气宽柔者,其声温好。"指出,气生物而生声,并认为声有刚柔清浊好恶,"心气宽柔者,其声温好"②。《春秋繁露》曰:"阳天之德,阴天之刑也。阳气暖而阴气寒,阳气予而阴气夺,阳气仁而阴气戾,阳气宽而阴气急,阳气爱而阴气恶,阳气生而阴气杀。"③ 认为阳气为暖、仁、宽、爱、生,阴气为寒、夺、戾、急、恶、杀。并且将暖气与清气对举,暑气与寒气对举,认为"天地之化如四时。所好之风出,则为暖气而有生于俗;所恶之风出,则为清气而有杀于俗;喜则为暑气而有养长也,怒则为寒气而有闭塞也。"④ 对比可知,清气、寒气当为阴气,暖气、暑气当为阳气。阳气具有暖、爱、宽之性质,阴气具有寒、恶、急之性质。

《史记》中记驺忌子以琴声之清浊言政治之治昌,亦是以声音的缓急、温好来判断的。其言曰:"夫大弦浊以春温者,君也;小弦廉折以清者,相也……夫复而不乱者,所以治昌也;连而径者,所以存亡也:故曰琴音调而天下治。"此处春温当取"阳"义,形容声音的缓慢温和,与表示声音急促明快的"廉折"对举。据此可知,浊声之所以为君象,

445

「气之清浊有体」之「浊」义辨析

① (汉)郑玄注,(唐)孔颖达疏. 礼记正义·卷三十七 乐记第十九//十三经注疏. 中华书局,1980:1528.

② (汉)戴德著,(清)王聘珍撰,王文锦点校. 大戴礼记解诂·文王官人第七十二. 中华书局,1983:191.

③ (汉)董仲舒著,(清)苏舆撰,钟哲点校. 春秋繁露义证·卷第十一·阳尊阴卑第四十三. 中华书局,1992:327.

④ (汉)董仲舒著,(清)苏舆撰,钟哲点校. 春秋繁露义证·卷第十一·天容第四十五. 中华书局,1992:332–333.

在于声音缓慢温和，清声之所以为臣象，在于节奏急促明快，浊声因为温好而为君为阳，清声因为急促而为臣为阴。《集解》引《琴操》语曰："大弦者，君也，宽和而温。小弦者，臣也，清廉而不乱。"《索隐》引蔡邕语曰："凡弦以缓急为清浊。琴，紧其弦则清，缦其弦则浊。"① 可知，清浊是以气之阴阳缓急而别君臣之尊卑高下的。浊者为缓，为阳，为尊。

北周之时，均擅长音律的乐师孙绍远和裴正则曾在朝廷之上展开过一场关于音乐的辩论。"正曰：'今用林钟为黄钟者，实得相生之义。既清且韵，妙合真体。然八音平浊，何足可称？'绍远曰：'天者阳位，故其音平而浊，浊则君声。地者阴位，故其音急而清，清则臣调。然急清者于体易绝，平浊者在义可久。可久可大，王者之基。至于郑、卫新声，非不清韵，若欲施之圣世，吾所不取也。'于是遂定，以八为数焉。"② 此处明确指出，天者阳位，其音平而浊，浊则君声。

明白了"浊"声为君为阳，其声缓平，再来看当时有关音乐的一些描写，对其中意蕴则会体会地更贴切。嵇康《琴赋》论琴之体势风声曰："若论其体势，详其风声。器和故响逸，张急故声清。间辽故音庳，弦长故徽鸣。"③ 认为"张急"即琴弦紧绷则其声清高，"间辽"即弦远宽阔则其声低浊，亦是以急、缓而论清浊，其中"器和"之"逸响"、"弦长"之"徽鸣"亦当一清一浊。三国时杜挚的《笳赋》描写秋季之笳声曰："吹东角，动南征。清羽发，浊商起。刚柔待用，五音迭进。倏尔却转，忽焉前引。或缊缊以和怿，或凄凄以嗷杀，或漂淫以轻浮，或迟重以沉滞。"④ 其中漂淫、轻浮而连用，迟重、沉滞而并举，正当分别照应"凄凄以嗷杀"之阴声与"缊缊以和怿"之阳声，所谓"刚柔迭

---

① （汉）司马迁著. 史记·卷四十六·田敬仲完世家第十六. 中华书局，1963：1189.

② （唐）李延寿. 北史·卷二十二·列传第十. 中华书局，1974：825.

③ 嵇康. 琴赋//（唐）李善注. 文选. 上海古籍出版社，1986：846.

④ 杜挚. 笳赋//（清）严可均辑. 全上古三代秦汉三国六朝文·全三国文（下）卷四十一. 商务印书馆，1999：425.

用”者。而行文或为对偶故只举四声，但是亦明言“五音跌进”，因此，所谓刚者阳者当主要指次短次清次高的南徵之声以及极短极清极高的清羽之声，所谓柔者阴者，当主要指次长次下次浊的浊商之声以及极长极下极浊的宫声，并间以长短高下在清浊之间的角声，是为“五音跌进”。

至此可知，“调五声者，宫、商、角、徵、羽，声弘杀缓急”①，浊声缓平，清声急促，若以美听而言，自无高下之别，当清浊相济，各尽其美。但是若以阴阳尊卑论，却是君臣有序，阳浊而阴清的。

三、以“浊”为尊的文化传统

在其他声音层面，如诗文吟诵、语音辞气方面，亦有以“浊”为尊的文化传统。流行于魏晋南北朝时期的诗歌吟诵，虽从艺术美听的角度来看，有许多叹赏吟诵声音清亮、流畅的例子，如《晋书》称赏袁虎讽诵声“声既清会，辞又藻拔”②，《南史》赞叹简文之子萧大钧，“即诵周南，音韵清雅”③。但若从当时文化政治背景的角度来考察，就会发现，“重浊”的河洛音才被视为真正的正统。最著名的例子即是“洛生咏”在当时的风行。《晋书·谢安传》：“安本能为洛下书生咏。有鼻疾，故其音浊。名流爱其咏而弗能及，或手掩鼻以效之。”④ 南朝时人刘孝标曰，“洛下书生咏，音重浊。”⑤ 为什么声音“重浊”的“洛生咏”会如此流行？则在于“音浊”背后所隐含的地域文化身份。其时，“盖自司马氏平吴以来，中原众事，颇为孙悟移民所崇尚，语音亦其一端”，以至江表士族“转易其声音，以效北语”⑥。如此背景下，声音“重浊”

———————————

① 礼记正义·卷十六　月令//十三经注疏. 中华书局，1980：1370.

② （唐）房玄龄等. 晋书·卷九十二·列传第六十二. 中华书局，1974：2391.

③ （唐）李延寿. 南史·卷五十四·列传第四十四. 中华书局，1975：1342.

④ （唐）房玄龄等. 晋书·卷七十九·列传第四十九. 中华书局，1993：2076.

⑤ （南朝宋）刘义庆著，余嘉锡笺疏. 世说新语笺疏·轻诋. 中华书局，2011：730.

⑥ 杨明照. 抱朴子外篇校笺·讥惑. 中华书局，1997：12.

的"洛生咏"自然成了效仿对象。

虽然"洛生咏"之流行为一时身份地位的象征，但是其背后所隐含的以"浊"为尊的文化心理却恐非仅为一时之所有。我们认为，以浊为尊的区域语音文化背景本身即包含着根深蒂固的文化心理。陆法言在《切韵序》中历数中原之外四个区域的言语特点，"吴、楚则时伤轻浅，燕、赵则多涉重浊，秦、陇则去声为入，梁、益则平声似去"①，颜之推在《颜世家训·音辞篇》中以金陵、洛下语音为标准而考量南北语音之特点，"南方水土和柔，其音清举而切诣，失在浮浅，其辞多鄙俗。北方山川深厚，其音沉浊而鈋钝，得其质直，其辞多古语。"② 都认为南音失在轻浅，而以沉浊浑厚之北音为尚，并认为如此声音气质之不同是由各自水土造成的。浊音之为好的背后，关涉的是水土风气。《汉书·地理志》："凡民函五常之性，而其刚柔缓急，音声不同，系水土之风气，故谓之风。"③ 水土风气养成人之刚柔缓急之性情，而刚柔缓急本身又隐含有尊卑阴阳之序。《淮南子·地型训》即直接认为水土风气关涉人之好坏德性，"土地各以其类生。是故山气多男，泽气多女……轻土多利，重土多迟。清水音小，浊水音大；湍水人轻，迟水人重，中土多圣人。"高诱注曰："利，疾也。"④ 可知，轻、清、湍之水土则养人以疾、小、轻之性情，重、浊、迟之水土则养人以迟、大、重之性情，前者当禀阴气而为清，后者当禀阳气而为浊。至于中土多圣人，亦不是因为生在中土而易为圣人，而是中土之水土风气易滋养出圣人。可知，以浊为尊为阳是有深刻的文化传承在内的，这是由传统文化中认为温、重、平、直、缓等为阳气之性质所决定的。

不只声气以刚柔缓急别清浊别尊，人之整个血气亦由缓急强弱决阴阳夭寿。《黄帝内经·灵枢》："形充而皮肤缓者则寿，形充而皮肤急者

---

① 周祖谟. 广韵校本. 中华书局，2004：14.

② （北齐）颜推之著，王利器撰. 颜世家训集解. 中华书局，1993：925.

③ （汉）班固. 汉书·卷二十八下·地理志第八下. 中华书局，1962：1640.

④ （汉）刘安编著，何宁撰. 淮南子集释. 中华书局，1998：338-340.

则夭。形充而脉坚大者顺也，形充而脉小以弱者气衰，衰则危矣。"① 皮肤气血也是以缓者、脉象坚大者为寿为顺。其实，无论声气、血气，都是一气耳，在中国传统阴阳文化中，都是由阴阳之气所决定，包括辞气、文气亦由之决定。正如罗根泽所说："此所谓气，合则为一，分则为二……依曹丕的观点，文章的气势声调原于先天的才气及体气……所以仍是一而已矣。"② 古人确实经常以声、辞、气而连用，李翱："理辨则气直，气直则辞盛。"③ 韩愈："气盛则言之短长与声之高下者皆宜"；"就其善（鸣）者，其声清以浮，其节数以急，其辞淫以哀……"④ 姚鼐："意与气相御而为辞，然后有声音节奏高下抗坠之度。"⑤ 曾国藩："文以引声，声又足以引文。"⑥ 均是认为辞、气、声相宜而为一体，其中韩愈更是以浮、急、哀形容声清、节数、辞淫，可知六者性质相关，当共为气之"清阴"者。

既然在阴阳气论中，往往是浊者为阳，清者为阴，为什么魏晋时还会有"清刚"的说法，如钟嵘所言"刘越石仗清刚之气"⑦，刘勰所谓"风清骨峻"⑧。如前所述，这根本上还是在于对"浊"之取义的不同。中国传统文化中，常以阴阳刚柔表示两种对立统一因素，"清浊"即为其中一对。但是需要辨别的是，清浊，属于事物静态的阴阳之性，而非动态的阴阳之气，更不同于清气和浊气。清浊相对于阴阳而言，属于同义

『气之清浊有体』之『浊』义辨析

① 灵枢经·卷之二·天寿刚柔第六. 人民卫生出版社，1963：20.
② 罗根泽. 中国文学批评史. 上海书店出版社，2003：168.
③ （唐）李翱. 答朱载言书//郭绍虞. 中国历代文论选：第二册. 上海古籍出版社，2001：164.
④ 韩愈. 答李翊书；送孟东野序//郭绍虞. 中国历代文论选：第二册. 上海古籍出版社，2001：116，125.
⑤ （清）姚鼐. 答翁学士书//郭绍虞. 中国历代文论选：第三册. 上海古籍出版社，2001：528.
⑥ 曾国藩. 曾文正公日记. 新文化书社，1933：12.
⑦ （梁）钟嵘著，陈延杰注. 诗品注. 北京：人民文学出版社，1981：2.
⑧ （梁）刘勰著，范文澜注. 文心雕龙注. 北京：人民文学出版社，1958：514.

代称，所谓"清浊，谓阴阳也"①；而清气、浊气相对于阴阳而言，则属于从属关系。属于"种概念"的清气与浊气，往往取水之清浊的本义，而二者作为世界万千阴阳形态之一种，以阴阳论，自是清者为尊为阳，浊者为卑为阴，"清刚"以及"风清骨峻"等说法，即为此类。但是属于"属概念"的清浊，则指阴阳本身，若从阴阳气论的哲学层面而言，是以清者为卑为阴，浊者为尊为阳；若从审美层面而言，只是属于事物的两个方面，并无明显高下之别。可知，"清刚"只是阴阳形态之一种，"浊阳"才是阴阳之性质。而曹丕此处所言"气之清浊有体"强调的正是气的阴阳性质。对此，还可以参以他证。《黄帝内经》"阴阳清浊第四十"篇："黄帝曰：愿闻人气之清浊。岐伯曰：受谷者浊，受气者清。清者注阴，浊者注阳。……黄帝曰：夫阴清而阳浊，浊者有清，清者有浊，清浊别之奈何？岐伯曰：气之大别，清者上注于肺，浊者下走于胃。……清者其气滑，浊者其气涩，此气之常也。"② 其中"气之清浊"一语，与魏文帝句法结构完全一致，并且，此处只言"气之清浊""清者其气""浊者其气"，而未出现"清气""浊气"等用法。至于清与浊，何者为阴何者为阳？我们亦可以之为参照，即"阴清而阳浊"，而二者性质，亦和我们所论阴阳之气的性质相一致，即"清者其气滑，浊者其气涩"。至此，我们或许终于可以说，曹丕所谓"文气"之"浊"者，当作阳义解，取阳气平缓、迟重、刚直之性质，所言"清"者，当作阴义解，取阴气急促、轻浅、柔曲之性质。具体到文章风格，浊者当为平缓、稳重、典雅之风格，清者当为高疾、激越、艳丽之风格。

---

① （汉）戴德撰《大戴礼记》："先清而后浊者，天地也。"（北周）卢辩注："清浊，谓阴阳也。"引自（清）孔广森补《大戴礼记补注》卷十一《少间》第七十六，商务印书馆，1939年，第134页。

② 灵枢经·卷之六·阴阳清浊第四十. 人民卫生出版社，1963：82.

四、以清浊别雅丽的文章二分法

曹丕以气论文的材料集中在《典论·论文》及《与吴质书》中，下面我们就从具体文本语境来看曹丕所论"清浊"之所指。

"徐干时有齐气，然粲之匹也。"李善注："言齐俗文体舒缓，而徐干亦有斯累。《汉书·地理志》曰：'故《齐诗》曰："子之营兮，遭我乎峱之间兮。"又曰："俟我于著乎而。"此亦其舒缓之体也。'"① 关于"齐气"作"舒缓"讲，学界看法很是统一，现在的问题是，"齐气"作为一种文章风格属"阳"还是属"阴"？学界基本上认为："本文所说的齐气，就属于柔浊的一种。"② 但是此处以风土言作家作品之气质风格，与我们前文所言以风土水气言人之德性气质的做法相当，"舒缓"者或为浊气、阳气之性质。那么，哪种看法更符合原文原意呢？曹丕评赏徐干者有两处，一是称"徐干时有齐气"，然于辞赋方面，亦不妨为"粲之匹也"③。二是称"伟长独怀文抱质，恬淡寡欲，有箕山之志，可谓彬彬君子者矣。著《中论》二十余篇，成一家之言，辞义典雅，足传于后，此子为不朽矣。"④ 可知徐干所禀之"齐气"，于辞赋方面似有所累，著《中论》则足成一家之言。为什么同一个人同一种气质，表现在两种不同的文体中，一个累于斯，一个成于斯呢？这其实在于这两种文体风格的不同，一个是"诗赋欲丽"，一个是"书论宜理"⑤，一个重于"文"一个重于"质"。而"齐气"，作为一种舒缓的气质风格，近于"彬彬君子"，长于"辞义典雅"，有累"诗赋欲丽"。由此可知，"齐气"当近于缓舒、雅正、稳重的阳刚风格。

451

"气之清浊有体"之"浊"义辨析

---

① 曹丕. 典论·论文//（唐）李善注. 文选. 上海古籍出版社，1986：2270-2271.

② 郭绍虞. 中国历代文论选：第一册. 上海古籍出版社，2001：162.

③ 同①2270.

④ 曹丕. 与吴质书//（唐）李善注. 文选. 上海古籍出版社，1986：1897.

⑤ 同①2271.

曹丕称"公干有逸气,但未遒耳;其五言诗之善者,妙绝时人"①;"刘桢壮而不密"②。何谓"逸气"?从"逸"字本身我们恐怕即可看出端倪,《说文·兔部》:"逸,失也。从辵兔,兔谩訑善逃也。"③《国语·晋语五》:"马逸不能止",韦邵注:"逸,奔也。"④ 北齐颜之推《颜氏家训·文章》:"凡为文章,犹人乘骐骥,虽有逸气,当以衔勒制之,勿使流乱轨躅,放意填坑岸也。"王利器集解曰:"逸气,谓俊逸之气。"⑤ 可知,"逸气"当为一种奔放不羁的俊逸之气。那么,"逸气"与"壮"又有何关联?晋陆机《鼓吹赋》曾曰:"骋逸气而愤壮,绕烦手乎曲折。"⑥ 其中"烦手",为古代俗乐的一种复杂的弹奏手法。《左传·昭公元年》:"于是有烦手淫声,慆堙心耳,乃忘平和,君子弗听也。"孔颖达疏:"手烦不已,则杂声并奏,记传所谓郑卫之声,谓此也。"⑦ 此处,陆机将"逸气"与"愤壮"连用,并与被称为郑卫淫声的"烦手"对举,可知"逸气""愤壮",当近于我们之前所论及的急促、繁复的"清阴"者之性质。再结合钟嵘评价刘桢为人"仗气爱奇,动多振绝。真骨凌霜,高风跨俗"⑧,《典略》载其事:"太子尝请诸文学,酒酣坐欢,命夫人甄氏出拜。坐中众人咸伏,而桢独平视。太祖闻之,乃收桢,减死输作。"⑨ 可知,刘桢亦当为不拘礼俗、任性不羁之士,罗宗强先生即言:"逸、壮,都与任气放纵有关"⑩。再反观曹丕评价他的整个文句,

① 曹丕. 与吴质书∥(唐)李善注. 文选. 上海古籍出版社,1986:1897.
② 曹丕. 典论·论文∥(唐)李善注. 文选. 上海古籍出版社,1986:2272.
③ (汉)许慎撰,(清)段玉裁注. 说文解字注. 上海古籍出版社,1988:472.
④ (吴)韦昭注,明洁辑评. 国语·卷十一·晋语五. 上海古籍出版社,2008:187.
⑤ (北齐)颜推之著,王利器撰. 颜世家训集解. 中华书局,1993:266-267.
⑥ (晋)陆机著,金涛声点校. 陆机集. 中华书局,1982:31.
⑦ (汉)郑玄注,(唐)孔颖达疏. 春秋左传正义·卷四十一 昭公元年∥十三经注疏. 中华书局,1980:2025.
⑧ (梁)钟嵘著,陈延杰注. 诗品注·卷上 魏文学刘桢. 北京:人民文学出版社,1981:21.
⑨ (晋)陈寿撰,(南朝宋)裴松之注. 三国志·卷二十一 魏书·王卫二刘傅传第二十一. 中华书局,1959:602.
⑩ 罗宗强. 魏晋南北朝文学思想史. 中华书局,1996:22.

"遒"与"密"分别与放纵之"逸气""壮"对举，当分别作"雄健、刚劲有力""密实"讲。可知，刘桢所禀之"逸气"，愤壮有余，而遒劲、雅正不足，从阴阳气论讲，当属"清阴"之气，而此气正宜欲丽不欲雅之"诗赋"。

曹丕论孔融："孔融体气高妙，有过人者，然不能持论，理不胜辞，以至乎杂以嘲戏，及其所善，扬、班俦也。"① 刘桢也有以气论孔融之语："孔氏卓卓，信含异气，笔墨之性，殆不可胜。"② "异气"当为非常特异之气，二人均言孔氏文笔优美，体气高妙卓异，不寻于常俗。可知孔融所禀"高妙"之体气是不寻于平常礼俗，宜"辞"不宜"理"，"不能持论"而善于"嘲戏"的，至于以"扬、班"为比，其所擅者宜当为"辞赋"，所谓"文美理弱"③ 之体。孔融之文风亦当归入"高妙""奇异"而非"理"非"正"的"清"者"阴"者之列。

至于评论其他人，亦是以雅正、富丽之二分法来言其所善与不善者。如王粲体弱，于他种文体"不足起"④ 之，却独"长于辞赋"⑤，可知其所善者亦"欲丽"之体，不善者则为"宜雅""宜理""宜实"之体。"孔璋章表殊健，微为繁富。……元瑜书记翩翩，致足乐也。"⑥ 此处章表、书记并称，可见宜雅、宜理乃至尚实之体可共归入雅正、质实一类，与欲丽之体相对。而章表既尚雅健、质实，繁富自然为累。应场："应场和而不壮"⑦；"德琏常斐然有述作之意，其才学足以著书，美志不遂，良可痛惜"⑧。曹丕所言与"壮"对举之风格有"和"、有"密"，可知，

『气』之清浊有体』之『浊』义辨析

---

① 曹丕. 典论·论文//（唐）李善注. 文选. 上海古籍出版社，1986：2272.

② （梁）刘勰著，范文澜注. 文心雕龙注·卷六·风骨第二十八. 北京：人民文学出版社，1958：514.

③《典论·论文》："然不能持论，理不胜辞。"张铣注："言文美理弱也。"引自杨明照《文心雕龙校注拾遗补正》，江苏古籍出版社，2001年，第422页。

④ 曹丕. 与吴质书//（唐）李善注. 文选. 上海古籍出版社，1986：1897.

⑤ 同①.

⑥ 同④.

⑦ 同①.

⑧ 同④.

缓和、遒密当共为一种风格，与壮、逸相对，宜于"述作""著书"，而此风格当属"浊阳"者。

由此可知，曹丕其实是以雅、丽将文章分为两种风格，并进而区分为"四科八体"的，而雅、丽其实即为其所谓气之"清""浊"的两种体貌，"浊"者为和缓、雅正、稳健的阳刚之风，"清"者为高疾、富丽、壮逸的阴柔之风，而这种分类方法是和中国传统的阴柔阳刚的气论分别方法一脉相承的。

曹丕的这种分别方法还被延续至后世，沈约《宋书·谢灵运传论》："民禀天地之灵，含五常之德，刚柔迭用，喜愠分情。"① 以刚柔言人之情性。刘勰《文心雕龙·体性》："然才有庸俊，气有刚柔"②，以刚柔言气质，并且在《才略篇》对曹丕、曹植做了比较，一方面指出二人才性各有所偏，"子建思捷而才俊，诗丽而表逸；子桓虑详而力援，故不竞于先鸣"，一方面表明二人所善文体特点不同，"乐府清越，《典论》辩要"③，此乃以文帝论文方法论文帝之文，如以清浊阴阳论，弟植自当为近清阴风格，兄丕自当近于浊阳风格。柳宗元《杨评事文集后序》："文有二道：辞令褒贬，本乎著述者也；导扬讽谕，本乎比兴者也。著述者流，……其要在于高壮广厚，词正而理备。比兴者流，……其要在于丽则清越，言畅而意美。"④ 亦是以雅、丽将文章风格分为阳刚和清阴两种。

至于以"清"为刚的文章分类法，则是后来的说法，如清代姚鼐虽然也是认为作者作品禀气各有所偏，但是所言阴阳刚柔之性质却与传统不同，其以"霆""电""决大川""奔骐骥"等喻阳刚，传统上却是认

---

① （梁）沈约撰. 宋书·卷六十七·列传第二十七　谢灵运. 中华书局，1974：1778.

② （梁）刘勰著，范文澜注. 文心雕龙注·卷六·体性第二十七. 北京：人民文学出版社，1958：505.

③ （梁）刘勰著，范文澜注. 文心雕龙注·卷十·才略第四十七. 北京：人民文学出版社，1958：700.

④ 郭绍虞. 中国历代文论选：第二册. 上海古籍出版社，2001：148.

为此类迅疾、奔逸者属阴柔，其以"初日""云霞""珠玉"① 喻阴柔，传统上却是以此类温和、舒缓者属阳刚的。对此，我们在前面亦有所辨析，此乃阴阳之性与阴阳之形的区别，姚鼐所理解的刚柔是阴阳形态上即物理上、硬度上的"刚柔"，而非传统上阴阳性质上的"刚柔"，从艺术审美的角度来讲，可以以清以疾以俊逸为阳刚之形态，但是从传统阴阳气论的角度来看，阳刚者却是要具有舒缓、温和的性质。也正是因为这两种刚柔分类标准的存在，引得了后世诸多争论。本文希望能通过以上对历史上"浊"之应用和含义的溯源和分辨，尽量还原曹丕"气之清浊有体"之"浊"义的内涵。

（刘　靓）

「气之清浊有体」之「浊」义辨析

① 郭绍虞. 中国历代文论选：第二册. 上海古籍出版社，2001：510.

试论魏晋六朝吟诵之风对于
中国诗体发展之影响

产生于齐梁之际的"永明体",作为中国诗歌基本体式——近体诗体的前身,在我国诗歌发展史上有着至关重要的地位。关于"永明体"产生的复杂原因,诸多前贤学者已从不同角度做过诸多深入探讨。本文认为,除去四声的发现、八病的总结、骈偶之风的盛行等这些常被提及的客观因素之外,还有一个一直以来未被充分重视却极为重要的原因,即其时吟诵的盛行。吟诵,作为一种介于读和唱之间的中国古代诗歌的特殊的诵读方式,不仅在魏晋六朝时期取代歌唱而成为中国古典诗歌最主要、最基本的表现、传播方式,而且直接促成了中国诗歌基本体式的发展、定型。

一种诵读方式何以对诗体发展有着如此重要影响?这主要源于中国古典诗歌和吟诵历来的密切关系。《尚书·舜典》曰:"诗言志,歌永言,声依永,律和声。"① 中国最早的诗歌,即是伴随着性情的吟诵而诞生的,至于魏晋,诗乐脱节,"吟诵"更是取代歌唱而成为诗歌的基本诵读方式②。吟诵与诗歌如此密切的天然关系,直接推动着诗歌本身的发展。叶嘉莹先生即曾在《谈古典诗歌中兴发感动之特质与吟诵之传统》③ 一文中,明确指出了吟诵在顿挫、押韵、声律三方面对诗歌形式所产生的重要影响。我们这里将主要探讨吟诵在魏晋六朝的盛行对于其

---

① (汉)孔安国传,(唐)孔颖达等疏,(清)徐养原校. 尚书正义∥(清)阮元校刻. 十三经注疏:上册·卷第三. 北京:中华书局,1980:131.

② 刘靓. 魏晋:诵诗的崛起与歌诗的隐退. 郑州大学学报(社会科学版),2014,(3).

③ 叶嘉莹. 迦陵论诗丛稿. 北京:北京大学出版社,2008:36-74.

时"永明体"乃至后来近体诗的形成所产生的影响。

一、寄之于吟诵的诗歌美听

吟诵既以声音为媒介，其对诗体的影响亦主要通过声音来完成，具体则表现为对诗歌美听之讲求。魏晋六朝时人，无论是从诗歌创作角度言声音美听之重要性，如刘勰《文心雕龙·神思》："吟咏之间，吐纳珠玉之声；眉睫之前，卷舒风云之色"[①]；《声律》："声尽妍蚩，寄在吟咏，滋味流于下句，风力穷于和韵。"[②] 还是从诗歌诵读角度言声音美听之重要性，如钟嵘《诗品》："余谓文制，本须讽读，不可蹇碍。但令清浊通流，口吻调利，斯为足矣。"[③] 沈约《答甄琛书》："作五言诗者，善用四声，则讽咏而流靡。"[④] 亦或从聆听欣赏的角度言美听之重要性，如《文镜秘府论》："昔之才士，为文者多矣……或工于体物，或善于情理。咏之则风流可想，听之则舒惨在颜。"[⑤] 只要是言及诗歌之美听，往往都是寄之于"吟诵"的，在"诵诗"的诗代，所谓诗歌声音之美听，往往即是指诗歌吟诵之美听。

诗歌吟诵讲求"珠玉之声""清浊通流，口吻调利"，具体何指？如何才能达成？《文心雕龙·声律篇》对此论述最为详切，其首四句曰"声有飞沉，响有双叠。双声隔字而每舛，迭韵杂句而必睽"，实言字音之声、韵、调的特点和搭配，属于诗歌音调的问题；"沉则响发而断，

① （梁）刘勰著，范文澜注. 文心雕龙注·卷六·神思第二十六. 北京：人民文学出版社，1958：493.

② （梁）刘勰著，范文澜注. 文心雕龙注·卷七·声律第三十三. 北京：人民文学出版社，1958：552–553.

③ （梁）钟嵘著，曹旭笺注. 诗品笺注·诗品下. 北京：人民文学出版社，2009：208.

④ （日）遍照金刚撰，卢盛江校考. 文镜秘府论汇校汇考·天·四声论. 北京：中华书局，2006：303.

⑤ （日）遍照金刚撰，卢盛江校考. 文镜秘府论汇校汇考·南·集论. 北京：中华书局，2006：1570.

飞则声飏不还：并辘轳交往，逆鳞相比"，则言一句之内音节的组合、协调，所涉及者乃诗歌节奏的问题。接着所谓"左碍而寻右，末滞而讨前，则声转于吻，玲玲如振玉；辞靡于耳，累累如贯珠矣"则是讲具体做法，之后总结所有这些"声画妍蚩"之问题，"寄在吟咏""滋味流于下句，风力穷于和韵。"对此，詹锳《文心雕龙义证》中有更明确的说明，其引张立斋《文心雕龙注订》语曰："'声画妍蚩'二句，此言文章美恶，不在初见，必加吟咏而后觉也。"引斯波六郎语曰："'是以声画妍蚩'以下，谓文章之美丑，专视吟咏的调子。"① 刘勰进而又归纳了所谓声韵、节奏和谐的总体标准，即"异音相从谓之和，同声相应谓之韵。"并言，"韵气一定，则余声易遣；和体抑扬，故遗响难契。属笔易巧，选和至难，缀文难精，而作韵甚易。"即认为相比于单纯的诗歌声韵之安排，整体诗歌之音韵的错综组合与音节间的协调安排更加困难，这其实同样是涉及对诗歌节奏问题的探讨。对此，前人亦有注意者，朱星即言："刘氏只提出'和'（平仄），未明提'节奏'，但在'选和'之中，已具有节奏的道理。"② 因此，安排字音以成和协之声调，协调声韵以成和协之节奏，为刘勰《声律篇》所要论述的两个主要方面，亦为刘勰想要运用声律所达成的最终目的。是以，其于篇末重申曰："古之佩玉，左宫右徵，以节其步，声不失序；音以律文，其可忘哉?"③ 明确指出，声有序，音有节，以声音为"节""律"而成诗文。

不唯刘勰，其时人们对于诗歌美听之要求，大抵皆以声韵与节奏之和谐为标准。沈约认为"先士茂制，讽高历赏"之作，"正以音律调韵，取高前式"，并指出，"欲使宫羽相变，低昂舛节，若前有浮声，则后须切响。一简之内，音韵尽殊；两句之中。轻重悉异。妙达此旨，始可言

---

① 詹锳. 文心雕龙义证. 上海：上海古籍出版社，1989：1226.

② 同①1234.

③ （梁）刘勰著，范文澜注. 文心雕龙注·卷七·声律第三十三. 北京：人民文学出版社，1958：554.

文。"① 认为诗歌既要讲求音调之美，又要讲求"一简之内，两句之中"音调间搭配组合的节奏之美。以音韵协调美听为标准，沈约还提出了"文章当从三易：易见事，一也；易识字，二也；易诵读，三也"② 的创作要求。而且其不但于理论上提倡，在创作中践行，还以之为标准，评赏时文，奖掖后进，赞叹刘杳为之写的"赞""辞采妍富，事义毕举，句韵之音，光影相照"③；称赏王筠之诗"声和被纸，光影盈字""会昌昭发，兰挥玉振，克谐之义，宁比笙簧"，并称自己对此种音韵谐美之作是"叹服吟研，周流忘念。"④ 至于他人类似论说还有很多。

二、美听之讲求与诗体之发展

吟诵对于音韵与节奏的讲求，究竟会在诗体的发展中起到一种什么作用？本文认为，五言诗二三顿挫节奏的形成以及"四声八病"声律论的提出，固然是诗体发展的一种自然结果，但是之所以均出现在齐梁之际，恐怕和其时吟诵之风的盛行是分不开的。

（一）诗歌节奏的形成

吟诵对于诗歌顿挫之致的追求，当直接推动了五言诗二三顿挫的形成。盖正是对抑扬顿挫之致的讲求，诗歌的节奏得以从无形的气韵逐渐演化为固定的节奏；正是对匀称的节奏美的追求，诗歌的节奏得以在语

---

① （梁）沈约. 宋书·卷六十七·列传第二十七　谢灵运. 北京：中华书局，1974：1779.

② （北齐）颜之推著，王利器撰. 颜氏家训集解·文章. 北京：中华书局，1993：272.

③ （唐）姚思廉. 梁书·卷五十·列传第四十四　文学下·刘杳. 北京：中华书局，1973：715.

④ （唐）姚思廉. 梁书·卷三十三·列传第二十七　王筠. 北京：中华书局，1973：485.

试论魏晋六朝吟诵之风对于中国诗体发展之影响

言节奏与语义节奏的协调统一中强化。

所谓诗歌节奏，是指诗歌区别于其他文体的一种特有节奏。最初，它只是一种伴随着性情吟咏而产生的生命节律，近于一种无形的气韵。这种天然的吟诵节奏，随着语言节奏的发展而逐渐得以固定。至于语言节奏，则包括两个层面，语音节奏，语义节奏。汉语的特点为单音独体，一字一音。从语义层面来说，最小的音义结合体——语素——可以组成最小的语义节奏，即词汇；从语音层面来说，音节与音节的组合可以形成最小的语音节奏，即"顿"，也称"音步"或者"音组"。诗歌节奏即是在这两种节奏的不断协调中固定的。

具体而言，中国最早的汉语词汇为单音词，两个字即能表达一个完整的意思，因此，中国最早的诗歌为两字一顿的二言诗。后来随着双音节词汇的增多，需要两个双音节词组合才能形成一个完整意思的四言诗开始出现，虽然四言诗的组成单位可以为单音节词或者双音节词，但是二二顿挫的诗歌节奏就此形成。又后来，随着四言诗中单音节词与双音节词的混搭，逐渐形成了一种词汇意义上的"三字顿"，这种词汇意义上的"三字顿"后来又发展为语音层面的三字音步，并直接推动了五言诗的出现以及五言诗二三顿挫的形成。①

但是，诗歌节奏虽然是在语言节奏基础之上形成的，却不完全等同于语言节奏。例如语言节奏是固定的，有单音节音步、双音节音步、多音节音步，但是由这些语言节奏组合而成的文体节奏却是各种各样的。叶嘉莹先生就曾指出，"至于诗句之二、三的顿挫，则应是诗歌与散文在句式上分途划境的开始。因为一般而言散文的五字句往往是三、二的顿挫……就是在词和曲的五字句中，也可以有三、二甚至是一、四的顿挫，

---

① 关于诗歌节奏形成的复杂过程，学界已有许多成熟深入的研究，具体可参见葛晓音先生所著《先秦汉魏六朝诗歌体式研究》（北京大学出版社，2012年）等，兹不赘述，本部分所着重辨析者为诗歌节奏与语言节奏、语音节奏之不同，以及吟诵在其中所充当的重要角色。

而唯有诗之五字句却必须是二三的顿挫。"① 为什么会出现这种区别？因为文体节奏并不是音步节奏的简单组合，每一种文体都存在有一个比语言节奏更高一层次的文体节奏，而这个节奏才是文体相区别的根本节奏。对于诗歌来说，这个文体节奏就是林庚所指出的"逗"，"中国诗歌形式从来就都遵守着一条规律，那就是让每个诗行的半中腰都具有一个近'逗'的作用，我们姑且称这个为'半逗律'，这样自然就把每一个诗行分为近于均匀的两半；不论诗行的长短如何，这上下两半相差总不出一字，或者完全相等。例如四言是'二二'，五言是'二三'，七言是'四三'"②。由此可知，诗歌节奏由语音节奏决定，但并不等于语音节奏，而是语音节奏的组合，并且，这种组合不是随意的，而是固定的。大概在齐梁之际已形成的五言诗之二三顿挫，即是这样一种固定的音步组合，对此，沈约在当时已明确指出："五言之中，分为两句，上二下三。凡至句末，并须要杀。"③

至于语言节奏是经过如何的选择搭配而最终形成固定的诗歌节奏的，这恐怕与当时追求诗歌顿挫之致的吟诵之风是分不开的。叶嘉莹先生即曾指出："顿挫和押韵之形式方面所受到的吟诵习惯之影响（二三顿挫和平声韵），可以说乃是完全出于吟诵时口吻声气的自然需要而造成的结果。"④ 关于诗歌顿挫是在吟诵中形成的另一条证据则是，这种顿挫节奏只有在吟诵中才能表现出来。因为歌唱往往是随"曲"附转，诗歌节奏容易被消解；阅读则随"义"停顿，诗歌节奏容易被割裂，因此，这种顿挫的诗歌节奏非吟诵不能表现。对此，我们还可以从前辈学者的"旧诗读法"中得到印证，如朱光潜即言："中国人对于诵诗似不很讲究，颇

① 叶嘉莹. 谈古典诗歌中兴发感动之特质与吟诵之传统//迦陵论诗丛稿. 北京：北京大学出版社，2008：43.

② 林庚. 关于新诗形式的问题和建议//新诗格律与语言的诗化. 北京：经济日报出版社，2000：73.

③ （日）遍照金刚撰，卢盛江校考. 文镜秘府论汇校汇考·西·文二十八种病. 北京：中华书局，2006：956.

④ 叶嘉莹. 谈古典诗歌中兴发感动之特质与吟诵之传统//迦陵论诗丛稿. 北京：北京大学出版社，2008：45.

试论魏晋六朝吟诵之风对于中国诗体发展之影响

类似和尚念经，往往人自为政，既不合语言节奏，又不合音乐节奏……五言句常分两逗，落在第二与第五字上……读到逗处声应该略提高延长，所以产生节奏，这节奏大半是音乐的不是语言的。"① "读书的顿注重声音上的整齐段落，往往在意义上不连属的字在声音上可连属，例如'采芙蓉'可读为'采芙—蓉'，'月色好谁看'可读成'月色——好谁看'。"② 朱光潜所言的这种"既不合语言节奏，又不合音乐节奏"诵诗法，即是我们所说的"吟诵"，诗歌节奏只有在吟诵之中方能显现，"这种每个小单位稍顿的可能性，在通常说话中，说慢些就觉得出，说快些一掠就过去了。但在读诗时，我们如果拉一点调子，顿就很容易见出。"③ 可知，"拉一点调子"的诵诗法正是为了诗歌顿挫得容易见出。

不过，虽然诗歌的顿挫节奏表现为语音节奏之上的吟诵节奏，但是语音节奏与语义节奏的分离，毕竟容易影响整体诗歌节奏的和谐。因此，使语音节奏与语义节奏尽量协调统一，亦是强化诗歌节奏的一种重要方法。而促成二者统一的媒介，亦为吟诵。罗宗强先生即曾以实际例证说明了五言诗语音与语义节奏的统一过程，"如果从语义着眼（我们可以称之为语义节奏），在五言诗发展的初期，语义造成句中停顿不对称的现象是常常存在的"，"在朗读时未尝不可以使每顿所包含的音节数相同，但是意义便显出来在停顿间被割裂。从节奏上说，这显然是一种不规则、不对称。对偶的整齐，大概就是自觉不自觉地要舍弃这种节奏的不对称、不规则，而追求一种节奏的匀称的美"，"到了谢灵运，我们便可以看到这种句间不匀称的现象减少了，由不匀称走向匀称"。④ 正是因为诗歌美听对于诗歌节奏匀美的追求，而使得语音、语义节奏在不断地协调中达成了统一，从而进一步强化了诗歌二三顿挫节奏。因此，诗歌节奏可谓

---

① 朱光潜. 诗论·第六章　诗与乐——节奏. 上海：上海古籍出版社，2001：113.

② 朱光潜. 诗论·第九章　中国诗的节奏与声韵的分析（中）：论顿. 上海：上海古籍出版社，2001：151.

③ 同②.

④ 罗宗强. 魏晋南北朝文学思想史·第五章　元嘉与永明的文学思想演变. 北京：中华书局，2006：170-171.

是在吟诵中产生、吟诵中形成、吟诵中强化以及吟诵中表现的，诗歌节奏本质上是一种吟诵节奏。

（二）四声八病的提出

吟诵对诗歌声韵美的追求，直接推动了"四声八病"的声律论被提出。而"四声八病"在吟诵中之被运用，不但直接促成了"永明体"的产生，而且推动了律诗的完成。

"四声"之所以在永明时期被发现，有很多客观条件，"如传统音韵学的自然发展、诗赋创作中声调音韵运用的经验积累等"，"而更为重要的原因，则是与当时佛经翻译中考文审音的工作有着直接的关系"。① 学界对此有很多论述并已形成基本共识，本文想着重探讨的是"四声"之被发现的主观需求，即认为"吟诵"对于诗歌声韵美的追求乃"四声"被发现的内在根本动力。其时，与音乐脱离的"诵诗"，急需从语言本身发掘出一种节奏音韵来保持诗歌的音乐美。"但是，节奏的匀称整齐并没有完全解决诗的乐感问题。诗的乐感既有赖于节奏感，亦有赖于声调。"于是，诗歌在"追求一种节奏的匀称的美"之外，还要追求一种"声调的和谐的美"。② "而且诗歌早已脱离音乐而脱立，因此音律就得体现于吟咏讽读"。③ 因此，"四声"的发现，根本上是为了诗歌吟诵的美听。

而"四声"被发现后即被积极运用到诗歌创作当中，从而使得著名的"四声八病"之声律论被提出，更是从正面直接证实了"四声"被需求的根本原因——诗歌声韵美之追求。而且，"四声八病"被发现的媒介

———————

① 袁行霈. 中国文学史·第二卷：第三编 魏晋南北朝文学·第六章 永明体与齐梁诗坛. 北京：高等教育出版社，1999：122.

② 罗宗强. 魏晋南北朝文学思想史·第五章 元嘉与永明的文学思想演变. 北京：中华书局，2006：171-172.

③ 蔡钟翔，黄保真，成复旺. 先秦两汉、魏晋南北朝卷//中国文学理论史（一）. 北京：中国人民大学出版社，2009：150.

亦是"吟咏诵读"本身。《文镜秘府论》于"四声论"中，先是历数魏晋前贤于批评、创作上的成就，所谓"莫不扬藻敷荂，文美名香，飏彩与锦肆争华，发响共珠林合韵"，却于最后叹曰："然其声调高下，未会当今，唇吻之间，何其滞欤！"① 以前贤未睹"四声"为遗憾；于"文二十八种病"的第四"鹤膝病"下引沈约东阳著辞曰："若得其会者，则唇舌流易；失其要者，则喉舌塞难。事同暗抚失调之琴，夜行坎壈之地。"② 无论是谈"四声"还是论"声病"，都是以吟诵间的"唇舌流易"为标准。而"声病论"的主要创始者沈约更是直言："作五言诗者，善用四声，则讽咏而流靡；能达八体，则陆离而华洁。"③ 明确指出"善用四声""能达八体"即可使五言诗"讽咏流靡""陆离华洁"。

可知，"四声八病"，不但是在吟诵实践中被提出并运用的，而且其提出和运用的目的亦为吟诵之美听。而"永明体"即为这种声病论的实践产物。《南齐书·陆厥传》曰：

> 永明末，盛为文章，吴兴沈约、陈郡谢朓、琅琊王融以气类相推毂。汝南周颙，善识声韵。约等文皆用宫商，以平上去入为四声，以此制韵，不可增减，世呼为"永明体"。④

"四声八病"论果然不负众望，背负着完成诗歌美听的使命，推动了新的诗歌体式——"永明体"的产生，完成了中国诗歌由古诗迈向律诗的第一步。而其中，吟诵之功不可没。

---

① （日）遍照金刚撰，卢盛江校考. 文镜秘府论汇校汇考·天·四声论. 北京：中华书局，2006：202.

② （日）遍照金刚撰，卢盛江校考. 文镜秘府论汇校汇考·西·文二十八种病. 北京：中华书局，2006：973.

③ （梁）沈约. 答甄公论//遍照金刚撰，卢盛江校考. 文镜秘府论汇校汇考·天·四声论. 北京：中华书局，2006：303.

④ （梁）萧子显. 南齐书·卷五十二·列传第三十三 文学·陆厥. 北京：中华书局，1972：898.

三、声调对节奏的强化

吟诵对美听的讲求不仅直接推动了格律诗的发展、永明体的产生，而且后续影响至格律诗的定型、律诗的完成。本文认为，律诗格律的形成过程，即是声调与节奏为吟诵美听而协调统一的过程。

（一）声调是否关乎节奏

对于诗歌的美听即"乐感"由节奏和声调两部分组成这一点，没有人质疑。朱光潜即明言："诗讲究声音，一方面在节奏，在长短、高低、轻重的起伏；一方面也在调质，在字音本身的和谐以及音与义的协调。"① 但是对于"节奏"与"声调"二者间的关系，却少有人关注，这或许因为大家天然地认为二者没有关系。朱光潜即明确指出："在诗和音乐中，节奏与'和谐'是应该分清的……节奏自然也是帮助和谐的，但和谐不仅限于节奏，它的要素是'调质'（tone quality）的悦耳性。"② "四声的'调质'的差别比长短、高低、轻重诸分别较为明显，它对于节奏的影响虽甚微，对于造成和谐则功用甚大。"③ 在朱光潜看来，节奏与调质虽然共同为声音和谐服务，但是二者之间却是独立的。在对"四声与中国诗的节奏"做了专门探讨后，朱光潜得出结论曰："四声对于中国诗的节奏影响甚微。"

> 在希腊拉丁诗中，一行不能全是长音或全是短音，在英文诗中，一行不能全是重音或全是轻音。假如全行只有一种音，

试论魏晋六朝吟诵之风对于中国诗体发展之影响

---

① 朱光潜. 诗论·第八章 中国诗的节奏与声韵的分析（上）：论声. 上海：上海古籍出版社，2001：145.

② 同①144.

③ 同①149.

就不会有节奏。但是在中文诗中，一句可以全是平声，如"关关雎鸠""修条摩苍天"……一句也可以全是仄声，如"窈窕淑女""岁月忽已晚"……这些诗句虽非平仄相同，仍有起伏节奏，读起来仍很顺口。古诗在句内根本不调平仄，而单就节奏说，古诗大半胜于律诗，因为古诗较自然而律诗往往为格调所束缚。从此可知四声对于中国诗的节奏影响甚微。①

本文认为，中国诗歌节奏的确不以音调决定，因为中国的诗歌节奏有着比语音节奏更大的文体节奏——"逗"。不过，中国诗歌可以不论平仄而节奏自在这一点，只能说明中国诗歌节奏不由四声决定，却不宜反过来说明四声以及平仄对诗歌节奏影响甚微。

而朱光潜虽然在另外的章节指出："中国诗的节奏不易在四声上见出，全平全仄的诗句仍有节奏，它大半靠着'顿'。"② 但朱光潜所言之"顿"，亦主要是指以双音节音步为主的语音层面的节奏，因此，他说："中文诗每顿通常含两字音，奇数字句诗则句末一字音延长成为一顿，所以顿颇与英文诗'音步'相当。"③ 对此，我们前面已说明，"顿"作为语音节奏，是中国诗歌节奏的重要组成单元，却非中国诗歌节奏的根本节奏。不唯不宜将语音层面的"顿"等同于诗歌节奏，朱光潜所言及的"四声"所含有的节奏性，亦即由语音本身的长短、高低、轻重所形成的节奏，亦非中国诗歌的根本节奏。而因为并未明确区分"四声"所具有的语音节奏、音步所形成的语音节奏以及诗歌所特有的文体节奏这三种节奏，朱光潜在此基础上得出的补充性结论亦值得商榷：

---

① 朱光潜. 诗论·第八章　中国诗的节奏与声韵的分析（上）：论声. 上海：上海古籍出版社，2001：143.

② 朱光潜. 诗论·第九章　中国诗的节奏与声韵的分析（中）：论顿. 上海：上海古籍出版社，2001：150.

③ 同②151.

我们说四声对于中国诗的节奏影响甚微……并非说它毫无影响……平与仄……这显然有分别的两种声音有规律地更替起伏，自然也要产生节奏。中国诗律就要把这种节奏制成固定的模型。这模型本来是死板的东西。它所决定的形式的节奏在具体的诗里必随语言的节奏而变异。两首平仄完全相同的诗，节奏不必相同，所以声调谱之类作品是误人的。①

本文认为，第一，中国诗歌有固定顿挫节奏，五言诗为二三顿挫，不受平仄影响，不随语言节奏而变异。第二，中国诗律是要制成固定的模型，但是这个模型不是固定节奏，而是固定声律，因为二三顿挫的诗歌节奏早在格律形成以前已经存在。并且，这个以平仄为基础组合而成的声律模型正是为了强化二三顿挫节奏而形成的。四声本身虽然不是诗歌节奏形成的原因，但是其二元化发展趋势以及其最终所形成的格律模型却是为了强化诗歌节奏的。

（二）声调如何强化节奏

作为诗律基础的"平仄"被提出的根本原因，是基于吟诵对美听标准的选择，即为了强化诗歌二三的顿挫节奏。对此，我们可以从律句（中国文学特点）和律诗（中国诗体代表）两方面来反观。

首先，平仄的提出，强化了双音步为主导的诗歌音步节奏。对此，我们分三个层面来论述。

第一，关于四声被分为平仄的标准。对此学界有不同看法。启功和陆侃如认为，平仄即声音的抑扬高低，显然是以高低分②；王力认为：

---

① 朱光潜. 诗论·第八章　中国诗的节奏与声韵的分析（上）：论声. 上海：上海古籍出版社，2001：143.

② 启功. 诗文声律论稿·永明声律说与律诗的关系. 北京：中华书局，2000：62；陆侃如，牟世金. 文心雕龙译注·声律. 济南：齐鲁书社，1982：168.

"因为平声是没有升降的，较长的，而其他三声是有升降的（入声，也可能是微升或微降），较短的。"① 是以升降与长短来区分；王光祈言："（甲）在量的方面：平声长于仄声……（乙）在质的方面，平声则强仄声。"② 是以轻重、长短而类比；刘复以语音实验的方法证明，四声以高低分，无关乎强弱、音质、长短；③ 朱光潜认为："四声不纯粹是长短、高低或轻重的分别，平仄相间即不能认为长短、高低或轻重相同。"④ 至于分类标准，则存疑，"平与仄的分别究竟在哪里，固为问题；它们有分别，则不成为问题。"⑤ 四声究竟以什么标准分为平仄，的确难以判断。一是时代久远，难以以现在的语音特点去对中古声调做直接推断。二是语音特点本身的复杂性，从现代汉语亦难以区分。不过，如果只从"平""仄"本身的名称来看，平与仄最显著的区别即是一个声音是平的，一个声音是不平的有升降的。在没有其他确证的情况下，这一点至少是目前所见到的平、仄的根本不同之处。

此外，还有一个现象值得注意，那就是吟诵时"平长仄短"的这个一般规律，虽然中古声调难以考证，但是吟诵作为诗歌声律最忠实的代言人，或许可以用其一直延续下来的旧诗读法来反观旧时的声律特点。而且对于这一规律，还可以找到其他佐证。一是，周法高《说平仄》一文据唐初和尚译梵文的文献记载考证以为，代表梵语长音的都是平声，代表梵语短音的都是仄声，并得出结论："唐初的四声有长短的区别（我的意思并没有说长短是唯一的区别），其程度并不像梵文长短音的显著，所以在普通的情形下，可不分别长短，但是长短已经到了耳朵可以觉察

① 王力. 诗词格律·第一章　关于诗词格律的一些概念·第三节　平仄. 北京：中华书局，2000：7.

② 王光祈：《中国诗词曲之轻重律》，转引自周法高：《说平仄》//《历史语言研究所集刊》第13册，民国三十七年九月初版，中华书局1987年影响，北京：中华书局，1987年，第156页。

③ 刘复. 四声实验录. 北京：中华书局，1951：19-20.

④ 朱光潜. 诗论·第八章　中国诗的节奏与声韵的分析（上）：论声. 上海：上海古籍出版社，2001：142.

⑤ 同④143.

的地步，所以当需要分别时，就用平仄来表示长短"。① 二是，古人在描述平声特点时常常道"平声长、缓"，如王力在"关于四声调值之古说"中举例曰："顾炎武《音论》云：'平音最长，上去次之，入则诎然而止，无余音矣。'又云：'其重其疾则为入，为去，为上，其轻其迟则为平。'江永《音学辨微》云：'平声长空，如击钟鼓；上去入短实，如击土木石'。"② 这些说法虽然不一定是客观科学的，但是至少代表了古人的主观感觉。况且平仄本身亦是一种人为规定，并不能排除是从主观感觉中总结出来的。三是，为什么律诗要选择平声为韵脚，这是否也同样暗示了平声与其他三声的不同，比如缓长？不管吟诵时"平长仄短"的这个一般规律是否就是平仄最初的区分标准，但是至少证明了平仄之不同是在吟诵中得以展示的。也许平仄本身的存在即和诗歌节奏一样，是一种隐性存在，无论歌唱或者直读，都不易感知，唯有通过吟诵才能显示。如果是这样，平仄的美感，也就只存在于格律和吟诵本身中。

第二，关于四声被分为平仄的原因。其实，声调在被发现之初，即已隐含了高低、抑扬二元对立的运用原则。沈约言："欲使宫羽相变，低昂互节，若前有浮声，则后须切响。"③ 刘勰道："凡声有飞沉，响有双叠。双声隔字而每舛，迭韵杂句而必睽；沉则响发而断，飞则声飏不还。"④ 无论是言宫与羽、低与昂，还是言浮声与切响亦或飞与沉，都是以两两相对，因此启功说："沈约等人在理论上虽然发现了'四声'，但在写作运用上却只要高低相间和抑扬相对。而从下边所列沈约自己举出的各例句中，可以看出扬处用的是平，抑处用的是上、去、入……归结起来，仍是平仄而已。"⑤ 陆侃如、牟世金则直接释"飞沉"曰，"声音

① 周法高. 说平仄//历史语言研究所集刊：第13册. 北京：中华书局，1987：159.

② 王力. 王力文集·第四卷 汉语音韵学. 济南：山东教育出版社，1986：100.

③ （梁）沈约. 宋书·卷六十七·列传第二十七 谢灵运. 北京：中华书局，1974：1779.

④ （梁）刘勰著，范文澜注. 文心雕龙注·卷七·声律第三十三. 北京：人民文学出版社，1958：552-553.

⑤ 启功. 诗文声律论稿·永明声律说与律诗的关系. 北京：中华书局，2000：62.

的抑扬，相当于平声和仄声"①。不论宫羽、低昂、浮声切响乃至飞沉是否即指声音的抑扬，相当于平与仄，四声二元化的需求已然存在。至于为什么有此需求，则至少有两方面原因。一是偏爱骈偶的文化传统以及时代风尚的影响。正如刘勰《丽辞》篇所言："造化赋形，支体必双；神理为用，事不孤立。夫心生文辞，运裁百虑，高下相须，自然成对。"中国诗文对骈偶的喜爱首先是一种天然的文化传统，至于后代则逐渐发展为一种人为风尚，所谓"至魏晋群才，析句弥密，联字合趣，剖毫析厘"。② 于此风尚中，声调被分为对立的两类而加以运用实属自然。二是适应二二顿挫为主导的诗歌音步节奏的需要。中国语言文字的特点是以双音节为主导，中国早期的四言诗即是以二二顿挫为节奏，五言诗虽然是以二三顿挫为半逗，却仍可以分解为二二一或者二一二的音步节奏，因此，声调的二元化根本上应当还是为了适应以双音节为主导的中国语言文字特点以及由此形成的以双音步为主导的中国诗歌节奏。

第三，关于平仄的提出与律句的形成。本文认为，作为平仄与二二顿挫叠加的产物——律句，即是平仄追求诗歌音步节奏的结果，虽然律句的运用不限于诗歌，但是平仄的提出与律句的形成，主要还是为了诗歌的美听需求。

如果把律句"自相重叠"，可以排成"一根长竿"如下：平平仄仄平平仄仄平平仄仄平平……，并"可按句子的尺寸来截取它"，因此，启功将之称为"平仄长竿"③规律。按"句子的尺寸"可以截取的律句如下：

三言律句，平平仄，仄仄平；仄平平，平仄仄

四言律句，平平仄仄，仄仄平平；仄平平仄，平仄仄平

---

① 陆侃如，牟世金. 文心雕龙译注·声律. 济南：齐鲁书社，1982：168.

② （梁）刘勰著，范文澜注. 文心雕龙注·卷七·丽辞第三十五. 北京：人民文学出版社，1958：588.

③ 启功. 诗文声律论稿·律诗的句式和篇式. 北京：中华书局，2000：11.

五言律句，平平仄仄平，仄仄平平仄；仄平平仄仄，平仄
仄平平

六言律句，平平仄仄平平，仄仄平平仄仄；仄平平仄仄平，
平仄仄平平仄

七言律句，平平仄仄平平仄，仄仄平平仄仄平；仄平平仄
仄平平，平仄仄平平仄仄

单从这整齐对称、循环往复有同竹节的律句形式中，我们就可以感
受到强烈的节奏美。因此，平仄双叠的律句之形成，正是对我国以双音
节为主导的语言文字本身所具特美的一种发掘与强化，其可谓是对我国
语言美由自然走向自觉的完美呈现。而这种美正是建立在平仄对双音步
节奏的强化基础之上的。

此外，不但平仄的提出，是对诗歌内在二二顿挫为主的音步节奏的
一种呼应，平仄格律的定型，亦是对诗歌整个二三顿挫的文体节奏的一
种强化。

五言律句的四种基本形式本来如下：

仄仄平平仄（1），平平仄仄平（2）；仄平平仄仄（3），平
仄仄平平（4）。

五言律诗的两种基本句型如下：

A 式句：仄仄/平平仄（1），平平/仄仄平（2）。
B 式句：平平/平仄仄（3），仄仄/仄平平（4）。

通过对比可以看出，A 句式是律句（1）（2）的原装组合，B 句式
则将律句（3）的第一个字由仄声改为平声，将律句（4）的第一个字由
平声改为仄声。如此，再通过 ABAB 或者 BABA 的律句组合，则会形成
一句之中平仄相间、两句之间平仄相对、两联之间平仄相粘的律诗格律

了。不过，如果以"一三五不论"的一般诗律要求来说，其实每句的首字是可以"不论"的，因此，从"调质"的角度并不需要对之改变。但是为什么还是要以改动过的 B 句式作为律诗正格呢？律句（3）（4）又是以什么标准被改动了呢？我们认为，此标准正是强化诗歌二三顿挫节奏的需要。我们可以发现，首字平仄改动后的律句（3）（4），其实是更符合二三顿挫的诗歌节奏，从而使得诗歌顿挫节奏被进一步强化。

由此可知，诗歌的声调虽然不是诗歌节奏形成的原因，但是其二元化的平仄分化却起到了强化诗歌节奏的作用。从这个意义上来说，诗歌的声律其实是服从诗歌的节奏的，二者以和谐为最高目标，共同为诗歌的美听服务。郭绍虞在《蜂腰鹤膝解》一文中说："不讲声律，不注意调节求和的方法，便成了'蚩'，一讲声调以求和便成了'妍'，妍蚩之分即在吟咏之间。下面就讲到韵与和的分别，讲到'和体抑扬'的关系。这样说明，可知作家所注意的只在去病，理论家所注意的则在求和。求和的方法一时虽不能逐条举出，但只须注意抑扬两个字，自会达到求和的目的。这就是刘勰比沈约更高一着之处。此后发明平仄的抑扬律，就是朝这条路线进行所获得的成就。于是，很自然地从永明体演进为律体了。律体既规定了求和之法，也自然简化而易于奉行了。"[1] 格律本身的存在其实即为声律、节奏和谐的最高代表，并且以美听为表现形式，而这个美听则以吟诵为载体。郭绍虞还在《再论永明声病说》一文中论"平仄问题"曰："其实，以四声定韵只减除了平仄通叶的毛病，使它更适合于吟诵而已。"[2] 诗歌节奏和声律从吟诵中来，又通过吟诵来表现，吟诵时声音的和谐美听即为节奏、声律的最高存在。

综上可知，美听对诗体的影响，亦即吟诵对诗体影响之大，它们可谓直接造就了中国诗歌的节奏、声律以及诗体的形成、定型。当然，四

---

① 郭绍虞. 蜂腰鹤膝解·六 沈约和刘勰//照隅室古典文学论集：下编. 上海：上海古籍出版社，2009：436.

② 郭绍虞. 再论永明声病说·五 平仄问题//照隅室古典文学论集：下编. 上海：上海古籍出版社，2009：210.

声、格律的形成，还需要诸多客观条件的成熟，如音韵学发展、佛经翻译事业的发展，但是中国诗歌的格律之所以在魏晋六朝得以突破性发展，吟诵可谓是直接的导火线和催化剂，无之，无以行事。

（刘　靓）

论宋人"含蓄不露"的诗学观

　　"含蓄不露"是宋代诗学的重要诗美追求,但是目前有关研究,对"含蓄"的探讨较多,至于何为"不露",则无专门探讨。其实,"不露"之于"含蓄",并非简单的补语。在宋代,"不露"已是一个独立的审美概念,有着自己明确的内涵与外延。当然,要想知道什么是"不露",首先要先弄清什么是"露",以及如何则"不露",而对这些问题的探讨,其实关涉到宋代对诗歌表意方式的规定、"诗教"观念的发展、"含蓄"概念的生成等多个重要诗学命题,具有重要的诗学价值。

一、"以露为病"的诗学观念

　　"露",是宋代诗学中重要的诗歌病忌,所谓"力劲而易露"①,被宋人视为最容易犯的十大病忌之一②。蒋寅曾在《"不说破"——"含蓄"概念之形成及其内涵增值过程》一文中指出,"含蓄"作为诗美概念的基本内涵的形成以及确定在宋代,并指出其之所以形成于宋代,和

---

　　①　陈永康. 吟窗杂录序//魏庆之. 诗人玉屑·卷之五　十易. 中华书局, 2007: 150.
　　②　目前有关古代诗病观念的研究,多集中在永明至唐代的"声病说"。其实,宋代才是"诗病说"的集大成时期,伴随着诗歌格律的成熟以及诗话诗评类著作的兴起,宋代诗学中出现了大量有关格法声病之外的审美层面的病忌观念探讨,生成了许多重要的"诗病"范畴,如"字俗""格卑""意露""碍理"等,笔者就此展开了系列研究,此文之外,还可参见拙文《宋代诗学中的情理之争》[郑州大学学报(哲学社会科学版)2017年01期,第81-85页]等。

其时"禅僧说禅'不说破'和'绕路说禅'的言说方式"有重要关系①。我们认为，含蓄概念的形成，除了包括禅僧说禅之言说方式在内的各种宋代思想文化背景的影响，根本上还是由宋代诗学本身发展的内在需要决定的，而宋人在当时对于意露之病的批评以及对于含蓄不露的诗美理想的追求，当为其最主要的原因。从某种程度上可以说，"含蓄不露"诗美理想的形成，正是在对"诗露"之病的批评中完成的。

宋前的诗文批评，虽然也有言及"露"者，但是多以中性或者褒义的色彩出现，取其"显露"之本义，如东汉王充《论衡·超奇》曰："实诚在胸臆，文墨著竹帛，外内表里，自相副称，意奋而笔纵，故文见而实露也。"②此处"实"为文章的实核内容，"露"为表现、显露之义，所以"文见而实露"，非但没有贬义色彩，反而表现了一种文辞显露、坦率朴素的修辞观。他若南北朝刘勰《文心雕龙·檄移》释"檄者"曰："皦也。宣露于外，皦然明白也。"并称赞陈琳的《为袁绍檄豫州》一文"壮有骨鲠"，能以抗直之辞直书曹操之罪，将其恶行昭然揭露于世，所谓"抗辞书衅，皦然露骨矣"③，直以"露骨"为檄文之要求。至若《隐秀》篇曰"露锋文外，惊绝乎妙心"④，亦以偶露文锋称赞能为奇秀挺立之辞者。至于有批评意味的用法，《文心雕龙》只有一处，刘勰于总论写作原则的《总术》篇指出："精者要约，匮者亦鲜；博者该赡，芜者亦繁；辩者昭晰，浅者亦露；奥者复隐，诡者亦曲。"⑤此处仔细分辨了四对看似相近实则有别的文风特点，包括明晰与浅露之不同，但是尚属总论泛称，对浅露之格并没有进一步说明。

唐五代诗格评论中开始出现对于"诗露"之病的直接批评，但用例尚少，盖只有四处。其中皎然论及两次，他在《诗议·论文意》中称赞建安三祖、七子所作五言诗"风裁爽朗，莫之与京"，但同时指出他们

论宋人『含蓄不露』的诗学观

① 蒋寅. 古典诗学的现代诠释. 增订本. 中华书局，2009：108.
② 王充. 论衡·超奇. 中华书局，1990：609.
③ 刘勰. 文心雕龙·檄移第二十. 北京：人民文学出版社，1958：378.
④ 刘勰. 增订文心雕龙校注·隐秀第四十. 中华书局，2012：500.
⑤ 刘勰. 文心雕龙·总术第四十四. 北京：人民文学出版社，1958：655.

的创作存在一些问题,即"伤用气使才,违于天意,虽忌松容,而露造迹。"① 还在《诗式》中指出,"诗有四不",其中一"不"即"力劲而不露,露则伤于斤斧"②。皎然此二处所论虽然仍很简略,但是却有三点值得注意:一是第一次明确提出"露"为诗歌病忌的一种;二是规定了其外延之一种,即造迹之显露;三是指出了原因,即"用气使才""力劲"。此外,徐寅于《雅道机要·明体裁变通》中指出,"体者,诗之象。如人之体象,须使形神丰备,不露风骨,斯为妙手矣。"③ 认为诗歌的体裁风貌要形神丰备而不露风骨,至于何为"露风骨"则未详加说明,大抵亦是遣辞造迹之显露。徐衍《风骚要式·创意门》曰:"美颂不可情奢,情奢则轻浮见矣;讽刺不可怒张,怒张则筋骨露矣。"④ 以讽刺之怒张为筋骨露。可知,唐五代诗论中所言露之病主要指诗歌的造迹作意之显露,而且喜欢以人的形体筋骨作比。

到了宋代,诗话诗评中开始大量出现对于"诗露"之病的批评,"露"作为一种重要诗病观念的诗学地位正式确立,并呈现以下特点:一,除了对"意露"的批评,宋人还将批评对象扩展至诗歌的用字、情意、血脉乃至筋骨等多个层面,所谓"用字不可太露"⑤,"情不可太露"⑥,"血脉欲其贯穿,其失也露"⑦,"景物失于太露"⑧,"气象浅露"则"绝少含蓄"⑨,"用古人语又难于不露筋骨"⑩ 等等。二,"不露"作为一种诗美追求开始频繁出现。三,"不露"作为"含蓄"内涵之一种开始不断被使用,"含蓄不露"这一诗美概念亦由此形成。

---

① 皎然. 诗议//张伯伟. 全唐五代诗格汇考. 凤凰出版社,2002:203.
② 皎然. 诗式//张伯伟. 全唐五代诗格汇考. 凤凰出版社,2002:224.
③ 徐寅. 雅道机要//张伯伟. 全唐五代诗格汇考. 凤凰出版社,2002:436.
④ 徐衍. 风骚要式//张伯伟. 全唐五代诗格汇考. 凤凰出版社,2002:452.
⑤ 沈义父. 乐府指迷. 北京:人民文学出版社,1963:43.
⑥ 同⑤61.
⑦ 姜夔. 白石道人诗说//何文焕. 历代诗话. 中华书局,1981:680.
⑧ 张戒. 岁寒堂诗话//丁福保辑. 历代诗话续编. 中华书局,1983:457.
⑨ 吴子良. 吴氏诗话//吴文治. 宋诗话全编. 凤凰出版社,1998:8701.
⑩ 陈善. 扪虱新话:上集·卷三 韩文杜诗无一字无来处. 商务印书馆,1939:30.

二、"致意不露"的评诗标准

在诸种"诗露"之病中，宋人讨论最多和避忌最严的还是造迹作意之"露"。所谓的"含蓄不露"，即针对此病而言。如《漫斋语录》释"含蓄不露"曰："用意十分，下语三分，可几风雅；下语六分，可追李杜；下语十分，晚唐之作也。用意要精深，下语要平易，此诗人之难。"① 指出诗文要想"含蓄不露"，需要"下语"平易，对"用意"有所保留。

类似的说法还有很多，如杨简释《伐柯》曰："周公归，不授以政，犹伐柯而不以斧，取妻而不以媒……我唯见周公'笾豆有践'而已，意谓成王不委之以政也。诗人致意含隐不露如此；而《序》曰'刺焉'，可谓诬屈，可谓悖厉。"②。一方面对"含蓄不露"的写法极为推崇，一方面对"讥刺"之作的说法极为排斥，而二者的界线正在于"致意"是否显露。罗大经《鹤林玉露》："唐狄归昌诗云：'马嵬烟柳正依依，重见銮舆幸蜀归。泉下阿蛮应有语，这回休更罪杨妃。'杜陵诗云：'朝廷虽无幽王祸，得不哀痛尘再蒙。'……此其胎变稔祸，必有出于女宠之外者矣，是不可不哀痛而悔艾矣。诗意与狄归昌同。而其侧怛规戒，涵蓄不露，则大有迳庭矣。"③ 同样将"诗意"是否显露作为区别诗歌高下之标准。唐代先后有两朝皇帝因兵乱避逃蜀地，前一次是唐明皇避安禄山等人起兵的安史之乱，后一次是唐僖宗避黄巢起义的广明之乱，狄、杜所咏皆为后者，而且皆以前事对比发出质问：被视为"祸水"的杨贵妃既已被杀，为何皇帝还要再次出逃？不过二人"诗意"虽同，下语则异，狄诗直叙其事直称其人，最后以"休更"这样强烈的否定语气作

---

① 佚名. 漫斋语录//何溪汶. 竹庄诗话·卷一　讲论. 中华书局，1984：1.
② 杨简. 慈湖诗传//吴文治. 宋诗话全编·杨简诗话. 凤凰出版社，1998：7155.
③ 罗大经撰，王瑞来点校. 唐宋笔记史料丛刊：鹤林玉露. 中华书局，1983：253.

结，使得原本已经直白无隐的"诗意"变得更加露骨；杜甫则是借史讽今，以周幽王宠爱褒姒而导致犬戎之祸指代唐明皇、杨贵妃事，最后以反问式的哀叹收束，既意含"规戒"、感情沉痛，而又"下语"不露。

可知在宋人看来，诗歌的高下不在于表"意"如何，而在于如何表"意"，而"致意"是否直露为其重要衡量标准，以至老杜有时亦不免因此被批评。李衡在《乐庵语录》中对"人多不察"其意的韩愈《方桥》诗称叹再三，而对称颂千古的杜甫之歌茅屋诗颇有微词，认为"杜子美言'安得广厦千万间，大庇天下寒士俱欢颜'，此志亦甚广，但不合露筋骨"①。其实二诗表意方式之不同与二人所采用的歌咏体裁以及感情表达的需要有重要关联，韩愈此诗为短小的咏物诗，本以"言其用而不言其名"为宗旨，自是志意含蓄不露，而杜诗此诗为长篇之歌行体，以叙事言情的充分流畅为追求，自是志意显露直白，但是这些因素对于宋人皆不暇论，"露"或"不露"才是其考量"诗意"是否合乎标准的重要尺度。当然，老杜诸体兼备，作为集大成之"诗圣"，其诗歌在大多时候还是被宋人冠以"含蓄不露"的诗美典范的，吴可《藏海诗话》即曰："老杜诗：'本卖文为活，翻令室倒悬。荆扉深蔓草，土锉冷疏烟。'此言贫不露筋骨。如杜荀鹤'时挑野菜和根煮，旋斫青柴带叶烧'，盖不忌当头，直言穷愁之迹，所以鄙陋也。切忌当头，要影落出。"② "影落"当为"影略"，与"当头"俱为禅宗语，"忌当头"盖忌直言其旨，"要影略"盖言上下句要互显其义，宋人此处所秉持的标准仍旧为"致意"是否显露，对杜甫之褒扬为此，对杜甫之批评亦为此。至于对于他人诗歌之评论，亦往往以此为准的，如胡仔评东坡诸公咏"瑞香花"诗曰："东坡词意，亦与张祠部诗意相类，但能含蓄之耳。"刘克庄评刘驾《古意》诗"新人莫欢喜，故人曾如此。燕赵犹生女，郎岂有终始"云："比之香山'更有新人胜于汝'之句稍含蓄。"③ 皆喜欢以"含蓄不露"

---

① 李衡. 乐庵语录//吴文治. 宋诗话全编·李衡诗话. 凤凰出版社, 1998：3443.

② 吴可. 藏海诗话//丁福保. 历代诗话续编. 中华书局, 1983：332.

③ 刘克庄撰，王秀梅点校. 后村诗话：后集·卷一. 中华书局, 1983：47.

为诗意表达的准则，而所谓"含蓄不露"，正指不直言其旨而"诗意"微婉不露的诗美追求。

三、"刺意不露"的创作原则

在对各种"意露"之病的批评中，"刺"意显露又是被批评最多也是被视为最严重的一类。其实早在唐代，徐衍《风骚要式·创意门》即提出了"讽刺不可怒张，怒张则筋骨露"①的写作要求，不过到了宋代，人们才对之进行了充分的阐述与说明。如张天觉《律诗格》专列"辩讽刺"条以具体诗例释其义："若'庙堂生莽卓，岩谷死伊周'之类也，未如'花浓春寺静，竹细野池幽'。'花浓'喻媚臣秉政，'春寺'比国家，'竹细野池幽'，喻君子在野未见用也。……若此之类，可谓言近而意深，不失风骚之体也。"②一方面强调"讽刺不可怒张"即不可过分，一方面以"言近而意深"而释之，所谓"意"者其实正指"讽刺"之旨，"深"者正为"含蓄不露"之要求，而要达到此一目标，其给出的方法则是"托物以寓意"。与之相似，洪觉范《天厨禁脔》称美杜甫《三绝句》，原因同样在于其能以"托物比兴之法"寓"讽刺"之旨，所谓"杜子美诗言山间野外事，意在讥刺风俗"③。

虽然这种以"比兴"释"美刺"的解诗方法自《诗序》以来即不断被质疑诟病，宋人自己亦曰："论诗若此，皆非知诗者。善乎山谷之言曰：'彼喜穿凿者，弃其大旨，取其发兴，于所遇林泉人物，草木鱼虫，以为物物皆有所托，如世间商度隐语者。则诗委地矣。'"④但是不得不承认，不直言其旨而以比兴或者托物等方法寄寓诗意的写作方法，早已

① 徐衍. 风骚要式//张伯伟. 全唐五代诗格汇考. 凤凰出版社，2002：452.
② 胡仔纂集，廖德明校点. 苕溪渔隐丛话后集·卷三十四　张天觉. 北京：人民文学出版社，1962：259-260.
③ 同②260.
④ 同②260.

作为一种根深蒂固的创作观念与写作原则影响了中国数千年的诗歌发展，而至宋代，人们将此类方式概括总结为一条创作要求，即"含蓄不露"。而"讽刺"作为"诗意"表达最易走向极端、显露的一种诗歌表现方式，自然成为防范重点，宋人在对诗歌"意露"之病的批评中，多数指向讽刺之作，而像"筋骨露""刻露"等用以强调诗歌"意露"程度的词汇，亦基本指向讽刺手法。如经常强调诗歌"言外之意""无穷之味"的刘克庄，对于"讽刺之作"尤其关注，而其评价标准即为"刺意"是否"刻露"，其于《后村诗话》赞美江子我《咏象》诗"仓舒止用儿童计，亦自能知尔重轻"之语曰："盖用王内翰元之讥玩张相齐贤之语，但含蓄而不刻露尔。"① 评价刘幽求其人其诗曰："功业人，不以诗名，其五言云：'心为明时尽，君门尚不容。田园芜没尽，归去路何从。'……皆微婉不刻露。"② 并认为江公望《题艮岳》诗"春光吴地减，山色上林深"之语，"比之邓肃《花石纲》诗，彼刻露而此含蓄矣。"③ 皆将"含蓄"与"刻露"直接作比，一者为诗美，一者为诗病，而诗意"不刻露"者即为"含蓄"。此外，旧题尤袤所作的《全唐诗话》还对唐人诗病进行了总结："唐自贞观来，虽尚有六朝声病，而气韵雄深，骎骎古意。开元元和之盛，遂可追配《风》《雅》。迨会昌而后，刻露华靡尽矣。"④ 在他看来，相对于"声病"，唐诗更大的问题在于"意病"，而"会昌而后"的诗歌"刻露华靡"、风雅不复最是下乘。

宋人对"刺意不露"这一规定的强调和执行极为严格，以至超越了其他各种尺度，甚至是对于暴君、奸臣亦不许"刺"而"露筋骨"。洪迈《容斋随笔》曾记录了三首时人题咏前人庙宇居所之诗，一是题"兖州先圣庙"："灵光殿古生秋草，曲阜城荒散晚鸦。唯有孔林残照日，至今犹属仲尼家。"二是题蔡京"州西"之旧居："君不见乔木参天独乐园，至今仍是温公宅。"三是题秦桧旧宅："格天阁在人何在？偃月堂深

---

① 刘克庄撰，王秀梅点校. 后村诗话：续集. 中华书局，1983：28.
② 同①41.
③ 刘克庄《后村先生大全集》卷105，《四部丛刊》。
④ 尤袤. 全唐诗话//吴文治. 宋诗话全编·尤袤诗话. 凤凰出版社，1998：10531.

恨亦深。不见洛阳图白发，但知郿坞积黄金。直言动便遭罗织，举目宁知有照临。炙手附炎俱不见，可怜泥滓满墙阴。"对于这三首诗，洪氏认为前两首意相类，第三首则"语虽纪实，然太露筋骨，不若前两章浑成也"①，其实，这三首诗所涉主人公的身份性质差别很大，第一首是孔圣人，后两首则是分别被列入《宋史·奸臣传》的蔡、秦二人，而洪氏此处不但将三首诗放在一起品评，而且认为前两首"意相类"，可知洪氏此处完全是以"诗意"是否"显露"为标准的，而且从其"语虽纪实，然太露筋骨"的评语可知，其对诗歌"刺意不露"的要求是超越纪实、记史功能的。此外，唐代"安史之乱"平定后，元结曾作《中兴颂》，宋人多认为其中隐含"春秋笔法"，范大成虽然也认为"夫元子之文固不为无微意矣"，但是却批评"后来各人贪作议论，复从旁发明呈露之"，并指出，"今元子乃以笔削之法寓之声诗，婉词含讥，盖之而章，使真有意邪？固已非是。诸公噪其傍又如此，则中兴之碑，乃一罪案，何颂之有？观鲁直'二三策'与'痛至骨'之语，则诚谓元子有讥焉。余以为是非善恶，自有史册，歌颂之体，不当含讥。"② 认为"歌颂之体"，非不但不能直斥其事，即使"婉词含讥"亦不可，直将诗歌的讽刺、纪实功能从颂体中剥离。

四、传统"诗教"之要求

而宋人之所以对"刺意显露"如此反对与抗拒，是因为在宋人看来，这不仅关乎诗歌的表意方式，而且关乎诗教乃至诗体本身的定位，甚至是关乎诗人的身家性命。

首先，在宋人看来，"刺意显露"有背"温柔敦厚"之旨。"温柔敦厚"本是中国诗教之传统，但是宋人强调尤多，这与当时理学的兴盛以

---

① 洪迈撰，孔凡礼点校. 唐宋笔记史料丛刊：容斋随笔. 中华书局，2005：604.
② 范成大. 骖鸾录//丛书集成初编. 中华书局，1985：14-15.

论宋人『含蓄不露』的诗学观

481

及诗学自身的发展定位有关。魏泰《临汉隐居诗话》曰："诗主优柔感讽，不在逞豪放而致怒张也。"① 严羽《沧浪诗话·诗辨》亦曰："其末流甚者，叫噪怒张，殊乖忠厚之风，殆以骂詈为诗。"② 皆认为"诗主优柔感讽"，如果"叫噪怒张"则有违于"忠厚之风。"早在汉代，《礼记·经解》即以"温柔敦厚"概括孔子的诗教思想，并正式将之作为"解经"纲领提出："孔子曰：入其国，其教可知也。其为人也，温柔敦厚，诗教也。……其为人也，温柔敦厚而不愚，则深于诗者也。"③ 与此同时，《诗大序》则提出了另一条"解诗"纲领："主文而谲谏，言之者无罪，闻之者足以戒，故曰风。"④ 以"主文而谲谏"释"风"之义。而至唐代孔颖达《礼记正义》，则将两条纲领合而为一："诗依违讽谏，不指切事情，故云温柔敦厚是诗教也。"⑤ 以"讽谏"而"不指切事情"为"温柔敦厚"之"诗教"。

在此基础上，宋人则对"讽谏"之义做了进一步的规定与阐发。徐积《节孝语录》曰："作诗切不可斥言事。至于美人，亦不可斥言。试观《诗》之风、雅、颂，所美所刺，未尝不婉顺而归之于正。"⑥ 以"婉顺而归于正"为美刺之原则。朱弁《风月堂诗话》记载太学生木抱一批评王安石《明妃曲》"汉恩自浅胡自深，人生乐在相知心"之语："诗可以兴，可以怨。虽以讽刺为主，然不失其正者，乃可贵也。若如此诗用意，则李陵偷生异域不为犯名教，汉武诛其家为滥刑矣。"认为此生此语乃"可与言诗者"⑦，同样以"讽刺""不失其正者"为贵。至

① 魏泰. 临汉隐居诗话//何文焕. 历代诗话. 中华书局，1981：319.

② 严羽著，郭绍虞校释. 沧浪诗话校释·诗辨·五. 北京：人民文学出版社，1961：26.

③ 郑玄注，孔颖达疏. 礼记正义·卷五十·经解第二十六//阮元校刻. 十三经注疏. 中华书局，1982：1609.

④ 郑玄注，孔颖达疏. 毛诗正义·卷一·诗大序//阮元校刻. 十三经注疏. 中华书局，1982：271.

⑤ 同③.

⑥ 徐积. 节孝语录//吴文治. 宋诗话全编·徐积诗话. 凤凰出版社，1998：479.

⑦ 朱弁，陈新点校. 风月堂诗话·卷下. 中华书局，1988：111.

于何者为不失其正，则是"意"不犯"名教"。可知，宋人将原本"不指切事情"的为人作诗之修养准则进一步提升到了关乎国家大义的"义理"之正的高度，这就意味着，"讽刺而露"者，所违背的不仅是敦厚之教，而且是义理之正。对此，南宋理学家杨中立在《龟山集》中有更明确的表述，杨氏一方面指出"诗尚谲谏"，不能流于"讪谤"；一方面多次批评东坡之诗"只是讥诮朝廷"，既"无温柔敦厚之气"，又失事君之体，明确将"温柔敦厚"之教与事君之大义作为"谲谏"的两个要求，将有失"温柔敦厚之气"与"殊无恻怛爱君之意"并举为"子瞻诗多于讥玩"① 之罪状。

"讽刺"既上升到了"义理"高度，宋人对之批评与防范自然也更严苛。如施德操以"含蓄"释"风"，并认为风、雅、颂"三物皆具于诗中，而风犹妙"，原因则在于："盖风有含蓄意，此诗之微者也，诗之妙用尽于此。故曰：言之者无罪，闻之者足以戒，非诗之尤妙者乎！此所以届六义之首也。……含不尽之意寄之言外，此近于六义之风也。"② 将诗之微者、诗之妙用尽归于对"含蓄不露"的"讽刺"之法的运用。李朴《书柳子厚集》则严厉批评柳子厚论著"非怨愤、必刺毁"，更直斥《辨论语》下篇乃是有失"淳正"的"害道"之言③。朱熹论《诗》亦曰："温柔敦厚，《诗》教也。使篇篇皆是讥刺人，安得温柔敦厚？"④ 不但直言"讥刺"不合"温柔敦厚"之诗教，其至将讥刺人短视作"轻薄子"之行为⑤。

---

① 杨时. 龟山集·卷一//吴文治. 宋诗话全编·杨时诗话. 凤凰出版社，1998：1032.

② 施德操. 北窗炙輠录//程毅中. 宋人诗话外编·上. 国际文化出版公司，1996：390.

③ 王正德. 余师录·卷三//吴文治. 宋诗话全编·王正德诗话. 凤凰出版社，1998：6178.

④ 朱杰人，严佐之，刘永翔. 朱子全书：第17册. 上海古籍出版社，安徽教育出版社，2002：2734.

⑤ 朱杰人，严佐之，刘永翔. 朱子全书：第17册. 上海古籍出版社，安徽教育出版社，2002：2766.

五、现实"诗祸"之避忌

除去传统诗教之要求,宋人对"刺意显露"者的批评,还有着现实的避忌,宋代曾发生了几次影响很大的诗祸诗案,如"乌台诗案""车盖亭诗案""江湖诗案",涉及朝野多个党派、诗人群体,而罪名几乎都是语涉"讪谤",在此背景下,宋代诗坛开始展开了对"诗祸"以及诗歌"讽刺"功能的反思。

强调美刺归于正的徐积即曾言:"人之为文使古事,如避犯众,盖有无意可以取祸者。如嵇康以一言而见杀,可不戒哉。"① 洪迈《容斋随笔》亦曰:"唐人歌诗,其于先世及当时事,直辞咏寄,略无避隐。至宫禁嬖昵,非外间所应知者,皆反复极言,而上之人亦不以为罪",感叹"今之诗人,不敢尔也。"② 罗大经《鹤林玉露》更是历数古今诗祸,一方面指出"诗真可畏哉",以"暴君"称谓制造诗祸者,批判与不满之情溢于言表;另一方面以"好讥刺"为苏公诗文之病,劝诫诗人以诗祸为戒。尤为可贵的是,罗氏对"诗祸"的批判与反思并不针对某一群体与党派,而是始终秉持一个公正客观的态度,对于"小人摘抉君子之诗文以为罪"之行径自是不齿,对于"君子""摘抉小人之诗文以为罪"③ 的报复做法同样不满。在其看来,诗祸可畏亦可戒,无论是制造者还是遭受者,无论是小人还是君子,都要以之为戒。

当然,在"不得杀士大夫及上书言事人"的宋代,也还是有一些开明君主的。

但是在宋人看来,相比于寄希望于君主的开明,更有效的避免"诗祸"的方法就是不言或少言讽刺之事,如以"语言多触忌讳而招悔吝"

484

---

① 徐积. 节孝语录//吴文治. 宋诗话全编·徐积诗话. 凤凰出版社, 1998: 479.
② 洪迈撰, 孔凡礼点校. 唐宋笔记史料丛刊: 容斋随笔. 中华书局, 2005: 239.
③ 罗大经撰, 王瑞来点校. 唐宋笔记史料丛刊: 鹤林玉露. 中华书局, 1983: 187.

的朱弁即在《风月堂诗话序》中自释其堂号曰："是间止可谈风月，舍此不谈；而泛及时事，请醨吾大白。"① 在这种或隐或潜的避畏心理下，越来越多的宋人开始转向了对诗歌"讽刺"功能的反思与批评。魏庆之《诗人玉屑》在"讽兴"一目下专列"兴与讪异""戒讪谤"两条，以示"讽兴"与"讪谤"之别，其中"兴与讪异"条引葛立方《韵语阳秋》之语②，一方面肯定"讽兴"的必要性，认为"睹物有感焉则有兴"，"兴"乃六义之一；一方面又指出"讽兴"不同于"讪谤"，告诫作者可"兴"不可"讪"，将今之作者不敢作讽兴之诗的原因归结于他们不能很好地分辨和掌握二者的分别。第二条"戒讪谤"所引为山谷《书王知载朐山杂咏后》中的著名论断："诗者，人之情性也。非强谏争于廷，怨忿诟于道，怒邻骂座之为也……其发为讪谤侵陵，引颈以承戈，披襟而受矢，以快一时之忿者，人皆以为诗之祸；是失诗之旨，非诗之过也。"③ 直接将"诗之祸"的原因归结于诗人自身，告诫诗人要涵养其心、笃守敦厚之教，不可发为强谏怒骂、"讪谤侵陵"之言。他若阳枋曰："《国风》虽是变，而人心淳厚至正，开口绝无忿庚怨讪。"④ 范晞文曰："韩偓在唐末粗有可取者……若'挟弹少年多害物，劝君莫近五陵飞'……是直讪耳。诗人比兴扫地矣。"⑤ 俞德邻曰："因事变怀旧俗，诗人之旨也。然感慨之深，激烈继之，往往蹈语穽而触祸机者有矣。古之诗不如是也，唯《黍离》之什，哀而不伤，怨而不怒，隐然忠厚侧怛者寓焉。"⑥ 皆认为"怨讪"之言有失比兴之义、温厚之旨，易"触祸机"。而据吕本中《童蒙训》记载，"德操节、黎介然确、汪信民革，同

① 朱弁，陈新. 风月堂诗话·序. 中华书局，1988：97.

② 魏庆之著，王仲闻点校. 诗人玉屑·卷之九"讽兴"之"兴与讪异". 中华书局，2007：275-276.

③ 魏庆之著，王仲闻点校. 诗人玉屑·卷之九"讽兴"之"戒讪谤". 中华书局，2007：276.

④ 阳枋. 字溪集//吴文治. 宋诗话全编·阳枋诗话. 凤凰出版社，1998：8350.

⑤ 范晞文. 对床夜语·卷四//丁福保. 历代诗话续编. 中华书局，1983：438.

⑥ 俞德邻. 曹之才诗序//曾枣庄，刘琳. 全宋文：第357册. 上海辞书出版社，安徽教育出版，2006：351.

寓宿州，论文会课，时时作诗，亦有略诋及时事者。荥阳公闻之，深不以为然。时公疾病方愈，为作麦熟缲丝等曲诗，歌咏当世以讽止饶黎诸公。诸公得诗惭惧，遽诣公谢，且皆和公诗如公之意，自此不复有前作矣。"① 可知，不为"讥讽"之语在宋代已逐渐演变成为一条为多数诗人遵守的潜规则。

作为"乌台诗案"的主角并多次因言语获罪的苏轼，则成为了宋人告诫和批评最多的对象。与苏轼亦师亦友的黄庭坚对苏轼之诗文人品都极为佩服，但是唯其对之诗文好骂这一点颇不认可，并专门写信告诫自己的外甥洪刍道："东坡文章妙天下，其短处在好骂，慎勿袭其轨也。"② 阮阅《诗话总龟·讥诮门》第一个批评的即是东坡，认为其《坡游武昌寒溪》"楚雨遂昏云梦泽，吴潮不到武昌宫"诸句"失于一时笔快。"③ 而罗大经则一方面指出"东坡文章，妙绝古今，而其病在于好讥刺"，另一方面质疑其既多次以此致祸为何"略无惩艾之意"④。

其实，苏公对于自身直言好谏的这一特点认识得很清楚，甚至可以说这是他早年的一种自觉追求，其好友章质夫曾"筑室于公堂之西，名之曰思"，苏公为之作《思堂记》曰："言发于心而冲余口，吐之则逆人，茹之则逆余。以为宁逆人也，故卒吐之。君子之于善也，如好好色；其于不善也，如恶恶臭。岂复临事而后思，计议其美恶，而避就之哉！……若夫穷达得丧，死生祸福，则吾有命矣。"⑤ 可知苏公一方面对诗文之特点、功能有着自己明确的认识与定位，即认为言为心声，冲口而出不但为诗文之特质，而且为君子所当追求的一种明辨是非的态度。另一方面对于自己所秉持的这一种诗文创作理念所可能带来的后果亦有清楚的认识，但仍坚持自己的选择，所谓"穷达得丧，死生祸福，则吾

① 吕本中. 童蒙训·卷下//王云五. 万有文库：第二集. 商务印书馆，1937：19.
② 黄庭坚. 山谷集·卷十九　答洪驹父书//吴文治. 宋诗话全编·黄庭坚诗话. 凤凰出版社，1998：944.
③ 阮阅. 诗话总龟后集. 北京：人民文学出版社，2005：234.
④ 罗大经撰，王瑞来点校. 唐宋笔记史料丛刊：鹤林玉露. 中华书局，1983：187.
⑤ 苏轼著，孔凡礼点校. 苏轼文集·卷一一　思堂记. 中华书局，1986：363.

有命矣"。此记作于"元丰元年正月二十四日",即 1078 年正月,苏轼时年四十二,此时的苏轼,对于诗文的讽谏功能,态度是明确而执着的,而这也是其前半生的真实写照。但在第二年,就发生了震动朝野同时也对苏轼后半生产生了深远影响的"乌台诗案",其时元丰二年(1079),43 岁的苏轼调任湖州知州,上任后,他依照公例给皇上写了一封《湖州谢上表》,此虽官样文章,但是却仍不免带有言语不羁的苏氏风格,其结尾曰"陛下知其愚不适时,难以追陪新进;察其老不生事,或能牧养小民"①,讥讽之意显然。而时逢《元丰续添苏子瞻学士钱塘集》新印,被激怒的"新进"们苦心孤诣四个月,网罗搜寻其中讥讽之言上奏弹劾,称"包藏祸心,怨望其上,讪渎谩骂,而无复人臣之节者,未有如轼也"②。后经多方营救,连退居金陵的旧相王安石亦上书言"安有圣世而杀才士乎?"皇帝终未尽信谗言,苏轼得以终免一死,从轻发落而被贬为黄州团练副使。

　　而 103 天的牢狱之灾,几次濒临死地的绝境以及对众多亲友门人的波及,还是使东坡作文态度为之一变。此后,我们经常可以见到苏轼于言语书文间对自己当年"直言极谏"的"否定"与"反省",如《答李端叔书》曰:"轼少年时,读书作文,专为应举而已……其科号为直言极谏,故每纷然诵说古今,考论是非,以应其名耳……妄论利害,搀说得失,此正制科人习气……得罪以来,深自闭塞……回视三十年以来所为,多其病者。足下所见皆故我,非今我也……自得罪后,不敢作文字。此书虽非文,然信笔书意,不觉累幅,亦不须示人。"③ 从中可见苏公心迹之变化:其一,不再坚持"直言极谏",并将之前所作归为应举之需要。其二,自省三十年所为,认为"多其病者"。其三,明确表示"今我"

论宋人「含蓄不露」的诗学观

487

---

　　① 苏轼著,孔凡礼点校. 苏轼文集·卷二十三　表状·湖州谢上表. 中华书局,1986:654.

　　② 叶薲. 监察御史里行舒薲札子//(宋)朋万九. 丛书集成初编:东坡乌台诗案. 商务印书馆,1939:2.

　　③ 苏轼著,孔凡礼点校. 苏轼文集·卷四十九　答李端叔书. 中华书局,1986:1432.

已非"故我"。其四，再次强调"不敢作文"，并交待李端叔书信亦"不须示人"。而且苏公对于言语致祸的检讨已不止于一身一时，其在《与李方叔书》的另一封书信中，一方面诉说人才之难得与以言语致罪之轻易，一方面得出"言之何益"的结论，最终以"慎口以安晚节"[①] 的自劝、劝人之语作结，字里行间充满了悲慨与无奈。此外，其还曾于《答张嘉父》书中论《春秋》之学，称"此书自有妙用……唯丘明识其妙用，然不肯尽谈，微见端兆，欲使学者自见之，故仆以为难，盖尝悔少作矣，未敢轻论也。凡人为文，至老，多有所悔。"[②] 其所谓左氏亦"未敢轻论"者，大抵为"春秋笔法"，而这也是苏轼早年所推崇的讽谏之法，但是已多次因言语获罪的苏轼，此时只能心犹向往而口言悔过了。对于苏轼的这一转变，宋人则多有称赞，舒岳祥曾于《刘正仲和陶集序》中言："渊明自言性刚才拙，与物多忤，然其诗文无一语及时事，纵横放肆而芒角不露，故虽名节凛然而人莫测其涯涘。……苏公始以言语犯世，故罹忧患，自以为吐之则逆人，不吐则逆己，卒吐之。岁晚谪居岭海之外，交游息绝，独尚友古人而追和遗音，则言有可寄之地，不至于不吐而逆己，吐之而逆人也。此昔贤处变之法。"[③] 直以不语时事、不为讥言作为"昔贤处变之法"。至此，"含蓄不露"在宋代也从一种创作追求真正变成了一种诗学实践。

（刘　靓）

---

① 苏轼著，孔凡礼点校. 苏轼文集·卷四十九　答李方叔书. 中华书局，1986：1420.

② 苏轼著，孔凡礼点校. 苏轼文集·卷五十三　尺牍·答张嘉父（其七）. 中华书局，1986：1564.

③ 舒岳祥《阆风集》卷十《刘正仲和陶集序》，《四库全书》。

跋

　　《礼记》云："建国君民，教学为先。"唐代韩愈《师说》云："古之学者必有师。师者，所以传道、授业、解惑也。"教育是立国之本，树人乃百年大计。北京中医药大学本着"人心向学，传承创新"的办学理念，为树立"崇德尚学、承古纳新"的优良教风，打造高水平教师队伍，全面提高教育质量，发挥学校教学名师的传、帮、带作用，培育中青年教师业务能力和综合素质。

　　2019年，钱超尘老师不顾年已八三高龄，自告奋勇担任"教学名师工作坊"主持人，近三年来，钱老师通过面授讲座、网络授课、微信群发送讲义及古圣先贤修身治学格言警语，进行传、帮、带教学工作，正如钱老师自己所说："我深深地热爱我的伟大祖国，热爱伟大的中华民族文化。我愿像一只默默工作的春蚕，生活在一片绿色的海洋里，食着桑叶，吐着银丝，为祖国文化事业，竭尽绵薄之力，直到'丝方尽'那一天为止。"（《伤寒论文献通考·序》）钱老师实践了他的诺言和心愿。

　　《中医文献与中医文化研究》收录了钱超尘先生及"钱超尘名师工作坊"十位老师的28篇论文，本论文集是各位作者在中医文献与中医文化研究领域传承创新的集中展现。

　　钱先生的三篇文章是在2019年10月北京中医药大学举办的"《伤寒论》《金匮要略》古籍版本高级研修班"的讲义，收入论文集时，先生做了一些文字补充。工作坊十位老师在文献与文化研究方面各有专长，这些论文是老师们近年比较有代表性的研究成果。《晚清民国时期的商务印书馆与中医》《劳树棠与〈四库全书总目·医家类〉》《关于中医古籍文体形式研究的几点思考》研究了医籍出版、医书目录、医籍文体等

489

跋

文献问题；《消渴病的文化隐喻》《试论中国传统医德思想"仁"的内涵》《〈太平经〉"神"的观念初探及其与疾病的关系》《中医典籍与语言文化研究学术传习班（2014—2017）师承心得》《中医医德溯源》研究了中医文化中的典型事项和概念；《学宗乾嘉考医经　师承章黄播杏林》对钱超尘先生的师承、学术主旨做了介绍；《钱超尘中医古籍小学人才培养理念和方法初探》《"萧然物外，自得天机，博极群书，尤精轩岐"——中医文献学家钱超尘先生论傅山》介绍了钱超尘先生的人才培养理念和相关研究成果；《〈伤寒杂病论序〉"瘥"字考》《〈素问〉〈伤寒论〉〈金匮要略〉"几几"考》《论"䐓"的释义及演变》《原版式中医古籍阅读教学的探讨与实践》研究了字词考释和医籍阅读教学；《孟河明医隐故里　只因全豹历沧桑——杨博良先生家世暨生平简介》《〈医家秘奥〉方伯屏原藏古钞本影印述要》《清宫成药配方的整理与研究》对医家、医著和医方做出了研究。在医籍研究之外，入坊教师学员还对小学文献和文学文献的研究有所涉猎。

我们相信工作坊的青年教师会在钱老师的引领和精神感召下不断进步，为中医文献与中医文化研究贡献更多的力量。

邱浩　宁静

2022 年 3 月 17 日